Fisioterapia Neurofuncional

Teoria, Prática e Serviços de Saúde

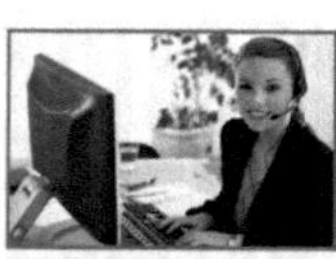

Fisioterapia Neurofuncional

Teoria, Prática e Serviços de Saúde

Editoras

Márcia Radanovic
Sheila de Melo Borges

Atheneu
Rio de Janeiro • São Paulo
2025

EDITORA ATHENEU

São Paulo	—	Rua Maria Paula, 123 – 13° andar Conjuntos 133 e 134 Tel.: (11) 2858-8750 E-mail: atheneu@atheneu.com.br
Rio de Janeiro	—	Rua Bambina, 74 Tel.: (21) 3094-1295 E-mail: atheneu@atheneu.com.br

CAPA: Márcio Alexandre Paranhos de Oliveira
PRODUÇÃO EDITORIAL: MWS Design

CIP-BRASIL. CATALOGAÇÃO NA PUBLICAÇÃO
SINDICATO NACIONAL DOS EDITORES DE LIVROS, RJ

F565

Fisioterapia neurofuncional : teoria, prática e serviços de saúde / editoras Márcia Radanovic, Sheila de Melo Borges. - 1. ed. - Rio de Janeiro : Atheneu, 2025.
24 cm.

Inclui bibliografia e índice
ISBN 978-65-5586-845-6

1. Sistema nervoso - Doenças - Fisioterapia. 2. Sistema nervoso - Doenças - Pacientes - Reabilitação. I. Radanovic, Márcia. II. Borges, Sheila de Melo.

CDD: 616.80462
24-93706 CDU: 616.8:615.8

Meri Gleice Rodrigues de Souza - Bibliotecária - CRB-7/6439

29/08/2024 03/09/2024

Radanovic M, Borges SM.
Fisioterapia Neurofuncional: Teoria, Prática e Serviços de Saúde

Editoras

Márcia Radanovic

Médica Neurologista. Mestra e Doutora em Neurologia pela Faculdade de Medicina da Universidade de São Paulo – FMUSP. Pós-doutorado em Psiquiatria pela FMUSP. Médica Pesquisadora do Laboratório de Neurociências (LIM-27) do Instituto de Psiquiatria do Hospital das Clínicas da Faculdade de Medicina da Universidade de São Paulo – IPq/HCFMUSP.

Sheila de Melo Borges

Fisioterapeuta. Aprimoramento Profissional em Fisioterapia em Geriatria e Gerontologia pelo Hospital das Clínicas da Faculdade de Medicina da Universidade de São Paulo – HCFMUSP. Mestra em Gerontologia pela Universidade Estadual de Campinas – Unicamp. Doutora em Ciências (Psiquiatria Geriátrica) pela Faculdade de Medicina da Universidade de São Paulo – FMUSP. Docente da Universidade Santa Cecília – UNISANTA.

Colaboradores

Alessandra Fernandes Loureiro Orefice

Fisioterapeuta pela Universidade Santa Cecília – UNISANTA. Especialista em Fisioterapia em Saúde da Mulher pelo Conselho Federal de Fisioterapia e Terapia Ocupacional – COFFITO. Mestra em Ciências da Saúde pela Universidade Federal de São Paulo – Unifesp. Docente de Graduação do Curso de Fisioterapia e Supervisora de Estágio na UNISANTA.

Alessandra Torri de Araújo

Terapeuta Ocupacional com Especialidade em Equoterapia e Terapia Assistida por Cães. Atuação Clínica em Reabilitação Neurofuncional na Clínica Espaço Sete.

Alessandre de Carvalho Júnior

Fisioterapeuta do Departamento de Pacientes Graves – DPG – do Hospital Israelita Albert Einstein. Professor de Pós-Graduação dos Cursos de Fisioterapia Hospitalar da Universidade Santa Cecília – UNISANTA – e do Centro Universitário São Camilo. Mestre em Ciências pela Universidade Federal do Rio Grande – FURG. Especialização em Terapia Intensiva no Adulto pela Universidade Federal de São Paulo – Unifesp. Especialização em Fisiologia Humana pela Faculdade de Medicina do ABC – FMABC. Formação em Reabilitação Neurocognitiva – Método Perfetti –, pelo Instituto Avencer.

Aline Souza Gonçalves Gomes da Conceição

Fisioterapeuta formada pela Universidade São Francisco – USF. Voluntária e Pesquisadora no Ambulatório de Envelhecimento e Síndrome de Down no Instituto de Psiquiatria da Faculdade de Medicina da Universidade de São

Paulo – IPq-FMUSP. Mestra e Doutoranda em Psiquiatria Geriátrica pela FMUSP. Especialista em Gerontologia pelo Hospital das Clínicas da FMUSP. Especialista em Traumatologia e Ortopedia pela Universidade de Campinas – Unicamp.

Ana Carolina Leonardi Dutra

Fisioterapeuta pela Universidade Federal de Santa Maria – UFSM. Especialista em Fisioterapia Neurofuncional da Saúde da Criança e do Adolescente e da Saúde do Adulto e do Idoso pela Associação Brasileira de Fisioterapia Neurofuncional – Abrafin. Mestra em Ciências da Reabilitação pela Universidade Federal de Ciências da Saúde de Porto Alegre – UFCSPA. Doutora em Ciências Médicas pela Universidade Federal do Rio Grande do Sul – UFRGS. Fisioterapeuta do Departamento de Fisioterapia e Reabilitação da UFSM.

Ana Luísa de Maria Rodani Sattolo

Fisioterapeuta na eMulti na Prefeitura de Praia Grande. Preceptora do Programa de Residência em Saúde de Família e Comunidade. Especialista em O Aparelho Locomotor no Esporte, da Universidade Federal de São Paulo – Unifesp. Especialista em Preceptoria no Sistema Único de Saúde – SUS – pelo Instituto de Ensino e Pesquisa do Hospital Sírio-Libanês.

Ana Sílvia Scavacini Marinonio

Fisioterapeuta pela Pontifícia Universidade Católica de Campinas – PUC-Campinas. Especialista em Fisioterapia Respiratória pela Universidade Federal de São Paulo – Unifesp. Especialista em Terapia Intensiva Pediátrica e Neonatal pelo Conselho Federal de Fisioterapia e Terapia Ocupacional – COFFITO – e pela Associação Brasileira de Fisioterapia Cardiorrespiratória e Fisioterapia em Terapia Intensiva – ASSOBRAFIR. Mestra em Ciências pela Unifesp. Doutora em Pediatria e Ciências Aplicadas à Pediatria pela Unifesp. Pós-Doutora em Infectologia pela Unifesp.

Auro Ricarte Lattaro Pedroso

Terapeuta Ocupacional pelo Centro Universitário Claretiano de Batatais, SP. Atuou durante 10 anos com Reabilitação Neurológica, Adequação Postural e Reabilitação de Mão na Associação de Assistência à Criança Deficiente – AACD. Atuou como Terapeuta Ocupacional com Erros Inatos e Doenças Neuromusculares no Instituto de Genética e Erros Inatos do Metabolismo – IGEIM – da Universidade Federal de São Paulo – Unifesp. Sócio-Proprietário da Clínica Neuroterapia Reabilitação Neurológica e Neuromuscular.

Camila Quel de Oliveira

Docente na Universidade de Tecnologia de Sydney, Austrália. Consultora Clínica e de Pesquisa para Clínica NeuroMoves, Austrália. Doutora (PhD) em Ciências da Saúde pela Universidade de Sydney. Especialista em Fisioterapia Neurológica pela Universidade Federal de São Paulo – Unifesp.

Carla Gomes Zanardi

Fisioterapeuta e Sócia da Clínica de Reabilitação Neurofuncional Espaço Sete. Fisioterapeuta Neurofuncional da Infância e da Adolescência. Formação no Conceito Neuroevolutivo Bobath. Formação em Therasuit Básico e Avançado nos EUA. Formação em Gesso Seriado e Terapia por Contensão Induzida.

Carlos Bandeira de Mello Monteiro

Professor da Escola de Artes, Ciências e Humanidades da Universidade de São Paulo – EACH/USP. Graduação em Fisioterapia e Educação Física. Mestre em Distúrbios do Desenvolvimento. Doutor em Ciências na Área de Neurologia pela USP. Estágio na Universidade Livre de Amsterdã, na Holanda, e no Centro de Neuromodulação do Spaulding Rehabilitation Hospital, Escola de Medicina de Harvard. Livre-Docente pela EACH/USP. Professor Visitante do Oxford Institute of Nursing, Midwifery e Allied Health Research, uma colaboração entre Oxford University, Oxford Brookes University, Oxford University Hospitals e Oxford Health NHS Trust. Atua principalmente nos seguintes temas: deficiência física; habilidades funcionais; mobilidade; função motora grossa; independência física; Classificação Internacional de Funcionalidade, Incapacidade e Saúde – CIF –; e principalmente desenvolvimento e aplicação de tarefas computacionais e realidade virtual na reabilitação.

Cláudia de Oliveira

Especialista em Fisioterapia na Saúde da Mulher pelo Conselho Federal de Fisioterapia e Terapia Ocupacional – COFFITO-ABRAFISM.Mestra e Doutora em Ciências pelo Departamento de Obstetrícia e Ginecologia da Faculdade de Medicina da Universidade de São Paulo – FMUSP. Professora Adjunta da Universidade Santa Cecília – UNISANTA. Supervisora do estágio de Fisioterapia na Saúde da Mulher na Maternidade de alto risco do Hospital Guilherme Álvaro em Santos, SP. Co-fundadora da Gestarfisiocursos.

Daniel Tadeu Teixeira

Formado em Fisioterapia pelo Centro Universitário São Camilo. Especializado em Intervenções Fisioterapêuticas nas Doenças Neuromusculares pela

Universidade Federal de São Paulo – Unifesp. Especializado em Saúde do Idoso: Abordagem Multidisciplinar pela Unifesp. Sócio e Diretor-Técnico da Clínica Neuroterapia.

Eliane Mayumi Kato-Narita

Fisiterapeuta, Especialista em Gerontologia. Mestra em Ciências. Autora dos Livros *Fisioterapia nas Demências* e *Neurofisiologia Básica para Profissionais da Área da Saúde* – 1ª Ed.

Eugênia Lucélia de Seixas Rodrigues Pires

Fisioterapeuta pela Universidade de Ribeirão Preto – Unaerp –, Campus Ribeirão Preto. Especialização em Neurologia Infantil pela Universidade Estadual de Campinas – Unicamp. Mestra em Distúrbios do Desenvolvimento pela Universidade Presbiteriana Mackenzie. Coordenadora do Curso de Fisioterapia do Centro Universitário Lusíada – UNILUS.

Fabiana Sarilho de Mendonça

Fisioterapeuta, Terapeuta Ocupacional e Psicomotricista. Mestra em Ciências da Reabilitação pela UNINOVE. Especialista em Fisioterapia Pediátrica e Neonatal pela Universidade Gama Filho, Fisioterapia Pélvica pela Physio Cursos, Certificação Internacional em Integração Sensorial (USA). Terapeuta e Supervisora do Espaço Imã, Membro do Grupo SPECTRUM Fisioterapia no Transtorno do Espectro Autista (TEA). Docente da Pós-Graduação em Fisioterapia em Saúde Mental Certro.

Fernanda Grazielli Mendes

Aprimoramento em Fisioterapia em Geriatria e Gerontologia pelo Hospital das Clínicas da Faculdade de Medicina da Universidade de São Paulo – HCFMUSP. Cursando Intervenção Fisioterapêutica nas Doenças Neuromusculares na Universidade Federal de São Paulo – Unifesp.

Glaucia Tobaldini

Graduada pela Universidade Estadual do Oeste Paraná – Unioeste. Especialista em Fisioterapia Neurofuncional e em Acupuntura pelo Conselho Federal de Fisioterapia e Terapia Ocupacional – COFFITO. Mestra e Doutora em Fisiologia pela Universidade Federal do Paraná – UFPR. Fisioterapeuta na eMulti, da Prefeitura Municipal de Santos, e Docente da Universidade de Ribeirão Preto – Unaerp. Preceptora do Programa de Residência Multiprofissional em Atenção Primária à Saúde da Prefeitura Municipal de Santos/SP.

Heloise Cazangi Borges

Mestra em Fisioterapia pela Universidade Cidade São Paulo – UNICID. Especialização em Fisioterapia Motora Aplicada à Neurologia pela Universidade Federal de São Paulo – Unifesp. Graduação em Fisioterapia pela Universidade Estadual de Londrina – UEL. Docente no Curso de Fisioterapia do Centro Universitário Nossa Senhora do Patrocínio – CEUNSP.

Ivan dos Santos Vivas

Graduação em Fisioterapia pela Universidade Santa Cecília – UNISANTA. Aprimoramento Profissional em Fisioterapia Cardiorrespiratória pelo Hospital das Clínicas da Faculdade de Medicina de Ribeirão Preto da Universidade de São Paulo – HCFMRP-USP. Especialização em Fisioterapia em Pneumologia pela Universidade Federal de São Paulo – Unifesp. Mestre em Engenharia Biomédica pela Universidade de Mogi das Cruzes – UMC. Docente da Graduação em Fisioterapia da Universidade Santa Cecília – UNISANTA – e da Universidade de Ribeirão Preto – Unaerp –, Campus Guarujá.

Ivo Koedel Filho

Professor e Supervisor de Estágio do Curso de Fisioterapia da Universidade Santa Cecília – UNISANTA. Coordenador do Núcleo de Pesquisa e Desenvolvimento de Tecnologia Assistiva da UNISANTA. Graduação em Fisioterapia pela Faculdade Paulista de Ciências da Saúde do Centro de Ensino Unificado Bandeirante e em Educação Física pela Universidade Metropolitana de Santos. Especialização em Fisioterapia Ortopédica e Traumatológica pela UNISANTA. Aprimoramento em Atividades Físicas para Pessoas com Deficiência pela Universidade Federal de Juiz de Fora – UFJF. Mestre em Educação, Administração e Comunicação pela Universidade São Marcos.

Joelita Pessoa de Oliveira Bez

Graduação em Fisioterapia pelo Centro Universitário São Camilo. Especialização *Lato Sensu* em Gerontologia pela Universidade de São Paulo – USP. Mestra em Gerontologia pela Universidade Estadual de Campinas – Unicamp. Doutora em Engenharia Biomédica pela Universidade de Mogi das Cruzes – UMC. Preceptora de Estágio em Gerontologia na Universidade Anhanguera.

José Luiz Marinho Portolez

Professor e Coordenador do Curso de Fisioterapia da Universidade Santa Cecília – UNISANTA. Fisioterapeuta pela Universidade Estadual de Londrina – UEL. Especialista em Fisioterapia Ortopédica e Traumatológica pelo Hospital das Clínicas da Faculdade de Medicina da Universidade de São Paulo – HCFMUSP. Mestre em Engenharia Biomédica pela Universidade de Mogi das Cruzes – UMC.

Kátia Maria Gonçalves Alegretti

Especializada em Fisioterapia Motora Aplicada à Neurologia pela Universidade Federal de São Paulo – Unifesp. Atuou por 8 anos como Fisioterapeuta no Centro de Reabilitação Lar Escola São Francisco e Preceptora do Módulo de Neurologia Pediátrica do Curso de Especialização de Fisioterapia Motora Aplicada à Neurologia pela Unifesp, e por 6 anos fez parte da equipe no Setor de Fisioterapia Infantil da Associação de Assistência à Criança Deficiente – AACD.

Lilian Del Ciello de Menezes

Fisioterapeuta pela Universidade Federal de São Paulo – Unifesp. Aprimoramento em Clínica Médica pelo Hospital do Servidor Público Estadual – HSPE. Mestra em Ciências da Reabilitação pela Faculdade de Medicina da Universidade de São Paulo – FMUSP. Membro do Grupo de Pesquisa e Aplicação Tecnológica em Reabilitação da Universidade de São Paulo – PATER-USP. Doutora em Cardiologia pela Unifesp.

Lisandra Aparecida Caetano

Terapeuta Ocupacional pelo Centro Universitário Claretiano de Batatais/SP. Atuou durante 10 anos na Associação de Pais e Amigos dos Excepcionais – APAE – de São Paulo com Desenvolvimento Infantil. Pós-Graduação em Reabilitação Neurológica e Neuromuscular e Formação pelo Método Bobath.

Louisiana Carolina Ferreira de Meireles Moraes

Fisioterapeuta. Mestra em Medicina e Doutora em Ciências Biológicas pela Universidade Federal do Rio Grande do Sul – UFRGS. Professora Adjunta e Pesquisadora da Faculdade de Ciências da Saúde Moinhos de Vento, em Porto Alegre.

Luciana Vieira Castilho Weinert

Fisioterapeuta e Especialista em Fisiologia Humana e da Nutrição pela Pontifícia Universidade Católica do Paraná – PUC-PR. Mestra e Doutora em Ciências de Engenharia Biomédica pela Universidade Tecnológica Federal do Paraná – UTFPR. Docente do Curso de Educação Física e do Programa de Pós-Graduação em Desenvolvimento Territorial Sustentável do Setor Litoral da Universidade Federal do Paraná – UFPR.

Luciano Alves Leandro

Fisioterapeuta Graduado pela Pontifícia Universidade Católica do Paraná – PUC-PR. Especialista em Fisioterapia Gerontogeriátrica pelo Hospital das Clínicas da Faculdade de Medicina da Universidade de São Paulo – HCFMUSP. Especialista em Gerontologia pela Sociedade Brasileira de Geriatria e Gerontologia – SBGG. Mestre e Doutor em Medicina Interna pela Universidade Federal do Paraná – UFPR. Docente na PUC-PR e no Centro Universitário UNIFACEAR.

Luiz Ricardo Nemoto de Barcellos Ferreira

Especialista em Reabilitação Cardiovascular pelo Instituto Dante Pazzanese de Cardiologa. Mestre em Clínica Médica pelo Centro Universitário Lusíada – UNILUS. Professor de Reabilitação Cardiovascular e Pneumologia no UNILUS. Preceptor de Estágio de Reabilitação Cardiovascular do UNILUS.

Marcos Vinícius Monteiro Bezerra

Fisioterapeuta do Hospital do Rim. Pós-Graduação na Modalidade Residência Multiprofissional Hospitalar pela Universidade Federal de São Paulo – Unifesp. Graduação em Fisioterapia na Universidade Santa Cecília – UNISANTA.

Maria Clara Mattos Paixão

Fisioterapeuta pela Universidade Católica de Petrópolis – UCP. Especialização em Fisioterapia Ortopédica e Traumatológica pela Universidade Santa Cecília – UNISANTA. Experiência em Fisioterapia Neurofuncional Pediátrica. Foi Docente do Curso de Fisioterapia e Supervisora de Prática Clínica em Fisioterapia Neurofuncional Pediátrica na UNISANTA de 2001 até 2022.

Maria Claudia Nehme Passos

Mestra em Ciências da Saúde pela Universidade Federal de São Paulo – Unifesp. Aperfeiçoamento em Pesquisa em Cirurgia pela Unifesp. Especialização em Gerontologia pela Universidade de São Paulo – USP. Especialização em Terapia Intensiva e em Fisioterapia Dermatofuncional pela Faculdade Inspirar. Docente do Curso de Graduação em Fisioterapia da Universidade Santa Cecília – UNISANTA – e da Universidade de Ribeirão Preto – Unaerp. Docente de Pós-Graduação em Terapia Intensiva e da Pós-Graduação em Estética Avançada da UNISANTA. Especialização em Fisioterapia Dermatofuncional pela Inspirar.

Mariana Callil Voos

Doutora em Neurociência e Comportamento pela Universidade de São Paulo – USP. Professora Doutora do Curso de Fisioterapia da Pontifícia Universidade Católica de São Paulo – PUC-SP. Orientadora do Programa de Pós-Graduação da Faculdade de Medicina da Universidade de São Paulo – FMUSP.

Michelle Didone dos Santos

Fisioterapeuta. Mestra em Ciências da Reabilitação pela Faculdade de Medicina da Universidade de São Paulo – FMUSP. Pós-Graduação em Fisioterapia em Geriatria e Gerontologia pelo Hospital das Clínicas da Faculdade de Medicina da Universidade de São Paulo – HCFMUSP.

Natalia Padula

Fisioterapeuta pela Universidade de São Paulo, Campus Ribeirão Preto – USP-RP. Mestra em Ciências pela Escola de Educação Física e Esporte da Universidade de São Paulo – USP. Diretora Técnica do Acreditando Brasil. Formação no Conceito Internacional Activity-Based Therapies pelos Centros Next Step – Neurorecovery Network e Project Walk. Especialista em Neurofuncional pelo Hospital Albert Einstein. Aprimoramento Profissional pela Associação de Assistência à Criança Deficiente – AACD.

Nathalia Hupsel Silva de Castro

Fisioterapeuta. Docente do Curso de Fisioterapia da Universidade Santa Cecília – UNISANTA. Especialista em Fisioterapia Musculoesquelética pela Irmandade da Santa Casa de Misericórdia de São Paulo – ISCM-SP. Mestra em Ciências pela Universidade Federal de São Paulo – Unifesp. Certificação Internacional de Terapia Aquática pela Aquatic Resources

Network e Valéria Figueiredo Cursos Internacionais. Título de Especialista Profissional em Fisioterapia Traumato-ortopédica e MBA em Gestão em Saúde pelo Centro Universitário São Camilo.

Patrícia Villa Fernandes

Fisioterapeuta pela Universidade Santa Cecília – UNISANTA. Especialização em Fisiologia do Exercício pela Universidade Federal de São Carlos – UFSCar. Mestra em Ciência Fisiológicas (Neurofisiologia) pela UFSCar. Especialista em Fisioterapia Neurofuncional na Criança e no Adolescente pelo Conselho Federal de Fisioterapia e Terapia Ocupacional – COFFITO – e pela Associação Brasileira de Fisioterapia Neurofuncional – ABRAFIN. Extensão em Reabilitação em Lesão Encefálica pelo Instituto de Reabilitação Lucy Montoro. Fisioterapeuta Neurofuncional na Atenção Especializada da Prefeitura Municipal da Estância Balneária de Peruíbe. Articuladora Municipal da Rede de Cuidados da Pessoa com Deficiência e Membro do Grupo Condutor Regional da Pessoa com Deficiência. Docente de Fisioterapia Neurofuncional e Fisioterapia Pediátrica na Faculdade de Peruíbe – Grupo Unisepe.

Priscila Lanzillotla

Fisioterapeuta. Especialista em Fisioterapia Pediátrica pela Universidade Estadual de Campinas – Unicamp. Mestra em Ciência Médica pelo Centro Universitário Lusíada – UNILUS. Docente em Fisioterapia Neuropediátria do UNILUS. Formação Complementar no Conceito Neuroevolutivo Bobath, Integração Sensorial, Desenvolvimento Infantil e Recursos Auxiliares de Baixo Custo.

Rafaela Barroso de Souza Costa Garbus

Fisioterapeuta. Especialista em Fisioterapia Neurofuncional. Mestra e Doutora em Fisioterapia pela Universidade Cidade de São Paulo – UNICID.

Rebeca de Barros Santos Rehder

Fisioterapeuta Neurofuncional, com Especialização em Neurologia e em Terapias Manuais. Atua na Prática Clínica com formações diversas na área de Reabilitação Neurofuncional Clínica, Treinamento Locomotor, Conceito Neuroevolutivo Bobath Básico Pediátrico e Avançados, Deficiência Visual Cortical, Tratamentos Intensivos e Vestes Terapêuticas, Pediasuit, Theratogs Fitting Nível I e II, Gesso Seriado, Escalas de Desenvolvimento Infantil AIMS, TIMP, Bandagem Elástica Funcional – Kinesio e Dynamic Taping, Treinamento Funcional para Cadeirantes Core360, Treino de Marcha Suspensa,

Psicomotricidade, Equoterapia e Hippoterapia. Professora nos Cursos de Graduação e Pós-Graduação na Área de Fisioterapia Neurofuncional. Delegada da Associação Brasileira de Fisioterapia Neurofuncional – Abrafin-SP. Proprietária das Clínicas Espaço SETE – Saúde, Esportes e Terapias Especializadas, com Equipe Multidisciplinar em Reabilitação Neurofuncional.

Renata Morales Banjai

Especialista em Fisioterapia Neurológica pela Universidade do Grande ABC – UniABC. Mestra em Fisioterapia pela Universidade Cidade São Paulo – UNICID. Doutora em Fisioterapia da UNICID. Professora dos Cursos de Fisioterapia e Medicina da Universidade de Ribeirão Preto – Unaerp. Professora do Curso de Fisioterapia da Universidade Santa Cecília – UNISANTA.

Rita de Cássia Caramez Saraiva Santos

Mestra em Ciências da Saúde pela Universidade Federal de São Paulo – Unifesp. Especialização em Fisioterapia Motora Aplicada à Neurologia pela Unifesp. Graduação em Fisioterapia pelo Centro Universitário Lusíada – UNILUS. Docente no Curso de Fisioterapia do UNILUS.

Sergio Luiz Lopez Nusa

Bacharel em Fisioterapia com Especialização em Intervenção Fisioterapêutica em Doenças Neuromusculares.

Silvana Maria de Macêdo Uchôa

Mestra em Fisioterapia pela Universidade Federal de Pernambuco – UFPE. Doutora em Psicologia Clínica pela Universidade Estadual de Campinas – Unicamp. Especialista em Saúde da Mulher.

Tarita Inoue Oliveira Garcia

Fisioterapeuta e Psicomotricista. Especialista em Fisioterapia Cardiovascular pelo Instituto Dante Pazzanese de Cardiologia – IDPC. Especialista em Fisioterapia e Pneumologia pela Universidade Federal de São Paulo – Unifesp.

Tatiane Vieira do Carmo Melo

Fisioterapeuta na eMulti na Prefeitura Municipal de Praia Grande. Preceptora do Programa de Residência Multiprofissional em Saúde da

Família e Comunidade da Prefeitura de Praia Grande/SP. Especialista em Gerontologia Clínica da Universidade Santa Cecília – UNISANTA. Especialista em Preceptoria no Sistema Único de Saúde (SUS) do Instituto de Ensino e Pesquisa do Hospital Sírio-Libanês – IEP-HSL.

Vanessa Costa Monteiro

Fisioterapeuta do Setor de Neurologia do Centro de Reabilitação do Hospital Israelita Albert Einstein. Pós-Graduação em Fisioterapia Aplicada à Neurologia Adulto e Infantil pela Universalidade Federal de São Paulo – Unifesp. Professora Convidada dos Cursos de Pós-Graduação em Fisioterapia Neurológica do Ensino Einstein.

Vivian Farahte Giangiardi

Graduação em Fisioterapia pela Universidade Cidade de São Paulo – UNICID. Especialização em Fisioterapia Neurológica pela Faculdade de Medicina da Universidade de São Paulo – FMUSP. Especialização em Neuropediatria pela PhysioCursos, FABIC. Mestra e Doutora em Fisioterapia com enfoque em Neurologia e Distúrbios do Movimento pela UNICID. Docente do Curso de Fisioterapia da Universidade de Ribeirão Preto – Unaerp –, Campus Guarujá. Docente (Fisioterapia Apicada à Neuropediatria e Neurofuncional no Adulto e Idoso) e Preceptora de Estágio em Neurofuncional no Adulto e Idoso do Instituto Beta Saúde. Supervisora Técnica do Setor de Neurologia Adulto da Clínica Neurológica de Reabilitação Neurofuncional.

Vivian Vargas de Moraes Martins

Fisioterapeuta com Especialização em Fisioterapia Aplicada à Neurologia Infantil pelo Hospital das Clínicas da Universidade Estadual de Campinas – HC-Unicamp. Mestra em Ciências pela Universidade de São Paulo – USP. Docente da Faculdade de Fisioterapia da Universidade Santa Cecília – UNISANTA. Proprietária da Clínica Neurofuncional Vivian Vargas de M Martins.

Wania Christina Jorge

Fisioterapeuta pela Universidade Cidade de São Paulo (UNICID), com Especialização em Intervenção em Neuropediatria pela Universidade Federal de São Carlos (UfsCar) e Especialização em Educação na Perspectiva do Ensino Estruturado para Autistas pelo Centro Universitário UniOpet. Membro do Grupo SPECTRUM – Fisioterapia em TEA. Sócia-Proprietária da Clínica SPHERA – Fisioterapia Especializada.

Agradecimentos

Agradecemos de forma
especial aos pacientes e
aos nossos alunos, que
nos inspiram diariamente
a buscar conhecimento
e excelência profissional.
Agradecemos também
aos colaboradores, que
dedicaram seu valioso tempo
à construção desta obra.

Márcia Radanovic
Sheila de Melo Borges

Prefácio

A atuação fisioterapêutica na assistência aos pacientes com transtornos neurológicos é abrangente. Ao longo das últimas décadas a fisioterapia deixou de ter foco nas sequelas estabelecidas por essas condições e passou a incluir ações de prevenção e tratamento imediato, com cuidados realizados em diferentes cenários além dos centros de reabilitação. Hoje, contamos com o fortalecimento da fisioterapia em unidades hospitalares, cuidados domiciliares e atenção primária à saúde. Em cada local, as demandas de cuidado são múltiplas, sendo essencial a compreensão da rede de atenção à saúde para garantir a longitudinalidade do cuidado, desde o preventivo até o paliativo.

No campo da Neurologia, frequentemente nos deparamos com doenças para as quais não existe a possibilidade de cura (entendida como restabelecimento ou regeneração completos). Isso é particularmente verdadeiro no âmbito das doenças neurodegenerativas. Nosso desafio é tratar o paciente de modo que o processo de perda de função seja desacelerado ou revertido (quando possível) e a qualidade de vida seja mantida no melhor nível possível para cada indivíduo, considerando todo o conhecimento e recursos disponíveis.

Para um olhar integral aos pacientes, é necessário um trabalho coletivo com interface de diferentes áreas do conhecimento, uma vez que transtornos neurológicos podem levar a diferentes desfechos clínicos, como problemas ortopédicos, esfincterianos, respiratórios, comportamentais, entre outros. Nesse sentido, o foco será o cuidado centrado na funcionalidade. Sendo assim, a reabilitação neurológica é, portanto, neurofuncional.

Márcia Radanovic

Sheila de Melo Borges

Apresentação

O livro *Fisioterapia Neurofuncional: Teoria, Prática e Serviços de Saúde* tem como objetivo fomentar o conhecimento teórico e prático em fisioterapia neurológica nas diferentes fases da vida humana, bem como ampliar o conhecimento sobre os serviços de saúde e as diversas especialidades/técnicas fisioterapêuticas utilizadas no cuidado ao paciente com doenças neurológicas. Nesse sentido, esta obra foi dividida em seis seções: a Seção I é dedicada às bases conceituais em fisioterapia neurológica; nas Seções II e III, os leitores terão acesso aos referenciais teóricos e práticos nas áreas de atuação desde a infância até a velhice; as Seções IV e V abordam as intervenções e terapias complementares aplicadas aos diferentes contextos do olhar integral no processo de reabilitação; e, por fim, a Seção VI apresenta a assistência fisioterapêutica neurológica nos diferentes níveis de atenção à saúde.

Esperamos que os leitores desta obra possam obter uma visão global da fisioterapia neurofuncional, compreendendo de maneira mais abrangente o ser humano em diferentes populações e cenários de assistência aos pacientes com doenças neurológicas.

Márcia Radanovic

Sheila de Melo Borges

Sumário

Seção 1 – Bases Conceituais em Fisioterapia Neurológica, 1

1. Sistema Motor: Anatomia, Fisiologia e Controle do Movimento Voluntário, 3

Márcia Radanovic, Eliane Mayumi Kato-Narita

2. Semiologia Neurológica e Principais Etiologias das Disfunções Motoras, 33

Márcia Radanovic, Eliane Mayumi Kato-Narita

3. Avaliação e Diagnóstico Funcional na Prática Fisioterapêutica, 59

Maria Clara Mattos Paixão, Kátia Maria Gonçalves Allegretti, Glaucia Tobaldini, Renata Morales Banjai, Sheila de Melo Borges

4. Treino Orientado à Tarefa, 109

Kátia Maria Gonçalves Allegretti, Heloise Cazangi Borges, Vanessa Costa Monteiro

5. Atuação Fisioterapêutica: Interprofissionalidade e Humanização no Cuidado ao Paciente com Transtornos Neurológicos, 135

Joelita Pessoa de Oliveira Bez, Rafaela Barroso de Souza Costa Garbus

Seção 2 – Fisioterapia nos Transtornos Neurológicos da Infância, 145

6. **Deformidades Cranioespinais, 147**

Ana Carolina Leonardi Dutra, Louisiana Carolina Ferreira de Meireles Moraes

7. **Transtornos Genéticos, 173**

Aline Souza Gonçalves Gomes da Conceição, Vivian Vargas de Moraes Martins

8. **Lesões Encefálicas Adquiridas na Infância e Encefalopatia Crônica Não Progressiva, 189**

Luciana Vieira Castilho Weinert, Priscila Lanzillotta, Eugênia Lucélia de Seixas Rodrigues Pires

9. **Transtorno do Espectro Autista, 211**

Fabiana Sarilho de Mendonça, Mariana Callil Voos, Tarita Inoue Oliveira Garcia, Wania Christina Jorge

Seção 3 – Fisioterapia nos Transtornos Neurológicos do Adulto e do Idoso, 223

10. **Doenças Cerebrovasculares, 225**

Rita de Cássia Caramez Saraiva Santos

11. **Doenças Neuromusculares, 241**

Fernanda Grazielli Mendes, Sergio Luiz Lopez Nusa, Daniel Tadeu Teixeira, Auro Ricarte Lattaro Pedroso, Lisandra Aparecida Caetano

12. **Traumatismos Cranianos e Medulares, 259**

Natalia Padula, Camila Quel de Oliveira, Carlos Bandeira de Mello Monteiro, Lilian Del Ciello de Menezes

13. **Doenças Neurodegenerativas, 289**

Vivian Farahte Giangiardi, Luciano Alves Leandro, Sheila de Melo Borges

14. Deficiências da Infância: Manutenção dos Cuidados ao Longo da Vida, 323

Rebeca de Barros Santos Rehder, Carla Gomes Zanardi, Aline Souza Gonçalves Gomes da Conceição

Seção 4 – Intervenções Fisioterapêuticas Complementares Aplicadas à Neurologia, 335

15. Cuidados em Urologia e Disfunção Intestinal, 337

Cláudia de Oliveira, Alessandra Fernandes Loureiro Orefice, Silvana Maria de Macêdo Uchôa

16. Fisioterapia Cardiopulmonar nas Doenças Neuromusculares, 353

Luiz Ricardo Nemoto de Barcellos Ferreira, Ivan dos Santos Vivas, Marcos Vinícius Monteiro Bezerra

17. Cuidados Ortopédicos, 369

José Luiz Marinho Portolez, Nathalia Hupsel Silva de Castro, Ivo Koedel Filho

Seção 5 – Terapias Complementares Aplicadas no Tratamento Fisioterapêutico em Pacientes Neurológicos, 379

18. Realidade Virtual, 381

Michelle Didone dos Santos

19. Terapia Aquática, 389

Nathalia Hupsel Silva de Castro

20. Terapia Assistida por Animais, 399

Rebeca de Barros Santos Rehder, Alessandra Torri de Araújo

21. Tecnologia Assistiva, 415

Ivo Koedel Filho, Rebeca de Barros Santos Rehder, Carla Gomes Zanardi

Seção 6 – A Assistência Fisioterapêutica Neurológica nos Diferentes Níveis de Atenção à Saúde, 437

22. Atenção Básica, Cuidados Intermediários e Atenção Especializada, 439

Ana Luísa de Maria Rodani Sattolo, Glaucia Tobaldini, Patrícia Villa Fernandes, Tatiane Vieira do Carmo Melo

23. Atenção Hospitalar, 453

Alessandre de Carvalho Júnior, Ana Sílvia Scavacini Marinonio, Maria Claudia Nehme Passos

Índice Remissivo, 469

SEÇÃO 1

Bases Conceituais em Fisioterapia Neurológica

Capítulo 1

Sistema Motor: Anatomia, Fisiologia e Controle do Movimento Voluntário

Márcia Radanovic
Eliane Mayumi Kato-Narita

Introdução

Os elementos diferenciais entre o ser humano e os demais animais não são apenas as funções cognitivas superiores, como a capacidade de raciocínio, de julgamento e de linguagem. O ser humano é capaz de interagir com o meio em que vive através de ações mais complexas, tanto positivas quanto negativas. Todas as ações motoras permitem que o ser humano se movimente, aja e reaja de acordo com o meio. Para tanto, conta com um complexo sistema, em que vários centros interpretam as percepções do ambiente, comparam-nas com experiências prévias e elaboram uma ou mais respostas motoras. Durante todos os movimentos que realizamos, as informações sensoriomotoras atuam continuamente, realizando modificações e adaptações do sistema musculoesquelético através de uma alça de retroalimentação. Para a realização do ato motor, dependemos da integridade do sistema efetor, que neste caso são as partes do corpo que se movimentam, do SNC sem lesões e de uma eficiente rede de conexões entre estes sistemas, como será exposto neste capítulo.

Anatomia dos componentes motores

Nosso organismo possui dois tipos de músculos: *estriados* e *lisos*. Os músculos estriados, cujo nome provém do fato de possuírem estriações em suas fibras, são divididos em *esqueléticos* e *cardíaco (miocárdio)*. O miocárdio e os músculos lisos das paredes das vísceras (estômago, intestino, bexiga, útero etc.) e vasos sanguíneos são controlados primariamente pelo Sistema

Nervoso Autônomo (SNA). Os músculos esqueléticos são os efetores da nossa movimentação voluntária.

Todo movimento depende de que um músculo produza força suficiente para movimentar uma articulação e, assim, mover uma parte do corpo. Os músculos são compostos por fibras musculares (miócitos), que têm características elásticas, sendo capazes de se contrair e se tensionar. Essas fibras estão dispostas paralelamente e se estendem por todo o comprimento do músculo. Cada fibra muscular é composta por várias miofibrilas, também dispostas paralelamente, por sua vez formadas por milhares de pequenos miofilamentos moleculares de proteína (troponina, tropomiosina, actina e miosina), que se alternam e se sobrepõem ao longo da miofibrila (Figura 1.1). A troponina, juntamente com a tropomiosina e a actina, são as proteínas componentes dos *filamentos finos*; a miosina é o componente principal dos *filamentos grossos* da miofibrila. A distância entre os pontos médios de filamentos de actina adjacentes é chamada de *sarcômero*, e é considerada a unidade contrátil básica do miócito. Cada sarcômero é limitado pelas linhas Z, onde os filamentos finos se ancoram. Os sarcômeros estão dispostos em série e diminuem de comprimento quando há contração muscular.

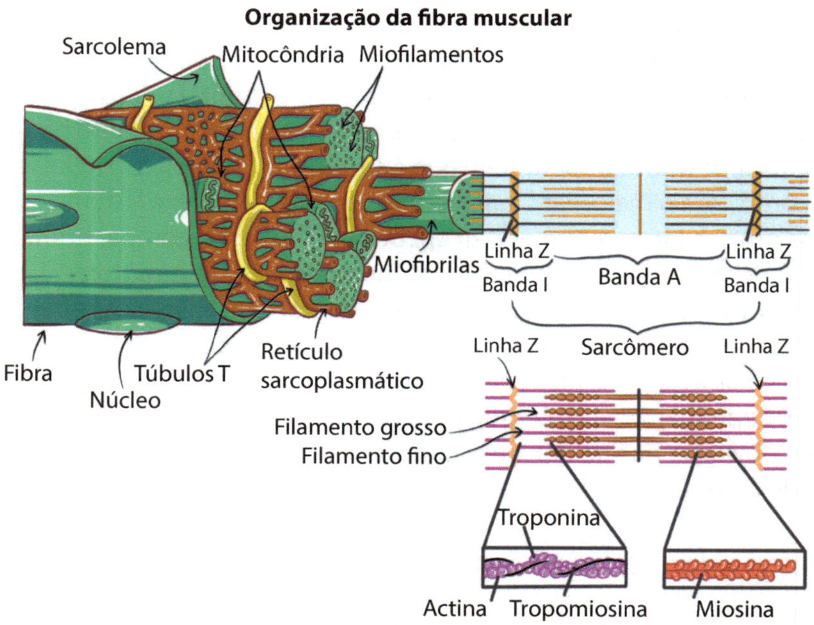

Figura 1.1. Fibra muscular e subcomponentes: proteínas presentes em uma miofibrila são divididas em filamentos finos (actina, troponina e tropomiosina entrelaçadas) e filamentos grossos (miosina). Os filamentos de miosina formam bandas mais escuras (banda A), e os de actina, bandas mais claras (banda I). No centro de cada banda I, aparece uma linha mais escura, denominada linha Z. O intervalo entre duas linhas Z consecutivas constitui um sarcômero. Fonte: Desenvolvida pela autoria.

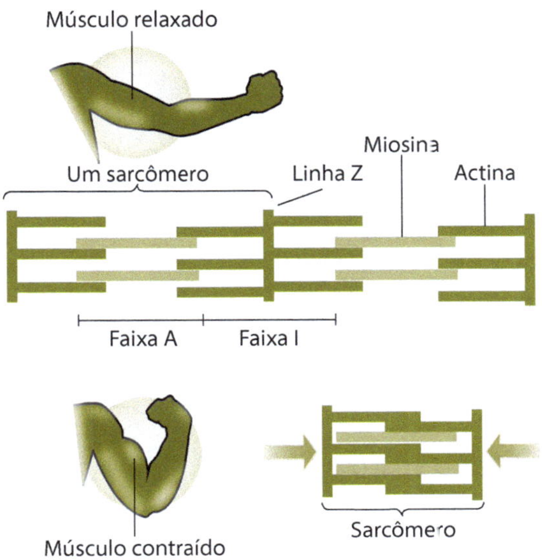

Figura 1.2. Alterações do sarcômero durante o relaxamento e contração muscular. Fonte: Desenvolvida pela autoria.

Cada miócito é recoberto por uma membrana plasmática, o *sarcolema*, que emite projeções para dentro do músculo. Essas projeções formam os túbulos transversos (ou *túbulos T*), por onde se propaga a despolarização da membrana e ocorre o transporte de íons. Ao lado destes túbulos T encontram-se os *retículos sarcoplasmáticos*, que contêm íons Ca^{2+}. Com a chegada de um potencial de ação provindo de uma terminação nervosa, ocorre a despolarização dos túbulos T e a consequente liberação de íons Ca^{2+} de dentro dos retículos sarcoplasmáticos, que se ligam à troponina. Essa ligação dos íons Ca^{2+} com a troponina leva a uma alteração de sua conformação e, devido ao entrelaçamento das proteínas, há um movimento da tropomiosina e a exposição de uma parte da actina que, no repouso, não se encontra exposta. A actina ativada atrai miosina, que se liga a ela. A parte da miosina que se liga à actina é chamada de *ponte cruzada*. Essa ligação é forte o suficiente para provocar o deslizamento da actina sobre a miosina, um processo dependente de energia fornecida pelo ATP*. O ATP para esse processo é gerado pelas mitocôndrias presentes entre as miofibrilas (Figura 1.2).

As fibras musculares convergem nas suas extremidades e se inserem no osso através dos *tendões*, estruturas resistentes, porém flexíveis, formadas

*ATP (Adenosina TriFosfato): forma de armazenamento de energia utilizada em vários processos biológicos. A energia fica armazenada nas ligações entre os átomos que compõem a molécula de ATP e é liberada sob a ação de enzimas, juntamente com íons fosfato.

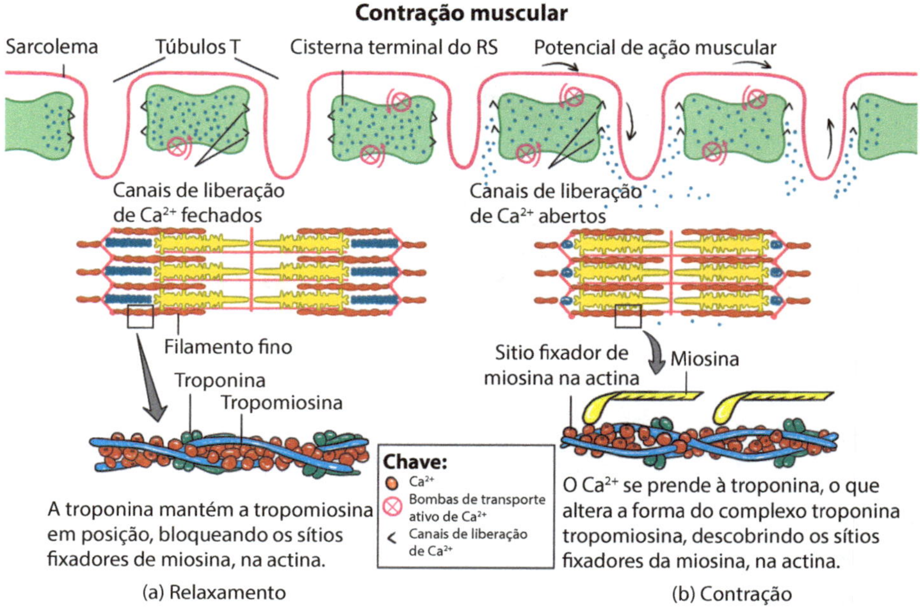

Figura 1.3. Mecanismo da contração muscular. Fonte: Desenvolvida pela autoria.

por sarcolema (na transição músculo-tendão), colágeno, fibroblastos e fibrócitos. Durante a contração muscular, as duas extremidades do músculo se aproximam e geram o movimento da articulação (Figura 1.3).

Geralmente os músculos se organizam em pares antagônicos e provocam movimentos opostos, como os músculos bíceps e tríceps do braço. Quando o primeiro se contrai e o segundo está relaxado, ocorre o movimento de flexão do cotovelo. Quando o oposto ocorre, tem-se a extensão do cotovelo.

Características da contração muscular

A contração muscular pode ser classificada em *isométrica* ou *isotônica* (Figura 1.4). A contração isométrica se refere à contração de um músculo sem que haja a redução de seu comprimento (p. ex., sustentar uma caixa pesada com os braços sem que ela se mova, em que os flexores do cotovelo realizam contração isométrica). É o tipo de contração dos músculos *posturais** durante a manutenção da postura em pé, com o indivíduo parado. Eles se contraem a fim de evitar a flexão das articulações, mas não diminuem de comprimento.

---

*Músculos posturais: que agem contra a gravidade, como os extensores de joelhos, de quadril e de tronco.

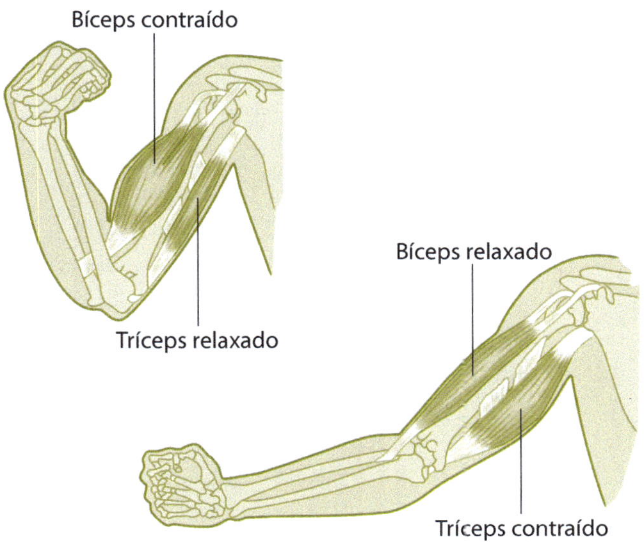

Figura 1.4. Representação esquemática dos principais músculos que realizam a flexão (bíceps) e extensão (tríceps) do cotovelo. Fonte: Desenvolvida pela autoria.

A contração isotônica é a que leva à mudança do comprimento das fibras musculares, podendo ser classificada em *concêntrica* e *excêntrica*. Usando o exemplo anterior, caso a pessoa realize uma contração contra a gravidade para erguer o objeto, a contração é chamada de *concêntrica*, pois ocorre no mesmo sentido do encurtamento muscular. Caso a pessoa se canse e queira abaixar um pouco a altura em que está sustentando o objeto, ela estará realizando uma contração de desaceleração, em que há aumento do comprimento muscular (extensão dos músculos flexores do cotovelo, mas não total, para que o objeto não caia). Esta é a contração *excêntrica*, em que há mudança de comprimento muscular durante a contração, porém com a força sendo exercida no sentido oposto ao da ação principal do músculo (Figura 1.5).

Os movimentos são decorrentes de uma conjugação de contrações musculares; raramente utilizamos apenas um músculo para realizar qualquer atividade do nosso cotidiano. Geralmente, os movimentos são decorrentes de associações de grupos musculares atuando em sinergia, não apenas em um eixo, mas principalmente nos planos rotacionais (Figura 1.6).

A *força* é a resultante da soma das contrações das fibras musculares de um mesmo músculo. Quando necessitamos de pouca força muscular, principalmente durante a realização de movimentos mais finos, como escrever, recrutamos poucas fibras musculares, em geral as mais rapidamente excitáveis

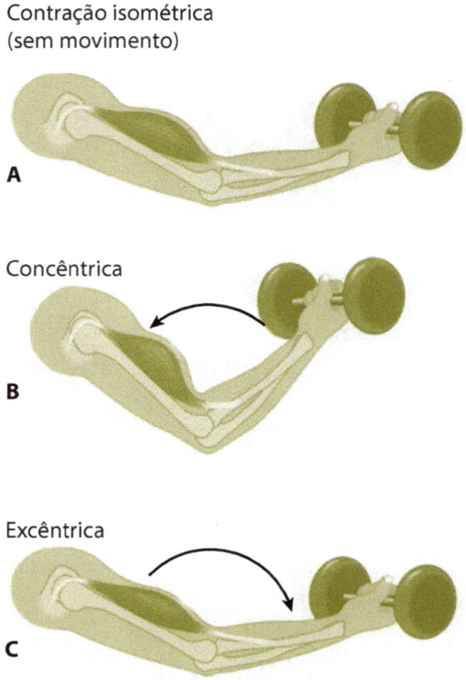

Figura 1.5. Tipos de contração muscular. Em (**A**) não há variação de comprimento do músculo durante a sustentação do peso; em (**B**) há diminuição; e em (**C**) há aumento do comprimento muscular. Fonte: Desenvolvida pela autoria.

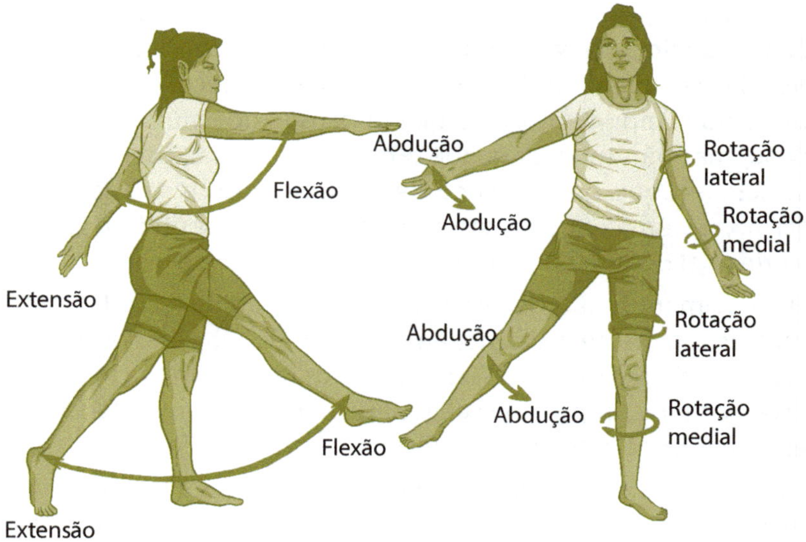

Figura 1.6. Planos rotacionais musculares de acordo com os eixos sagital (flexão e extensão), coronal (adução e abdução) e transversal (rotação interna e externa). Fonte: Desenvolvida pela autoria.

e mais resistentes à fadiga (menores unidades motoras). Ao ser necessária maior força, mais unidades motoras passam a ser recrutadas. A força de contração muscular depende do comprimento inicial do músculo. Podemos associar um músculo a um elástico, já que apresenta as mesmas propriedades de distensão. Caso ele esteja encurtado ou muito distendido, não conseguirá exercer o máximo de força que poderia desenvolver.

Além do comprimento inicial, a força de contração depende das inserções e do tamanho de cada músculo. Ambas as características determinarão a amplitude máxima de contração, que é proporcional à força resultante, e a alavanca para o movimento. Quanto mais distante estiver a inserção do eixo de movimento (fulcro), mais força a respectiva articulação conseguirá exercer, ou menor esforço terá que exercer para vencer uma resistência.

Controle neural do movimento

A contração muscular pode ocorrer de forma *voluntária* ou *reflexa*. A contração voluntária ocorre quando o sinal neural se origina em vias hierarquicamente superiores do Sistema Nervoso Central (SNC), sendo conscientemente elaborada: quando temos intenção, motivação e objetivo definidos ao realizar uma ação. A contração reflexa independe do controle voluntário e é extremamente rápida, pois seu sinal neural se origina na medula espinal, através de um arco reflexo composto pela via aferente, que traz a informação sensorial e pela via efetora (motora), como quando retiramos a mão de uma superfície quente antes mesmo de perceber a sensação de calor e dor.

Noventa e oito por cento das fibras musculares recebem apenas uma terminação nervosa. No entanto, uma mesma terminação pode inervar várias fibras musculares, e um potencial de ação transmitido por este neurônio motor levará à contração de todas as fibras inervadas por ele. A este conjunto formado por um neurônio motor e as fibras musculares por ele inervadas, Sherrington deu o nome de *unidade motora*, que é a menor unidade funcional dos sistemas motores (Figura 1.7).

A junção do neurônio motor com a fibra muscular recebe o nome de *placa motora* (Figura 1.8). Quando o impulso nervoso chega a esta junção, o potencial de ação faz com que ocorra a ruptura de pequenas vesículas do terminal axonal, as quais contêm acetilcolina, que é então liberada sobre a membrana das fibras musculares. Este neurotransmissor atua aumentando a permeabilidade aos íons sódio (Na^{+}) e permitindo a entrada deste íon na célula muscular, o que leva à despolarização da membrana e formação de um potencial de ação.

Este potencial de ação se propaga ao longo da fibra muscular, desencadeando a resposta de contração do músculo quando atinge as miofibrilas.

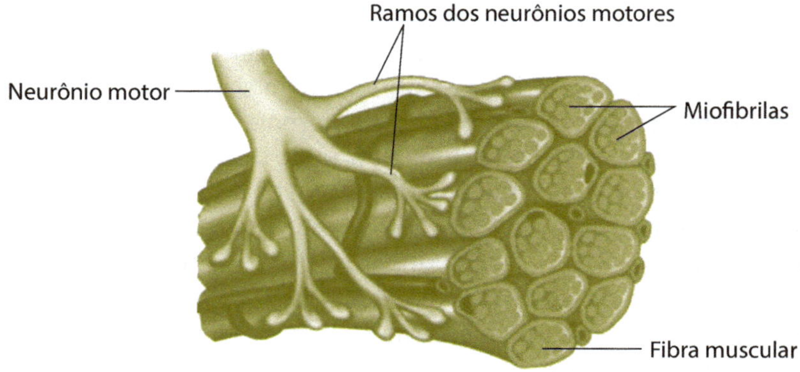

Figura 1.7. Representação de uma unidade motora, com o neurônio motor e suas terminações inervando diversas fibras musculares, mas cada uma destas sendo inervada por apenas uma terminação. Fonte: Desenvolvida pela autoria.

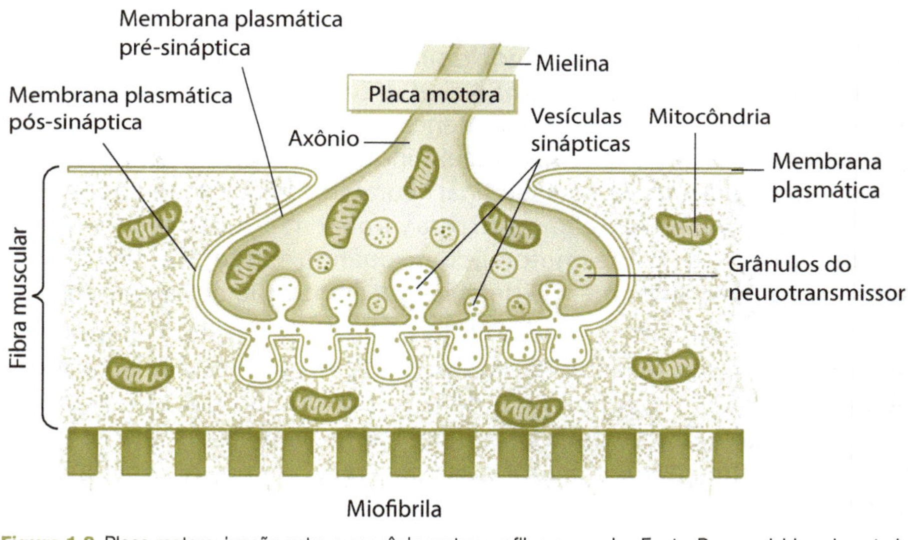

Figura 1.8. Placa motora: junção entre o neurônio motor e a fibra muscular. Fonte: Desenvolvida pela autoria.

A contração muscular persiste enquanto há cálcio nas miofibrilas. Na ausência de despolarização, os íons Ca^{2+} são bombeados de volta aos retículos sarcoplasmáticos. Este mecanismo garante que haja cálcio disponível apenas na presença do estímulo. Caso novos potenciais de ação cheguem ao músculo, o cálcio passará a ser liberado novamente pelo retículo sarcoplasmático.

Os neurônios que inervam a musculatura esquelética são os *motoneurônios do tipo alfa*. Seu corpo neuronal encontra-se na substância cinzenta da medula espinal. Na substância branca da medula encontram-se os feixes ascendentes e descendentes, que levam e trazem informações *para* e *do* encéfalo. Quando este neurônio se conecta apenas a um neurônio sensorial de uma fibra aferente, produz uma resposta rápida e automática, constituindo a *resposta motora reflexa*. Isso ocorre porque o corpo neuronal não recebe aferências de outros interneurônios originados de feixes descendentes provenientes de outras áreas do SNC. Podemos citar como exemplo o estiramento rápido de um músculo, como quando percutimos o tendão patelar ou fazemos cócegas em uma pessoa. Ambos os estímulos desencadeiam como resposta a contração muscular rápida e inconsciente do músculo estimulado (Figura 1.9).

Neste circuito reflexo, as aferências podem ter origens musculares ou sensoriais provenientes de qualquer região do corpo e chegam à medula espinal através do seu corno dorsal. Na medula, o neurônio sensorial faz conexão com o motoneurônio alfa, cuja fibra parte pela raiz ventral da medula e termina nas fibras musculares, desencadeando uma contração muscular rápida e inconsciente. O reflexo muscular é um sinal importante que serve para verificar a integridade das conexões nervosas, tanto as sensoriais como motoras, que existem entre o músculo e a medula espinal.

O reflexo medular pode, no entanto, ser inibido ou quase suprimido por mecanismos supraespinais relacionados à atenção, com o objetivo de evitar uma resposta reflexa inadequada.

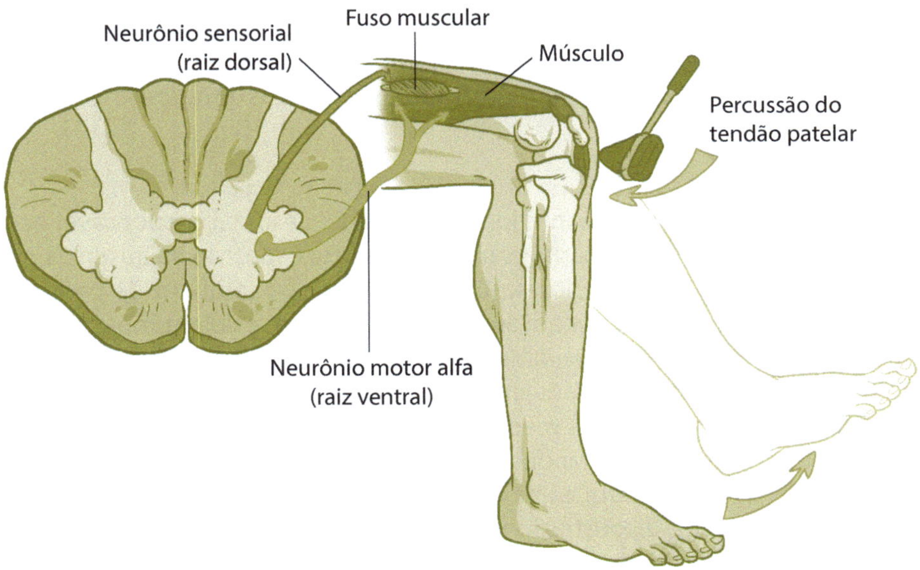

Figura 1.9. Arco reflexo patelar. Fonte: Desenvolvida pela autoria.

Organização das áreas motoras

Os centros motores que determinam o planejamento, a correção e a execução dos movimentos estão localizados em várias regiões do encéfalo, incluindo o córtex pré-frontal, córtex motor primário, córtex pré-motor, área motora suplementar, córtex parietal, córtex cingulado, cerebelo, núcleos da base, núcleos talâmicos, núcleos do tronco encefálico e também da medula espinal. Esses sistemas motores são muito bem organizados para produzir movimentos precisos, bem controlados, e que não despendem energia desnecessariamente. O planejamento e a execução dos movimentos dependem de redes neurais distribuídas nessas estruturas, que atuam de maneira hierárquica e organizada, influenciadas pela experiências individual, integridade das redes neurais, e dependente do tipo e complexidade do movimento a ser executado.

O primeiro princípio clássico dessa organização é que cada estrutura motora contém uma representação somatotópica do corpo, ou seja, partes do corpo são representadas em cada uma delas de acordo com a importância dos músculos efetores para o movimento e o nível de controle necessário para manipular o efetor. Além disso, os sistemas motores têm acesso contínuo a informações sensoriais sobre o meio ambiente, a posição e orientação de todas as partes do corpo, e o grau de contração dos músculos. Essas informações são essenciais para a seleção de uma resposta adequada e para ajustes durante o movimento.

O segundo princípio clássico dessa organização é a existência de uma hierarquia entre as estruturas, distribuídas em três níveis: a medula espinal, o tronco encefálico e as áreas motoras do córtex cerebral. no entanto, essa hierarquia não é estática, pois as diversas vias se conectam paralelamente e de forma bidirecional entre essas regiões. Além disso, há aferências sensoriais em todos os níveis, que fornecem informações através de alças de retroalimentação.

Medula espinal

O nível hierárquico mais inferior é o da medula espinal, responsável por uma grande variedade de padrões motores reflexos, mesmo na ausência de influência dos centros superiores. A medula participa também de padrões motores rítmicos, que combinam atos motores reflexos e voluntários, como a marcha. O início e o fim da atividade são controlados voluntariamente, porém o movimento repetitivo e relativamente estereotipado é mediado automaticamente por este sistema. Na medula espinal, os corpos dos motoneurônios localizam-se na região ventral da substância cinzenta, nos cornos anteriores (Figura 1.10). Os neurônios que inervam músculos individuais ficam agrupados em núcleos motores, dispostos longitudinalmente ao longo de um a quatro níveis medulares. Estes se agrupam de acordo com duas regras anatômicas e funcionais: a regra proximal-distal e a regra flexor-extensor. Segundo a primeira

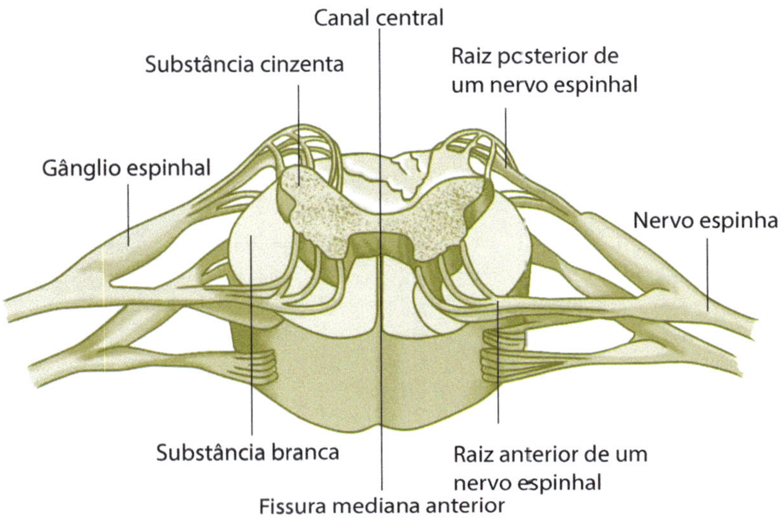

Figura 1.10. Corte transversal da medula. Fonte: Desenvolvida pela autoria.

regra, os neurônios dos músculos mais proximais, isto é, os axiais, ficam localizados mais medialmente na medula, enquanto os que inervam os músculos mais distais localizam-se mais lateralmente. De acordo com a segunda regra, os neurônios que se localizam mais ventralmente são os que inervam os músculos extensores, e os mais dorsalmente inervam os músculos flexores. Esta distinção reflete a função destes grupos musculares, já que os músculos axiais e alguns extensores estão relacionados à manutenção da postura e do equilíbrio, enquanto os músculos dos membros se relacionam à interação com o meio através de atividades manipulatórias finas, sendo geralmente flexores.

A medula espinal possui os neurônios *Geradores Centrais de Padrão* (GCP), capazes de produzir atividade locomotora rítmica coordenada na ausência de qualquer ritmo externo ou estímulos sensoriais. No entanto, esses neurônios não conseguem gerar todos os movimentos responsáveis pela marcha, mas estão relacionados aos ajustes posturais que evitam o desequilíbrio durante o deslocamento.

Tronco encefálico

O segundo nível da hierarquia motora é representado pelo tronco encefálico, composto pelo mesencéfalo, pela ponte e pelo bulbo (Figura 1.11). Esta estrutura conecta-se à medula espinal por meio de vias mediais e laterais.

As primeiras estão relacionadas ao controle da postura e são compostas por três componentes: trato vestibuloespinal, reticuloespinal e tectoespinal. Essas vias seguem o trajeto pela medula através das colunas ventrais ipsilaterais, terminando nos neurônios motores mediais e interneurônios da zona intermédia

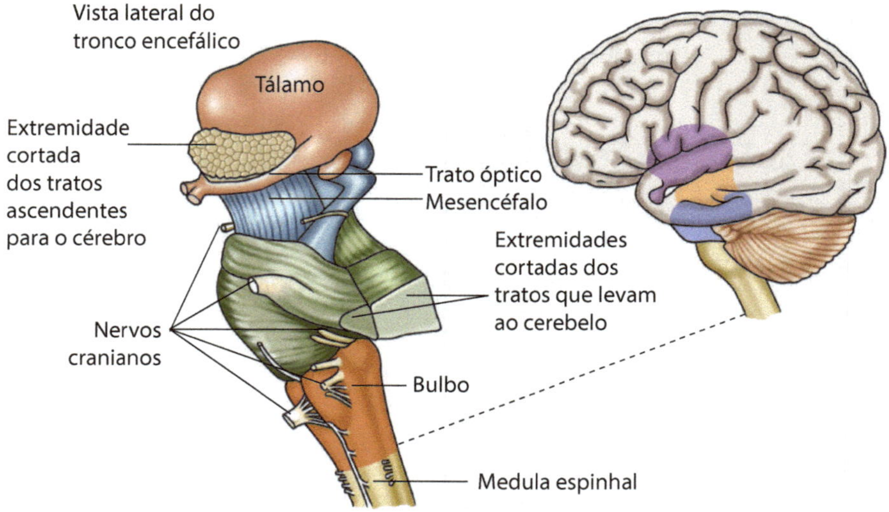

Figura 1.11. Tronco encefálico, composto pelo mesencéfalo, pela ponte e pelo bulbo. Fonte: Desenvolvida pela autoria.

que inervam os músculos axiais e proximais. Desta forma, são responsáveis pela manutenção da postura e do equilíbrio. A via lateral origina-se no mesencéfalo e forma o trato rubroespinal. Estas fibras descem pelo bulbo até a parte dorsal da coluna lateral da medula espinal e terminam no grupo dorsolateral de neurônios que inervam os músculos distais dos membros, regulando os movimentos mais finos e precisos dos dedos (Tabela 1.1).

Tabela 1.1. Tratos originados no tronco encefálico e suas funções

Trato	Origem	Função
Vestibuloespinal lateral	Núcleos vestibulares da ponte	Conduz informação dos labirintos para o controle da postura e do equilíbrio de forma reflexa; exerce influência excitatória sobre os motorneurônios dos músculos extensores
Vestibuloespinal medial	Núcleos vestibulares do bulbo e da ponte	Conduz informação dos labirintos para o controle da postura e do equilíbrio de forma reflexa; exerce influência excitatória e inibitória sobre os motorneurônios cervicais dos músculos extensores e flexores do pescoço
Reticuloespinal	Núcleos na formação reticular da ponte e do bulbo	Mantém a postura e integra informações de várias regiões, incluindo os núcleos vestibulares e o córtex
Tectoespinal	Colículo superior do mesencéfalo	Coordena os movimentos da cabeça e dos olhos, sendo controlado pelo córtex cerebral
Rubroespinal	Porção magnocelular do núcleo rubro	Movimentação mais fina e precisa dos membros, possibilitando a manipulação de objetos

Córtex cerebral

O terceiro nível da organização hierárquica é representado pelo córtex cerebral. O controle sobre os neurônios motores ocorre através de diversas vias, sendo o trato corticoespinal o responsável por atuar diretamente sobre os motoneurônios e interneurônios espinais. Outras vias que se originam no córtex estabelecem conexões indiretas com outras áreas encefálicas, núcleos do tronco encefálico, núcleos da base, cerebelo e núcleos dos nervos cranianos.

As vias que se originam no córtex cerebral ou cerebelar influenciam o movimento contralateralmente, uma vez que a maioria de suas fibras (cerca de 80%) cruzam a linha média na decussação das pirâmides do bulbo. As fibras que cruzam nas pirâmides descem pela parte dorsal das colunas laterais da medula espinal, formando os tratos corticoespinais laterais (anteriormente denominados *tratos piramidais)*. Os restantes 20% descem diretamente pelas colunas ventrais da parte dorsal da medula espinal, formando os tratos corticoespinais ventrais ou anteriores (Figura 1.12).

A maior parte das fibras do trato corticoespinal origina-se no córtex motor primário (área 4 de Brodmann). Outras fibras têm origem no córtex somatossensorial e na área 6 de Brodmann, que inclui o córtex pré-motor e a área motora suplementar (Tabela 1.2).

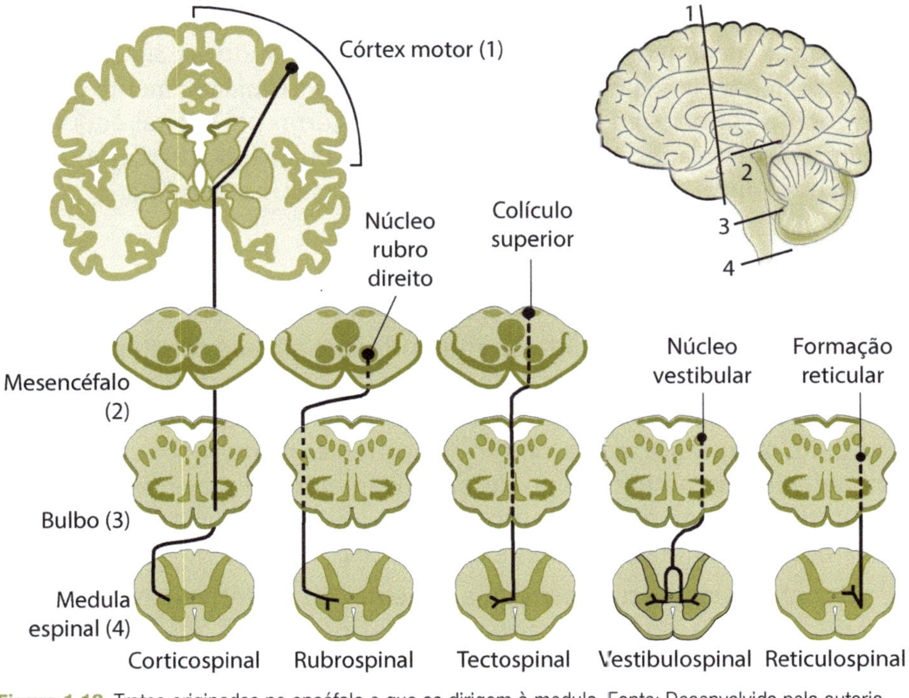

Figura 1.12. Tratos originados no encéfalo e que se dirigem à medula. Fonte: Desenvolvida pela autoria.

Tabela 1.2. Vias descendentes originadas no córtex cerebral, trajeto e função

Sistema	Trato	Trajeto	Função
Descendente lateral	Corticoespinal	Tálamo Mesencéfalo Decussação (pirâmide bulbar) Medula espinal	Controlar movimentos distais do membro
	Corticorubroespinal	Mesencéfalo Decussação (acima da pirâmidade bulbar) Núcleo rubro Medula espinal	
Descendente medial	Corticoreticuloespinal	Formação reticular Medula espinal (ispilateral)	Controle da musculatura axial do corpo
	Vestibuloespinal	Núcleo vestibular Medula espinal (bilateral)	
	Tectoespinal	Colículo superior Medula espinal (contralateral)	

Áreas motoras do córtex

Para que um movimento ocorra, é necessário que ele seja planejado, executado e corrigido de forma integrada. Isso requer que todas as áreas relacionadas ao movimento estejam coordenadas e atuando em sincronia, para evitar discrepâncias na informação ou na execução. O planejamento geral do movimento é principalmente coordenado pelo córtex pré-frontal, enquanto a organização e o planejamento específico são atribuições do córtex pré-motor. A execução direta do movimento se inicia no córtex motor primário.

Córtex motor primário

Também conhecido como M1, o córtex motor primário corresponde à área 4 de Brodmann e localiza-se anteriormente ao sulco central, apresentando uma representação somatotópica dos movimentos de diversas regiões corporais (Figura 1.13). Estudos eletrofisiológicos demonstram a ativação de neurônios nesta região antes mesmo da ocorrência do movimento, indicando sua participação no início e no desencadeamento do movimento. O M1 é recrutado durante o planejamento motor através de estímulos provenientes das áreas pré-motoras, parietais e pré-frontais.

O conhecimento atual indica que os neurônios do córtex motor primário são responsáveis por codificar os parâmetros críticos dos movimentos, como força, direção, amplitude e velocidade. A frequência de disparo desses neurônios no trato corticoespinal determina a intensidade da força muscular

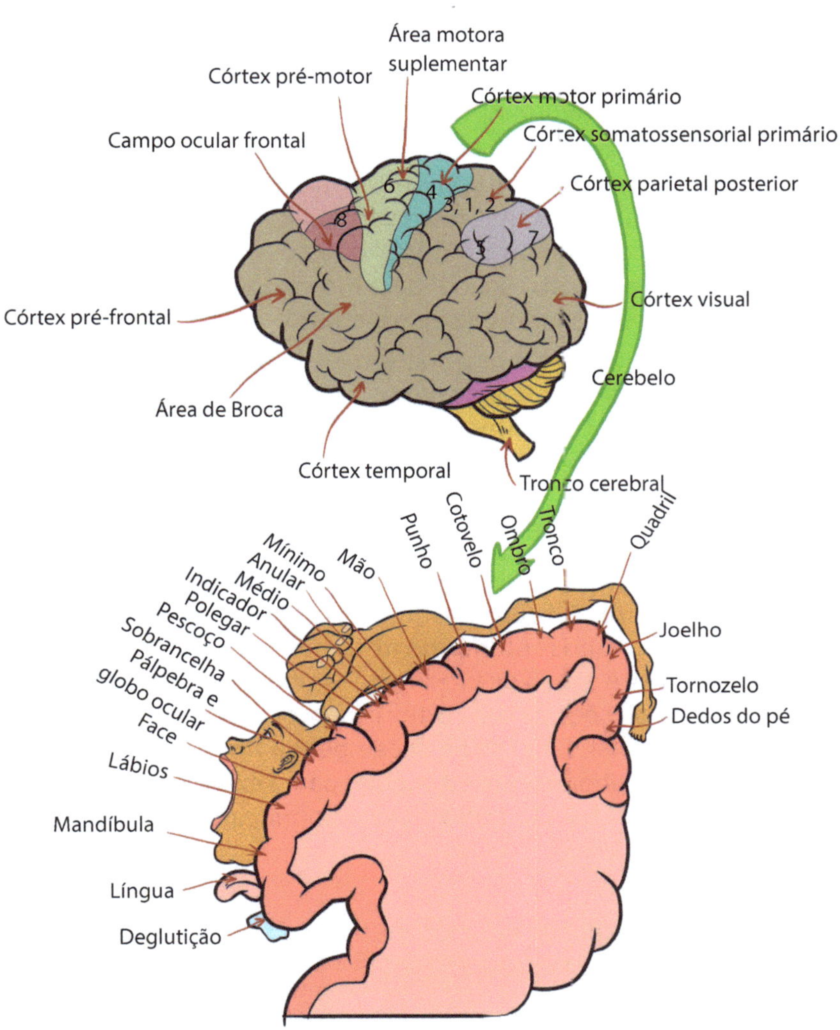

Figura 1.13. Córtex motor e suas subdivisões (observar a continuidade funcional com o córtex sensorial). A numeração corresponde às áreas de Brodmann. Fonte: Desenvolvida pela autoria.

durante o movimento: quanto maior a frequência de ativação neuronal, maior será a força exercida pelo músculo.

Cada neurônio individual apresenta uma taxa de disparo específica, e a combinação das atividades de todos esses neurônios resulta na força final aplicada no movimento. Similarmente, a direção do movimento é determinada pela soma das atividades dos neurônios que representam a região corporal envolvida. Quando neurônios específicos de uma região são ativados, a frequência de disparo aumenta, contribuindo para a direção do movimento. No entanto, é importante destacar que todos os neurônios na representação cortical da mesma região corporal são ativados durante o movimento, e a direção é determinada pelo *vetor populacional*, ou seja, pela soma vetorial de todas as atividades neuronais.

Os neurônios não operam isoladamente; eles se sobrepõem em termos de ativação, formando um modelo dinâmico. Um mesmo neurônio pode participar de diferentes movimentos do mesmo músculo, alternando sua ativação entre eles. Além disso, a representação cortical não possui limites bem definidos, havendo uma sobreposição espacial para movimentos de regiões corporais adjacentes, como mão, punho, cotovelo e ombro.

Quando um movimento é repetido várias vezes, não necessariamente os mesmos neurônios serão ativados em todas as repetições. Além disso, um neurônio que participou de um movimento de flexão em uma articulação pode participar de um movimento antagonista ou de estabilização em outra ocasião.

Córtex pré-motor e área motora suplementar

O córtex pré-motor (CPM) e a área motora suplementar (AMS), localizados conjuntamente na área 6 de Brodmann, têm o CPM situado lateralmente e a AMS medialmente, ambos anteriormente ao córtex motor primário no lobo frontal (Figura 1.13). A área 6 de Brodmann também inclui a área motora do cíngulo e envia projeções para o córtex motor primário, estruturas subcorticais e medula espinal. Essa região desempenha um papel importante no planejamento e na elaboração de estratégias para a execução de movimentos específicos. Na Tabela 1.3, são apresentadas as principais ações do CPM e da AMS quando estimulados.

Tabela 1.3. Funções do córtex pré-motor e da área motora suplementar

Córtex pré-motor	Área motora suplementar
Movimentos que envolvem várias articulações, como os movimentos naturais de preensão, alcance ou esquiva	Movimentos bilaterais, sugerindo participação na coordenação de movimentos quando os dois lados do corpo estão envolvidos
Relacionado a integração de planos motores aprendidos e movimentos dependentes de informações sensoriais (visual, somestésica ou auditiva)	Relacionada com sequências memorizadas (já aprendidas) de segmentos de movimentos, iniciadas voluntariamente
Componente de uma alça externa de processamento sensoriomotor, juntamente com o córtex parietal posterior e o cerebelo	Componente de uma alça interna de processamento motor, juntamente com os núcleos da base
Papel importante no processo de preparação do movimento	Papel importante na programação de sequências complexas do movimento, inclusive no planejamento mental

Córtex parietal posterior

O córtex parietal posterior (CPP) é subdividido em duas partes: superior (correspondente às áreas 5 e 7 de Brodmann) e inferior (áreas 39 e 40 de Brodmann). É responsável pela integração de todas as informações sensoriais (visual, auditiva, somatosensorial e vestibular) e representações motoras, tornando a informação única, mas considerada "transmodal", já que resulta de mais de uma modalidade sensorial.

Uma atuação importante dessa região é calcular a posição de objetos em relação a sistemas de referência, como coordenadas que localizam o objeto no ambiente, lado (direito ou esquerdo), distância (próximo ou distante), altura, apoio etc. Outra propriedade do CPP é calcular a localização de objetos ou de partes do corpo em relação ao movimento pretendido.

O CPP apresenta neurônios que se ativam não apenas durante o movimento, mas também antecipadamente, em função da retroalimentação proveniente do córtex pré-motor e do cerebelo. Quanto mais o movimento envolver demandas sensoriais, motoras e cognitivas, mais esta região será ativada. Um exemplo significativo da ativação dessa área ocorre durante a atividade de dirigir veículos, na qual várias modalidades sensoriais devem ser integradas para fornecer informações sobre a posição do próprio carro e de outros na rua, a cor das luzes no semáforo, o limite de velocidade, entre outras, permitindo que o indivíduo dirija de forma segura.

Córtex pré-frontal e córtex cingulado

O córtex pré-frontal (CPF) localiza-se na porção anterior do lobo frontal e pode ser anatomicamente dividido em três regiões: dorsolateral, orbitofrontal e ventromedial. Mantém conexões com o córtex motor primário, CPM (dorsal e ventral), AMS, além dos córtices parietal, temporal e occipital. Também se conecta com o tálamo, núcleos da base, cerebelo, amígdala, hipocampo e núcleos do tronco encefálico.

O CPF desempenha um papel essencial na seleção de sequências de respostas motoras adequadas perante uma atividade nova ou mais complexa. Essa região permite a escolha de estratégias de movimento essenciais para a sobrevivência ou para que o indivíduo consiga se adaptar a mudanças ou situações inusitadas, sem gastar energia desnecessária. O córtex cingulado (CC), que corresponde à área 24 de Brodmann, também está integrado a essa função (Figura 1.14).

Este sistema está intimamente relacionado à memória operacional, possibilitando que informações não relevantes ou distratoras sejam ignoradas, que haja a inibição de respostas inadequadas e o armazenamento, mesmo

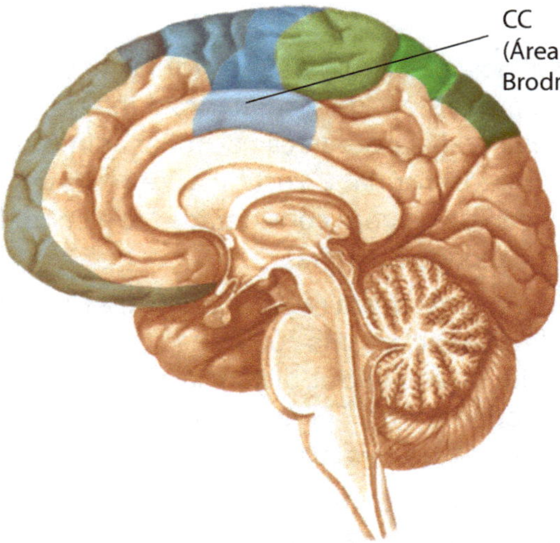

Figura 1.14. Vista medial do cérebro mostrando o córtex cingulado (CC). Fonte: Desenvolvida pela autoria.

que por curto período, de informações realmente relevantes. Na presença de lesão no CPF, a ausência de controle inibitório das funções deste córtex pode levar o indivíduo a se comportar inadequadamente e apresentar respostas motoras impróprias, como desinibição, incapacidade de seguir regras ou de se adaptar a mudanças, perseverando continuamente na mesma resposta comportamental. Alterações do CPF, como as observadas na Degeneração Lobar Frontotemporal, fazem com que o indivíduo tenha alterações de comportamento, dificuldade para inibir certos comportamentos motores, inadequação das respostas motoras e déficit de atenção.

Núcleos da base

Os núcleos da base são estruturas subcorticais que recebem aferências de diversas partes do córtex (sensorial, motor e de associação) e fazem conexões eferentes diretas apenas com o CPF, CPM e córtex motor, através de vias talâmicas. Eles não enviam eferências diretamente à medula espinal. Os núcleos da base são formados por cinco núcleos: núcleo caudado, putâmen, globo pálido, substância negra e núcleo subtalâmico, que são expressivamente interconectados.

O núcleo caudado e o putâmen têm origem filogenética semelhante, sendo constituídos pelo mesmo tipo celular e fundidos na sua porção anterior. Ambos atuam como a "porta de entrada" dos núcleos da base e, juntos, são denominados *corpo estriado*. Recebem fibras originadas em todo o córtex cerebral, incluindo as regiões sensoriais, motoras e associativas.

O globo pálido é dividido em duas partes: interna e externa. Da mesma forma, a substância negra é composta por duas partes: a parte reticulada (que é a zona pálida) e a parte compacta (que é pigmentada), esta última formada por neurônios dopaminérgicos cujos corpos celulares produzem neuromelanina. A substância negra situa-se no mesencéfalo, próximo ao núcleo subtalâmico, que se localiza logo abaixo do tálamo, na junção com o mesencéfalo. O globo pálido e a parte reticulada da substância negra são considerados a "porta de saída" dos núcleos da base. Os axônios da parte reticulada da SN terminam no colículo superior, influenciando os movimentos oculares. Já os axônios do globo pálido terminam nos núcleos talâmicos, se projetam de volta para várias áreas corticais: o CPF, CPM, AMS e o córtex motor primário. Através dessas conexões, os núcleos de base conseguem interferir em outros sistemas descendentes, influenciando os movimentos do tronco, membros e olhos. A Figura 1.15 mostra de forma resumida as conexões entre os núcleos da base.

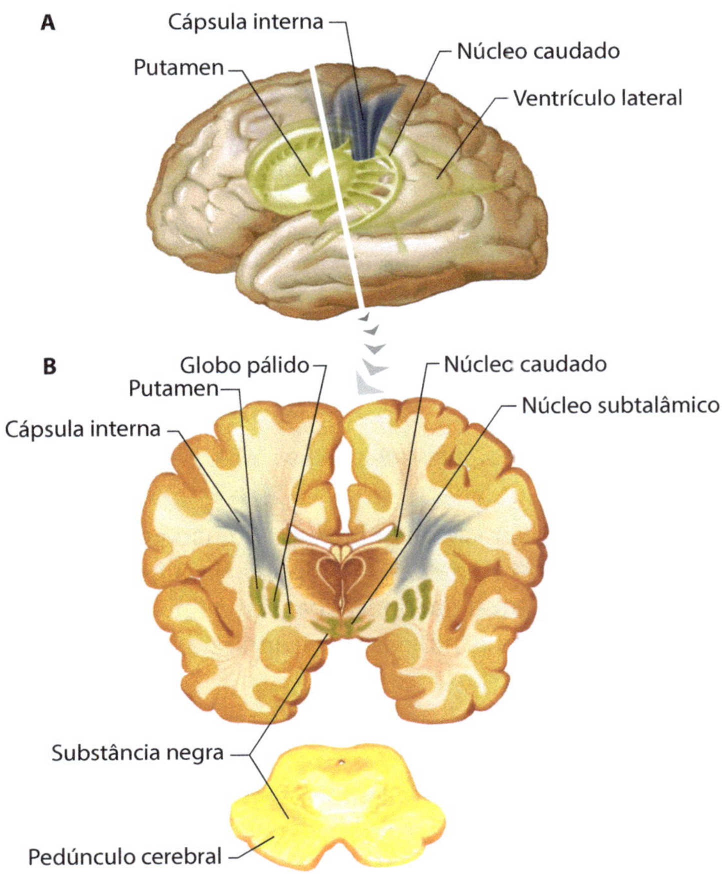

Figura 1.15. Núcleos da base. Fonte: Desenvolvida pela autoria.

Todos esses núcleos encontram-se interligados, interferindo no movimento através de duas vias: a direta, considerada excitatória, e a indireta, inibitória, ambas sob influência do córtex e tálamo. A via direta envolve a parte interna do globo pálido, cujos neurônios estão ativados em condições de "repouso", inibindo intensamente os núcleos talâmicos. Quando o córtex cerebral é ativado, ele estimula o putâmen, que então inibe os neurônios do globo pálido. Como resultado, o globo pálido deixa de inibir os núcleos talâmicos, permitindo que a AMS seja excitada, desencadeando o movimento (Figura 1.16A).

A via indireta é formada pelo circuito originado na parte externa do globo pálido e no núcleo subtalâmico, que recebem fibras do córtex motor via putâmen. Nesta via, a inibição do globo pálido externo pelo putâmen inibe o subtálamo, o que diminui sua estimulação sobre o globo pálido interno, que fica mais "liberado" para inibir o tálamo. Desta forma, o tálamo, estando mais inibido, estimula menos o córtex motor, levando à inibição do movimento (Figura 1.16B).

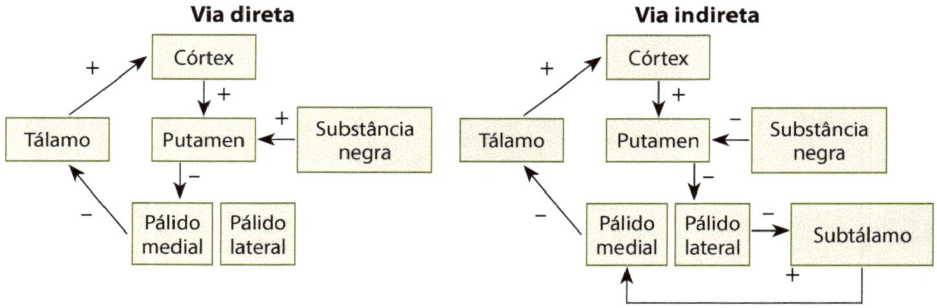

Figura 1.16. (**A**) Via direta dos núcleos da base. (**B**) Via indireta dos núcleos da base.

Outra influência nos núcleos da base é originada dentro dos próprios núcleos, a partir da projeção da parte compacta da substância negra para o corpo estriado. Essa via tem efeito oposto nas vias direta e indireta, resultando em excitação da via direta e inibição da via indireta, ambas atuando sobre receptores dopaminérgicos.

Resumidamente, as vias direta e indireta têm funções opostas. Frente à ativação do estriado pelo córtex, a via direta inibe os núcleos de saída, consequentemente excitando o tálamo e as regiões corticais motoras. Já a via indireta excita os núcleos de saída, inibindo o tálamo e as regiões motoras corticais. A modulação e integração dessas duas vias promovem a movimentação corporal.

Funcionalmente, os núcleos da base auxiliam na manutenção da postura e no planejamento e iniciação dos movimentos. No entanto, sua função difere da função do cerebelo, pois envolve aspectos mais "cognitivos" do movimento, em oposição à regulação direta da execução do movimento (Tabela 1.4).

Tabela 1.4. Diferenças funcionais entre os núcleos da base e o cerebelo

	Núcleos da base	Cerebelo
Função	Planejamento e execução de estratégias motoras complexas	Regulação direta do movimento
Aferências	Recebem de todo o córtex cerebral	Recebe apenas do córtex somatosensorial e uma pequena quantidade provinda de receptores periféricos
Eferências	Em direção ao CPM, córtex motor e CPF	Em direção ao CPM e córtex motor
Outras conexões	Poucas conexões com o tronco encefálico, e nenhuma com a medula espinal	Muitas conexões com o tronco encefálico e com a medula espinal

Cerebelo

O cerebelo auxilia na regulação do movimento, corrigindo-o através das informações recebidas por alças de retroalimentação internas e externas quando este não é realizado de acordo com o planejamento motor inicial. Em outras palavras, o cerebelo compara o movimento efetivamente realizado com o planejado, em termos de amplitude, direção, força etc., e corrige-o quando necessário. Lesões nesta estrutura ilustram bem essa função, já que deixam o indivíduo com problemas na coordenação dos movimentos dos olhos e dos membros, além de alterações no equilíbrio e no tônus muscular.

Acredita-se que o cerebelo também seja importante para o processamento motor antecipatório de uma ação, como, por exemplo, adaptar a força adequada para erguer um objeto com as mãos. A informação visual também atua nesse processo (fornecendo a imagem do objeto), assim como os núcleos da base, que comparam movimentos previamente realizados em situações semelhantes, para então executar uma resposta motora de ajuste postural antecipatório, muitas vezes de forma inconsciente. A regulação do movimento e da postura é feita de forma indireta, através do ajuste das saídas dos principais sistemas motores descendentes do encéfalo.

Funcionalmente, o cerebelo é dividido em três regiões (Figura 1.17). O *vestíbulo-cerebelo* recebe aferências e envia eferências de/para os núcleos vestibulares do tronco encefálico, sendo importante na coordenação dos

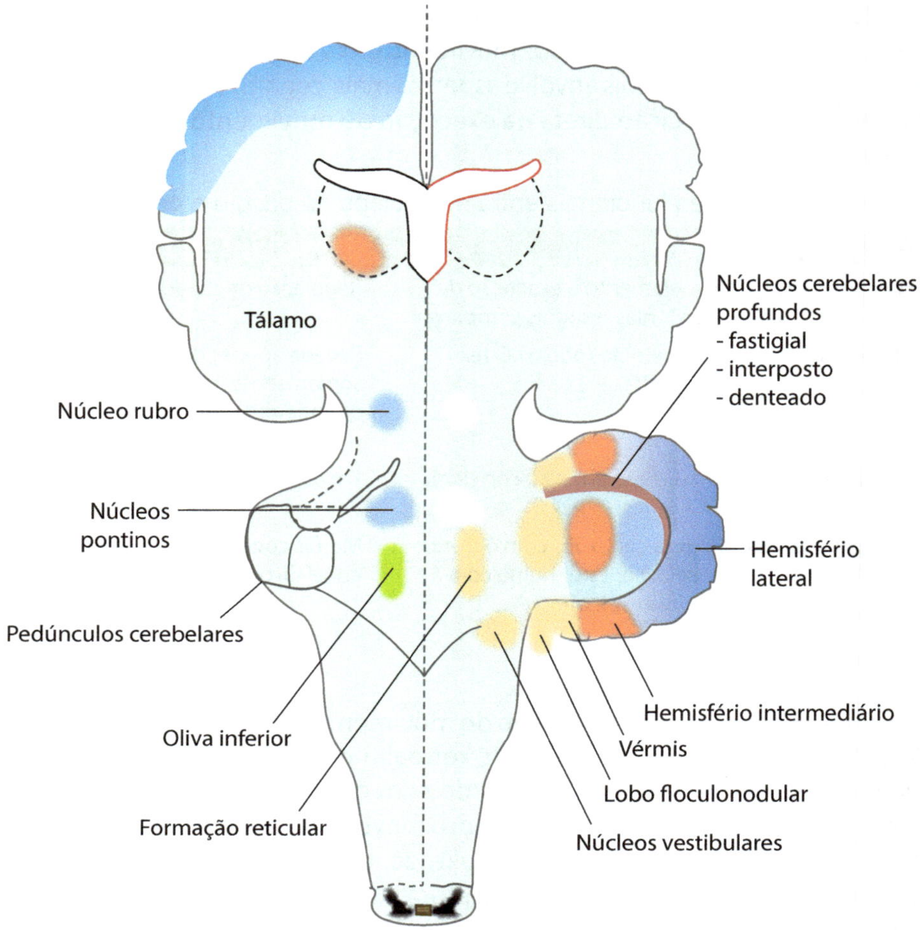

Figura 1.17. Estrutura do cerebelo, seus núcleos e conexões. Em amarelo: vestíbulo-cerebelo; em vermelho: espinocerebelo; em azul: cérebro-cerebelo. Fonte: Desenvolvida pela autoria.

movimentos dos olhos com os movimentos da cabeça e no controle do equilíbrio. O *espinocerebelo* recebe aferências periféricas através da medula espinal, compostas por informações sensoriais dos sistemas auditivo, visual e proprioceptivo dos membros e tronco, integrando todas essas informações. A partir dos núcleos cerebelares mediais, saem fibras eferentes em direção à medula espinal, passando antes pelos núcleos do tronco encefálico, da formação reticular e pelos núcleos vestibulares laterais.

A ação desses núcleos também ocorre sobre o controle do equilíbrio, e lesões nesta região causam incoordenação dos músculos axiais, déficit de equilíbrio e movimentos dos membros superiores com oscilações, erros de cálculo de distância (hipo e hipermetria) e movimentos realizados de forma "desajeitada".

O *neocerebelo* (ou cérebro-cerebelo) recebe aferências do córtex cerebral, principalmente dos lobos parietal e frontal, e quase nenhuma aferência da medula espinal. As respostas desta região originam-se no núcleo denteado, dirigem-se aos núcleos da base e tálamo, e a partir deste, ao córtex motor primário, CPM lateral e CPF. Percebe-se, então, que o neocerebelo está relacionado ao controle voluntário dos movimentos, e que lesões nesta região afetam também os movimentos, tornando-os incoordenados e inacurados.

Diferencia-se a função do neocerebelo da função do espinocerebelo porque o primeiro apenas contribui com o planejamento do movimento, enquanto o espinocerebelo está envolvido na regulação do desempenho do movimento em si.

Controle das áreas motoras e aprendizado motor

Como pode ser observado na Figura 1.18, as áreas corticais relacionadas às diversas estruturas corporais e musculares não são proporcionais ao tamanho destas, mas sim à importância dos músculos de uma região corporal para o movimento e ao quão refinado deve ser o seu controle. Isso significa que áreas que realizam movimentos mais essenciais e finos, como os dedos das mãos, têm uma representação somatotópica muito maior que a área dos joelhos, que realizam basicamente movimentos simples de flexão e extensão.

Hoje sabemos que não existem representações corticais únicas dos movimentos que uma parte do corpo pode realizar. Ou seja, um mesmo músculo pode ser recrutado por diversas regiões do córtex motor primário, dependendo do tipo de movimento que ele terá de realizar e de acordo com a função que será exercida. Por exemplo, durante a ativação do flexor de punho em duas atividades distintas, como tocar piano ou carregar uma sacola, há ativação de regiões distintas do córtex motor primário, apesar do músculo exigido ser o mesmo. Isso ocorre porque cada ação requer um recrutamento de unidades motoras específicas para o movimento, compondo ações sinérgicas que resultarão nesse movimento. Outro achado é que a representação de diferentes partes do corpo, mas adjacentes, pode se sobrepor na área motora. Isso foi verificado através de estudos em sujeitos normais submetidos a Ressonância Magnética Funcional, que tiveram os mesmos neurônios ativados durante a movimentação de partes corporais distintas, mas adjacentes.

Uma conclusão desses achados, muito positiva ao se pensar em termos de reserva funcional, é que não existe apenas uma representação cortical para um mesmo músculo. Cada uma das representações existentes pode ser ativada em função do movimento que se quer realizar. E é em decorrência desses achados que lesões em áreas do córtex motor primário não afetam todos os movimentos de determinada região corporal. Clinicamente, para os profissionais da reabilitação, esse achado traz como consequência a possibilidade de recuperação de movimentos de determinada parte do corpo através do recrutamento de outros neurônios que não tenham sido afetados pela lesão, com a finalidade de obter movimentos semelhantes e compensatórios ao movimento perdido.

Além dessa organização em áreas representativas, o controle motor segue outra forma de organização, segundo uma hierarquia entre as estruturas do sistema motor (medula espinal, tronco encefálico, córtex motor, cerebelo e núcleos da base) (Figura 1.18).

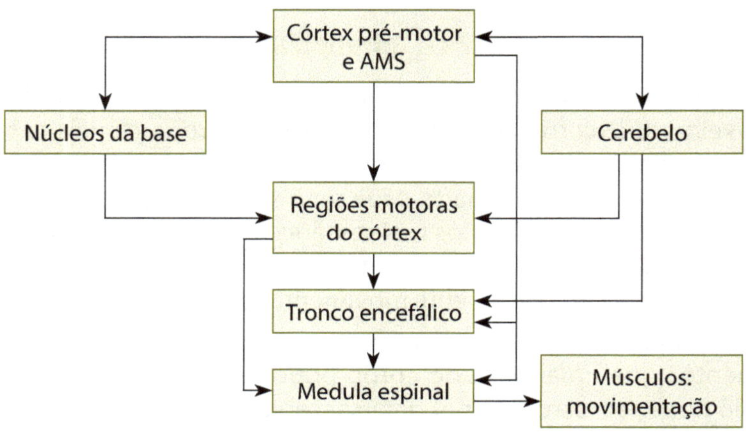

Figura 1.18. Hierarquia entre as estruturas responsáveis pela motricidade.

Como citado acima, Brown concluiu que os neurônios da medula eram capazes de gerar movimentos sem nenhum mecanismo de retroalimentação proveniente do exterior e que, funcionalmente, poderiam ser comparados a um programa de computador que contém todos os comandos possíveis. Os neurônios medulares equivaleriam a uma facilidade do SNC, com vários movimentos pré-programados que podem ser ativados e prontamente disparam sinais aos músculos. Sabemos que estes neurônios GCP apresentam um limite, pois nem todos os movimentos estão neles representados, mas contribuem para os ajustes posturais nos demais movimentos sem grandes representações, como quando atuam evitando que o corpo se desequilibre, trazendo o centro de gravidade para dentro da base de estabilidade.

Outra evidência de que o movimento reflexo ocorre independentemente da retroalimentação sensorial pode ser observada em pacientes com neuropatias sensitivas, que conseguem realizar movimentos mesmo na privação de informações sensoriais. No entanto, a retroalimentação sensorial não pode ser totalmente dispensada: todo movimento necessita de correções contínuas para que possa ser aprimorado, principalmente quando envolve movimentos mais complexos e o aprendizado de novas habilidades motoras. Isso pode ser amplamente observado nos processos de reabilitação, onde os primeiros movimentos pós-lesão neurológica são sempre mais bruscos, incoordenados e simples, e, posteriormente, tornam-se mais harmônicos e complexos, em função de correções permanentes provenientes principalmente de estímulos sensoriais, como a visão.

O mesmo ocorre em pacientes com amputações de membros: mesmo após vários anos, o cérebro é capaz de se reorganizar topograficamente quando o paciente é submetido a um transplante, demonstrando a grande capacidade da plasticidade neuronal. O novo membro é reconhecido pelo cérebro e passa a fazer parte do corpo, executando os movimentos e eliminando qualquer erro de interpretação sensorial. Este fenômeno demonstra claramente o controle exercido pelas áreas corticais no movimento: devido ao aprendizado e ao armazenamento cortical dos padrões motores, conseguimos reproduzir com muita precisão movimentos anteriormente executados, mesmo na ausência de informação visual (de olhos fechados ou no escuro).

Aspectos essenciais para o aprendizado motor são a repetição dos movimentos, os mecanismos de retroalimentação sensorial, as experiências anteriores e a motivação. Um exemplo clássico ocorre quando solicitamos que um indivíduo erga uma caixa que se encontra à sua frente, sobre uma mesa, com conteúdo indeterminado. Mentalmente, antes de erguer a caixa, o indivíduo deve estimar seu peso, para que possa programar o quanto de força terá que exercer. Este planejamento, que ocorre anteriormente ao movimento e modula a relação causa-efeito, é denominado *modelo antecipatório ou proativo*, e é responsável por preparar o corpo para o movimento que irá ocorrer, a fim de evitar erros. O aprendizado, neste caso, depende basicamente das informações somatosensoriais, já que não se conhece o conteúdo da caixa. Os sistemas sensoriais das articulações e dos músculos enviam informações às áreas motoras corticais sobre os erros de planejamento, isto é, se muita ou pouca força foi exercida e se houve uma ativação adequada dos músculos posturais. Esta alça de retroalimentação será essencial para as correções do planejamento e aprimoramento da atividade motora. Os movimentos corretos são reforçados e os incorretos são corrigidos, sendo o aprendizado do movimento muito dependente da repetição e da importância daquela ação para o indivíduo.

Além da alça de retroalimentação antecipatória, existe a *alça compensatória*, responsável pelas respostas posturais desencadeadas por perturbações inesperadas do eixo corporal. No exemplo acima, caso o indivíduo exerça muita força e a caixa esteja muito leve, para evitar que haja uma queda posterior, este sistema elabora uma resposta corporal, mais complexa que a resposta medular, na forma de contrações musculares de grupos antagônicos e estabilizadores, principalmente axiais. Para tanto, participam deste controle não apenas áreas corticais, mas também o cerebelo e os núcleos da base.

Equilíbrio

Além da capacidade física e cognitiva, para que o ser humano consiga realizar suas atividades cotidianas de forma segura e eficaz, é preciso que ele consiga se manter estável frente a todas as forças de instabilidade, como a gravitacional e as decorrentes do próprio movimento corporal, uma vez que, de acordo com as leis da física, para toda ação há uma força de reação. A manutenção da estabilidade corporal é um mecanismo complexo, que só é valorizado na sua ausência, pois quando adquirida, passa a ser inconsciente.

Uma definição amplamente utilizada de equilíbrio é *a habilidade de manter o centro de gravidade dentro da base de sustentação, mesmo em situações de mudança de base*, como durante a marcha. Resulta de vários ajustes posturais capazes de manter a cabeça e o corpo estáveis frente às forças extrínsecas e gravitacionais, de manter um alinhamento do centro de massa corporal dentro da base de sustentação e de estabilizar todas as partes do corpo durante a realização de um movimento. A manutenção da estabilidade corporal depende do correto recebimento das informações sensoriais, do seu processamento e da resposta gerada, a fim de se prevenir ou reagir contra qualquer forma de alteração do equilíbrio (Figura 1.19).

Sistemas sensoriais

Os sistemas sensoriais responsáveis pela captação ininterrupta das informações externas e internas são o vestibular, visual e somatossensorial. O sistema visual fornece informações sobre o meio ambiente, como profundidade, luminosidade, movimento dos objetos, a atividade que está sendo executada pelo indivíduo e a posição do corpo em relação ao ambiente. O sistema somatossensorial oferece dados sobre a inclinação (subida ou descida), tipo de solo (estável, liso, escorregadio etc.), a posição de cada parte do corpo em relação às demais, e do corpo em relação ao ambiente. Percebemos nossa posição através da propriocepção e sensações somáticas. O sistema vestibular detecta movimentos da cabeça em todas as direções e sentidos, mesmo na ausência de informações visuais.

Essas três fontes de informações são essenciais para uma percepção correta do movimento e manutenção do equilíbrio corporal. Elas devem ser

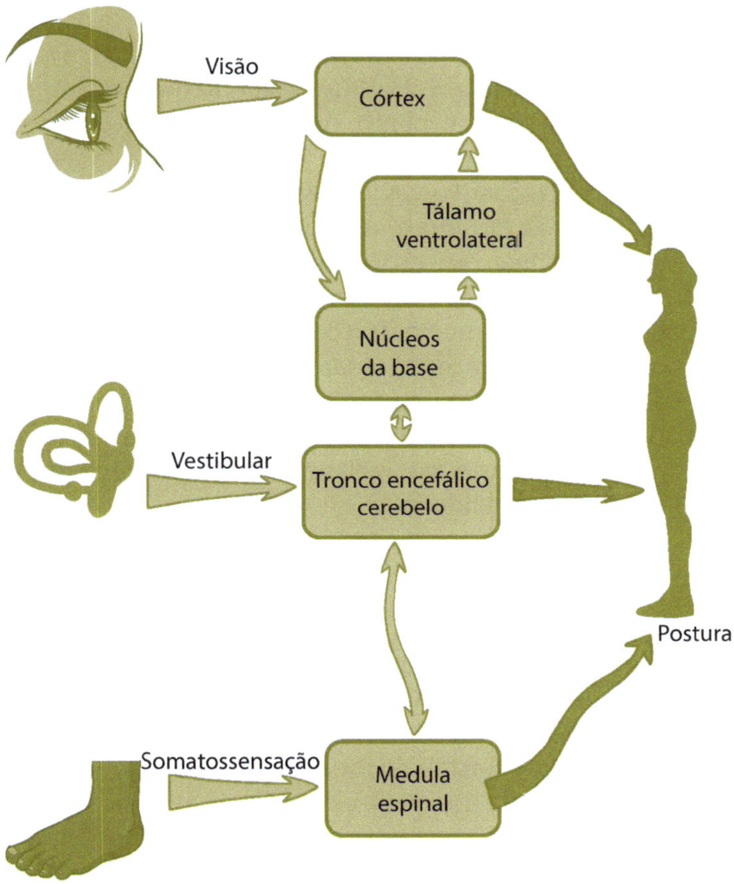

Figura 1.19. Sistemas sensoriais e sua atuação no controle postural. Fonte: Desenvolvida pela autoria.

congruentes, pois qualquer conflito resulta em sensação de tontura e até náuseas. Isso pode ocorrer, por exemplo, quando estamos em um carro em movimento lendo um livro. Nosso sistema visual nos informa que estamos parados, já que seu ponto de referência é o livro. Alguns receptores do sistema somatossensorial nos dizem que não estamos em movimento, pois não há mudança da superfície de apoio (o assento e o encosto do carro). No entanto, os receptores de pressão, articulares, musculares e vestibulares são ativados ao reagirem aos movimentos do carro, mostrando claramente haver um conflito de informações. Assim, pessoas desacostumadas a ler em carros em movimento sentem náuseas.

Esses sistemas são responsáveis pela contínua retroalimentação sensorial durante a execução de um movimento, necessária para os ajustes posturais, evitando quedas. Uma vez enviadas ao SNC, as informações são integradas e comparadas aos eventos anteriores. A comparação evita respostas reativas a toda informação de desequilíbrio e permite modular o tipo e a intensidade da resposta motora. Mesmo em situações aparentemente estáticas, como ficar em pé sem nenhum movimento, os receptores articulares e musculares estão constantemente em ativação, já que as forças gravitacionais e intrínsecas continuam a atuar. Forças intrínsecas são pequenos movimentos, como o da caixa torácica durante a respiração, o movimento dos olhos e a motilidade gastrointestinal, que provocam micromovimentos perceptíveis pelos receptores citados, suficientes para provocar reações de manutenção da estabilidade postural, como contrações musculares de pequena intensidade. Além das forças intrínsecas, atuam também as extrínsecas, como o salto do sapato, o peso da roupa, o vento, e os movimentos, intencionais ou não, provocados pelo meio de transporte e pelas pessoas ao redor. Todos estes fatores são analisados e, em milissegundos, uma resposta é gerada para evitar a perda da estabilidade.

Sistemas motores (eferentes)

Classificamos as respostas motoras em *antecipatórias* ou *compensatórias*, de acordo com o momento em que o ajuste postural é realizado: anterior ou posteriormente à atividade. Um ajuste antecipatório é aquele que prepara o indivíduo para uma atividade, baseando-se em um conhecimento prévio de que haverá mudança de estabilidade, e tem como objetivo evitar que o indivíduo perca o equilíbrio durante a execução da atividade. Um exemplo clássico é o ajuste de nossa postura antes da aceleração quando estamos em pé em um trem do metrô. Antecipadamente, jogamos nosso centro de gravidade no sentido oposto ao da aceleração.

A resposta compensatória, por outro lado, é a que dá continuidade ao equilíbrio. Como o movimento desestabilizante continua e ainda está em aceleração, os ajustes posturais aparecem para compensar esse distúrbio externo. Todo ajuste postural tem como objetivo manter o centro de gravidade dentro da base de sustentação, seja qual for ela. Isso significa que, mesmo nas mudanças de base (aumento ou redução), e até mesmo na sua "ausência" (como em uma corrida, em que há momentos em que ambos os pés se encontram fora do apoio), os segmentos corporais devem se realinhar para manter-se dentro dos limites de estabilidade. Esses limites são definidos como a amplitude máxima que o centro de gravidade pode oscilar dentro de uma base de sustentação, sem que haja necessidade de mudar essa base, ao dar um passo, por exemplo. Esses ajustes são feitos para todas as direções, não apenas para a posição ortostática, mas também em sedestação e na horizontal.

Um dos exemplos mais representativos é a manutenção da posição ortostática. Posicionados em pé, com uma base de sustentação normal (os pés um pouco afastados entre si), ao oscilarmos nosso centro de massa para todas as direções, a musculatura oposta ao movimento entra em ativação, da mais distal para a proximal, em uma tentativa de trazer o corpo de volta ao alinhamento. Essa contração gera um movimento inicialmente no tornozelo (em flexão plantar ou dorsiflexão) e, ao aumentar a oscilação do centro de gravidade, mais estruturas corporais entram em ativação, ocorrendo reajustes no quadril, no sentido de flexão, extensão ou abdução, sempre no sentido oposto ao do desequilíbrio. Há reajustes que ocorrem também nos demais segmentos superiores, como no tronco, membros superiores e cabeça.

Um exemplo ilustrativo é o de uma pessoa em pé na beira de uma piscina, que é empurrada contra sua vontade para cair na água: ela inicialmente realizará a flexão plantar do tornozelo, seguida da extensão do quadril e, por fim, uma extensão de tronco com posteriorização dos membros superiores e extensão de cabeça, na tentativa de não perder o equilíbrio. Caso a pessoa não estivesse na beira da piscina, a solução final seria dar um passo à frente a fim de mudar a base de sustentação e garantir que o centro de gravidade continuasse sendo projetado dentro do limite de estabilidade.

De forma resumida, temos três estratégias reacionais compensatórias a um desequilíbrio na posição vertical: a de tornozelo, eficaz apenas frente a forças instabilizantes leves; a de quadril, mais eficaz que a de tornozelo; e, por fim, a do passo.

Considerações finais

Um bom conhecimento dos princípios neurofisiológicos do movimento normal é de grande auxílio na compreensão das disfunções decorrentes das lesões neurológicas. Através do conhecimento da fisiologia, é possível identificar os mecanismos que se encontram alterados em lesões do sistema nervoso, formular estratégias para reabilitação motora, além de orientar os esforços no sentido de desenvolver novas estratégias de promoção de neuroplasticidade e novos aprendizados motores, seja por meio de intervenções farmacológicas, não farmacológicas, ou uma combinação das duas.

Bibliografia

- Gazzaniga MS, Ivry RB, Mangun GR. Cognitive neuroscience: the biology of mind. 5th ed. New York: W. W. Norton & Company; 2018.
- Guyton AC, Hall JE, Hall M. Tratado de fisiologia médica. 14a ed. Rio de Janeiro: Guanabara Koogan; 2021.

- Kandel ER, Schwartz JH, Jessel TM, Siegelbaum SA, Hudspeth AJ. Principles of Neural Science. 5th ed. New-York: McGraw-Hill; 2014.
- Kauffman TL, Scott RW, Barr JO. A comprehensive guide to geriatric rehabilitation. 3rd ed. London, UK: Churchill Livingstone; 2014.
- Lent R. Neurociência da mente e do comportamento. Rio de Janeiro: Editora Guanabara Koogan; 2008.
- Lundy-Ekman L. Neuroscience: Fundamentals for Rehabilitation. 6th ed. Philadelphia: Saunders; 2022.
- Machado A. Neuroanatomia funcional. 2. ed. São Paulo: Atheneu; 2005.
- Perracini MR, Gazzola JM. Equilíbrio em idosos. In: Perracini MR, Fló CM. Fisioterapia: teoria e prática. Funcionalidade e envelhecimento. Rio de Janeiro: Guanabara Koogan; 2009.

Capítulo 2

Semiologia Neurológica e Principais Etiologias das Disfunções Motoras

Márcia Radanovic
Eliane Mayumi Kato-Narita

Introdução

A semiologia neurológica é considerada complexa, e isso é realmente verdadeiro, uma vez que o exame físico de um paciente com disfunção neurológica tem como objetivo determinar, com o maior grau de precisão possível, em que nível do neuroeixo se encontra a lesão. Um quadro de "perda de força nas mãos", por exemplo, pode resultar de disfunção em diversos pontos do sistema motor – desde o músculo propriamente dito até o córtex motor – passando por todas as vias motoras medulares e do tronco encefálico. A correta identificação do local mais provável da lesão evita que o paciente seja submetido a exames complementares desnecessários e permite que o diagnóstico seja realizado com maior rapidez e precisão. Assim, este capítulo se propõe a recapitular, de forma breve, alguns tópicos em semiologia neurológica, bem como as principais etiologias das disfunções motoras.

Semiologia do sistema motor

Síndrome do neurônio motor superior

Como descrito no Capítulo 1, o trato corticoespinal lateral* é formado por fibras que passam pela pirâmide bulbar, unindo o córtex motor à medula espinal. Na presença de qualquer lesão que afete direta ou indiretamente estas fibras (lesões corticais, principalmente das regiões pré-motoras, cápsula

---

* Antigamente denominado *trato piramidal*.

interna, substância reticular do tronco encefálico e das vias descendentes da medula espinal), as manifestações motoras e reflexas constituem o que chamamos de *síndrome do neurônio motor superior* (NMS) ou *síndrome piramidal*. Essas lesões podem ser decorrentes de acidente vascular encefálico (AVE), traumatismo cranioencefálico (TCE), esclerose múltipla (EM), paralisia cerebral (PC) ou lesões medulares, entre as etiologias mais frequentes. As características de uma lesão de NMS podem ser descritas quanto à:

- Intensidade do acometimento:
  - Paresia: quando há déficit motor parcial.
  - Plegia: quando há déficit motor completo e não ocorre nenhum sinal de contração muscular.
- Localização no corpo:
  - Hemiparesia/hemiplegia: quando o acometimento do trato corticoespinal é unilateral e acomete o hemicorpo contralateral.
  - Paraplegia/paraparesia: quando o acometimento é bilateral, podendo ser *braquial* (quando atinge os dois membros superiores) ou *crural* (quando atinge os dois membros inferiores).
  - Tetraplegia/tetraparesia quando se manifesta nos quatro membros.
- Efeito de hiperexcitabilidade ou perda de função:
  - Positivos (ou de "liberação"): alterações do tônus muscular, hiperreflexia profunda, sincinesias, sinal de Babinski (reflexo cutâneo-plantar em extensão) e reflexos de tríplice flexão e retirada;
  - Negativos: déficit na ativação muscular, no controle motor (lentificação e incoordenação) e no desempenho funcional, e abolição dos reflexos cutâneos superficiais.

Manifestações da síndrome de NMS

- Alteração do tônus muscular: *tônus* é uma propriedade de tensão elástica que permite que o músculo esteja sempre preparado para iniciar uma contração. O tônus pode ser observado mesmo quando o músculo está relaxado, e difere do *trofismo*, que está relacionado à massa muscular. O trofismo pode ser observado visualmente, sem a necessidade de palpar o músculo, enquanto, para avaliar o tônus, é necessário tocar o músculo, realizar a movimentação da articulação e perceber se a resistência (tensão) está normal, aumentada (*hipertonia*) ou reduzida (*hipotonia*).

A hipotonia está presente geralmente nas lesões agudas do SNC e acomete os músculos flexores e extensores correspondentes ao território de inervação da lesão. Indica uma ação facilitadora das vias descendentes e pode ser observada em uma síndrome de NMS de menor gravidade. Observa-se a hipotonia na mobilização articular, onde não se sente a reação reflexa de estiramento da musculatura que está sendo alongada, mesmo durante movimentos mais rápidos. Pode ser considerada como um estado de ausência da ativação muscular, com paralisia total ou parcial.

- Hipertonia: é uma das características fundamentais da síndrome do NMS. Nesta, observamos resistência muscular aumentada durante a movimentação, no sentido do estiramento. A hipertonia reflete uma excitabilidade anormal dos componentes do arco reflexo (hiperatividade dos reflexos miotáticos, especificamente do sistema gama dos fusos musculares). A intensidade da resistência é variável com a velocidade e o grau de estiramento passivo da musculatura. Caso a resistência do estiramento aumente quando se aumenta a amplitude de estiramento, a hipertonia é chamada de *elástica*. A hipertonia elástica dá origem a um sinal semiológico denominado "sinal do canivete", em que ocorre uma resistência progressiva velocidade-dependente do membro ao estiramento muscular, seguida do retorno rápido à posição inicial após sua liberação. Este sinal é em geral pesquisado através da tentativa de flexionar o joelho do paciente deitado, causando estiramento do quadríceps femoral. A hipertonia predomina geralmente nos músculos antigravitacionais, como os flexores de tornozelo e joelho, nos flexores de cotovelo, punho e dedos. Geralmente, a hipertonia vem acompanhada do aumento dos reflexos tendinosos.
- Alterações dos reflexos cutâneos: o acometimento dos NMS cursa com o desaparecimento dos reflexos cutâneos abdominais, cremastérico e cutaneoplantar em flexão. Inversamente, causa o aparecimento de reflexos primitivos, como o de tríplice flexão e retirada (flexão do tornozelo, joelho e quadril), do qual o cutâneo-plantar em extensão (Sinal de Babinski) é o componente mais distal.
- Sinal de Babinski: é característico da lesão do trato corticoespinal. É observado quando se estimula a sola do pé, partindo do calcanhar em direção aos dedos, seguindo pela região lateral do pé; o estímulo que desencadeia o sinal de Babinski é nociceptivo. O sinal é composto pela resposta de extensão do hálux e o afastamento (abdução) dos demais dedos. Este sinal é encontrado também em crianças até os 12-18 meses; aqui, no entanto, não indica lesão neurológica, apenas imaturidade do SNC. Em adultos normais, a resposta é a flexão do hálux, representando um reflexo de retirada, na tentativa de se afastar o membro da fonte do estímulo. As flexões das articulações do

quadril e do joelho têm caráter de defesa, mas a flexão dos dedos dos pés não tem esse mesmo caráter, sendo até paradoxal. Mesmo assim, pode se considerado um movimento fisiológico, e que demonstra a integridade do mecanismo de inibição da resposta reflexa pelo trato corticoespinal lateral da medula. Desta forma, a resposta de extensão dos dedos ao estímulo demonstra uma perda dessa inibição.

- Sincinesias: são alterações da motilidade de um membro frente à movimentação de outras partes do corpo. São classificadas em sincinesias globais, quando há o aumento da hipertonia de um membro ou hemicorpo durante a realização de um movimento voluntário por outro membro; ou em sincinesias de coordenação, quando a movimentação voluntária de uma região corporal leva a um movimento involuntário de um membro paralisado. Sincinesias demonstram que há a utilização de vias descendentes alternativas ao trato corticoespinal lateral, com acesso direto aos motoneurônios alfa.
- Hiperreflexia profunda: surge geralmente quatro a seis semanas após a lesão, como um resultado adaptativo do sistema neural. Após a denervação decorrente da lesão, novas conexões sinápticas passam a se formar através do brotamento axonal, que poderiam mediar os reflexos. Além disso, há o aumento da sensibilidade dos elementos pré ou pós-sinápticos para as aferências restantes, ocasionando um aumento na sensibilidade química. Outro fator que justifica a hiperreflexia é a ativação de sinapses previamente inativas. A hiperreflexia pode ser percebida pelo aumento da amplitude de contração muscular durante a percussão do tendão. A resposta é excessiva, e pode haver aumento da zona reflexógena, que demonstra uma diminuição do limiar da resposta, e uma difusão da resposta que traduz a irradiação da excitação em populações de neurônios do corno anterior da medula espinal.
- Clônus: demonstra o acometimento dos órgãos tendinosos de Golgi e a hiperatividade do sistema gama. É pesquisado mantendo-se o pé do indivíduo em dorsiflexão, com o tendão de Aquileu submetido a uma tensão constante, e a resposta é a contração e relaxamento do tríceps sural ininterruptamente (movimentos rítmicos). Quando este clônus não se esgota, pode ser considerado um sinal da síndrome de NMS.
- Fraqueza muscular: com a interrupção do controle voluntário consequente à lesão do trato corticoespinal, a musculatura ipsilateral passa a apresentar dificuldade em gerar força necessária para um desempenho motor efetivo, já que não há mais estímulo sobre o motoneurônio e recrutamento das unidades motoras. Com a perda da ativação da

unidade motora, o músculo se adapta à imobilidade e ao desuso, com atrofia de fibras musculares (principalmente de contração rápida) e fraqueza muscular. Observa-se diferença do grau de fraqueza entre grupos musculares distintos, havendo uma maior deficiência na musculatura voluntária relacionada a movimentos distais finos e nos antigravitacionais fisiológicos. É por isso que observamos maior fraqueza nos extensores de dedos em comparação aos extensores de punho e aos flexores de dedos. Outra justificativa para esta distribuição do déficit é a maior representação cortical e de vias de substância branca de músculos mais distais. A força de contração muscular está limitada por padrões anormais de ativação muscular, como a cocontração inapropriada e não graduada de músculos agonistas e antagonistas.

- Lentificação da contração muscular: acredita-se que a redução dos impulsos dos neurônios do trato corticoespinal lateral para os neurônios motores inferiores cause a diminuição da frequência da contração voluntária do músculo, e consequentemente, da movimentação corporal e da realização das atividades funcionais. Ocorre também redução da sincronização dos disparos das unidades motoras, levando à lentificação dos movimentos.

Síndrome Parkinsoniana

A síndrome parkinsoniana é consequência de um déficit do sistema nigroestriatal. Os núcleos da base não têm participação significativa na iniciação de movimentos em resposta aos estímulos. Da mesma forma, não influenciam diretamente na força muscular necessária para a execução de um movimento. No entanto, estão envolvidos no processamento da informação necessária para o planejamento e o início de movimentos autorregulados, assim como para o ajuste postural necessário nesses movimentos. Desta forma, lesões nestas regiões interferem na iniciação dos movimentos voluntários na ausência de estímulos facilitadores, como pistas visuais ou sonoras.

Além desta função, os núcleos da base controlam direta e indiretamente os movimentos, sendo a via "direta" responsável pela facilitação do movimento e a via "indireta" pela inibição (ver Capítulo 1). É a partir desse mecanismo que se justificam as alterações do movimento decorrentes de doenças que acometem esses núcleos. Por isso, as manifestações motoras também são classificadas em positivas e negativas, de acordo com a via acometida.

- Sinais positivos: a rigidez e o tremor, decorrentes da liberação de mecanismos centrais normalmente inibidos pelos núcleos da base.
- Sinais negativos: relacionados à inibição dos movimentos: acinesia, bradicinesia e o *freezing*.

- Rigidez: a hipertonia observada na síndrome parkinsoniana é do tipo *plástica*, cuja resistência ao movimento passivo é variável. Ao realizar o movimento de um membro do indivíduo acometido com maior velocidade, observamos maior resistência do músculo que está sendo estirado. Essa hipertonia é observada tanto nos músculos agonistas quanto nos antagonistas. Quando a hipertonia se torna muito acentuada, denomina-se *rigidez*. O sinal semiológico que caracteriza a rigidez é chamada "sinal da roda denteada", perceptível ao realizar passivamente o movimento de dorsiflexão do punho do paciente, provocando uma alternância rítmica entre resistência e relaxamento muscular durante o estiramento, sentida pelo examinador como o encaixe rítmico das engrenagens de uma roda denteada. Existe controvérsia sobre o fenômeno da roda denteada representar uma associação entre a rigidez e a presença de tremor, uma vez que pacientes com tremor intenso podem não apresentar esse sinal, e muitos pacientes com o sinal da roda denteada facilmente detectável podem não apresentar tremor. Uma das explicações mais utilizadas para a rigidez é uma hiperexcitabilidade supraespinal (modulada pelos núcleos da base) dos motoneurônios alfa, decorrente também da ausência de modulação pela dopamina.
- Tremor: o tremor da síndrome parkinsoniana ocorre durante o repouso e a manutenção da postura, pode diminuir durante a movimentação voluntária, e desaparece durante o sono e o relaxamento completo. Este tremor possui oscilação rítmica, com frequências entre 3,5 e 7 Hz, que podem variar conforme o membro e diferir entre os hemicorpos. O tremor pode se manifestar também durante a escrita. Uma característica classicamente descrita do tremor parkinsoniano é que ele ocasiona um movimento das mãos que se assemelha ao de "contar moedas" ou "enrolar um cigarro". O tremor se acentua com a contração do membro ou nervosismo. Acredita-se que o tremor seja decorrente de um mecanismo diferente do que causa a rigidez. A dopamina age no tálamo promovendo a sincronização da atividade neuronal, organizando os sinais neurais que por ali passam, promovendo uma ordenação dos movimentos, e, portanto, na ausência de dopamina, há uma falta de sincronia da musculatura agonista e antagonista, resultando clinicamente no tremor.
- Acinesia: é um dos déficits motores que mais comprometem a capacidade funcional do indivíduo. Pode se manifestar como uma diminuição da movimentação voluntária, dificuldade para ajustar a postura durante os movimentos e para expressar corporalmente

suas emoções, lentificação dos movimentos voluntários (bradicinesia), pobreza de movimentos (hipocinesia) e das respostas reflexas, dificuldade para realizar movimentos coordenados, simultâneos e sequenciais, e fadiga rápida nos movimentos repetitivos. Um paciente com sintomas parkinsonianos apresenta dificuldade para se levantar da cadeira, para manter-se em pé frente a forças instabilizantes, para iniciar e evitar quedas durante a marcha, e para passar por locais relativamente mais estreitos, como portas. Um fenômeno que comumente ocorre nesses indivíduos é o bloqueio motor, como se o movimento parasse ou "congelasse" subitamente. É muito frequente durante a marcha, quando o paciente sente os pés presos ao chão e, mesmo que seja amparado por outra pessoa, não consegue dar um passo à frente, podendo perder o equilíbrio e cair sem esboçar nenhuma reação reflexa. Quem o observa, percebe que subitamente os pés hesitam e parecem estar congelados (*freezing*), principalmente quando encontram estreitamentos, outras pessoas ou precisam mudar de direção.

- Instabilidade postural: é uma manifestação muito frequente na síndrome parkinsoniana. Não se sabe exatamente o mecanismo relacionado à instabilidade, havendo duas hipóteses que tentam explicá-la. A primeira é que seria decorrente da utilização insuficiente ou inadequada das informações sensoriais, tanto da propriocepção quanto do ambiente. A outra hipótese é que haveria uma deficiência na programação motora central, na integração das informações extrínsecas e intrínsecas, e na elaboração de uma resposta motora eficaz. Como resultado, haveria lentificação dos reflexos posturais e deficiência na compensação frente a perturbações, tanto provocadas pelo próprio indivíduo (como movimentar os membros superiores) quanto inesperadas (um empurrão ou tropeço, por exemplo). Os pacientes com sintomas parkinsonianos têm dificuldades nos ajustes posturais antecipatórios e não apenas compensatórios.

Um dado importante é que os pacientes com parkinsonismo têm o centro de massa posteriorizado, ou seja, seu corpo tende a cair para trás. Para evitar uma queda e manter o centro de massa dentro da base de sustentação (sem que precise dar um passo para compensar esse desequilíbrio), ocorre normalmente (de forma inconsciente) uma anteriorização do centro de massa através de uma ligeira flexão anterior do quadril e do tronco, levando à postura em flexão característica destes indivíduos. Apesar desses pacientes terem mais instabilidade que os demais idosos e tenderem a sofrer mais quedas, sua oscilação postural não é muito maior, o que sugere que os outros mecanismos discutidos aqui devem exercer um papel mais relevante na instabilidade postural, como a lentificação da resposta eferente, da via reflexa (e estratégias para evitar a queda) e até mesmo a lentificação da contração muscular.

Síndrome cerebelar

Lesões no cerebelo podem causar diversas manifestações motoras, que variam de acordo com a porção funcional que se encontra acometida.

Vestibulocerebelo (ou lobo floculonodular): lesões nessa área provocam distúrbios do equilíbrio, da marcha e nistagmo, já que o cerebelo tem conexões com o sistema vestibular e participa do controle dos movimentos oculares.

Espinocerebelo (parte central dos lobos anterior e posterior, incluindo o vermis e a região intermediária dos hemisférios cerebelares): esta região recebe aferências da medula espinal e dos sistemas visual, auditivo e vestibular. Lesões nesta área provocam alterações nos movimentos, com dificuldade para regular a força muscular, a coordenação e os ajustes posturais antecipatórios.

Cerebrocerebelo (regiões laterais do cerebelo): esta área regula sequências rápidas entre agonistas e antagonistas, possibilitando habilidades manuais refinadas e movimentos precisos. Lesões nessa região resultam em dificuldades em habilidades manuais e gestuais, especialmente nas que requerem maior aprimoramento. Outras consequências incluem julgamento errôneo sobre estímulos visuais e processamento da reação motora, com lentificação ou incoordenação do movimento.

As lesões unilaterais do cerebelo causam manifestações ipsilaterais.

- Equilíbrio e marcha cerebelar: lesões do cerebelo costumam causar déficits de equilíbrio, com muita instabilidade e tendência ao aumento da base de sustentação (alargamento da base), evidenciado também durante a marcha. Ao caminhar, um paciente com lesão cerebelar costuma se desviar lateralmente da linha média, com passos assimétricos e irregulares. Pode haver uso dos membros superiores em abdução como uma tentativa de alcançar a estabilidade. A marcha pode ser hesitante, lentificada e o paciente pode apresentar dificuldade em parar. Durante o equilíbrio estático, não ocorrem reações posturais tônicas, como a contração da musculatura de tornozelo durante abalos aplicados por terceiros (gerando o sinal semiológico denominado "dança dos tendões"). A tentativa de evitar a queda é feita apenas com a estratégia do passo. Caso a lesão cerebelar seja unilateral, pode-se observar um desvio do eixo corporal, mas sem a tendência unilateral observada nas lesões vestibulares.

- Hipotonia cerebelar: é observada uma redução da resistência muscular durante a movimentação passiva, como um exagero do balanço do braço à rotação do tronco e da oscilação da mão durante a flexão e extensão do cotovelo. Ao pesquisar o reflexo miotático patelar, observam-se movimentos contínuos do joelho, como em um pêndulo (oscilações pendulares), demonstrando uma utilização ineficaz dos músculos antagonistas.
- Dismetria cerebelar: é a incapacidade de regular corretamente a direção, a força e a duração de um movimento, principalmente frente a um objetivo a ser atingido. O movimento pode ser excessivo (hipermetria) ou insuficiente (hipometria). Os movimentos hipermétricos são geralmente observados em ações curtas, rápidas e intencionais, como tocar o nariz com a ponta do dedo, onde o movimento ultrapassa o alvo e o próprio movimento de correção leva a outro movimento excessivo e brusco. A hipermetria não se agrava quando o paciente fecha os olhos. A hipometria é mais evidente em movimentos lentos de pequena amplitude, com erros na velocidade e amplitude e diminuição na precisão. A dismetria pode causar dificuldade tanto no término do movimento quanto no início ou durante seu curso. Um exemplo de hipermetria é observado quando um indivíduo realiza força de flexão do cotovelo contra uma resistência isométrica e não consegue bloquear o movimento quando a resistência é liberada de repente, continuando a realizar o movimento com a mesma intensidade, podendo bater contra o próprio corpo. Essa "falta de freio" demonstra uma disfunção no controle agonista-antagonista.
- Disdiadococinesia: é a dificuldade em realizar movimentos rápidos e alternados, como a pronação e supinação dos antebraços alternadamente sobre as coxas. Os movimentos podem ser lentos, descoordenados e com amplitudes anormais.
- Tremor cerebelar: este tremor, em oposição ao tremor parkinsoniano, está presente na movimentação (intencional), tem grande amplitude e se acentua com o movimento, podendo acometer a cabeça e os olhos. É causado pela contração alternada de agonistas e antagonistas, resultando em movimentos imprecisos em todos os segmentos do corpo.
- Disartria: é uma disfunção da articulação da fala por distúrbio mecânico, levando a uma má-articulação das palavras e, consequentemente, a uma fala "arrastada", lenta e com prolongamento das sílabas.

- Nistagmo: é uma sequência de movimentos oculares oscilatórios e rítmicos, compostos por uma fase rápida e uma fase lenta (de retorno do olho à posição neutra), que ocorrem quando o estímulo-alvo (visual) e o indivíduo se encontram em movimento relativo (p. ex., ao tentarmos fixar o olhar em um determinado ponto de uma paisagem dentro de um veículo em movimento). Em situações patológicas, indicam disfunção do sistema vestibular, de estruturas do tronco encefálico relacionadas ao controle da motricidade ocular (como o fascículo longitudinal medial) ou lesão do lobo floculonodular do cerebelo. Caso a lesão seja vestibular unilateral, o componente lento do nistagmo desvia-se na direção do lado da lesão. O nistagmo cerebelar, em contrapartida, pode ser *pendular*, em que a oscilação dos olhos ocorre na mesma velocidade para ambos os lados. Tanto em lesões vestibulares quanto cerebelares, o nistagmo pode ser horizontal ou vertical, dependendo da direção em que o indivíduo realiza o movimento ocular. O nistagmo reflete alteração na execução dos movimentos oculares, com erros de amplitude, precisão e força (como durante a marcha), menor ajuste postural durante os movimentos voluntários e falha na regulação temporal e padronização dos componentes sinérgicos.

Ataxia

Ataxia é um termo geral que designa déficit da coordenação, resultando na perturbação dos movimentos. Esses movimentos apresentam alterações na velocidade, amplitude, direção e força. A coordenação piora na ausência de informação visual. Acredita-se que lesões na via lemniscal sejam responsáveis pela ataxia, por interferirem nas informações sensitivas, principalmente visuais. Lesões posteriores da medula espinais provocam ataxias mais expressivas, que podem ser observadas através do teste de Romberg com os olhos fechados. Nesta posição (em pé, com os pés ligeiramente afastados), um paciente atáxico não consegue se manter estável e logo tende a cair. Durante a marcha, há uma oscilação excessiva dos membros inferiores, com apoio brusco do pé, em que o calcanhar toca o chão com muita força. Se o indivíduo apresentar déficits visuais ou estiver caminhando no escuro, a marcha se torna ainda mais atáxica.

A ataxia de membros superiores pode ser observada quando se solicita que o indivíduo mantenha os braços erguidos à frente do corpo, com as mãos estendidas e as palmas voltadas para a frente. Observa-se uma tendência à queda dos dedos, associada a contrações bruscas na tentativa de retornar à posição inicial, que pioram com o fechamento dos olhos.

Movimentos involuntários

Podem ser decorrentes de lesões do SNC ou dos efeitos colaterais de alguns medicamentos, como os antipsicóticos. Esses movimentos são incontroláveis, muitas vezes bizarros, facilmente perceptíveis e podem acometer qualquer parte do corpo, inclusive a língua. São considerados distúrbios do movimento:

- Mioclonias: contrações involuntárias breves e bruscas, causadas pela ativação de várias unidades motoras difusas ou localizadas. Assemelha-se a um "susto", com contração repentina que leva à movimentação do membro, ocorrendo predominantemente nos músculos flexores. Mioclonias podem ser observadas com o indivíduo em repouso (até mesmo durante o sono), em movimento (mioclonias de intenção) ou durante a marcha. As mioclonias podem acometer qualquer músculo corporal, inclusive os da face. Exemplos de doenças que cursam com mioclonias incluem algumas formas de síndromes epilépticas (como a epilepsia mioclônica juvenil), doença de Alzheimer, encefalopatias metabólicas e tóxicas, e encefalites priônicas.
- Tremor: além dos tremores parkinsoniano e cerebelar (já descritos) podemos citar o *tremor postural*, que é relativamente amplo e aumenta com a manutenção da mesma postura. Uma variante deste tremor é o *tremor essencial*, que parece estar associado à hereditariedade e à idade. Manifesta-se na cabeça, mãos (na escrita) e muitas vezes nos músculos da fonação (causa a voz trêmula).
- Distonias: contrações musculares involuntárias prolongadas, em atitude de contração de um segmento de um membro ou de partes do corpo (como o tronco e a cabeça). Refletem um transtorno da inervação recíproca dos músculos agonistas e antagonistas (fenômeno de co-contração). A distonia pode se iniciar lentamente, mas pode se exacerbar até se tornar um espasmo repetitivo (distonia mioclônica). Geralmente ocorre com o indivíduo acordado, durante a realização de movimentos voluntários (distonia de ação) ou durante a manutenção de uma postura (distonia de atitude). Pode se associar a tremor. As distonias podem ser classificadas em primárias (distonia muscular deformante e distonias focais) ou sintomáticas (ocorrem na doença de Wilson, doença de Parkinson-DP, paralisia supranuclear progressiva-PSP e degeneração corticobasal – DCB). O *blefaroespasmo* está incluído no grupo das distonias focais, e consiste em uma contração involuntária e prolongada das pálpebras, precedida de piscadelas repetitivas, que interfere de forma considerável nas atividades do dia a dia, como na leitura.

- Atetose: movimentos lentos e sinuosos dos dedos, língua ou qualquer outro segmento do corpo, sendo que o paciente não consegue sustentar os membros em posição fixa; oscilação lenta entre movimentos de flexão dos membros superiores, como se fossem movimentos de tentáculos. Ocorre geralmente em decorrência de lesões anóxicas ou vasculares neonatais, subcorticais (principalmente do corpo estriado), que levam à perda da inervação recíproca, havendo co-contração dos músculos antagonistas e um recrutamento generalizado de músculos não necessários para um determinado movimento, como resultado da falta de mecanismos inibitórios realizados pelo corpo estriado.
- Coreia: é um movimento involuntário, brusco, explosivo e imprevisível, causado pela contração de um músculo sem a ativação do músculo antagonista. Está relacionada à lesão do núcleo ventral posterolateral do tálamo e da via corticoespinal. Pode ocorrer na face, dedos, membros superiores e inferiores. Em geral, o paciente tenta ocultar sua existência realizando algum movimento voluntário em continuidade, como ajeitar os cabelos, manipular objetos próximos, etc. Presente na doença de Huntington, coreia de Sydenham (relacionada à febre reumática), AVEs ou outras lesões que acometam o corpo estriado.
- Balismo/hemibalismo: movimento de grande amplitude, de projeção, que acomete um membro inteiro. Quando o movimento é unilateral denomina-se *hemibalismo,* cuja fisiopatologia está relacionada à lesão do núcleo subtalâmico.
- Acatisia: caracteriza-se por uma sensação de inquietude, incapacidade de permanecer quieto e compulsão a se movimentar constantemente; os sintomas em geral são mais proeminentes nos membros inferiores. Pode estar associada à DP e às demências, mas é encontrada com muita frequência em pacientes que usam medicações antipsicóticas, como risperidona, haloperidol, quetiapina e outros.

Distúrbios da marcha

As alterações da marcha, decorrentes de diversas lesões do SNC, podem ser causadas por limitações musculares (amplitude de movimento restrita), causas neuromusculares (fraqueza, alteração do tônus), sensoriais (interrupção da inervação periférica ou central da visão, sistema vestibular ou somatossensorial) ou do processamento central (controle motor inapropriado). Todas essas disfunções podem causar distúrbios em qualquer fase da marcha.

- Marcha espástica: lesões do NMS causam paresia ou plegia, hiperreflexia, perda da destreza e das fases da marcha. É uma marcha característica de uma lesão pós-AVE ou TCE, podendo ser descrita como hemiplégica ou hemiparética, com o membro afetado rígido, ligeiramente fletido no quadril, estendido no joelho e com flexão plantar de tornozelo. Geralmente, o membro superior afetado encontra-se em flexão de cotovelo, à frente do abdome, prejudicando seu balanço (postura de Wernicke-Mann). A marcha é lentificada, havendo redução do comprimento do passo, do tempo de apoio (sobre o lado lesado) e aumento da fase de oscilação do lado lesado. Em compensação, a fase de apoio do membro não lesado aumenta, e há redução da fase de oscilação, num mecanismo compensatório. Como resultado, há aumento do tempo de duplo apoio (quando os dois pés tocam o solo). Outro achado é a redução da dorsiflexão de tornozelo do membro afetado, que pode fazer com que o indivíduo arraste os dedos do lado lesado. Em alguns momentos, para evitar que os dedos arrastem e compensar a menor elevação do membro, os pacientes inclinam lateralmente seu corpo (para o lado não lesado) e oscilam o membro inferior em circundução, saindo do alinhamento (*marcha ceifante*). Caso haja espasticidade bilateral de membros inferiores, pode ocorrer a *marcha em tesoura*, pois a hipertonia da musculatura adutora de quadril tende a posicionar um membro inferior à frente do outro durante as passadas.
- Marcha parkinsoniana: a marcha decorrente da lesão dos núcleos da base é caracterizada por ser mais cautelosa, com passos curtos, lentificada e com menor amplitude e movimento. Raramente ocorre a oscilação natural dos membros superiores, e o tronco tende à rigidez. Os indivíduos acometidos não iniciam a fase de apoio do pé pelo calcanhar; tendem a tocar o pé todo no chão, com o joelho em ligeira flexão e com menor amplitude de flexão plantar, com consequente menor amplitude de oscilação. Como citado anteriormente, podem ocorrer "bloqueios" (*freeezing*) durante a marcha, e, em contraste, o fenômeno da *festinação*, uma tendência a caminhar com passos mais rápidos, com o tronco e o peso corporal anteriorizados, em uma tentativa de compensar o desequilíbrio anterior e evitar quedas, acompanhada de dificuldade para parar a marcha.
- Marcha cerebelar atáxica: como descrito anteriormente, nesta marcha ocorre sobre base alargada, com passos pequenos, irregulares e instáveis. Os membros superiores também se associam para aumen-

tar a estabilidade. Quando se solicita ao paciente que caminhe com a base diminuída, sua instabilidade aumenta, e muitas vezes necessita de auxílio para evitar a queda. Assemelha-se à marcha de um indivíduo alcoolizado (marcha *ebriosa*). Caso a lesão cerebelar seja unilateral, há o desvio lateral para o lado afetado. Pode ser decorrente de distúrbios vestibulares, AVE, alcoolismo crônico e algumas doenças degenerativas, como a PSP.

- Marcha sensorial atáxica: ocorre quando há alteração da sensibilidade decorrente de lesões que acometam os nervos periféricos (como polineuropatias) ou a coluna dorsal da medula espinal. O indivíduo exerce maior força para tocar o solo com o pé a fim de compensar a perda de sensibilidade e obter uma informação proprioceptiva (marcha *talonante*). A base pode estar alargada. Os pacientes utilizam-se da informação visual para se equilibrar, olhando sempre para o chão. Caso seja solicitado ao paciente que caminhe com os olhos fechados, há tendência à queda. Esta marcha também é conhecida como *marcha tabética* pela sua associação à *tabes dorsalis* (lesão dos neurônios do corno posterior da medula espinal presente em várias doenças, como neurossífilis, deficiência de vitamina B12, esclerose múltipla).
- Marcha anserina: presente em algumas doenças como a polimialgia reumática, poliomiosite, distrofias e neuropatias proximais, é uma marcha decorrente de perda de força da musculatura proximal do quadril (coxofemoral), que faz com que o paciente realize acentuação da lordose lombar e não tenha força para estabilizar seu quadril durante a troca de passo, levando à lateralização do tronco e ao afastamento do membro inferior na fase de oscilação, como se fosse o "andar de um pato".
- Marcha escarvante: incapacidade do indivíduo de dorsifletir o tornozelo, levando ao aumento da flexão de quadril como compensação. A estratégia é insuficiente, levando o paciente a caminhar arrastando os dedos do pé, com se "escavasse" o chão. É típica de pacientes com neuropatia periférica.

Apraxia

Conceituada como incapacidade para executar atos motores voluntários previamente aprendidos, na ausência de alterações motoras ou sensitivas primárias que justifiquem essa dificuldade. Existem várias formas de apraxia, incluindo: apraxia de membros, apraxia construtiva, apraxia de vestir-se, apraxia de marcha, apraxia da fala e apraxia bucofacial.

Principais etiologias das disfunções motoras

As alterações da motricidade podem ocorrer por causas musculares, na condução nervosa ou por lesões do SNC. A seguir serão apresentadas alterações decorrentes dessas diversas topografias e, em seguida, as complicações motoras e neurológicas associadas.

Causas musculares

- Tetanização: ocorre quando os potenciais de ação do nervo se sucedem em uma frequência tão alta que o músculo não consegue relaxar após cada disparo; com isso, os impulsos passam a se fundir e a contração do músculo se torna contínua. Há uma sucessão de potenciais de ação em sobreposição, e a consequência é o aumento de cálcio intracelular disponível, sem que haja pausas para sua retirada, deixando a célula muscular facilmente excitável. Esse fenômeno pode ocorrer quando uma corrente elétrica de alta voltagem passa pelo corpo de uma pessoa (p. ex., choque elétrico de duração prolongada).
- Fadiga muscular: é a incapacidade do músculo de se recuperar de uma sobrecarga contrátil ou metabólica (como pode ocorrer em corredores de maratonas) ou devido à interrupção do fluxo sanguíneo (pela ausência de nutrientes essenciais para a contração, principalmente o ATP). Pode também ser definida como a incapacidade de gerar elevados níveis de força ou de manter o seu nível mais elevado por um determinado tempo. A fadiga representa uma forma de proteção da integridade muscular frente a algumas situações potencialmente deletérias. Acredita-se que a fadiga possa ser causada por alterações no pH (intra ou extracelular), variações extremas de temperatura (calor ou frio), redução do fluxo sanguíneo, acúmulo de metabólitos resultantes da contração muscular, perda da homeostase dos íons cálcio, potássio, sódio, cloro e magnésio, lesão muscular decorrente de contrações excessivas e estresse oxidativo.
- Câimbras musculares: contrações involuntárias dolorosas, geralmente presentes em situações de intenso desgaste muscular, como exercícios físicos extenuantes, em temperaturas baixas ou em pessoas que não apresentam preparo físico adequado. Essas contrações intensas são causadas pelo acúmulo de ácido lático ou de amônia, produzidos e eliminados normalmente durante o movimento, mas que em certas condições, principalmente de sobrecarga, não são eliminados e passam a se acumular próximos às fibras musculares. A desidratação, principalmente em atividades extenuantes e em condições climáticas

extremas, como no calor, também costuma ser associada às câimbras, bem como os níveis baixos de cálcio e potássio no sangue.

- Distrofia muscular: a distrofia é uma alteração na célula muscular, geralmente rara, de origem genética, que leva ao enfraquecimento de grupos musculares específicos, dependendo da doença causadora. Em grande parte, a distrofia é causada por deficiências em algum nível nas proteínas do complexo distrofina-glocoproteínas presentes nas membranas das células musculares. As formas mais comuns de distrofia são as *distrofias musculares progressivas* dos tipos Duchenne, Becker e Emery-Dreifuss (todas ligadas ao cromossomo X), escapuloumerais e de cinturas. Há destruição da fibra muscular, com substituição por tecido conectivo e gorduroso, o que faz com que o indivíduo acometido pare de realizar movimentos voluntários, de caminhar e, com a progressão da doença, passe a ter dificuldades respiratórias ou cardíacas.
- Miopatias: podem ter causas congênitas (como nas distrofias musculares citadas acima, disfunções dos canais iônicos ou das mitocôndrias), metabólicas (por acúmulo de glicogênio ou de lipídeos, hipocalemia), endócrinas (doença de Addison), tóxicas (uso de heroína e anfetaminas), medicamentosas (uso de corticoides) e inflamatórias primárias (polimiosites e dermatomiosites).
- Doenças da junção neuromuscular: podem ocorrer por disfunção da transmissão neuromuscular (miastenia gravis autoimune, síndrome miastênica congênita, síndrome de Lambert-Eaton) e ocasionam déficit de força muscular.

Lesões do sistema nervoso periférico

- Lesões traumáticas dos nervos periféricos: geralmente são agudas, como esmagamento (acidentes de trabalho, automobilísticos) ou queimaduras por agentes químicos (como ácidos). Estima-se que aproximadamente 3% dos pacientes politraumatizados sofram lesões dos nervos periféricos. Os mecanismos de lesão podem ser a desmielinização sem interrupção axonal, a lesão da mielina e do axônio (porém com preservação do endoneuro) e a transecção do nervo em sua totalidade. Dependendo do tipo de lesão, pode haver déficit de força muscular transitório (semanas, meses) ou permanente.
- Neuropatias e polineuropatias: caracterizam um grupo heterogêneo de doenças, onde predominam a perda da sensibilidade e da força muscular. Quando há acometimento das fibras sensitivas, ocorre hipoestesia ou anestesia, parestesias e dor. O acometimento das fibras

motoras leva a paresias/plegias, com consequente perda de massa e força muscular. Caso haja o acometimento de apenas um nervo periférico, configura-se uma *mononeuropatia*; quando a lesão afeta vários nervos, pode se tratar de uma *mononeuropatia múltipla* ou de uma *polineuropatia*. As principais causas podem ser classificadas em:

- Traumas.
- Infecções: hanseníase, difteria, botulismo, síndrome da imunodeficiência adquirida (SIDA).
- Distúrbios metabólicos: *diabetes mellitus*, uremia, hipotireoidismo.
- Inflamatórias: polineuropatia inflamatória desmielinizante aguda (síndrome de Guillain-Barré), doenças reumatológicas (lúpus eritematoso sistêmico, poliarterite nodosa).
- Carenciais: deficiência de vitamina B1 (beribéri), deficiência de ácido fólico.
- Tóxicas: metais pesados (chumbo, arsênico, tálio), solventes, colas e óxido nitroso.
- Uso de medicamentos: interferon, cloroquina, isoniazida, talidomida.
- Neoplasias: síndromes paraneoplásicas, infiltração do plexo braquial por câncer de mama ou pulmão.
- Hereditárias: doença de Charcot-Marie-Tooth, polineuropatia hipertrófica de Déjerine-Sottas, leucodistrofia metacromática.

Lesões do sistema nervoso central

A motricidade pode ser comprometida em decorrência do acometimento do NMS, isto é, por qualquer afecção, lesão ou disfunção do SNC, tanto na medula espinal quanto no encéfalo. Como consequência, podem ocorrer alterações do controle motor, transitórias ou definitivas, associadas ou não a outros sinais neurológicos, como alterações de tônus e do reflexo tendíneo (ver acima, em Semiologia Neurológica). As principais causas centrais que levam a déficits motores são expostas a seguir, de acordo com a topografia da lesão.

Medula espinal

Compressões traumáticas: causadas por acidentes automobilísticos, quedas (geralmente de grandes alturas, mas até da própria altura), mergulhos em águas rasas ou objetos perfurocortantes (projéteis e facas, por exemplo). A lesão pode levar ao comprometimento parcial ou total das funções motora e sensitiva abaixo do nível da lesão.

Compressões não traumáticas da medula espinal e cauda equina:

- Tumores: metástases de tumores de outras regiões do corpo, sarcoma vertebral, cordoma, tumores vertebrais benignos (hemangioma, tumores de células gigantes), meningioma, neurinoma, ependimoma.
- Hérnia de disco: protrusão do disco intervertebral por alterações posturais, agravadas pelas alterações decorrentes do envelhecimento (degeneração do anel fibroso e migração do núcleo do disco intervertebral em direção à medula espinal); causas genéticas; esforços mecânicos (levantar peso excessivo); vibração por tempo prolongado; postura inadequada durante as atividades ocupacionais, principalmente associados à carga e repetição. Caso a hérnia acarrete compressão da substância cinzenta ou das raízes nervosas, pode causar dores radiculares, que geralmente são intensas e se irradiam ao longo do trajeto de inervação de uma determinada raiz, podendo ser uni ou bilateral. Quando há compressão das fibras sensitivas, pode haver hipoestesia (no dermátomo equivalente à raiz comprimida); e, no caso de compressão das fibras motoras, pode haver paresia e abolição dos reflexos tendinosos.
- Causas infecciosas: tuberculose vertebral, espondilodiscites bacterianas e esquistossomose.
- Causas vasculares: infartos medulares, fístulas durais.
- Siringomielia: presença de uma cavidade no interior da medula espinal, normalmente preenchida por líquido cefalorraquidiano, que pode se estender por vários níveis medulares. Acomete a substância cinzenta, e sua manifestação depende do nível medular acometido. A compressão leva a alterações da motricidade, com paresia, redução da sensibilidade térmica e dolorosa, perda dos reflexos tendinosos e alterações neurotróficas. Pode ter origem congênita, estar associada a traumatismos, tumores intravertebrais e malformações ósseas, como a de Arnold-Chiari.

As compressões medulares podem ser classificadas semiologicamente em:

- Extensão lateral:
  - Compressão anterior: acomete inicialmente as fibras motoras e leva a uma paralisia localizada com redução do trofismo muscular (amiotrofia). Posteriormente, podem ocorrer alterações sensitivas.
  - Compressão posterior: pode acarretar precocemente alterações da sensibilidade profunda, ocasionando uma síndrome atáxica

pseudotabética (marcha alterada, com perda da propriocepção dos membros inferiores).

- Compressão lateral: a manifestação da compressão de uma metade da medula é a mesma que ocorre na síndrome de Brown-Séquard, isto é, há alterações sensitivas contralaterais à lesão, com perda da percepção de dor, temperatura e pressão; ipsilateralmente à lesão, ocorre déficit motor, da propriocepção, e tato discriminativo.
- Compressão cervical alta: a medula cervical alta compreende o intervalo entre a primeira e a quarta vértebra cervicais. A compressão de qualquer um destes níveis leva a uma tetraplegia espástica, que engloba alterações sensoriais e motoras dos membros superiores, inferiores e tronco (havendo inclusive comprometimento respiratório). Lesões nestes níveis podem ser fatais, e invariavelmente levam à necessidade de suporte ventilatório mecânico. Esta lesão é mais comumente observada em acidentes automobilísticos ou de mergulho em águas rasas.
- Compressão cervical baixa: compreende lesões das vértebras cervicais C5 a C8. São um pouco mais brandas que as lesões em C1 a C4, por não afetarem totalmente os movimentos dos membros superiores, levando a diferentes graus de paraparesia crural.
- Compressão torácica: leva a um quadro de perda da sensibilidade abaixo do nível da lesão, associada a paraparesia ou paraplegia crural.
- Compressão lombossacra: compreende o final da medula espinal, com todas as raízes dos segmentos medulares inferiores e pode afetar vários segmentos medulares e várias raízes. Ocorre comprometimento do controle esfincteriano, alterações genitais, paralisia flácida dos membros inferiores e sinal de Babinski bilateral.
- Compressão sacral: esse nível compreende o cone medular (extremidade inferior da medula) e pode se manifestar através de paralisias flácidas com arreflexia dos membros inferiores. Seus sinais e sintomas são muito semelhantes ao da compressão da cauda equina.
- Compressão da cauda equina: a cauda equina é formada apenas pelas raízes nervosas, estendendo-se até a região do cóccix. Quando há lesão completa, ocorre paralisia flácida dos membros inferiores, com amiotrofia, abolição dos reflexos tendinosos, alterações sensitivas (anestesia), incontinência/retenção urinária e impotência.

Encéfalo

- Lesões traumáticas: os traumatismos cranioencefálicos (TCE) podem ser provocados por quedas, acidentes automobilísticos (tanto por mecanismo de aceleração como desaceleração), contusões em brigas e na prática de esportes (boxe, futebol), lesões por objetos perfurocortantes (armas de fogo), ou grandes forças abruptas (síndrome do bebê sacudido, brinquedos de parques de diversão, *bungee jump*). A destruição da massa encefálica pode levar ao coma, ao estado vegetativo, sinais neurológicos focais (hemiparesia/plegia, afasia, hemianopsia), síndrome frontal, cefaleia, estado confusional, vertigens, epilepsia e alterações psíquicas e cognitivas. Os axônios, que constituem a substância branca encefálica, são responsáveis pela conexão entre as várias áreas cerebrais. Apesar das lesões axonais serem subdiagnosticadas, elas são importantes preditores de mau prognóstico. Mesmo que o TCE não provoque aumento da pressão intracraniana, as alterações da substância branca são determinantes suficientes da progressão para o óbito ou para a incapacidade permanente.
- Doenças vasculares: acidente vascular encefálico (AVE) pode ser do tipo isquêmico ou hemorrágico. O **AVE do tipo isquêmico** é decorrente de uma redução do débito sanguíneo, por oclusão parcial ou total de uma artéria cerebral, ou por ausência de fluxo sanguíneo cerebral (como no caso das paradas cardiorrespiratórias). Os AVEs isquêmicos mais frequentes ocorrem por infartos do território carotídeo (artéria cerebral média, artéria cerebral anterior e coroidea anterior). Os chamados *infartos lacunares* decorrem da oclusão de pequenas arteríolas perfurantes, acometendo preferencialmente os núcleos da base, tálamo, cápsula interna e parte inferior da ponte. O **AVE hemorrágico** está geralmente associado à hipertensão arterial sistêmica em indivíduos com mais de 50 anos e às malformações arteriovenosas em jovens, além de doenças que cursam com alterações da coagulação sanguínea ou uso de medicações anticoagulantes.
- Esclerose lateral amiotrófica (ELA): também conhecida como doença de Charcot, é decorrente da degeneração neuronal que acomete tanto o neurônio motor superior como o inferior. Sua incidência aumenta a partir da 5ª década de vida e tem um prognóstico de sobrevida de 5 a 10 anos a partir do diagnóstico. A degeneração neuronal acomete o corno anterior da medula espinal (principalmente na sua porção cervical), o bulbo (principalmente os nervos cranianos XII, XI e X)

e as vias corticoespinais. A manifestação clínica inclui a síndrome de neurônio motor inferior (atrofia e redução da força muscular progressiva, tanto dos membros como dos territórios inervados pelos pares cranianos, presença de fasciculações e câimbras, sem alterações sensitivas) e a síndrome de NMS (exacerbação dos reflexos tendinosos, hipertonia espástica e presença variável do sinal de Babinski). O óbito é decorrente de complicações relativas ao acometimento de pares bulbares e da função respiratória.

- Esclerose múltipla (EM): decorre de um processo inflamatório autoimune que leva à desmielinização do SNC, acometendo principalmente mulheres, com pico de início entre os 20 e 40 anos de idade. Na medula espinal, há lesões nos cordões posteriores ou nos fascículos anterolaterais; no encéfalo, as lesões estão presentes nas regiões periventriculares, no centro oval, corpo caloso, tronco encefálico e cerebelo. As lesões desmielinizantes são progressivas e aparecem em forma de placas ao longo do axônio, de tamanhos variados, que caracterizam um episódio agudo, em que há surgimento dos sintomas clínicos. Após a formação de uma placa, pode ocorrer a remielinização e a recuperação parcial da capacidade de condução do impulso nervoso pelo axônio desmielinizado. A EM pode se manifestar com alterações motoras (fraqueza muscular, fadiga, alterações geniturinárias e perda do equilíbrio, com marcha espástica, sinal de Babinski e hiperreflexia tendinosa), alterações sensitivas (sensação de peso, parestesias, dor, neuralgia do trigêmeo, hipoestesia), manifestações transitórias (amaurose, vertigem, nistagmo, diplopia, oftalmoplegia internuclear, alterações da consciência, fonação, deglutição e respiratórias), neurite óptica (acometimento do nervo óptico, que leva à redução da acuidade visual unilateral) e manifestações paroxísticas (epilepsia).
- Síndromes Parkinsonianas: são as doenças que causam parkinsonismo (ver acima). Todas são causadas por insuficiência do sistema dopaminérgico da região nigro-estriatal. A mais comum das síndromes parkinsonianas é a Doença de Parkinson idiopática (DP), que representa 60% a 75% do total. Outras são a demência com corpos de Lewy, PSP, DCB, atrofia de múltiplos sistemas (AMS), bem como as síndromes parkinsonianas pós-encefalíticas, tumorais, vasculares, traumáticas e tóxicas. A DP tem etiologia degenerativa, com presença de lesões na *pars compacta* da substância negra, no *locus ceruleus* e núcleo dorsal vago do tronco encefálico, no núcleo tegmento-pedúnculo-pontino e no núcleo basal de Meyrert. Na DP, com a deple-

ção da dopamina, ocorre inibição do tálamo e da área motora suplementar, que provoca os sinais clínicos de acinesia e rigidez. O tremor é consequente à desinibição do núcleo ventral intermédio do tálamo. Na DP podem também ocorrer: dor, fadiga, postura em ligeira flexão do tronco e cabeça, hipomimia (empobrecimento da mímica facial), redução da frequência de movimentos de piscamento, disartria, hipofonia, acatisia e instabilidade postural com ocorrência de quedas frequentes.

- Tumores: os tumores que levam a alterações da motricidade são aqueles localizados em qualquer ponto das vias motoras e incluem: **tumores frontais:** podem causar hemiparesia/plegia de início facial, braquial ou crural, apraxia, alterações do equilíbrio e marcha, e da motricidade ocular; **tumores parietais:** podem levar a várias formas de apraxia; **tumores dos núcleos da base:** causam hemiplegia e transtornos do movimento (especialmente coreia e atetose); **tumores do tálamo:** causam sinais motores parkinsonianos; **tumores da fossa posterior:** causam sinais de acometimento dos nervos cranianos e cerebelares (alterações do equilíbrio).
- Doenças degenerativas e hereditárias:
  - Ataxia espinocerebelar recessiva ou doença de Friedreich: nesta doença, a degeneração afeta os tratos espinocerebelares, as colunas posteriores da medula e a via corticoespinal. Com a progressão, afeta os nervos cranianos e o cerebelo. Ocorre alteração da marcha (ataxia), com disartria, síndrome de cordões posteriores da medula e síndrome de NMS. Cifoescolioese e alterações tróficas dos pés (acentuação do arco plantar e "dedos em martelo") estão presentes.
  - Ataxia espinocerebelar com herança autossômica dominante: o início geralmente é tardio (idade média entre 30 e 40 anos) e tem três variantes: tipo I manifesta-se por ataxia supranuclear da motricidade ocular, sinais de lesão de NMS e parkinosnianos, amiotrofia, fasciculações da língua e peribucais, e atrofia óptica; tipo II associa-se a ataxia e distrofia da mácula ocular pigmentar; tipo III não apresenta sinais oculares ou parkinsonianos associados.
  - Ataxias cerebelares episódicas: são ataxias autossômicas dominantes, mas decorrentes de mutações episódicas. Apresentam ataxia, disartria, vertigem e nistagmo.
- Doenças infecciosas: podem causar sintomas motores principalmente pela presença de lesões com efeito de massa, como nas encefali-

tes, abscessos ou granulomas, ou por mecanismo vascular (infartos secundários a vasculites ou tromboses venosas). Incluem as infecções por bactérias, parasitos, vírus e príons, que levam a uma reação inflamatória caracterizada por infiltração celular e alteração do parênquima encefálico.

- Infecções bacterianas:
  - Neurossífilis: causada pelo *Treponema pallidum*. Na forma meningovascular, há acometimento dos núcleos da base, disartria, paralisias motoras oculares, neurites ópticas, marcha tabética (pela degeneração dos cordões posteriores da medula espinal), ataxia tabética (por perda do controle somestésico posicional e hipotonia), arreflexia aquiliana e patelar, analgesia ou dor intensa em algumas regiões, artropatias (com deformidade da articulação) e alterações disautonômicas.
- Infecções parasitárias: causada pelo *Plasmodium* (leva à hemiplegia, afasia, síndrome parkinsoniana ou cerebelar), Trypanosoma (hiperestesia generalizada), amebas e helmintos.
- Infecções virais:
  - Encefalites: podem causar comprometimento adicional da medula espinal e do sistema nervoso periférico (com abolição dos reflexos) e do sistema nervoso autônomo.
  - Poliomielite: causa lesões neuronais do corno anterior da medula espinal, dos núcleos motores de nervos cranianos, do hipotálamo e da substância reticular do tronco encefálico. Manifesta-se por dores musculares, paralisias periféricas flácidas, com hipotonia e arreflexia. Pode acometer a função respiratória.
  - HIV: pode acometer o sistema nervoso periférico e causar uma polineuropatia distal simétrica (com presença de dor intensa nos membros inferiores, parestesia, arreflexia aquiliana e hipoestesia distal), polirradiculopatia lombossacra progressiva (arreflexia dos membros inferiores, paraplegia flácida), mononeuropatias (principalmente de nervos cranianos) e polineuropatias inflamatórias desmielinizantes.

- Doenças perinatais e do desenvolvimento:
  - Anomalias do desenvolvimento do SNC: ocorrem durante a vida fetal, mas podem se manifestar apenas posteriormente. As anomalias mais comuns são o fechamento incompleto do tubo neural (que normalmente leva a paraplegia), hidrocefalias congênitas (podem causar surdez, sinais cerebelares, espasticidade dos

membros), malformação de Arnold-Chiari (descida das tonsilas cerebelares e do bulbo através do forame occipital), malformação da articulação craniovertebral (invaginação do tecido que circunda o forame occipital para o interior do crânio, com compressão bulbar e acometimento da medula cervical alta) e doença de Sturge-Weber (presença de angiomas que levam a lesões intracranianas, com sinais deficitários permanentes de hemiparesia e hemianopsia).

- Encefalopatias perinatais: lesões cerebrais durante o parto, como traumas ou anóxia.
- Encefalopatias pós-natais: distúrbios metabólicos como icterícia, afecções adquiridas no início da infância, meningites, tromboses, complicações de doenças infecciosas e TCE.

Ambos os tipos de encefalopatia podem ter como consequência a paresia espástica, principalmente de membros inferiores, o retardo da marcha, síndrome pseudobulbar (alterações da sucção e da deglutição), hemiplegia (com hipertonia acentuada, sincinesias de imitação ipsilaterais), distonias, epilepsia e atetose.

Alterações do equilíbrio

Existem algumas situações em que há alterações tanto nos sistemas aferentes como eferentes do equilíbrio. O envelhecimento é a principal causa fisiológica, pois ocorrem perdas em todos os sistemas relacionados.

No sistema visual, há redução da capacidade de discriminação de profundidade e contraste, diminuição da acuidade visual e menor adaptação ao escuro. Isso faz com que o idoso tenha uma marcha mais cautelosa, principalmente em superfícies instáveis, locais desconhecidos e durante mudanças de ambiente, principalmente do externo (claro) para o interno (escuro). Os idosos tendem a evitar locais com muitas pessoas, estímulos visuais e movimentos, devido à capacidade prejudicada de discriminar objetos e selecionar informações importantes para se manterem estáveis. Doenças oculares como catarata, glaucoma e degeneração da mácula podem agravar essas alterações.

O equilíbrio de pessoas com déficit visual passa a depender mais dos demais sistemas sensoriais. Estes sistemas aumentam sua capacidade de percepção, como observamos em deficientes visuais totais (cegueira), que têm a sensibilidade somatossensorial muito aguçada e conseguem perceber mudanças de solo com mais precisão. Percebemos que a postura destes deficientes é resultado de um mecanismo de antecipação, com ligeira flexão de joelhos e quadris (para abaixar seu centro de gravidade e manterem-se mais estáveis), pés mais arrastados (menos erguidos durante a fase de oscilação) durante a marcha (base de sustentação mais estável) e extensão de tronco (para evitar, inconscientemente, que a cabeça e o tórax batam em algum obstáculo não percebido pela bengala). Outra adaptação é a menor oscilação corporal, tanto do tronco quanto dos membros superiores e da cabeça, que tem um caráter instabilizante, para evitar o conflito entre as informação do sistema vestibular e a ausência da informação visual (quanto menos oscilação da cabeça, menor ativação do sistema vestibular).

No sistema somatossensorial, ocorrem perdas no número de receptores e de fibras sensoriais, levando a uma menor percepção dos estímulos e à lentificação na condução da informação para o SNC. Como resultado, o idoso tem menor sensibilidade na planta dos pés, menor percepção vibratória e articular, e, por isso, durante a marcha, caminha com passos cautelosos, às vezes tocando o pé no chão com mais força para conseguir obter melhor resposta (principalmente vibratória e proprioceptiva). Alterações muito comuns entre idosos, como calosidades na planta dos pés e neuropatias associadas ao diabetes e outras doenças, agravam a incapacidade de discriminação deste sistema. Observa-se que aproximadamente 20% dos idosos apresentam essas alterações.

O sistema vestibular sofre perdas estruturais e funcionais das células ciliares de percepção e da bainha de mielina do axônio, bem como lentificação na condução da informação para o SNC. Como resultado, há menor capacidade de adaptação do sistema vestibular e a ocorrência de queixas de disfunção, como tonturas. Como mencionado anteriormente, frente a um conflito de informações sensoriais, o sistema vestibular atua como ponto de decisão. Porém, com as alterações decorrentes do envelhecimento, nem mesmo esta estratégia parece ser eficaz, pelo aumento da prevalência de labirintopatias que prejudicam a informação vestibular a ponto de estas não serem mais eficazes para evitar o desequilíbrio e as quedas.

Além das alterações nos sistemas aferentes, os efetores também podem ser responsáveis pela perda do equilíbrio. No processo de envelhecimento normal, as perdas motoras são graduais e lentas ao longo dos anos; essas perdas podem ou não ser compensadas pelo idoso. Fisiologicamente, o ser humano perde fibras musculares no processo de envelhecimento, ocorrendo redução do diâmetro muscular, além da sua força e potência. Além disso, a velocidade de contração muscular se reduz em função da lentificação da condução elétrica, o que faz com que as reações frente a um desequilíbrio não sejam tão eficazes para evitar uma queda. Esta é uma das razões que fazem com que o idoso, ao tropeçar, muitas vezes não consiga dar um passo adiante ou se proteger com as mãos e evitar a queda.

Considerações finais

Devido à complexidade do sistema nervoso humano, a tarefa de realizar um diagnóstico acurado de suas disfunções exige um trabalho minucioso de identificação dos sinais neurológicos que, somados às queixas do paciente, permitem a formulação de um raciocínio dedutivo sobre o local de lesão mais provável em todo o neuroeixo. Isso, por sua vez, possibilita uma melhor seleção das hipóteses sobre a etiologia da doença. Além disso, a observação detalhada dos sinais e sintomas apresentados pelo paciente é o fundamento indispensável para uma adequada intervenção terapêutica, tanto no nível farmacológico quanto no não farmacológico.

Bibliografia

- Campbell WW. De Jong – O exame neurológico. 7. ed. Rio de Janeiro: Guanabara Koogan; 2014.
- Radanovic M. Neurologia básica para profissionais da área de saúde. São Paulo: Atheneu; 2015.
- Ropper AH, Samuels MA, Klein JP, Prasad S. Adams & Victor's Principles of Neurology. 11th ed. New York: McGraw-Hill; 2019.

Capítulo 3

Avaliação e Diagnóstico Funcional na Prática Fisioterapêutica

Maria Clara Mattos Paixão
Kátia Maria Gonçalves Allegretti
Glaucia Tobaldini
Renata Morales Banjai
Sheila de Melo Borges

Introdução

Pacientes com doenças neurológicas costumam buscar a assistência de uma equipe de saúde, incluindo o fisioterapeuta, para tratamentos que visam o processo de reabilitação (prevenção terciária) com o objetivo de recuperar disfunções e promover a **funcionalidade**. Entretanto, o processo de reabilitação também deve incluir a prevenção primária e secundária, otimizando a preservação e o estímulo da saúde funcional dos pacientes. Muitos profissionais de saúde focam no tratamento das disfunções decorrentes das doenças neurológicas, que são consequências das alterações no funcionamento da área neural acometida,[1] descontextualizando-se da abordagem biopsicossocial necessária para o trabalho em saúde.

A saúde funcional é definida como o estado de bem-estar individual e coletivo na realização das **Atividades** e na **Participação** social, potencializando a **funcionalidade**, promovendo qualidade de vida e autonomia para o pleno exercício da cidadania.[2] Assim, a **Funcionalidade** congrega uma abordagem multidimensional que deve considerar tanto os aspectos positivos da **Participação** quanto os aspectos de ***deficiências***, ***incapacidades*** e ***desvantagens***.[3] Considerando que cada paciente é único, a Classificação Internacional de Doenças (CID-11) determina apenas a doença diagnosticada, mas não orienta os profissionais de saúde às potencialidades e ***incapacidades*** associadas a esta condição.

Neste sentido, de maneira complementar, a Classificação Internacional de Funcionalidade, Incapacidade e Saúde (CIF) foi desenvolvida pela Organização

Mundial da Saúde (OMS) para aplicação em vários aspectos da saúde, abordando os aspectos biopsicossociais e centrada no paciente e suas necessidades.[4,5] A CIF contribui para estabelecer metas, avaliar os resultados dos tratamentos e facilitar a comunicação entre profissionais de saúde e com o paciente, permitindo a elaboração de objetivos e planos terapêuticos (quantitativos e qualitativos), além de fornecer um sistema de informações e indicadores de **funcionalidade** (categorias e códigos padronizados).

A **Funcionalidade** refere-se aos componentes de **Funções e Estruturas do corpo, Atividade e Participação**; que interagem com os **Fatores Contextuais** compostos pelos **Fatores Ambientais** e **Pessoais** (Figura 3.1).[4,5] Nesse modelo, cada nível age sobre e sofre a ação dos demais, sendo todos influenciados pelos fatores contextuais.[3]

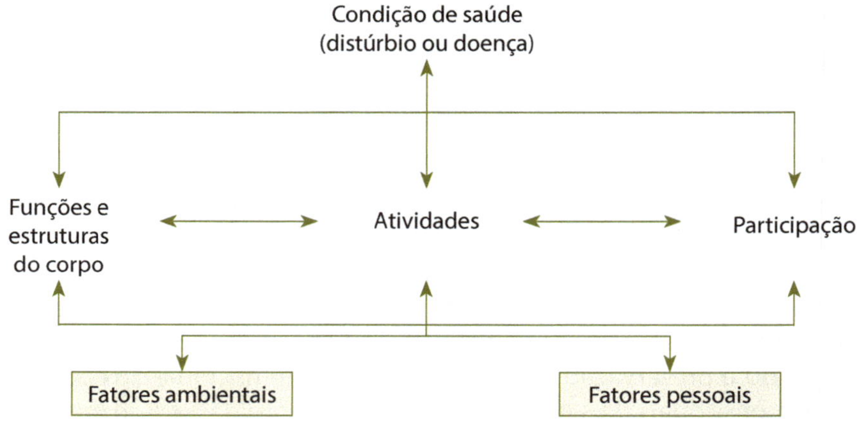

Figura 3.1. Componentes da CIF. Fonte: Organização Mundial da Saúde (OMS).[4,5]

Apesar das **condições de saúde** ficarem no topo da imagem e os **Fatores Pessoais** na parte inferior, como demonstrado na Figura 3.1, neste capítulo usaremos como base da avaliação fisioterapêutica a pirâmide tridimensional de Borg[6] (Figura 3.2), a partir das considerações de Heerkens *et al.* 2017[7] sobre o esquema da CIF. Nesse modelo, os **Fatores Pessoais** estão no topo e, como em toda avaliação clínica, devem ser considerados no início da avaliação. A participação é um fator central para avaliar a **funcionalidade** do indivíduo, e os demais fatores (**Atividade, Funções e Estruturas do corpo e Fatores Ambientais**) se relacionam de forma dinâmica com todos os componentes da CIF. O Quadro 3.1 apresenta a descrição desses componentes.

A avaliação é uma premissa essencial do tratamento fisioterapêutico, que, por meio das informações coletadas durante a observação clínica e com ferramentas de avaliação, contribui para descrever o *status* funcional.[5]

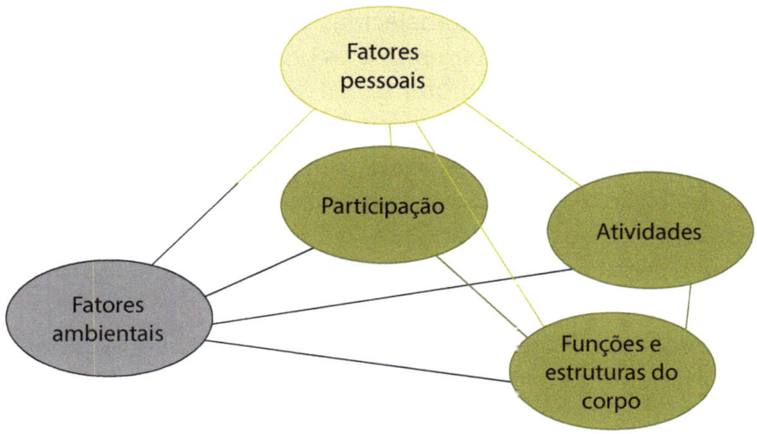

Figura 3.2. Pirâmide tridimensional da CIF. Fonte: Traduzida de Borg (2017).[6]

Quadro 3.1. Definição dos componentes da CIF

Fatores contextuais
Fatores pessoais: são características do indivíduo e não apresentam código na CIF como os demais. São considerados o histórico particular e o estilo de vida de um indivíduo, tais como: sexo, raça, idade, outros estados de saúde, condição física, estilo de vida, hábitos, educação recebida, diferentes maneiras de enfrentar problemas, antecedentes sociais, nível de instrução, profissão, experiência passada e presente, padrão geral de comportamento, caráter, características psicológicas individuais e outras características que podem desempenhar um papel na incapacidade em qualquer nível.
Fatores ambientais: são compostos por fatores individuais (ambiente imediato do indivíduo) e sociais (estruturas sociais formais e informais, atitudes, ideologias etc.) e são considerados componentes externos, tais como **ambiente físico,** ambiente social, de relacionamento, de atitudes e tecnologia. Incluem características arquitetônicas, cadeira de rodas, clima, luz, qualidade do ar, apoio familiar, acesso aos sistemas de saúde, profissionais de saúde, políticas públicas etc. Quando os **fatores ambientais** favorecem a ação são chamados 'Facilitadores'; quando a prejudicam, são denominados 'Barreiras'.
Funcionalidade
Participação: refere-se ao *envolvimento* em situações da vida, como trabalhar, estudar, praticar esportes, sair com familiares, amigos etc. Quando a **participação** apresenta alguma alteração, é chamada "Restrição de Participação".
Atividade: refere-se à *execução* de uma tarefa ou ação por um indivíduo, como andar, comer, pensar, calcular, tomar decisões, resolver problemas, manter e mudar a posição do corpo, preparar uma refeição e outras. Quando o componente ***atividades*** apresenta alguma alteração, é chamado "Limitação da Atividade".
Funções do corpo: refere-se às funções fisiológicas dos sistemas orgânicos, incluindo força muscular, tônus, equilíbrio, coordenação, sensibilidade, funções cognitivas, cardíacas, emocionais etc.
Estrutura: refere-se às partes anatômicas, como órgãos, membros e seus componentes. Quando as **funções** e/ou **estruturas** apresentam alguma alteração, são chamadas "Deficiência ou Prejuízo".

A partir da avaliação, serão estabelecidas, com a participação do paciente e da família, as metas do tratamento e os procedimentos adotados. Assim, a avaliação da fisioterapia neurofuncional deve ser baseada na abordagem ecológica, centrada no paciente e na família, e no modelo biopsicossocial (CIF).

A abordagem ecológica considera o ambiente como uma parte importante da avaliação. Assim, a ação é organizada de acordo com a tarefa e o meio ambiente no qual está sendo realizada. Os elementos físicos e sociais do ambiente impactam diretamente no desenvolvimento (na infância) e na recuperação funcional dos pacientes como um todo.[8]

Destacamos também a abordagem centrada no paciente e na família, pois o desenvolvimento da criança e a evolução do paciente em todas as fases da vida fazem parte do contexto familiar. Além disso, é importante conhecer as preferências do paciente e da família para estabelecer metas em conjunto e compartilhar todo o planejamento fisioterapêutico.

Por fim, o uso da CIF possibilita ao fisioterapeuta ampliar sua visão do paciente para além das ***deficiências***, valorizando os aspectos relacionados à **Atividade**, **Participação**, assim como os **fatores contextuais** compostos por **Fatores Ambientais** e **Fatores Pessoais**. Esta classificação auxilia na visão individual de cada pessoa e fundamenta as condutas baseadas na **Funcionalidade**.

A partir dessa perspectiva, utilizaremos a CIF como base deste capítulo, uma vez que se trata de uma ferramenta de descrição das experiências de **funcionalidade** das pessoas, que pode ser utilizada em diferentes condições, com destaque para a prática clínica fisioterapêutica para pacientes com alterações neurológicas nos diferentes ciclos da vida.

Vale destacar que a CIF não é uma escala de avaliação, mas uma classificação. Os dados obtidos em avaliações clínicas podem ser facilmente baseados na estrutura e classificação da CIF, utilizando instrumentos de avaliação amparados por ela. Nesse sentido, a partir do seu modelo de integração dos conceitos, foram desenvolvidas escalas/ferramentas fundamentadas na CIF, que auxiliam não apenas fisioterapeutas e profissionais da saúde, mas uma ampla rede de profissionais de diversas áreas como educação, seguridade social etc.[5]

Para tornar a CIF mais aplicável no uso diário, a OMS desenvolveu o WHODAS 2.0 (*World Health Organization Disability Assessment Schedule* 2.0), um questionário de avaliação da ***incapacidade*** que avalia, de forma prática e genérica, a saúde e ***deficiência*** no âmbito populacional ou clínico, em seis domínios da vida: cognição, mobilidade, autocuidado, relações interpessoais, **atividades** de vida e participação social.[9] Além deste instrumento, a OMS e a *ICF Research Branch* (www.icf-research-branch.org) criaram um processo para desenvolver conjuntos básicos de categorias da CIF ou "Conjuntos Básicos da CIF" (*ICF Core Sets).*[10] Os Conjuntos Básicos da CIF facilitam a descrição do funcionamento na prática clínica, fornecendo listas de categorias essenciais que são relevantes para condições de saúde e contextos de cuidados específicos. A 2ª edição do *ICF Core Sets – Manual for Clinical Practice* está disponível em inglês no site <https://www.icf-core-sets.org/> e inclui uma introdução aos conceitos de funcionamento e modelo biopsicossocial da CIF, além de oferecer uma descrição do processo de desenvolvimento do *Core Set*.

Na próxima seção deste capítulo utilizaremos estes conjuntos básicos da CIF ou *Core Set* como base para abordarmos aspectos de avaliação funcional de pacientes com alterações neurológicas nas diferentes fases da vida. Em seguida, em seções separadas, serão apresentadas algumas especificidades de cada ciclo da vida. Vale destacar que há uma ampla variedade de testes padronizados para os diferentes perfis, mas aqui foram selecionados apenas alguns de maior relevância e aplicabilidade. Muitos destes podem ser acessados com mais detalhes na ferramenta *online Rehabilitation Measures Database*®,[11] disponível em www.rehabmeasures.org.

AVALIAÇÃO E DIAGNÓSTICO FUNCIONAL EM TODOS OS CICLOS DA VIDA

A avaliação fisioterapêutica deve iniciar de forma estruturada, conforme a pirâmide tridimensional orientada por Borg,[6] por meio dos **Fatores Pessoais e Fatores Ambientais** (Quadro 3.2). Apesar dos **Fatores Pessoais** não estarem classificados na CIF devido à enorme variedade social e cultural,[4,5] este componente influencia os demais domínios e está vinculado aos fatores contextuais, que correspondem ao histórico do paciente e ao estilo de vida. Esses devem ser coletados em entrevista com os pacientes adultos e idosos, bem como com os pais de crianças pequenas e cuidadores, no primeiro contato com o paciente e a família.

No Quadro 3.3, são apresentadas algumas ferramentas relacionadas aos **fatores ambientais** que podem contribuir para a avaliação deste domínio.

Quadro 3.2. Descrição dos fatores contextuais: pessoais e ambientais

Fatores pessoais
Serão coletados dados referentes à identificação do paciente e dos familiares/cuidadores, incluindo data de nascimento, idade atual (cronológica ou corrigida), constituição familiar, local de residência, fatores socioeconômicos e culturais, histórico gestacional e de parto (na infância), alta hospitalar, acompanhamento médico e especialidades, comorbidades, histórico de cirurgias e bloqueios neuroquímicos, uso de medicamentos, tratamentos atuais e terapias realizadas, recursos de tecnologia assistiva, frequência em escola (na infância), profissão (adulto) e atividades de lazer e sociais. Também será averiguado com o paciente e a família como ele se encontra frente ao diagnóstico, suas respostas de enfrentamento, queixa principal (principal norteador de todo o processo) e expectativas com relação ao futuro.

Continua...

Quadro 3.2. Descrição dos fatores contextuais: pessoais e ambientais – continuação

Fatores ambientais
O ambiente físico exerce uma importante contribuição tanto para o desenvolvimento infantil quanto para a evolução clínica e a reabilitação de pacientes na infância, na fase adulta e na velhice. Desta forma, estender o conhecimento sobre o ambiente frequentado pelos pacientes em casa, na escola (na infância), no trabalho (adulto/idoso) e na comunidade, bem como identificar barreiras físicas e facilitadores, proporciona ao fisioterapeuta uma análise ampliada e uma melhor oportunidade de uma abordagem centrada no indivíduo. O fisioterapeuta, quando necessário, pode visitar os ambientes frequentados pelos pacientes, principalmente a casa. Na infância, a escola também deve ser um local a ser visitado, pois poderá contribuir para potencializar o tratamento por meio das estratégias e metas estabelecidas a partir da visita. É importante saber se a família tem dificuldade em levar o paciente às terapias e quais são os meios de transporte/locomoção utilizados. Avaliar os recursos de tecnologia assistiva utilizados pelo paciente, tais como cadeira de rodas, andadores, muletas, órteses, entre outros, e conferir se há necessidade de readequação desses dispositivos auxiliares, caso estejam restringindo suas funções, é essencial. Para os pacientes que não receberam esses recursos, o fisioterapeuta, em conjunto com a equipe multidisciplinar e o paciente/família, deve avaliar a necessidade de utilização e prescrevê-los se for o caso de potencializar as funções. Na impossibilidade de realizar a visita domiciliar ou escolar, pode-se optar pela análise visual do ambiente por meio de registros em vídeos/imagens do espaço físico que o paciente frequenta. Alguns instrumentos padronizados podem contribuir para a avaliação dos Fatores ambientais (Quadro 3.3).

Quadro 3.3. Instrumentos de avaliação do construto de fatores ambientais

Fatores ambientais		
Domínio	**Testes e avaliações**	**Descrição dos testes**
Ambiental	APGAR da família	Reflete a satisfação de cada membro, representado pela sigla APGAR, que significa: *Adaptation* (Adaptação), *Partnership* (Participação), *Growth* (Crescimento), *Affection* (Afeição) e *Resolve* (Resolução).[12] São cinco perguntas referentes a esses aspectos, com as seguintes possibilidades de resposta: sempre (2), algumas vezes (1) e nunca (0). Assim, a pontuação total varia de 0 a 10, com a classificação de 0 a 4 indicando elevada disfunção familiar; de 5 a 6, moderada disfunção familiar; e de 7 a 10, boa funcionalidade familiar.[13,14] Os diferentes índices de cada membro devem ser comparados para avaliar o estado funcional da família. Originalmente desenvolvido para a população idosa, o APGAR tem sido utilizado para a avaliação familiar na atenção primária à saúde em todos os ciclos da vida.

Continua...

Quadro 3.3. Instrumentos de avaliação do construto de fatores ambientais – continuação

Fatores ambientais		
Domínio	**Testes e avaliações**	**Descrição dos testes**
Ambiental	Genograma	É uma representação gráfica da composição familiar e dos relacionamentos básicos em gerações (pelo menos três), por meio de símbolos. Permite a visualização mais clara de quais são os membros que constituem a família, consanguíneos ou não, suas idades, ocupações, profissões e a escolaridade, bem como o lugar que cada um ocupa dentro da estrutura familiar.[13,15]
	Ecomapa	É um diagrama usado para identificar a árvore de relações entre a família e a comunidade em um determinado momento, sendo, portanto, dinâmico ao longo do tempo. O objetivo é mapear a rede de apoio e os recursos sociais, culturais e econômicos do sujeito e da família.[13,15]
	Escala de sobrecarga de Zarit	A escala de sobrecarga do cuidador foi desenvolvida originalmente para avaliar cuidadores da população idosa em termos da expressão de seus sentimentos referentes ao papel de cuidador. Entretanto, nos últimos anos, também tem sido utilizada para avaliar a sobrecarga de cuidadores em todos os ciclos da vida. Trata-se de um instrumento com 22 perguntas relacionadas aos seguintes aspectos da vida do cuidador: saúde, vida social e pessoal, situação financeira, bem-estar emocional e relações interpessoais. Até a pergunta 21, as opções de resposta são: 0 = nunca; 1 = raramente; 2 = às vezes; 3 = frequentemente; e 4 = sempre. Na questão 22, as alternativas de resposta são: 0 = nem um pouco; 1 = um pouco; 2 = moderadamente; 3 = muito; 4 = extremamente. O escore final varia de 0 a 88, e quanto mais alta a pontuação, maior a sobrecarga.[13,16]

Vale destacar que o fisioterapeuta deve iniciar a avaliação desde o primeiro contato com o paciente. De maneira dinâmica, este profissional deve avaliar o paciente no momento em que ele chega, observando como entrou na sala de avaliação. Por exemplo, se for um bebê/criança, se chegou no colo da mãe/cuidador, no carrinho ou na cadeira de rodas adaptada, e se foi conduzida na cadeira. Se criança, adulto ou idoso, se é capaz de impulsionar a cadeira de rodas, ou se chegou deambulando, com apoio ou sem apoio, com auxílio de dispositivos auxiliares de marcha (andador, muletas, entre outros), e se a marcha foi realizada com segurança e alinhamento. Essas observações serão avaliadas mais detalhadamente posteriormente, mas nesse início conseguimos averiguar os movimentos espontâneos do paciente e o controle de movimento para guiar o próximo passo da avaliação funcional da **Atividade e Participação**.

Após a avaliação relacionada aos **Fatores Pessoais**, com coleta da história da moléstia atual e queixa principal, geralmente, os pacientes e/ou cuidadores costumam mostrar os exames de imagem e/ou exames complementares, sendo estes componentes da **Estrutura do corpo**. Em seguida, também é comum os fisioterapeutas realizarem testes físicos para avaliar as **Funções do corpo**. Entretanto, não necessariamente esta ordem deve ser seguida. Pelo modelo tridimensional da CIF, desenvolvido por Borg (Figura 3.2),[6] por exemplo, a **Participação** é o componente central da avaliação funcional do paciente. E, por ter uma relação com a **Atividade**, ambos podem ser os próximos a serem avaliados.

Na análise de **Atividade e Participação**, temos dois construtos importantes que devem ser avaliados: a *capacidade* (reflete o que o paciente é capaz de fazer na execução de uma tarefa em um ambiente padronizado, controlado); e o *desempenho* (reflete o que o indivíduo faz em um ambiente real, recebendo influências do ambiente físico, atitudinal e social).[17]

A **Participação** deve ser avaliada desde o início da entrevista com os pacientes, família e cuidadores. É importante identificar como se dá a participação do paciente nos ambientes que ele frequenta, a relação com o meio social, as relações familiares, o acesso às atividades de esporte e lazer. Assim, é possível perceber como este construto se relaciona com o **fator ambiental**.

Por meio da avaliação funcional, o fisioterapeuta conseguirá identificar o que o paciente é capaz de fazer e o que não consegue realizar, verificando os fatores positivos relacionados à **Funcionalidade** e fatores negativos da ***Incapacidade***. E, a partir dessa análise, será possível determinar as principais alterações estruturais e de funções que serão testadas posteriormente. Assim, a avaliação da **Atividade** pode vir antes das **Estruturas** e **Funções do corpo**.

É importante lembrar que, durante a avaliação das **atividades** funcionais, o paciente deve estar com a menor quantidade de roupas possível para melhor visualização do alinhamento biomecânico e das compensações realizadas durante as **atividades**. Serão observadas as principais posturas e **atividades** motoras de acordo com a capacidade neuromotora conforme a idade do paciente.

Em todas as fases da vida, o fisioterapeuta determinará as diferentes posturas a serem avaliadas, tais como deitado, ajoelhado, sentado, em pé e outras, bem como trocas posturais. Nas diferentes posturas, deve-se avaliar as principais tarefas funcionais capazes de serem executadas pelo paciente, assim como o alinhamento biomecânico. Desta forma, o fisioterapeuta avalia a qualidade do movimento e se o paciente é capaz de realizar a **atividade**, descrevendo o alinhamento e as compensações existentes. Em um paciente com uma capacidade motora maior, preferencialmente inicia-se a avaliação da **atividade** na postura mais alta, ou seja, de maior complexidade que o paciente é capaz de realizar, mesmo que necessite de algum dispositivo para auxiliar nas **atividades** funcionais. As demais **atividades** e posturas avaliadas devem ser selecionadas de acordo com as **atividades** funcionais do paciente que são realizadas no dia a dia, assim como de acordo com as principais queixas da família e do paciente e que serão utilizadas como objetivos funcionais.

Além de verificar *o que* o paciente consegue fazer e *como* ele faz, o fisioterapeuta deve anotar quais são as prováveis limitações na realização das **atividades** observadas, como por exemplo fraqueza muscular, encurtamento muscular, deformidades osteoarticulares, alteração de tônus. Através dos testes descritos em **Estruturas e Funções**, o fisioterapeuta poderá identificar as possíveis alterações que podem estar comprometendo as **atividades** funcionais.

É importante, além da avaliação funcional qualitativa, a utilização de escalas validadas e padronizadas para a população avaliada, pois estas permitem quantificar a função do paciente, o que auxiliará no acompanhamento de metas de tratamento. Algumas escalas padronizadas de **Atividade** estão descritas no Quadro 3.4.

Quadro 3.4. Instrumentos de avaliação dos construtos "Atividade e Participação"

Atividade e participação		
Domínios	**Testes e avaliações**	**Descrição dos testes**
Mobilidade	*Timed Up And Go* (TUG) Teste	Avalia-se a mobilidade e o equilíbrio dinâmico funcional, no qual o paciente deve levantar-se de uma cadeira, caminhar três metros, virar-se, retornar e sentar-se. O teste é cronometrado e medido em segundos; quanto maior o tempo de execução, pior o desempenho no teste.[18,19] Existem versões modificadas do teste, nas quais é solicitado que o paciente realize outra tarefa simultaneamente, que pode incluir uma tarefa cognitiva (p. ex., falar todos os animais que lembrar ou realizar contas) ou manual (p. ex., segurar um copo com água). A versão da TUG para crianças envolve uma cadeira com encosto, sem apoio de braços e com altura do assento apropriada a cada criança. Pode-se inserir uma tarefa motivadora, como pedir para tocar uma estrela na parede antes de realizar o giro e voltar para se sentar.[20]

Continua...

Quadro 3.4. Instrumentos de avaliação dos construtos "Atividade e Participação" – continuação

Atividade e participação		
Domínios	**Testes e avaliações**	**Descrição dos testes**
Mobilidade	Teste de caminhada de 6 minutos	É um teste submáximo realizado em um espaço de 30 metros. O paciente deve caminhar por seis minutos, e o fisioterapeuta avaliará a distância percorrida nesse tempo. Durante o teste, o fisioterapeuta deve incentivar verbalmente o paciente, monitorar a frequência cardíaca e observar sinais de fadiga e dispneia ao longo do trajeto, utilizando a escala de Borg.[21,22] A escala de Borg para percepção do esforço é amplamente utilizada. Baseia-se em uma lista, geralmente vertical, com 15 pontos (de 6 a 20), na qual 6 significa "nenhum esforço" e 20 significa "esforço máximo". Durante o exercício, o paciente deve assinalar o quão difícil está sendo realizar a tarefa. A escala pode apresentar variações para se adaptar a públicos diferentes, como crianças, por meio de expressões ilustradas.[23,24]
	Teste de caminhada de 10 metros	Este teste é realizado para documentar a velocidade da marcha do paciente durante uma caminhada de 10 metros. O fisioterapeuta mensura o tempo através de um cronômetro, e o paciente deve ser incentivado a andar o mais rápido possível. O espaço em que o paciente realiza a marcha deve ser de 14 metros, sendo que os dois metros iniciais e dois metros finais não são computados para o cálculo da velocidade, pois correspondem ao período de aceleração e desaceleração, respectivamente.[25]
	Alcance funcional anterior e lateral	O teste pode ser realizado no Alcance Anterior e/ou no Alcance Lateral e mensura os limites de estabilidade do indivíduo em pé, podendo também ser adaptado para avaliar a estabilidade sentado. Este teste é utilizado como preditivo de quedas em idosos. No Alcance Funcional Anterior, o indivíduo é posicionado lateralmente a uma parede, com o ombro direito ou esquerdo a 90° de flexão e o cotovelo estendido. Uma fita métrica é fixada na parede na altura do acrômio do paciente. Mede-se a posição inicial do 3° metacarpo nessa fita. Solicita-se ao paciente que se incline para frente o máximo possível, sem perder o equilíbrio ou dar um passo, e faz-se a medida final. O teste é realizado em três tentativas, sendo calculada a média das medidas. No Alcance Funcional Lateral, o indivíduo é posicionado com o dorso paralelo a uma parede, com o ombro a 90° de flexão e abdução e o cotovelo estendido. Uma fita métrica é fixada na parede na altura do acrômio do paciente.

Continua...

Quadro 3.4. Instrumentos de avaliação dos construtos "Atividade e Participação" – continuação

Atividade e participação		
Domínios	**Testes e avaliações**	**Descrição dos testes**
Mobilidade		Mede-se a posição inicial do 3° metacarpo nessa fita. Solicita-se que o paciente se desloque o máximo possível para a lateral testada, sem fletir os joelhos, rodar ou fletir o tronco, mantendo essa posição por 3 segundos, registrando-se o alcance final. O teste é realizado em três tentativas, sendo calculada a média das medidas. Primeiro, executa-se o teste com o lado direito e, em seguida, repete-se com o esquerdo.[26]
	Fugl-Meyer	É um instrumento quantitativo para avaliar a função sensório-motora após um acidente vascular encefálico. Seis aspectos são pontuados conforme a capacidade de execução das tarefas: amplitude de movimento, dor, sensibilidade, função motora das extremidades superior e inferior, equilíbrio, além da coordenação e velocidade.[27,28]
Testes funcionais para membros superiores	Jebsen-Taylor *Test*	Este é um teste padronizado para avaliar o uso unilateral da mão, motricidade grossa e fina, durante as atividades de vida diária. O teste deve ser realizado 2 vezes, iniciando-se com a mão dominante. Ele é constituído por sete tarefas cronometradas, avaliando a velocidade (e não a qualidade) das tarefas realizadas, tais como: pegar objetos pequenos, escrever e empilhar peças. Há valores de referência relativos à idade e à mão dominante.[29]
	Teste de caixa e blocos *(Box and Block test)*	Este teste avalia a destreza/habilidade na realização da tarefa de transferir blocos de um lado para o outro de uma caixa de madeira, subdividida por uma divisória. O paciente é instruído a pegar um bloco de um lado da caixa e soltá-lo do lado oposto, durante 1 minuto. Será contabilizado o número de blocos transportados. A tarefa deve ser realizada primeiro com a mão dominante e depois com a não dominante. Há valores de referência para pessoas saudáveis, relativos à idade e ao sexo.[30]
	Teste dos nove pinos no buraco (*Nine-Hole Peg Test*)	Este é um teste de avaliação de coordenação e destreza digital cronometrada. O teste consiste em cronometrar a execução de colocar e retirar 9 pinos de madeira em 9 orifícios, iniciando com a mão dominante e realizado 2 vezes. A pontuação é obtida pela média de tempo de execução da tarefa em cada mão. Há valores de referência relativos à idade e ao sexo.[31]

A avaliação dos domínios de **Estrutura e Função do corpo** pode ser realizada após a **avaliação funcional (Atividade e Participação)** do paciente. Essa avaliação auxiliará na identificação de ***deficiências*** anatômicas e **funções** fisiológicas que possivelmente afetarão a função do indivíduo (Quadro 3.5). O detalhamento de alguns testes está descrito no Quadro 3.6.

Quadro 3.5. Descrição dos construtos "Estrutura e Função do corpo"

Estrutura do corpo
As alterações estruturais importantes que devem ser analisadas são: ▪ Encéfalo e medula: tomografia computadorizada e ressonância magnética. ▪ Estruturas ósseas: inspeção, palpação e raios X para avaliar qualquer deformidade nas diferentes clínicas. Na coluna, os raios X são úteis na identificação de escoliose, hipercifose, hiperlordose ou outras alterações.
Funções do corpo
Tônus: a avaliação do tônus deve ser realizada pela inspeção visual, palpação, balanço passivo das articulações distais (observando-se a amplitude de movimento alcançada) e através da movimentação passiva, lenta e rápida, das diferentes articulações, aferindo-se o grau de alongamento. Em Neurologia Infantil, quando o paciente é lactente, são realizadas manobras específicas como: cachecol, retorno em flexão dos membros superiores, ângulo poplíteo, ângulo dos adutores, ângulo dos dorsiflexores plantares, tônus axial e cervical. Em crianças maiores, adultos e idosos, podem ser utilizadas a Escala Modificada de Ashworth e a Escala Tardieu modificada, presentes no Quadro 3.6.
Reflexos osteotendinosos: conhecidos também como reflexos profundos, devido à localização dos receptores sensoriais que captam os estímulos mecânicos sobre os tendões dos músculos examinados. São avaliados por meio da percussão de tendões de grandes grupos musculares, como o quadríceps femoral (reflexo patelar) e o bíceps braquial (reflexo bicipital). As respostas obtidas na testagem desses reflexos indicam dois aspectos importantes: (1) a topografia do acometimento neurológico: quando a resposta é aumentada, há dano no neurônio motor superior e suas projeções descendentes; na ausência ou diminuição da resposta, indica lesão do sistema nervoso periférico; (2) em afecções de instalação aguda, as mudanças no padrão da resposta dos reflexos profundos refletem a modificação do estado de choque cerebral ou medular para uma fase subaguda de recuperação.
Sensibilidade e dor: há múltiplas avaliações das submodalidades sensoriais. Primeiramente, avalia-se a sensibilidade superficial (mais primitiva – tátil, térmica e dolorosa), seguida da sensibilidade profunda (cinestésica, proprioceptiva e vibratória) e pela cortical combinada (grafestesia, barognosia, topognosia, estereognosia), verificando-se a intensidade da resposta (intacta, diminuída, ausente ou aumentada). Utiliza-se um diagrama corporal para analisar qual área corporal está alterada (especialmente em lesões centrais) e territórios cutâneos e/ou dermátomos para investigar lesões periféricas ou medulares. Na avaliação da dor, diversas dimensões devem ser investigadas, como a dor nociceptiva, a neuropática e a nociplástica, nos padrões de dor aguda, subaguda e crônica.

Continua...

Quadro 3.5. Descrição dos construtos "Estrutura e Função do corpo" – continuação

Funções do corpo
Reflexos superficiais: obtidos através de estimulação cutânea, seguida por contração muscular. Em Neurologia Infantil, o reflexo cutâneo plantar é o mais relevante, sendo desencadeado por um estímulo posteroanterior do bordo externo da face plantar, com a resposta esperada em flexão dos artelhos. No caso de lesão das vias corticoespinais, constitui o reflexo de Babinski e a resposta encontrada será de extensão do hálux.
Força muscular: em lactentes, a ação contra a gravidade, a manobra de tração para sentar e a capacidade de elevar a cabeça em decúbito ventral são indicativos de força muscular. Na idade escolar, pode ser avaliada com atividades como: levantar-se a partir de sentado no chão, pular, subir e descer escadas e andar na ponta dos pés. Crianças mais velhas (3 a 4 anos), adultos e idosos com boa compreensão verbal podem ser avaliados com o teste muscular manual proposto pelo *Medical Research Council* (MRC), descrito no Quadro 3.6.

Quadro 3.6. Instrumentos de avaliação das "Estruturas e Funções do corpo"

Estruturas e funções do corpo		
Domínios	**Testes e avaliações**	**Descrição dos testes**
Tônus	Escala modificada de *Ashworth*	Escala que avalia a espasticidade pelo grau de resistência à movimentação passiva em uma escala de 5 pontos, que variam de 0 a 4, contando com a inserção de 1+ na versão modificada. Nessa escala, o 0 indica tônus muscular normal e 4 indica partes rígidas em flexão ou extensão.[32-34]
	Escala Tardieu Modificada	Qualifica a resistência dos músculos espásticos ao alongamento passivo considerando três velocidades diferentes, em uma escala de classificação ordinal de 6 pontos, e mede dois ângulos articulares resultantes usando um goniômetro: (R1) resultante do alongamento rápido de um músculo, e (R2) o ângulo da amplitude passiva total do movimento obtido com o alongamento em baixa velocidade. Acredita-se que o valor de R2 menos R1 (R2 – R1) descreva o nível de contratura dinâmica na articulação.[33,35]
Força muscular	*Medical Research Council* (MRC)	O teste gradua a força de 0 a 5, sendo que 0 é a ausência de contração, 1 – leve contração, sem movimento articular, 2 – contração muscular sem vencer a gravidade, 3 – contração muscular contra a ação da gravidade, 4 – movimento realizado contra a ação da gravidade e com resistência externa leve, 5 – movimento realizado contra a ação da gravidade com máxima resistência externa.[36,37]

Continua...

Quadro 3.6. Instrumentos de avaliação das "Estruturas e Funções do corpo" – continuação

Estruturas e funções do corpo		
Domínios	**Testes e avaliações**	**Descrição dos testes**
Força muscular	Dinamômetro isométrico	É mais utilizado na prática clínica em três diferentes tipos:1 – mensura a força de preensão manual; 2 – mensura a força de compressão (o examinador avalia a força do membro do paciente até vencer sua resistência); 3 – mensura a força por tração (o paciente realiza o movimento sozinho até seu ponto de força máxima).[38]
	Dinamômetro isocinético	É um instrumento padrão-ouro de avaliação de força muscular. Porém, apresenta alto custo, sendo limitado na prática clínica.[39] Utiliza-se um dispositivo que aplica resistência de forma isocinética em todo o arco de movimento, ou seja, mede-se a capacidade de produção de força nos diferentes ângulos do movimento articular. É possível, ainda, avaliar o grau de força de músculos antagônicos e, com isso, medir possíveis diferenças entre esses grupos musculares.
Reflexos tendinosos	Avaliação dos reflexos profundos	Através da percussão do tendão do músculo envolvido, utilizando-se o martelo ou a percussão com os dedos do examinador, avaliam-se: bicipital (C5-C6), tricipital (C6-C8), estilorradial (C5-C6), patelar (L2-L4) e aquileu (L5, S1-S2). O reflexo patelar está presente desde o nascimento; entretanto, os reflexos estilorradial e aquileu aparecem a partir dos 6 meses de idade. As possíveis respostas serão: 0 – arreflexia; 1 – hiporreflexia; 2 – normal; 3 – hiperreflexia sem clônus; 4 – hiperreflexia com clônus. Respostas aumentadas ocorrem em lesões das vias corticoespinais e diminuídas nas lesões do neurônio motor inferior e dos músculos.[40]
Sensibilidade e dor	Avaliação da sensibilidade geral	Sensibilidade superficial:[40] investiga-se a percepção da **dor** (com o uso de objetos pontiagudos), a percepção **térmica** (frio e quente), a percepção ao **toque** (com o uso de algodão) e a percepção da **pressão** (toque do terapeuta ou estesiômetro calibrado). O estesiômetro de monofilamento, por exemplo, é um equipamento muito útil para a detecção de patologias como a hanseníase ou a neuropatia diabética. Sensibilidade profunda: investiga-se a percepção do movimento (**cinestesia**), a **propriocepção** (pelo teste de senso de posição articular) e a percepção da **vibração** (por meio do uso do diapasão de 128 Hz em proeminências ósseas). Sensibilidade cortical combinada: avalia-se a

Continua...

Quadro 3.6. Instrumentos de avaliação das "Estruturas e Funções do corpo" – continuação

Estruturas e funções do corpo		
Domínios	**Testes e avaliações**	**Descrição dos testes**
Sensibilidade e dor		**estereognosia** (pelo reconhecimento de objetos pelo tato), a **topognosia** (pela localização tátil do toque), a discriminação de dois pontos, a **grafestesia** (identificação do traçado gráfico na pele) e a **barognosia** (pelo reconhecimento e quantificação de carga/peso sobre a pele). Os dois primeiros grupos de exames avaliam a integridade das vias ascendentes (coluna dorsal lemnisco medial e espinotalâmica), enquanto o último avalia a integração cortical dessas informações periféricas ascendentes. Em crianças muito pequenas, indivíduos com comprometimento cognitivo e da comunicação verbal, a avaliação pode ser referida através das expressões faciais ou movimentação do membro testado, por exemplo, como reflexo de retirada ou de forma espontânea por sinalização não verbal (vocalização e gestual).
	Escala Visual Analógica da Dor (EVA)	Trata-se de uma escala unidimensional da dor, uma vez que apenas quantifica a intensidade da dor. Uma linha de 10 cm, numerada de 0 a 10, é apresentada ao paciente, que deve selecionar em que ponto da régua se localiza sua dor, sendo 0 o estado sem dor e 10 a pior dor imaginável. Pode apresentar variações, como a escala com expressões faciais, que também representam a intensidade da dor e é muito utilizada com crianças e idosos;[41,42] a escala com cores, partindo de cores frias (sem dor) até o extremo com cores quentes (pior dor imaginável); e também a escala de intensidade verbal (de Leve a Intensa).[43]
	Questionário de dor de McGill	É um instrumento multidimensional para quantificar e qualificar a dor autorreferida. É composto de 20 subgrupos, que representam quatro dimensões da dor (sensorial, afetiva, avaliativa e diversa), em 78 palavras. O paciente deve escolher as palavras que melhor representam a sua dor, sendo no máximo uma por grupo. Cada palavra possui uma pontuação que, ao final, pode ser somada para quantificar e qualificar a dor do paciente. O questionário validado no Brasil contém ainda uma escala de intensidade (0 a 5), um diagrama corporal para representação do local da dor e a caracterização de aspectos como periodicidade e duração da queixa álgica.[41]

Continua...

Quadro 3.6. Instrumentos de avaliação das "Estruturas e Funções do corpo" – continuação

Estruturas e funções do corpo		
Domínios	**Testes e avaliações**	**Descrição dos testes**
Amplitude de movimento	Goniometria	É um instrumento de avaliação dos graus de mobilidade de uma articulação. Utiliza-se uma régua angular de 360° com duas hastes, uma fixa e outra móvel, que permitem a mensuração do grau inicial e terminal do movimento. Existem tabelas de referência de graus para crianças e adultos para cada segmento corporal. Equipamentos como o inclinômetro também podem ser utilizados para esse fim.[44]
Equilíbrio	*Clinical test of sensory interaction and balance* (CTSIB) ou Testes de interação sensorial	É a versão clínica do protocolo de posturografia dinâmica das condições sensoriais, também denominado *Sensory Organization Test* (SOT). O CTSIB avalia a capacidade de adaptação e manutenção do equilíbrio frente a conflitos sensoriais dos sistemas visual, vestibular e somatossensorial. O paciente deve estar em pé, com os braços estendidos ao longo do corpo, sob seis condições intersensoriais. Se o paciente permanece na posição durante 30 segundos, é considerado normal. São apresentadas variações nos *inputs* sensoriais (olhos abertos, olhos fechados ou uso da cúpula visual, sobre superfície firme ou superfície de espuma).[45] A versão pediátrica (P-CTSIB) é indicada para crianças de 4-12 anos.[46] A versão modificada (CTSIB – modificado) não utiliza a cúpula visual. Assim, o paciente será submetido a quatro posições: olhos abertos e olhos fechados, sobre superfície firme ou superfície de espuma.[47]
	Sinal de Romberg	O teste avalia o equilíbrio estático e infere a integridade das vias proprioceptivas e do sistema vestibular. O paciente é orientado a permanecer em posição ortostática com os pés juntos. Primeiro, avalia-se a manutenção da postura com os olhos abertos (presença de pistas visuais). Em seguida, solicita-se que o paciente feche os olhos por 30 segundos. Se o paciente cair para qualquer lado, o sinal é positivo para lesão da via proprioceptiva; se cair sempre para o mesmo lado, pode significar alteração vestibular. Variações do teste podem ser conduzidas de acordo com a idade do paciente. Aos três anos, o paciente é mantido com os olhos abertos, e, a partir dos quatro anos, com os olhos fechados.[48-50]

Continua...

Quadro 3.6. Instrumentos de avaliação das "Estruturas e Funções do corpo" – continuação

Estruturas e funções do corpo		
Domínios	**Testes e avaliações**	**Descrição dos testes**
Equilíbrio	Mini-Balance Evaluation System Test (MiniBESTest)	O *MiniBESTest* é uma versão reduzida do *BESTest* (27 itens), contendo apenas 14 itens para rastrear déficits no equilíbrio dinâmico, como na transição de sentado para em pé e ao ficar nas pontas dos pés.[51] No teste, o déficit de equilíbrio do paciente é pontuado como normal (2), moderado (1) ou grave (0). O Teste TUG é o 14º item do instrumento. Em crianças, o teste é denominado *Kids MiniBestest*, e pode ser aplicado em idades entre 8 e 14 anos.[52]

Neste capítulo, enfatizou-se a avaliação das **Estruturas** e **Funções** musculoesqueléticas relacionadas ao movimento. As funções cognitivas, visuais, auditivas, cardiovasculares, pulmonares, da deglutição, entre outras, não serão abordadas. Ressaltamos que é fundamental o fisioterapeuta ter conhecimento dessas funções para encaminhamento ao especialista, bem como para o trabalho conjunto com a equipe de reabilitação. Sendo assim, as próximas seções apresentarão as especificidades de cada ciclo.

Avaliação e diagnóstico funcional infantil

Na avaliação de fisioterapia neurofuncional pediátrica, é crucial considerar a abordagem de bebês prematuros, recém-nascidos, lactentes e crianças maiores, que podem apresentar desde atrasos no desenvolvimento até diferentes diagnósticos como paralisia cerebral, mielomeningocele, lesões encefálicas adquiridas, síndrome de Down, síndromes genéticas, doenças neuromusculares e outras anomalias congênitas. De acordo com a idade e afecções apresentadas, existem instrumentos padronizados validados, e alguns desses testes serão abordados nesta seção. Os procedimentos de avaliação comuns da fisioterapia, já descritos previamente em diferentes ciclos de vida, são amplamente utilizados na pediatria. No entanto, devido à singularidade das faixas etárias e condições clínicas, é necessário ajustar esses procedimentos, como descrito.

A avaliação de um lactente ou criança maior requer do fisioterapeuta não apenas o conhecimento dos diferentes estágios de maturação relacionados ao desenvolvimento motor, mas também a compreensão de que esses estágios variam entre crianças. Isso é influenciado por fatores intrínsecos, como alterações na estrutura óssea, articular, força muscular, elasticidade, redistribuição de gordura, massa muscular e mudanças no aprendizado motor, além de fatores extrínsecos como o uso de calçados, vestuários, objetos nas mãos, ambiente físico e aspectos culturais. [53]

Baseando-se nos domínios da CIF para a prática em neuropediatria, foram desenvolvidas as *F-words*, que consistem em seis palavras iniciadas pela letra F (*Function, Family, Fitness, Fun, Friends, Future*). Elas são direcionadas aos domínios relacionados à criança, com o objetivo de guiar a prática clínica estabelecendo metas a serem alcançadas.[54] No Brasil, ficaram conhecidas como "Minhas Palavras Favoritas", traduzidas para o português como: função, família, saúde, diversão, amigos e futuro. Essa abordagem, assim como a CIF, não destaca apenas a ***deficiência*** da criança, mas também considera outros aspectos importantes relacionados ao desenvolvimento, como:

- Função (*Function*): refere-se às tarefas que a criança realiza na rotina diária, incluindo atividades lúdicas. É crucial oferecer oportunidades para que a criança com ***deficiência*** realize suas tarefas dentro do seu ritmo e adaptar as atividades de acordo com o ambiente.
- Família (*Family*): representa o **ambiente** central para qualquer criança, sendo que os membros da família possuem conhecimento profundo sobre a criança. O terapeuta deve procurar entender, ouvir e integrar essa família, respeitando e confiando em suas perspectivas.
- Saúde (*Fitness*): abrange os componentes **Funções** e **Estruturas corporais**. É essencial cuidar do corpo ao longo do desenvolvimento, mantendo a criança ativa e saudável, avaliando seus limites e capacidades.
- Diversão (*Fun*): refere-se aos componentes **Participação**. É importante conhecer as preferências e proporcionar atividades lúdicas, que são fundamentais para o aprendizado e favorecem o desenvolvimento da criança.
- Amigos (*Friends*): também relacionado ao componente de **Participação**. Construir laços de amizade é crucial para o desenvolvimento social da criança, contribuindo significativamente para sua participação na sociedade.
- Futuro (*Future*): envolve planejar junto com a família o futuro da criança com ***deficiência***. Entender as expectativas da família e proporcionar oportunidades para o máximo desenvolvimento da criança é fundamental, pois o futuro depende das ações realizadas hoje.

Para facilitar a implementação das *F-words* na prática de neuropediatria, foram desenvolvidos quatro questionários a serem respondidos pela família e/ou criança. Eles incluem um termo de compromisso, uma colagem, perfis e uma folha de metas das palavras favoritas. Esses questionários estão disponíveis no site <https://www.canchild.ca/en/

research-in-practice/f-words-in-childhood-disability/f-words-tools>. O uso das *F-words* incorporados na avaliação da neuropediatria facilita a compreensão da família em conjunto com a equipe sobre as metas de tratamentos e conscientiza a importância de manter a criança com ***deficiência***, ativa e participativa.

A seguir, abordaremos os aspectos diferenciais da avaliação fisioterapêutica neurofuncional pediátrica, seguindo o modelo da CIF. Os **Fatores Pessoais** e **Ambientais** foram detalhados no Quadro 3.2. Além disso, complementaremos com a escala padronizada de avaliação relacionada ao ambiente para crianças *Affordances in the Home Environment for Motor Development* (AHEMD), que pode ser utilizada com a família, conforme apresentado no Quadro 3.7.

Na categoria de **Atividade** e **Participação**, é crucial o uso de escalas validadas e padronizadas para uma população específica, além da avaliação funcional qualitativa (observação das **atividades** realizadas). Isso permite quantificar a função da criança, auxiliando no estabelecimento e acompanhamento de metas de tratamento. Algumas dessas escalas estão detalhadas no Quadro 3.7. Destaca-se que alguns testes são destinados a bebês pré-termo e lactentes, como o *General Movements Assessment* (GMA), Avaliação Neurológica Infantil de Hammersmith (*Hammersmith Infant Neurological Examination* – HINE), Escala Motora Infantil de Alberta (EMIA) e Teste de Desempenho Motor Infantil (*Test of Infant Motor Performance* – TIMP). Esses testes são fundamentais para identificar precocemente possíveis desvios de desenvolvimento, facilitando intervenções precoces para melhor desempenho da criança no processo de maturação.

Foram descritas escalas específicas para avaliar a capacidade de **Atividade** em crianças, como a *Gross Motor Function Measure* (GMFM) e a Medida da Função Motora (MFM). Escalas de avaliação de desempenho de **Atividade** e **Participação** são o Inventário de Avaliação Pediátrica de Incapacidade – Testagem Computadorizada Adaptativa – Versão Brasileira Adaptada (*Pediatric Evaluation of Disability Inventory – a computer adaptive test* – PEDI-CAT), a Medida de Participação e do Contexto (*Participation and Environment Measure for Children and Youth* – PEM-CY) e o Questionário da Experiência da Criança no uso da mão (*Children's Hand-use Experience Questionnaire* – CHEQ).

Além das escalas de avaliação geral, há escalas específicas de classificação, como a Paralisia Cerebral, a GMFCS – E&R (*Gross Motor Function Classification System Expanded and Revised*/Sistema de Classificação da Função Motora Grossa – Expandido e Revisado), MACS (*Manual Ability Classification System*/Sistema de classificação da função manual) e a FMS (*Functional Mobility Scale*/Escala de Mobilidade Funcional), usadas na paralisia cerebral, mielomeningocele e lesão encefálica adquirida na infância. Essas escalas fornecem à equipe de reabilitação um parâmetro prognóstico em relação à mobilidade, locomoção, habilidade manual e necessidade de tecnologia assistiva e dispositivos de apoio para locomoção e estão detalhadas no Quadro 3.7, relacionado à categoria de **Atividade** e **Participação**, refletindo o desempenho real da criança em seu ambiente.

Na avaliação de **Estruturas** e **Funções**, é essencial realizar a Vigilância do Quadril em crianças com incapacidades neuromotoras que restrinjam a aquisição da postura vertical ou que apresentem desequilíbrio nas forças atuantes sobre a articulação do quadril. Essa vigilância é fundamental devido à imaturidade inicial da estrutura do quadril ao nascimento, que se molda ao longo do crescimento e desenvolvimento da criança. Protocolos específicos de Vigilância do Quadril foram desenvolvidos para crianças com Paralisia Cerebral, visando identificar precocemente aquelas "em risco" de deslocamento do quadril, monitorar seu desenvolvimento ao longo do tempo e oferecer intervenção adequada precoce.[55-57]

Quadro 3.7. Instrumentos de avaliação e diagnóstico funcional infantil

Fatores contextuais			
Fatores ambientais			
Domínios	**Testes e avaliações**	**Perfil da população**	**Descrição dos testes**
Ambiente físico	*Affordances in the Home Environment for Motor Development* (AHEMD)	3 a 18 meses 18 a 42 meses	Avalia a qualidade e quantidade das oportunidades de ação motora infantil (*affordances*) presentes na casa da criança. Ela considera o espaço físico da residência, a variedade de estímulos em ambientes internos e externos, e a disponibilidade de brinquedos que estimulam a motricidade grossa e fina. Essa ferramenta é útil como um indicador prático para pais e educadores avaliarem o ambiente domiciliar em relação ao desenvolvimento motor infantil. A versão aplicável a lactentes de 18 a 42 meses foi traduzida em português,[58] e a AHEMD-IS (*Affordances in the Home Environment for Motor Development – Infant Scale*) aplicável a lactentes de 3 a 18 meses é validada no Brasil.[59-61]

Continua...

Quadro 3.7. Instrumentos de avaliação e diagnóstico funcional infantil – continuação

Funcionalidade			
Atividades e participação			
Domínios	**Testes e avaliações**	**Perfil da população**	**Descrição dos testes**
Desempenho de mobilidade	Sistema de Classificação da Função Motora Grossa – Expandido e Revisado (GMFCS – E&R)	Paralisia cerebral Zero a 18 anos	Classifica em cinco níveis a função motora grossa de crianças e jovens com paralisia cerebral, com foco nas habilidades de sentar-se, caminhar e mobilidade sobre rodas. "Nível I" refere-se a crianças que caminham sem restrições, enquanto o "Nível V" abrange aquelas muito limitadas em sua capacidade de se mover, mesmo com o uso de tecnologia assistiva. Além disso, há um formulário disponível *online* (GMFCS-Questionário do Relato Familiar), que pode ser preenchido pelos pais ou responsáveis.[62,63]
Desempenho funcional de membro superior	Sistema de classificação da função manual (MACS)	Paralisia cerebral 4 a 18 anos	Avalia a habilidade global da criança na manipulação de objetos apropriados à idade no dia a dia, não considerando a função de cada mão separadamente. Ela classifica o desempenho da criança em cinco níveis, onde o "Nível I" refere-se a crianças com pequenas limitações, enquanto limitações funcionais graves são geralmente encontradas nos níveis IV e V.[64,65]
Desempenho de mobilidade funcional	Escala de Mobilidade Funcional (FMS)	Paralisia cerebral, mielomeningocele, traumatismo cranioencefálico 4 a 18 anos	Identifica a mobilidade da criança em diferentes ambientes como casa, escola e comunidade, considerando atividade e participação. Ela avalia a variedade de equipamentos de auxílio que uma criança pode utilizar e documenta mudanças ao longo do tempo. A escala classifica a habilidade de locomoção em três distâncias: 5, 50 e 500 metros.[66-68]

Continua...

Quadro 3.7. Instrumentos de avaliação e diagnóstico funcional infantil – continuação

Funcionalidade			
Atividades e participação			
Domínios	**Testes e avaliações**	**Perfil da população**	**Descrição dos testes**
Desempenho de participação	Medida de Participação e do Contexto (PEM-CY)	Crianças e jovens 5 a 17 anos	Através da percepção dos pais/responsáveis avalia a participação e os fatores ambientais em três contextos: casa, escola e comunidade. No aspecto de participação, são consideradas as atividades típicas que as crianças geralmente realizam nesses ambientes. Quanto ao ambiente, são avaliadas as características presentes na casa, escola ou comunidade que influenciam essa participação, sendo classificadas como barreiras ou facilitadores.[69]
Desempenho funcional de membro superior	Questionário da Experiência da Criança no uso da mão (CHEQ)	Paralisia cerebral unilateral; Paralisia braquial obstétrica e outras deficiências relacionadas a malformações na extremidade superior 3 a 8 anos. 6 a 18 anos	Avalia a experiência de crianças no uso da mão afetada em atividades que geralmente requerem o uso das duas mãos. Utiliza questões sobre atividades apresentadas de forma aleatória para identificar: o uso da mão afetada; o tempo gasto em relação aos colegas para realizar as atividades e a experiência de desconforto ou dificuldade enquanto realiza essas atividades.[70-72]
Desempenho de atividades diárias, mobilidade, social, cognitivo responsabilidade e participação	Inventário de Avaliação Pediátrica de Incapacidade –Testagem Computadorizada Adaptativa - Versão Brasileira Adaptada (PEDI-CAT)	Crianças com qualquer diagnóstico, em qualquer condição ou cenário Zero a 21 anos	É composto por um conjunto de itens que abrangem 276 atividades funcionais adquiridas ao longo da infância, adolescência ou na vida jovem adulta (0-7, 8-14 e 15-21 anos). Com base no modelo da CIF, fornece informações sobre atividade e participação, mensurando função em quatro domínios: Atividades Diárias; Mobilidade; Social/Cognitivo e Responsabilidade. Sua aplicação requer um computador com o programa instalado e pode ser respondido pelos pais/cuidadores ou na presença de um profissional da saúde. É amplamente utilizado internacionalmente na prática clínica e em pesquisas.[73-75]

Continua...

Quadro 3.7. Instrumentos de avaliação e diagnóstico funcional infantil – continuação

Funcionalidade			
Atividades e participação			
Domínios	**Testes e avaliações**	**Perfil da população**	**Descrição dos testes**
Capacidade de mobilidade	*General Movements Assessment* (GMA)	Lactentes com risco para déficits neuromotores, principalmente adetecção de Paralisia Cerebral Recém-nascido pré-termo até 5 meses	Identifica disfunção neurológica temporária ou permanente através da observação dos movimentos generalizados (GMs) descritos por Prechtl. Estes movimentos são observáveis em lactentes, com o *Writhing* GM ocorrendo até 9 semanas de idade cronológica e os *Fidgety* GM até 20 semanas pós-termo. Os GMs normais apresentam complexidade e variabilidade, não sendo eliciados por estímulos externos, enquanto os movimentos anormais tornam-se monótonos e pobres, perdendo sua característica complexa. O GMA classifica os movimentos em "normal"; "pobre repertório"; "câimbra sincronizada" e "caótico", avaliando amplitude, velocidade e intensidade. Esta avaliação é rápida, não invasiva e econômica, com sensibilidade e especificidade de 95% em comparação a outras técnicas, permitindo identificar bebês que necessitam de intervenção precoce devido a anormalidades neurológicas.[76–,77]
Capacidade de mobilidade	Teste de Desempenho Motor Infantil (TIMP)	Bebês com riscos de atraso no desenvolvimento motor Recém-nascidos entre 34 semanas pós concepção até 4 meses de idade corrigida	Composto por 42 itens (versão 5), organizados em 2 subtestes. O primeiro subteste é formado por 13 itens observados, que avaliam o comportamento espontâneo do bebê e são pontuados de forma dicotômica (presente/ausente). O segundo subteste inclui 29 itens eliciados, que avaliam as respostas auditivas e visuais, bem como o controle postural do bebê. Esses itens são pontuados de 0 a 6, de acordo com os níveis hierárquicos de dificuldade.[78]

Continua...

Quadro 3.7. Instrumentos de avaliação e diagnóstico funcional infantil – continuação

Funcionalidade			
Atividades e participação			
Domínios	**Testes e avaliações**	**Perfil da população**	**Descrição dos testes**
Capacidade de mobilidade	Escala Motora Infantil de Alberta (EMIA)	Crianças com habilidades motoras imaturas, com padrões anormais de desenvolvimento sugestivos de distúrbio motor, como na síndrome de Down ou na paralisia cerebral Zero a 18 meses	Avalia a motricidade grossa de crianças a termo e pré-termo até a aquisição da marcha independente de forma observacional, com mínimo de manuseio pelo avaliador. A criança deve ser encorajada a demonstrar suas habilidades espontaneamente. O teste segue a sequência do desenvolvimento motor e o controle da musculatura antigravitacional em quatro posições: prono (21 itens), supino (9 itens), sentado (12 itens) e em pé (16 itens). Considera-se também o ambiente da testagem, a posição gravitacional da criança e a tarefa durante a avaliação. A pontuação final deve ser transferida para um gráfico correspondente à idade da criança, identificando o percentil alcançado. A classificação é a seguinte: atraso motor: < 5%; suspeita de atraso: entre 5% e 25%; Normal: > 25%.[79]
Capacidade de mobilidade	Avaliação Neurológica Infantil de Hammersmith (HINE)	Crianças típicas, prematuras e paralisia cerebral 2 a 24 meses	Identifica crianças com risco de Paralisia Cerebral e fornece informações adicionais sobre o tipo e a gravidade da condição. É composta por 37 itens, distribuídos em 3 seções: (1) 26 itens neurológicos, que consideram a função dos nervos cranianos, postura, movimentos, tônus, reflexos e reações, além de assimetrias corporais; (2) 8 itens de função motora; e (3) 3 itens de análise comportamental. As seções 2 e 3 contêm informações adicionais observáveis complementares. Cada item é pontuado individualmente, de 0 a 3. A pontuação global pode variar de um mínimo de 0 a um máximo de 78. O HINE é de fácil aplicação e pode ser concluído em 5 a 10 minutos.[80,81]

Continua...

Quadro 3.7. Instrumentos de avaliação e diagnóstico funcional infantil – continuação

Funcionalidade			
Atividades e participação			
Domínios	**Testes e avaliações**	**Perfil da população**	**Descrição dos testes**
Capacidade de mobilidade	Medida da Função Motora Grossa (GMFM 88 e 66)	GMFM – 88 Crianças com paralisia cerebral e síndrome de Down. GMFM-66 – Crianças com paralisia cerebral 5 meses a 16 anos	Avalia quantitativamente a realização de tarefas motoras. É apresentado em duas versões: GMFM-88, que contém 88 itens e contempla atividades em 5 dimensões (deitar e rolar; sentar-se; ajoelhar e engatinhar; ficar de pé; andar, correr e pular) e GMFM-66, uma versão mais curta com 66 itens, que dá maior ênfase às atividades mais avançadas, como sentar-se, ajoelhar, engatinhar, ficar de pé, andar, correr e pular. Inclui dois tipos de itens: dinâmicos (mobilidade da criança) e estáticos (permanência de uma postura por um tempo determinado). Todos os itens são pontuados em uma escala de 0 a 3, em que maiores valores indicam melhor função motora grossa. Este instrumento é utilizado em pesquisas e na prática clínica em diferentes países.[82-84]
Capacidade de mobilidade	Medida da Função Motora (MFM)	Crianças, adolescentes e adultos com doenças neuromusculares	Avalia quantitativamente as funções motoras em doenças neuromusculares. É composto por 32 itens, estáticos e dinâmicos, divididos em 3 dimensões: (1) posição em pé e transferências; (2) função motora axial e proximal; (3) função motora distal. Cada item é pontuado em escores de 0 a 3. Na presença de limitação articular ou retração tendínea, a graduação é feita como se não houvesse força adequada para a realização do movimento. A pontuação total e parcial das dimensões é expressa em porcentagens, tendo como referência o escore máximo de 96 pontos.[85]

Continua...

Quadro 3.7. Instrumentos de avaliação e diagnóstico funcional infantil – continuação

Fatores contextuais			
Fatores ambientais			
Domínios	**Testes e avaliações**	**Perfil da população**	**Descrição dos testes**
Amplitude de movimento	Escala de Beighton	Crianças a partir de 6 anos de idade	Consiste na realização de 5 manobras combinadas com a goniometria. Quatro dessas manobras são bilaterais, totalizando 9 pontos. Considera-se a presença de hipermobilidade quando a criança alcança 5 pontos ou mais: ▪ Dorsiflexão passiva da quinta articulação metacarpofalangiana. ▪ Posição passiva do primeiro dedo em direção ao antebraço. ▪ Hiperextensão do antebraço. ▪ Hiperextensão do joelho. ▪ Flexão do tronco com os joelhos estendidos.[86]
	Testes ortopédicos	Crianças com alterações neuromotoras	A aplicação de testes ortopédicos contribui para investigar a presença de espasticidade e/ou encurtamento muscular, que podem interferir no alinhamento biomecânico em diversas posturas, resultando em alterações funcionais. Para esses testes, podem-se utilizar goniômetros e exames manuais. Os principais testes realizados pelo fisioterapeuta são:[87] ▪ Teste de Thomas: Avalia os músculos flexores do quadril. ▪ Abdução dos quadris: avalia os músculos adutores do quadril. ▪ Teste de Ober: avalia o músculo tensor da fáscia lata. ▪ Ângulo poplíteo: avalia os músculos isquiotibiais. ▪ Teste de Silverskiöld: avalia os músculos sóleo e gastrocnêmio. ▪ Teste de Ely-Duncan: avalia o músculo reto-femoral. ▪ Ângulo coxa-pé: avalia a torção tibial. ▪ Teste de Galeazzi: avalia a diferença de comprimento dos membros inferiores e/ou a luxação de quadril

Continua...

Quadro 3.7. Instrumentos de avaliação e diagnóstico funcional infantil – continuação

Fatores contextuais			
Fatores ambientais			
Domínios	**Testes e avaliações**	**Perfil da população**	**Descrição dos testes**
Reflexos	Reflexos primários	Recém-nascidos e lactentes	Presentes desde a vida intrauterina, esses reflexos são observados no recém-nascido, demonstrando a integridade do SNC e podendo evidenciar alterações, como ausência de resposta, respostas exacerbadas ou assimétricas. Esses reflexos costumam estar presentes durante os primeiros 6 meses de vida, com alguns se integrando por volta dos 2 meses. Os principais reflexos a serem pesquisados são: olhos de boneca; reflexo de busca e sucção; reflexo de Moro; reflexo tonicocervical; preensão palmar e plantar; reflexo de marcha e apoio plantar; cutaneoplantar; reflexo de colocação plantar; extensão cruzada; reflexo de Galant; reflexo de fuga à asfixia e propulsão dos membros inferiores.[88]
Equilíbrio	Reações posturais	Lactentes	Essas reações são compostas por retificação, proteção e equilíbrio. Fazem parte do mecanismo de controle postural e devem ser observadas durante o processo de maturação neurológica do lactente e da criança. As principais reações são: labiríntica, óptica, cervical de retificação, corporal de retificação, equilíbrio e de proteção.[88]
	Escala de Equilíbrio Pediátrica (EEP)	5 a 15 anos A versão americana é validada em crianças com disfunções motoras de leve a moderada.[89]. No Brasil foi validada apenas para paralisia cerebral nível I e II do GMFCS.[90]	É composta por 14 itens que envolvem equilíbrio estático e dinâmico. Cada item pode ser pontuado de 0 a 4 pontos, com uma pontuação máxima de 56 pontos. Quanto maior o escore, melhor o equilíbrio. É importante ressaltar que a EEP também contempla itens de atividade.

Continua...

Quadro 3.7. Instrumentos de avaliação e diagnóstico funcional infantil – continuação

Fatores contextuais			
Fatores ambientais			
Domínios	**Testes e avaliações**	**Perfil da população**	**Descrição dos testes**
Equilíbrio	Avaliação Segmentar do Controle de Tronco (SATCo)	Crianças com distúrbios do movimento. A versão brasileira foi testada em crianças com paralisia cerebral nível I a V do GMFCS	Mede o grau de controle do tronco, considerando os componentes necessários para manter uma posição sentada com equilíbrio estático, ativo e reativo. Permite uma análise detalhada e específica do nível de dificuldade no controle do tronco, abrangendo o controle cervical, torácico superior, torácico médio, torácico inferior, lombar superior, lombar inferior. Além disso, avalia o controle do tronco sem apoio, para medir o controle total.[91,92]
	Early Clinical Assessment of Balance (ECAB)	1 ano e meio a 5 anos Paralisia cerebral de todos os níveis do GMFCS	Apresenta 2 partes: a Parte I avalia a estabilidade postural da cabeça e tronco, enquanto a Parte II avalia a estabilidade na postura sentada e em pé. Para crianças classificadas nos níveis III a V do GMFCS, a administração do teste deve começar pela Parte I. Já para crianças classificadas nos níveis I e II, é possível iniciar diretamente na Parte II.[93]
Padrão de marcha	*Physician Rating Scale* (PRS)	Paralisia cerebral	É uma escala observacional quantitativa que sistematiza a análise da marcha através de filmagens em foco anteroposterior e lateral, enquanto a criança deambula por uma distância de 6 metros. Esta escala atribui uma pontuação máxima de 18 pontos, distribuídos em 6 subescalas que avaliam o posicionamento do joelho no apoio médio, o contato inicial do pé, o contato do pé no apoio médio, o tempo de levantamento do calcanhar, a base de suporte e dispositivos que auxiliam a marcha.[94]

Continua...

Quadro 3.7. Instrumentos de avaliação e diagnóstico funcional infantil – continuação

Fatores contextuais			
Fatores ambientais			
Domínios	**Testes e avaliações**	**Perfil da população**	**Descrição dos testes**
Padrão de marcha	Escala Observacional da Marcha	Paralisia cerebral	Avalia qualitativamente os movimentos articulares do tornozelo/pé, joelho, quadril e pelve durante as diferentes fases da marcha, utilizando filmagens anteroposterior e lateral da criança enquanto deambula. São observados 24 itens específicos para essa avaliação.[95]

Avaliação e diagnóstico funcional do adulto

A avaliação fisioterapêutica neurofuncional do adulto guia o profissional na prática clínica desde a elaboração do diagnóstico neurofuncional até o prognóstico e a seleção de procedimentos específicos de intervenção.[96,97] Existem diversos instrumentos de medida desenvolvidos para analisar **Estruturas** e **Funções corporais**, bem como **Atividade** e **Participação** em diferentes condições que causam ***disfunções, limitações*** de **Atividade** e ***restrições*** de **Participação**, como acidente vascular encefálico, parkinsonismos, ataxias, lesões medulares, esclerose múltipla, neuropatias periféricas e doenças neuromusculares, que podem acometer as pessoas ao longo do ciclo da vida, comumente na fase adulta. No entanto, surge a questão sobre a utilização de meios/instrumentos de avaliação focados em condições específicas de doenças e suas disfunções em vez de uma abordagem geral, como proposto pela CIF.[4,5]

A escolha dos instrumentos de avaliação e a frequência de aplicação devem considerar a etiologia, sintomatologia, gravidade e diferentes trajetórias de recuperação apresentadas pelos pacientes.[98]

Para complementar a avaliação discutida na seção "Avaliação e diagnóstico funcional em todos os ciclos da vida", podem ser aplicados os instrumentos listados no Quadro 3.8, baseados nos classificadores recomendados pela OMS para *core sets* específicos de condições neurológicas.[99-101]

Quadro 3.8. Instrumentos de avaliação e diagnóstico funcional do adulto

Fatores contextuais			
Fatores ambientais			
Domínios	**Testes e avaliações**	**Perfil da população**	**Descrição dos testes**
Ambiente natural e tecnologias, serviços, sistemas, família	Técnica de avaliação e relato da deficiência de Craig *(CHART)*	Adultos e idosos	Examina o nível de envolvimento funcional do indivíduo em 6 domínios: independência física, independência cognitiva, mobilidade, ocupação, integração social e autossuficiência econômica. Quanto maior o nível de participação em cada critério, maior a pontuação atribuída, permitindo um máximo de 600 pontos. Existe uma versão abreviada deste instrumento, conhecida como *CHART Short Form*, composta por 19 itens.[102]
Funcionalidade			
Atividades e participação			
Domínios	**Testes e avaliações**	**Perfil da população**	**Descrição dos testes**
Mobilidade	Índice Dinâmico de Marcha *(Dymanic Gait Index-DGI)*	Adultos e idosos	O teste é utilizado para avaliar a capacidade funcional da marcha e inclui 8 tarefas que permitem analisá-la em diferentes desafios e contextos sensoriais. Estes incluem superfícies planas, mudanças na velocidade, movimentos horizontais e verticais da cabeça, presença de obstáculos, giros, além de subir e descer escadas. O teste não apenas avalia o equilíbrio do paciente, mas também permite inferir o risco de quedas.[103]
	Escala de Equilíbrio de Berg *(Berg)*	Adultos e idosos	Disponível no Quadro 3.9 da avaliação do idoso.
	Teste de Sentar-se e Levantar em 30 segundos (*TSL)*	Adultos e idosos	O teste consiste em contar quantos movimentos completos de levantar e sentar o paciente consegue realizar dentro de 30 segundos. Para isso, uma cadeira sem apoio de braços é utilizada: o sujeito inicia o teste sentado e é instruído a realizar o movimento com os braços cruzados, com o mínimo de auxílio possível. Além de avaliar as atividades de sentar-se e levantar-se, este teste é uma ferramenta para inferir a força dos membros inferiores.[104,105]

Continua...

Quadro 3.8. Instrumentos de avaliação e diagnóstico funcional do adulto – continuação

Funcionalidade			
Atividades e participação			
Domínios	**Testes e avaliações**	**Perfil da população**	**Descrição dos testes**
Atividades de vida diária	Índice de Barthel	Adultos e idosos	Avalia a capacidade de autocuidado e mobilidade de pacientes com distúrbios musculoesqueléticos ou neuromusculares. São analisados 10 itens da AVDs (como banho, alimentação e transferências), além de quantificar a assistência necessária para realizar as atividades.[106]
	Índice de Katz para independência de vida diária	Adultos e idosos	Avalia o estado funcional medindo a capacidade do indivíduo em realizar atividades de vida diária de forma independente. Composto por 6 itens que seguem uma ordem de complexidade semelhante ao desenvolvimento motor, incluindo alimentação, controle de esfíncteres, transferência, higiene pessoal, capacidade para se vestir e tomar banho. No Brasil, esses itens são utilizados para determinar se o paciente é elegível para cuidados domiciliares.[107]
	Medida de Independência Funcional (MIF)	Adultos e idosos	É um instrumento multidimensional que avalia o desempenho da pessoa nos domínios motor e cognitivo/social em vários aspectos da vida diária. Os domínios incluem alimentação, higiene pessoal, banho, vestir metade superior do corpo, vestir metade inferior do corpo, uso de vaso sanitário, controle da urina, controle das fezes, transferências para leito, cadeira e cadeira de rodas, transferência para vaso sanitário, transferências para banheira ou chuveiro, locomoção, locomoção em escadas, compreensão, expressão, interação social, resolução de problemas e memória. A pontuação varia de 1 (dependência total) a 7 (independência total) para cada item. No total da escala, uma pessoa sem qualquer deficiência alcança o escore máximo de 126 pontos, enquanto aquela com dependência total obtém 18 pontos.[108]

Continua...

Quadro 3.8. Instrumentos de avaliação e diagnóstico funcional do adulto – continuação

Funcionalidade			
Atividades e participação			
Domínios	**Testes e avaliações**	**Perfil da população**	**Descrição dos testes**
Atividades de vida diária	Short Form 36 (SF-36)	Adultos e idosos	É uma medida genérica da qualidade de vida do indivíduo relacionada ao seu estado de saúde. Consiste em 36 itens divididos em 8 subescalas. O questionário pede que o sujeito responda com base nas experiências das últimas 4 semanas.[109]
Estrutura e funções do corpo			
Domínios	**Testes e avaliações**	**Perfil da população**	**Descrição dos testes**
Funções mentais	Montreal Cognitive Assessment (MoCA)	Adultos e idosos	Disponível no Quadro 3.9 da avaliação do idoso.
	Miniexame de Estado Mental *(MEEM)*	Adultos e idosos	Disponível no Quadro 3.9 da avaliação do idoso.
Funções musculares e relacionadas com o movimento	Lower-extremity Motor Coordenation Test (Lemocot Test)	Adultos	É um teste utilizado para avaliar quantitativamente a coordenação motora dos membros inferiores. Realiza-se na posição sentada, em uma cadeira ajustável à altura, com o indivíduo descalço. Uma plataforma contendo 2 círculos vermelhos separados por 30 cm é colocada no chão à frente do participante. Durante 20 segundos, o indivíduo deve tocar o alternadamente com o hálux em cada círculo. A instrução dada é para executar o teste de maneira rápida e precisa, sem comprometer o desempenho. O escore é determinado pelo número de acertos, e o ideal é considerar a média de 3 repetições. Existem valores de referência que levam em conta a idade e o sexo do indivíduo.[110]

Continua...

Quadro 3.8. Instrumentos de avaliação e diagnóstico funcional do adulto – continuação

Estrutura e funções do corpo			
Domínios	**Testes e avaliações**	**Perfil da população**	**Descrição dos testes**
Funções da sensibilidade e dor	Padrões internacionais para classificação neurológica da lesão medular – Escala *ASIA (American Spinal Injury Association)*	Crianças a partir de seis anos, adolescentes, adultos e idosos	A Escala de Classificação Neurológica da Associação Americana de Lesão Medular (ASIA) é uma ferramenta utilizada para avaliar o nível neurológico, sensorial e motor de pacientes após lesão medular, além de determinar se a lesão é completa ou não. A classificação varia de ASIA A a E: ASIA A indica lesão medular completa, com ausência de função motora e sensorial nos segmentos sacrais de S4-5; ASIA B indica lesão motora completa com sensibilidade preservada; ASIA C indica lesão sensitiva e motora incompletas, com força residual inferior a 3; ASIA D indica lesão incompleta com função motora preservada abaixo do nível da lesão; e ASIA E indica função sensorial e motora preservada. Durante a avaliação sensorial e motora, o avaliador palpa os dermátomos em todos os níveis espinhais para sensibilidade dolorosa e tátil, e avalia a força dos músculos-chave em todos os miótomos. Também verifica a função genituinária (sensorial e motora), incluindo os esfíncteres vesical e anal. Embora seja uma escala destinada à avaliação de lesões medulares, essa ferramenta pode ser útil na investigação mais ampla de lesões nervosas periféricas.[111,112]

Avaliação e diagnóstico funcional da pessoa idosa

A Avaliação Geriátrica Ampla (AGA) foca na avaliação de diferentes domínios (cognitivo, emocional, físico, familiar etc.) centrada na pessoa idosa, com ênfase na **funcionalidade** e qualidade de vida. Considerada padrão-ouro em gerontologia, diferencia-se do atendimento clínico habitual por priorizar o estado funcional e a qualidade de vida, utilizando instrumentos de rastreamento como testes, índices e escalas.[113] Isso facilita a comunicação entre profissionais de saúde e permite observar a evolução do paciente ao longo do tempo.[114]

Desenvolvida para determinar ***deficiências, incapacidades*** e ***desvantagens*** dos idosos,[115] a AGA segue a evolução histórica da CIF.[116] Ambas, CIF e AGA, concentram-se na **Funcionalidade**,[116,117] destacando a relação entre estruturas do corpo, desempenho em **Atividades** e **Participação** social.[115,116] Assim, podem ser utilizadas como base para avaliação multidimensional da pessoa idosa[117] em diversas situações, incluindo limitações funcionais decorrentes de problemas neurológicos.

Para complementar a avaliação discutida na seção "Avaliação e diagnóstico funcional em todos os ciclos da vida", podem ser aplicados alguns testes comumente utilizados na avaliação da pessoa idosa, conforme descrito no Quadro 3.9.

Quadro 3.9. Instrumentos de avaliação e diagnóstico funcional da pessoa idosa

Fatores contextuais			
Fatores ambientais			
Domínio	**Testes e avaliações**	**Perfil da população**	**Descrição dos testes**
Ambiental	Escala ambiental de risco de quedas	Idosos	Contém questões abordando a segurança de áreas de locomoção, disposição da mobília, iluminação, disponibilidade e acesso aos objetos nos seguintes locais: quarto de dormir, banheiro, cozinha, escada e sala. Quanto maior o escore total do teste, maior o risco de quedas.[118]
	Escala de mobilidade ativa no ambiente comunitário (Neighborhood Environment Walkability Scale – A-NEWS)		O questionário é autorrelatado e inclui questões sobre densidade residencial (diferentes tipos de residências na vizinhança), diversidade ambiental (percepção de distância, neste caso, o tempo de caminhada entre sua casa e o comércio e outras facilidades), percepção de acesso (acesso a locais públicos), características das ruas, facilidades para caminhar e andar de bicicleta, arredores da vizinhança e, por fim, segurança em relação ao trânsito e crimes.[119,120]

Continua...

Quadro 3.9. Instrumentos de avaliação e diagnóstico funcional da pessoa idosa – continuação

Funcionalidade			
Atividades e participação			
Domínio	**Testes e avaliações**	**Perfil da população**	**Descrição dos testes**
Mobilidade	*Short Physical Performance Battery* – SPPB	Idosos	Avalia a função de membros inferiores, composta pelos seguintes testes: equilíbrio (pés juntos, semi tandem e tandem), marcha (teste cronometrado de caminhar 3 ou 4 metros em ritmo habitual) e força dos membros inferiores (teste cronometrado de levantar-se da cadeira 5 vezes consecutivas sem o uso das mãos). O escore varia de 0 (dependente) a 12 (bom desempenho).[121,122]
	Escala de Tinetti (*Performance Oriented Mobility Assessment*- POMA – Brasil)		A escala é composta por 22 tarefas representativas das atividades de vida diária, sendo 13 relacionadas à avaliação do equilíbrio e as outras 9 à avaliação da marcha. As Avaliações do Equilíbrio e da Marcha Orientada totalizam, no máximo, 39 e 18 pontos, respectivamente. Sendo assim, a pontuação máxima é de 57 pontos na soma das escalas. Quanto menor a pontuação pior é o equilíbrio da pessoa avaliada.[123]
	Índice Dinâmico de Marcha *(Dymanic Gait Index-DGI)*	Adultos e idosos	Disponível no Quadro 3.8 da avaliação do adulto.
Atividades de vida diária	Índice de Lawton-Brody	Adultos e idosos	Avalia 7 atividades instrumentais: usar o telefone, locomoção com meios de transporte, fazer compras, realizar trabalhos domésticos, preparo de refeições, uso de medicação e administração das finanças. Esta avaliação é feita por meio de perguntas direcionadas ao idoso. A pontuação de cada item varia entre 1 (dependência total) e 3 (independência), resultando em uma pontuação total que varia de 7 a 21. Quanto maior a pontuação, maior será a sua independência do idoso em atividades instrumentais de vida diária.[124]
Funcionalidade			

Continua...

Quadro 3.9. Instrumentos de avaliação e diagnóstico funcional da pessoa idosa – continuação

Atividades e participação			
Domínio	**Testes e avaliações**	**Perfil da população**	**Descrição dos testes**
Atividades de vida diária	Índice de Barthel		Disponível no Quadro 3.8 da avaliação do adulto.
	Índice de Katz para independência de vida diária		Disponível no Quadro 3.8 da avaliação do adulto.
	Medida de Independência Funcional (MIF)		Disponível no Quadro 3.8 da avaliação do adulto.
	Questionário de Atividades Funcionais de Pfeffer (*Functional Activities Questionnaire* – FAQ)	Idosos com risco ou suspeita de *déficit* cognitivo	Contém 10 questões gerais sobre as atividades instrumentais de vida diária, como controlar as próprias finanças, fazer compras, esquentar água e apagar o fogo, preparar refeições, aplicadas ao acompanhante (cuidador ou familiar). A pontuação da FAQ varia de 0 a 30, sendo que, quanto menor a pontuação obtida pelo indivíduo, maior a sua independência e autonomia. Pontuações a partir de 5 apresentam boa sensibilidade e especificidade para o diagnóstico de alterações cognitivas com declínio funcional.[125]
	Direct Assessment of *Functional Status (DAFS) – revised*		Avalia o desempenho com base em simulações das atividades básicas e instrumentais da vida diária de pessoas idosas. A DAFS-R é uma versão abreviada que avalia 7 domínios diferentes de habilidades funcionais. A pontuação total varia de 0 a 105, sendo que, quanto maior a pontuação, melhor o desempenho. Os domínios avaliados são: orientação temporal (16 pontos); habilidades necessárias para a comunicação (14 pontos); lidar com as finanças (32 pontos); habilidades de compra (20 pontos); habilidades necessárias para se arrumar/vestir (13 pontos) e comer (10 pontos).[126]

Continua...

Quadro 3.9. Instrumentos de avaliação e diagnóstico funcional da pessoa idosa – continuação

Funções do corpo			
Domínio	**Testes e avaliações**	**Perfil da população**	**Descrição dos testes**
Equilíbrio	Escala de Equilíbrio de Berg	Adultos e idosos	Avalia o desempenho do equilíbrio funcional com base em 14 itens comuns à vida diária. A pontuação máxima que pode ser alcançada é 56, e cada item possui uma escala ordinal de 5 alternativas que variam de 0 a 4 pontos.[127]
Cognitivo	Miniexame do Estado Mental – MEEM	Adultos e idosos com risco ou suspeita de *déficit* cognitivo	É um dos testes de rastreio cognitivo mais conhecido na literatura nacional e internacional, que avalia orientação, memória imediata e de evocação, concentração, cálculo, linguagem e domínio espacial. A pontuação varia de zero (pior desempenho) a 30 pontos (melhor desempenho).[123] Em 2010, foi apresentada uma segunda versão do teste,[129] entretanto, muitos profissionais ainda utilizam da versão original, uma vez que a versão mais recente não tem acesso aberto e gratuito até o momento.
	Montreal Cognitive Assessment – MOCA		É um instrumento de rastreio cognitivo breve, que avalia diferentes domínios cognitivos: função executiva; capacidade visuoespacial; memória; atenção, concentração e memória de trabalho; linguagem; e orientação temporal e espacial. Assim como o MEEM, a pontuação máxima é de 30 pontos. Este teste demonstrou boa sensibilidade para detectar comprometimento cognitivo leve na população idosa.[130,131]
	Teste de Fluência verbal – TFV		É um teste de rastreio cognitivo que avalia a memória semântica e a função executiva. Neste teste, é solicitado que a pessoa idosa fale, em um minuto, o máximo de palavras referente à categoria solicitada. São várias as categorias possíveis, tais como palavras com uma determinada letra, meios de transporte etc. A versão mais conhecida e mais utilizada é o TFV com categoria animais.[132]

Continua...

Quadro 3.9. Instrumentos de avaliação e diagnóstico funcional da pessoa idosa – continuação

Funções do corpo			
Domínio	**Testes e avaliações**	**Perfil da população**	**Descrição dos testes**
Cognitivo	*Confusion Assessment Method* (CAM)	Adultos e idosos com risco ou suspeita de quadro de *delirium*	Trata-se de um instrumento válido e confiável para a avaliação do *delirium* em idosos, com o objetivo de auxiliar não psiquiatras na identificação de casos desta condição comum na população idosa. O diagnóstico de *delirium* pela CAM requer a presença de início agudo/curso flutuante, desatenção e pensamento desorganizado ou alteração do nível de consciência.[133]
Emocional	Escala de depressão geriátrica – EDG-15	Idosos	Avalia sintomas depressivos. A versão mais utilizada possui 15 questões, com respostas "sim" ou "não" para questões relacionadas a como a pessoa vem se sentindo recentemente. Pontuações a partir de 6 indicam a presença de sintomas depressivos.[134,135]

Considerações finais

O processo de avaliação é contínuo e dinâmico. Sua periodicidade, tipos de testes, bem como o momento apropriado para ser realizado, devem levar em conta as particularidades de cada paciente. Justamente por ser um processo dinâmico, a avaliação conduz o profissional a levantar hipóteses para a elaboração do planejamento fisioterapêutico. Para isso, podemos utilizar o Método SMART, a Escala de Aproximação de Objetivos (GAS – *Goal Attainment Scaling*) e os princípios dos 4Ps.

O método SMART é um acrônimo da língua inglesa, e essas cinco letras têm um valor importante dentro do estabelecimento de objetivos fisioterapêuticos: S – *Specific* (Específico), M – *Measurable* (Mensurável), A – *Achievable* (Alcançável), R – *Relevant* (Relevante/realista), T – *Timed-based* (temporariamente definido a curto, médio e longo prazo).[136]

A GAS serve para mensurar as metas por meio de uma escala de desempenho que varia de: –2 (muito menos do que o resultado esperado); –1 (menos que o resultado esperado); 0 (resultado esperado após a intervenção); +1 (mais do que o resultado esperado); +2 (muito mais do que o resultado esperado). O desempenho –2 representa o nível atual de desempenho do paciente avaliado, enquanto o desempenho 0 representa o alcance da meta elaborada. A pontuação +1 e +2 indicam que a meta foi alcançada além do esperado.[137]

O princípio dos 4 Ps é baseado em: (1) *Prevenção*: primária, secundária e terciária; (2) *Predição*: de acordo com as disfunções específicas apresentadas na avaliação, há indícios de prognóstico que podem auxiliar na elaboração do plano de tratamento adequado; (3) *Plasticidade*: considera o volume e a intensidade de prática de exercícios e tarefas funcionais, de interesse do paciente, para o melhor desenvolvimento da neuroplasticidade; (4) ***Participação:*** como foco central de toda a intervenção.[138]

Desde a avaliação até o processo de intervenção, é possível compreender o quanto a **Participação** é um fator importante para a promoção da **Funcionalidade**. Assim, a experiência clínica do profissional, o conhecimento sobre a história dos pacientes, os recursos dos cuidados de saúde, as preferências e valores dos pacientes, aliado às evidências científicas, são essenciais para a tomada de decisão clínica. Com avaliação contínua dos resultados alcançados durante todo o processo de tratamento espera-se oferecer o melhor cuidado aos pacientes em todos os ciclos da vida, seguindo os princípios da prática baseada em evidências.[139]

Referências

1. Gladman JR. The International Classification of Functioning, Disability and Health and its value to rehabilitation and geriatric medicine. J Chin Med Assoc. 2008 Jun;71(6):275-8.
2. COFFITO (2011). Política Nacional de Saúde Funcional. Acessado em 26/11/2021. Dispo-nível em: http://www.crefito8.org.br/site/servicos/pnsf_07_01_12.pdf
3. Farias NB, Cassia MA. Classificação Internacional de Funcionalidade, Incapacidade e Saúde da Organização Mundial da Saúde: conceitos, usos e perspectivas. Revista Brasileira de Epidemiologia [online]. 2005;8(2):187-93.
4. OMS. Organização Mundial da Saúde. CIF: Classificação Internacional de Funcionalidade, Incapacidade e Saúde [Centro Colaborador da Organização Mundial da Saúde para a Família de Classificações Internacionais, org.; coordenação da tradução Cassia Maria Bu-challa]. São Paulo: Editora da Universidade de São Paulo – EDUSP; 2003.
5. WHO. World Health Organization. A Practical Manual for using the International Classifi-cation of Functioning, Disability and Health (ICF). Acessado em 26/11/2021. Disponível em: https://cdn.who.int/media/docs/default-sour-ce/classification/icf/drafticfpracticalmanual2.pdf?sfvrsn=8a214b01_4&download=true
6. Borg J. The Participation Pyramid: a response to "Reconsideration ICF scheme" by Heer-kens et al. 2017. Disabil Rehabil. 2018 Jan;40(1):123-124.
7. Heerkens YF, de Weerd M, Huber M, et al. Reconsideration ICF scheme. Disabil Rehabil. 2018 Jan;40(1):121-2.

8. Shumway-Cook A, Woollacott M. Controle Motor: Teoria e Aplicações Práticas. 3. ed. São Paulo: Manole; 2010.
9. OMS. Organização Mundial da Saúde. Measuring Health and Disability: Manual for WHO Disability Assessment Schedule (WHODAS 2.0) © Organização Mundial da Saúde 2010. Acessado em: 09/02/2022. Disponível em: https://apps.who.int/iris/bitstream/handle/10665/43974/9788562599514_por.pdf;jsessionid=79A0B83F282EB549A2600548FCA79763?sequence=19
10. Bickenbach J, Cieza A, Selb M, Stucki G (Eds.) Hogrefe, Göttingen 2020. ICF CORE SETS Manual for Clinical Practice. Acessado em 26/11/2021. Disponível em: https://www.icf-core-sets.org/
11. Moore JL, Raad J, Ehrlich-Jones L, Heinemann AW. Development and use of a knowledge translation tool: the rehabilitation measures database. Arch Phys Med Rehabil. 2014;95(1):197-202.
12. Duarte YAO. Família: rede de suporte ou fator estressor. A ótica de idosos e cuidadores familiares [Tese de doutorado]. São Paulo (SP): Universidade de São Paulo; 2001.
13. Ministério da Saúde (Brasil). Secretaria de Atenção à Saúde. Cadernos de Atenção Básica n. 19 – Envelhecimento e saúde da pessoa idosa. Brasília (DF): MS; 2007.
14. Chapadeiro CA, Andrade HYSO, de Araújo MRN. A família como foco da atenção primária à saúde. Belo Horizonte: Nescon/UFMG; 2011. 100p. : il., 22x27cm. Disponível em: https://ares.unasus.gov.br/acervo/html/ARES/86/1/familia.pdf
15. Barbosa NG, Zanetti A, Souza J. Genograma e ecomapa como estratégias lúdicas de en-sino de enfermagem na Atenção Primária à Saúde. Rev Bras Enferm. 2021;74(3):e20201106.
16. Taub A, Andreoli SB, Bertolucci PH. Dementia caregiver burden: reliability of the Brazilian version of the Zarit caregivers burden interview. Cad de Saude Publica. 2004;20(2):372-6.
17. Hoslsbeeke L, Ketelaar M, Schoemaker MM, Gorter JW. Capacity, capability and perfor-mance: different constructs or three of a kind? Arch Phys Med Rehabil. 2009;90(5):849-55.
18. Podsiadlo D, Richardson S. The timed "Up & Go": a test of basic functional mobility for fra-il elderly persons. J Am Geriatr Soc. 1991;39(2):142-8.
19. Shumway-Cook A, Brauer S, Woollacott M. Predicting the probability for falls in commu-nity-dwelling older adults using theTimed Up & Go Test. Phys Ther. 2000;80(9):896-903.
20. Carey H, Martin H, Combs-Miller S, Heathcock JC. Reliability and Responsiveness of the timed up go test in children with cerebral palsy. Ped Phys Ter.2016;28:401-8.
21. Eng JJ, Chu KS, Dawson AS, Kim CM, Hepburn KE. Functional walk tests in individuals with stroke: relation to perceived exertion and myocardial exertion. Stroke. 2002 Mar;33(3):756-61.

22. Maher CA, Williams MT, Olds TS. The six minute walk test for children with cerebral palsy. International Journal of Rehabilitation Research. 2008;31(2):185-8.

23. Borg GA. Psychophysical bases of perceived exertion. Med Sci Sports Exerc. 1982;14(5):377-81.

24. Cabral LL, Nakamura FY, Stefanello JMF, Pessoa LCV, Smirmaul BPC, Pereira G. Initial Vali-dity and Reliability of the Portuguese Borg Rating of Perceived Exertion 6-20 Scale. Mea-surement in Physical Education and Exercise Science. 2020;24(2):1-12.

25. Crysagis N, Skordilis EK, Koutsoki D. Validity and clinical utilityof functional assessments in children with cerebral palsy. Arch Phys Med Rehabil. 2014;95(2):369-74.

26. Silveira KRM, Matas SLA, Perracini MRA. Avaliação do desempenho dos testes functional reach e lateral reach em amostra populacional brasileira. Braz J Phys Ther. [online]. 2006;10(4):381-6.

27. Maki T et al. Estudo de confiabilidade da aplicação da escala de Fugl-Meyer no Brasil. Braz J Phys Ther. 2006;10(2):177-83.

28. Gladstone DJ, Danells CJ, Black SE. The fugl-meyer assessment of motor recovery after stroke: a critical review of its measurement properties. Neurorehabil Neural Repair. 2002;16(3):232-40.

29. Ferreiro KN, dos Santos RL, Conforto AB. Avaliação das propriedades pscicométricas da versão em português do teste de Jebsen Taylor para adultos com hemiparesia leve. Braz J Phys Ther. 2010;14(5):377-382.

30. Mendes MF et al. Teste de destreza manual da caixa e blocos em indivíduos normais e em pacientes com esclerose múltipla. Arq Neuro-Psiquiatr. 2001;59(4):889-94.

31. Lima KCA, Francisco MM, Freitas PB. Relação entre os desempenhos em diferentes testes frequentemente utilizados na avaliação da função manual. Fisioterapia em Movimento. 2012;25(3):517-24.

32. Bahannon RW, Smith MB. Interrater reliability of a modified Ashworth scale of muscle spasticity. Phys Ther.1987;67(2):206-7.

33. Mehrholz J, Wagner K, Meißner D, Grundmann K, Zange C, Koch R, et al. Reliability of the modified tardieu scale and the modified ashworth scale in adult patients with severe brain injury: A comparison study. Clin Rehabil. 2005 Oct;19(7):751-9.

34. Mehrholz J, Major Y, Meißner D, Sandi-Gahun S, Koch R, Pohl M. The influence of contrac-tures and variation in measurement stretching velocity on the reliability of the Modified Ashworth Scale in patients with severe brain injury. Clin Rehabil. 2005 Jan;19(1):63-72.

35. Flamand VH, Massé-Alarie H, Schneider C. Psychometric evidence of spasticity measure-ment tools in cerebral palsy children and adolescents: a systematic review. J Rehabil Med. 2013 Jan;45(1):14-23.

36. Dyck PJ, Boes CJ, Mulder D, Millikan C, Windebank AJ, Dyck PJ, et al. History of standard scoring, notation, and summation of neuromuscular signs. A current survey and recom-mendation. J Peripher Nerv Syst. 2005;10:158-73.

37. Vanhoutte EK, Faber CG, van Nes SI, et al.; PeriNomS Study Group. Modifying the Medical Research Council grading system through Rasch analyses. Brain. 2012 May;135(Pt 5):1639-49.

38. Mathiowetz V, Kashman N, Volland G, Weber K, Dowe M, Rogers S. Grip and pinch stren-gth: normative data for adults. Arch Phys Med Rehabil. 1985;66(2):69-74.

39. dos santos NA, Pavão SL, Avila, MA, Salvini TF, Rocha NACF. Reliability of isokinetic eva-luation in passive mode for knee flexors and extensors in healthy children. Braz J Phys Ther. 2013;17(2):112-20.

40. Mutarelli EG. Propedêutica neurológica: do sintoma ao diagnóstico. 2. ed. São Paulo: Sar-vier; 2014.

41. Hawker GA, Mian S, Kendzerska T, French M. Measures of adult pain: Visual Analog Scale for Pain (VAS Pain), Numeric Rating Scale for Pain (NRS Pain), McGill Pain Questionnaire (MPQ), Short-Form McGill Pain Questionnaire (SF-MPQ), Chronic Pain Grade Scale (CPGS), Short Form-36 Bodily Pain Scale (SF-36 BPS), and Measure of Intermittent and Constant Osteoarthritis Pain (ICOAP). Arthritis Care Res (Hoboken). 2011 Nov;63 Suppl 11:S240-52. doi: 10.1002/acr.20543. PMID: 22588748.

42. Hicks CL, von Baeyer CL, Spafford P, van Korlaar I, Goodenough B. The Faces Pain Scale – Revised: Toward a common metric in pediatric pain measurement. Pain. 2001;93:173-83.

43. Silva FC, Thuler LCS. Tradução e adaptação transcultural de duas escalas de avaliação da dor em crianças e adolescentes. J Pediatria. 2008;84(4): 344-9.

44. Norkin CC, Write DJ. Medida do movimento articular: Manual de Goniometria. 2. ed. Por-to Alegre: Artes Médicas; 1997.

45. Shumway-Cook A, Horak FB. Assessing the influence of sensory interaction of balance. Suggestion from the field. Phys Ther. 1986 Oct;66(10):1548-50.

46. Crowe TK, Deitz JC, Richardson PK, Atwater SW. Interrater reliability of the Clinical Test of sensory Interaction for Balance. Physical and Occupational Therapy.1990;10:1-27.

47. Wrisley DM, Whitney SL. The effect of foot position on the modified clinical test of sen-sory interaction and balance. Arch Phys Med Rehabil. 2004 Feb;85(2):335-8.

48. Maranhão-Filho PA, et al. Rethinking the neurological examination I: static balance asses-sment. ArqNeuro-Psiquiat. 2011;69(6):954-8.

49. Lefévre AB. Exame neurológico evolutivo do pré-escolar normal. São Paulo: Sarvier; 1972.

50. Malt KB, Samar ME. Avaliação do equilíbrio estático e dinâmico em crianças de 1ª série do ensino fundamental com e sem dificuldades escolares. 2007. 77 f. (Mestrado em Tra-balho de Conclusão de Curso – TCC) – Pontifícia Universidade Católica de São Paulo, São Paulo.

51. Maia AC, Rodrigues-de-Paula F, Magalhães LC, Teixeira RL. Cross-cultural adaptation and analysis of the psychometric properties of the Balance Evaluation

Systems Test and Mini-BESTest in the elderly and individuals with Parkinson's disease: application of the Rasch model. Braz J Phys Ther. 2013;17(3):195-217.

52. Dewar R, Claus Ap, Tucker K, Jonston LM. Reproductibiçity of the balance Evaluation Sys-temTest (BESTest) and the Mini-BEStest in school-aged children. Gait Posture. 2017;55:68-74.

53. Adolph KE, Hoch JE. Motor developmentet: embodied, embedded, enculturaded, and enabling. Annu Rev Psychol. 2019;70:141-64.

54. Rosembaum P, Gorter JW. The "F-words" in childhood disability: I swear this is how we shoul think. Child Care Health Dev. 2012;38(4):457-63.

55. Hägglund G, Lauge-Pedersen H, Wagner P. Characteristics of children with hip displace-ment in cerebral palsy. BMC Musculoskelet Disord. 2007 Oct 26;8:101.

56. Wynter M, Gibson N, Kentish M, Love S, Thomason P, Graham HK. The Consensus State-ment on Hip Surveillance for Children with Cerebral Palsy: Australian Standards of Care. J Pediatr Rehab Medicine. 2011;4(3):183-95.

57. Marcström A, Hägglund G, Alriksson-Schmidt AI. Hip pain in children with cerebral palsy: a population-based registry study of risk factors. BMC Musculoskelet Disord. 2019;20(1):62.

58. Projecto AHEMD. Oportunidades de estimulação motora na casa familiar. Disponível em: http://www.ese.ipvc.pt/dmh/AHEMD/pt/ahemd_5pt.htm

59. Caçola PM, Gabbard C, Montebelo MIL, Santos DCC. The new affordances in the home environment for motor development – infant scale (AHEMD-IS): Versions in English and Portuguese languages. Braz J Phys Ther. 2015 Nov--Dec;19(6):507-25.

60. Caçola PM, Gabbard C, Montebelo MIL, Santos DCC. Further Development and Valida-tion of the Affordances in the Home Environment for Motor Development-Infant Scale (AHEMD-IS). Phys Ther. 2015;95(6):901-23.

61. Cacola PM, Gabbard C, Santos DC, Batistela AC. Development of the affordances in the home environment for motor development – infant scale. 2011 Dec;53(6):820-5. Disponí-vel em: http://www.ese.ipvc.pt/dmh/AHEMD/pt/ahemd_5pt.htm

62. Palisano RJ, Rosenbaum P, Bartlett D, Livingston MH. Content validity of the expanded and revised Gross Motor Function Classification System. Dev Med Child Neurol. 2008 Oct;50(10):744-50.

63. GMFCS Questionário do Relato Familiar. Disponível em: https://www.canchild.ca/system/tenon/assets/attachments/000/000/576/original/GMFCS_Family_portuguese.pdf

64. Eliasson AC, Krumlinde Sundholm L, Rösblad B, et al. The Manual Ability Classification System (MACS) for children with cerebral palsy: scale development and evidence of vali-dity and reliability Developmental Medicine and Child Neurology. 2006;48:549-54.

65. Manual Ability Classification System Sistema de Classificação da Habilidade teste. Dispo-nível em: https://www.macs.nu/files/MACS_Portuguese-Brazil_2010.pdf

66. Graham HK, Harvey A, Rodda J, Nattrass GR, Pirpiris M. The Functional Mobility Scale (FMS). J Pediatr Orthop. 2004 Sep-Oct;24(5):514-20.

67. Escala de Mobilidade Funcional The Functional Mobility Scale. Disponível em: https://www.mcri.edu.au/sites/default/files/media/documents/fms_brochure_portuguese.pdf

68. Dias LS, Swaroop VT, de Angeli LRA, Larson JE, Rojas AM, Karakostas T. Myelomeningoce-le: a new functional classification. J Child Orthop. 2021;15:1-5.

69. Galvão ERVP, Cazeiro APM, Campos AC,Longo E. Participation and Environment Measure for Children and Youth (PEM-CY): cross-cultural adaptation for use in Brazil. Rev Ter Ocup Univ São Paulo. 2018;29(3):237-45.

70. Amer A, Eliasson AC, Peny-Dahlstrand M, Hermansson L. Validity and test-retest reliability of Children's Hand-use Experience Questionnaire in children with unilateral cerebral palsy. Dev Med Child Neurol. 2016;58(7):743-9.

71. van der Holst M, Geerdink Y, Aarts P, Steenbeek D, Pondaag W, Nelissen RG, Geurts AC, Vliet Vlieland TP. Hand-Use-at-Home Questionnaire: validity and reliability in children with neonatal brachial plexus palsy or unilateral cerebral palsy. Clin Rehabil. 2018 Oct;32(10):1363-73.

72. Children´s Hand-use Experience Questionnaire (CHEQ). Disponível em: https://www.cheq.se/home/

73. Haley SM, Oster WJ, Dumas HM, Maria A. Fragala-Pinkham MA, Moed RMPA. Pedi-cat manual: translations: spanish, italian, brazilian portuguese, dutch, german. Manual Versi-on: January 14, 2019 Version 1.4.3

74. Fragala-Pinkhama MA, Dumasa HM, Lombarda KA, O'Briena JE. Responsiveness of the Pediatric Evaluation of Disability Inventory-Computer Adaptive Test in measuring functi-onal outcomes for inpatient pediatric rehabilitation. Journal of Pediatric Rehabilitation Medicine: An Interdisciplinary Approach 9. 2016: 215–22.

75. Mancini MC, Wendy J. Coster MF, Amaral BS, Avelar R, Freitas RFS. New version of the Pediatric Evaluation of Disability Inventory (PEDI-CAT): translation, cultural adaptation to Brazil and analyses of psychometric properties. Braz J Phys Ther. 20 (06) Nov-Dec 2016;20(6):561-70.

76. Prechtl HFR. Qualitative changes of spontaneous movements in fetus and preterm infant are a marker of neurological dysfunction. Early Hum Dev. 1990;23(3):151-8.

77. Prechtl HFR, Einspieler C, Cioni G, Bos AF, Ferrari F, Sontheimer D. An early marker for neurological deficits after perinatal brain lesions. Lancet. 1997;349(9062):1361-3.

78. dos Santos Chiquetti EM, Valentini, NC. Test of Infant Motor Performance for Infants in Brazil: Unidimensional Model, Item Difficulty, and Motor Function. Pediatric Physical The-rapy. 2020 October;32(4):390-7.

79. Valentini NC, Saccani R. Infant Motor Scale of Alberta: validation for a population of Southern Brazil. Rev Paul Pediatr 2011;29(2):231-8.

80. Romeo DM, Ricci D, Brogna C, Mercuri E. Use of the Hammersmith Infant Neurological Examination in infants with cerebral pa sy: a critical review of the literature. Dev Med Child Neurol. 2016;58(3):240-5.

81. Versão traduzida da Hammersmith Infant Neurological Examination. Disponível em: https://hammersmith-neuro-exam.com/wp-content/uploads/2019/05/HINE_-Portuguese-Brazil.pdf

82. Russel DJ., et al. Medida da Função Motora Grossa: [GMFM-66& GMFM-88]: manual do usuário.Tradução Laura Tomé Ctrillo, Maria Cristina dos Santos Galvão. São Paulo: Mem-nom; 2011.

83. Russell D, Palisano R, Walter S, Rosenbaum P, Gemus M, Gowland C, Galuppi B, Lane M. Evaluating motor function in children with Down síndrome: validity of GMFM. Deve-lopmental Medicine & Child Neurology.1998;40:693-701.

84. Almeida KM, Albuquerque KA, Ferreira ML, Aguiar SKB, Mancini MC. Reliability of the Bra-zilian Portuguese version of the Gross Motor Function Measure in children with cerebral palsy. Braz J Phys Ther. 2016;20(1):73-80.

85. Iwabe C, Miranda-Pfeilsticker BH, Nucci A. Medida da função motora: versão da escala para o português e estudo de confiabilidade. Braz J Phys Ther. 2008;12(5):417-24.

86. Smits-Engelsman B, Klerks M, Kirby A. Beighton score: a valid measure for generalized hypermobility in children. J Pediatr. 2011;158(1):119-23.

87. Orlin MN, Lowes LP. Sistema musculoesquelético: estrutura, função e avaliação. In: Effgen SK. Fisioterapia Pediátrica: atendendo às necessidades das crianças [traduzido por Elaine Ferreira]. Rio de Janeiro: Guanabara Koogan; 2007.

88. Diament, A, Cypel S. Neurologia Infantil. 4. ed. São Paulo: Atheneu; 1999.

89. Franjoine MR, Gunther JS, Taylor MJ. Pediatric Balance Scale: a modified version of the Berg Balance Scale for the school-age child with mild to moderate impairment. Pediatr Phys. 2003;15(2):114-28.

90. Ries LGK, Michaelsen SM, Soares PS, Monteiro VC, Allegretti KMG. Adaptação cultural e análise da confiabilidade da versão brasileira da Escala de Equilíbrio Pediátrica (EEP). Braz J Phys Ther. 2012;16(3):205-15.

91. Butler P, Saavedra S, Sofranec M, Jarvis S, Woollacott M. Refinement, reliability and vali-dity of the evaluation of trunk control segment. Pediatr Phys Ther. 2011;(22):240-58.

92. de Sá CS, Fávero FM, Voos MC, Choren F, Carvalho RP. Versão brasileira da Segmental Assessment of Trunk Control (SATCo). Fisioter. Pesqui. 2017;24(1):89-99.

93. McCoy SW, Bartlett DJ, Yocum A, Jeffries L, Fiss AL, Chiarello L, Palisano RJ. Development and Validity of the Early Clinical Assessment of Balance for Young Children with Cerebral Palsy. Developmental Neurorehabilitation. Early Online. 2014;17(6):375-83.

94. Boyd RN, Graham KH. Objective measurement of clinical findings in the use of botulinum toxin type A for the management of children with cerebral palsy. Eur J Neurol. 1999;6:23-35.

95. Araújo P, Kirkwood R, Figueiredo E. Validade e confiabilidade intra e interexaminadores da Escala Observacional de marcha para crianças com paralisia cerebral espástica. Brazi-lian Journal Of Physical Therapy/Revista Brasileira de Fisioterapia. 2009;13(3):267-73.

96. Banjai RM, Andrade FPPV, Alouche SR. Intervenção fisioterapêutica nos transtornos neu-rológicos do adulto. In: Borges, SM, Banjai RM, Radanovic M. Fisioterapia clínica: Enfoque em Cognição e comportamento. Rio de Janeiro: Atheneu; 2019.

97. Britto VLS, Correa CL. Testes funcionais para membros superiores e inferiores. In: Garcia CSNB, Facchinetti LD (Org.) Associação Brasileira de Fisioterapia Neurofuncional; PROFI-SIO Programa de Atualização em Fisioterapia Neurofuncional: Ciclo 2. Porto Alegre: Ar-tmed Panamericana; 2015;2:10-62. (Sistema de Educação Continuada a Distância).

98. Luvizutto GJ, Souza LAPS de. Avaliação Neurológica Funcional. Editora Appris. Edição do Kindle; 2020.

99. OMS – Organização Mundial da Saúde. ICF core sets. Category: Neurological Conditions. Disponível em: <https://www.icf-research-branch.org/icf-core-sets/category/8-neurologicalconditions> Acesso em: 10/02/2022.

100. Stier-Jarmer M, Grill E, Ewert T, et al. ICF Core Set for patients with neurological condi-tions in early post-acute rehabilitation facilities. Disabil Rehabil. 2005;27(7-8):389-95.

101. Ewert T, Grill E, Bartholomeyczik S, Finger M, Mokrusch T, Kostanjsek N, Stucki G. ICF Core Set for patients with neurological conditions in the acute hospital. Disability and rehabili-tation. 2005;27(7-8):367-73.

102. Walker N, Mellick D, Brooks CA, Whiteneck GG. Measuring participation across impair-ment groups using the Craig Handicap Assessment Reporting Technique. American jour-nal of physical medicine & rehabilitation. 2003;82(12):936-41.

103. De Castro SM, Perracini MR, Ganança FF. Versão brasileira do Dynamic Gait Index. Revista Brasileira de Otorrinolaringologia. 2006;72(6):817-25.

104. Silva TCL, Costa EC, Guerra RO. Resistência aeróbia e força de membros inferiores de ido-sos praticantes e não-praticantes de ginástica recreativa em um centro de convivência. Revista Brasileira de Geriatria e Gerontologia. 2011;14(3):535-42.

105. Rikli RE, Jones CJ. Development and Validation of a Functional Fitness Test for Commu-nity-Residing Older Adults. Journal of Aging and Physical Activity. 1999;7(2):129-61.

106. Minosso JSM, et al. Validação, no Brasil, do Índice de Barthel em idosos atendidos em ambulatórios. Acta Paulista de Enfermagem. 2010;23(2):218-23.

107. Lino VTS, et al. Adaptação transcultural da Escala de Independência em Atividades da Vi-da Diária (Escala de Katz). Cadernos de Saúde Pública. 2008;24(1):103-112.

108. Riberto M, Miyazaki MH, Jucá SSH, Sakamoto H, Pinto PPN, Battistella LR. Validação da Versão Brasileira da Medida de Independência Funcional. Acta Fisiátr. [Internet]. 9 de agosto de 2004 [citado 13 de fevereiro de 2022];11(2):72-6.

109. Ciconelli RM, Ferraz MB, Santos W, Meinão I, Quaresma MR. Tradução para a língua por-tuguesa e validação do questionário genérico de avaliação de qualidade de vida SF-36 (Brasil SF-36) / Brazilian-Portuguese version of the SF-36. A reliable and valid quality of li-fe outcome measure. Rev Bras Reumatol. 1999;39(3):143-50.

110. Menezes KK, Scianni AA, Faria-Fortini I, Avelino PR, Faria CD, Teixeira-Salmela LF. Measu-rement properties of the lower extremity motor coordination test in individuals with stro-ke. J Rehabil Med. 2015;47(6):502-7. doi: 10.2340/16501977-1963

111. ASIA and ISCoS International Standards Committee. The 2019 revision of the International Standards for Neurological Classification of Spinal Cord Injury (ISNCSCI)—What's new?. Spinal Cord. 2019;57:815-7.

112. ASIA ISNCSCI Worksheet. ISNCSCI Revisions. The 2019 revision of the International Stan-dards for Neurological Classification of Spinal Cord Injury (ISNCSCI) (2019). Disponível em: https://asia-spinalinjury.org/international-standards-neurological-classification-sci-isncsci-worksheet/

113. Papaléo Neto M. Estudo da velhice – histórico, definição do campo e termos básicos. In: Freitas EV, Py L. Tratado de geriatria e gerontologia. 4. ed. – [Reimpr.]. Rio de Janeiro: Guanabara Koogan; 2017.

114. Freitas EV, Costa EFA, Galera SC. Avaliação geriátrica ampla. In: Freitas EV, Py L. Tratado de geriatria e gerontologia. 4. ed. – [Reimpr.]. – Rio de Janeiro: Guanabara Koogan; 2017.

115. Novelli MMPC, Silva TBL. Avaliação direta e indireta da funcionalidade. IN: Freitas EV, Py L. Tratado de geriatria e gerontologia. 4. ed. – [Reimpr.]. – Rio de Janeiro: Guanabara Ko-ogan; 2017.

116. Farias NB, Cassia MA. Classificação internacional de funcionalidade, incapacidade e saú-de da organização mundial da saúde: conceitos, usos e perspectivas. Revista Brasileira de Epidemiologia. 2005;8(2):187-93.

117. Ueshima J, Maeda K, Wakabayashi H, Nishioka S, Nakahara S, Kokura Y. Comprehensive Geriatric Assessment and Nutrition-Related Assessment: A Cross-Sectional Survey for Health Professionals. Geriatrics (Basel). 2019;4(1):23.

118. Moraes EN. Protocolo de avaliação multidimensional do idoso. In: Morais EM (Org.) Prin-cípios Básicos de Geriatria e Gerontologia. Belo Horizonte/MG: Coopmed; 2008.

119. Malavasi LM, Duarte MFS, Both J, Reis RS. Escala de mobilidade ativa no ambiente co-munitário – news Brasil: retradução e reprodutibilidade/ Neighborhood walkability scale (news – brazil): back. Rev bras. cineantropom. desempenho hum. 2007;9(4):339-50.

120. Florindo AA et al. Validação de uma escala de percepção do ambiente para a prática de atividade física em adultos de uma região de baixo nível socioeconômico. Rev Bras Cine-antropom Desempenho Hum. 2012;14(6):647-59.

121. Nakano MM. Versão Brasileira da Short Physical Performance Battery – SPPB: Adaptação Cultural e Estudo da Confiabilidade. [dissertação]. Campinas: Faculdade de Educação, Universidade Estadual de Campinas – UNICAMP; 2007.

122. Versão Brasileira da Short Physical Performance Battery – SPPB. Disponível em: https://1library.org/document/yn44580z-versao-brasileira-physical-performance-battery-adaptacao-cultural-confiabilidade.html

123. Gomes GS. Tradução, adaptação transcultural e exame das propriedades de medida da escala "Performance-Orientes Mobility Assessment"(POMA) para uma amostra de idosos brasileiros institucionalizados [dissertação]. Campinas (SP): Universidade Estadual de Campinas; 2003.

124. Santos RL, Vituoso Junior JS. Confiabilidade da versão Brasileira da escala de atividades instrumentais de vida diária. RBPS. 2008;21(4):290-6.

125. Jacinto AF. Alterações cognitivas em pacientes idosas atendidos em ambulatório geral de clínica médica (Tese). Faculdade de Medicina da Universidade de São Paulo. 2008. Disponível em: https://www.teses.usp.br/teses/disponiveis/5/5138/tde-12012009-172647/publico/Alessandrofjacinto.pdf

126. Pereira FS, Oliveira AM, Diniz BS, Forlenza OV, Yassuda MS. Cross-cultural adaptation, re-liability and validity of the DAFS-R in a sample of Brazilian older adults. Arch Clin Neu-ropsychol. 2010;25(4):335-43.

127. Miyamoto ST, et al. Brazilian version of the Berg balance scale. BrazJ Med Biol Res. 2004;37(9):1411-21.

128. Brucki SMD, et al. Sugestões para o uso do mini-exame do estado mental no Brasil. Arq Neuro-Psiquiatr. 2003;61(3B):777-81.

129. Folstein MF, Folstein SE, White T, Messer MA. In: Mini-Mental State Examination. 2. ed. User's Manual. Lutz: Psychological Assessment Resources; 2010.

130. Memória CM, Yassuda MS, Nakano EY, Forlenza OV. Brief screening for mild cognitive impairment: validation of the Brazilian version of the Montreal cognitive assessment. Int J Geriatr Psychiatry. 2013;28(1):34-40.

131. Brief screening for mild cognitive impairment: validation of the Brazilian version of the Montreal cognitive assessment MoCA). Disponível em: https://www.mocatest.org/wp-content/uploads/2015/tests-instructions/MoCA-Instructions-Portuguese.pdf

132. Chiappetta ALM, Yamashita ET, Rodrigues AB. Teste de Fluência Verbal no Adulto e no Idoso: Verificação da aprendizagem Verbal. CEFAC. 2008;10:443-51.

133. Fabbri RMA, et al. Validity and reliability of the Portuguese version of the Confusion As-sessment Method (CAM) for the detection of delirium in the elderly. Arq Neuro-Psiquiatr. 2001;59(2A):175-9.

134. Almeida OP, Almeida SA. Confiabilidade da Versão Brasileira da Escala de Depressão em Geriatria (GDS) Versão reduzida. Arq Neuro-Psiquiatr. 1999;37:421-6.

135. Almeida OP, Almeida SA. Short versions of the geriatric Depression Scale: a study of their validity for the diagnosis of a major depressive episode according to ICD-10 and DSM-IV. Int J Geriatr Psychiatry. 1999;14:858-65.

136. Bovend´Eerdt TJ, Botell RE, Wade DT, Writing SMART rehabilitation goals and achieving goal attainment scaling: a pratical guide. Clin Rehabil. 2009;23(4):352-61.

137. McDougall J, King G. Goal attaintment scaling: description, utility and applications in pe-diatric therapy services. 2. ed. MCDougall & King; 2007.

138. Harris SR, Carolee JW. The past, present, and future of neurorehabilitation: from NUSTEP through IV STEP and beyond. Pediatr Phys Ther. 2017;41(3):S3-S9.

139. Sackett DL, Rosenberg WM, Gray JA, Haynes RB, Richardson WS. Evidence based me-dicine: what it is and what it isn't. BMJ. 1996 Jan 13;312(7023):71-2.

Capítulo 4

Treino Orientado à Tarefa

Kátia Maria Gonçalves Allegretti
Heloise Cazangi Borges
Vanessa Costa Monteiro

Introdução

O principal foco da fisioterapia contemporânea é a otimização das ações motoras funcionais, considerando deficiências de estruturas e funções corporais, limitações a atividades, restrições à participação, além de fatores contextuais (pessoais e ambientais). Otimizar o desempenho motor refere-se a atingir um objetivo funcional o mais eficaz e eficiente possível.

As australianas Roberta Shepherd e Janet Carr foram as primeiras a se referirem aos fisioterapeutas como "cientistas do movimento". Elas propuseram, na década 1980, a análise e a prática de atividades orientadas à tarefa para recuperação do movimento em condições de disfunções neuromotoras.[1]

O treino orientado à tarefa (TOT) é baseado nas teorias mais recentes do controle motor e aprendizagem motora. Utiliza-se de atividades funcionais, como: as trocas posturais, equilíbrio, marcha, alcance e manipulação, visando à variabilidade de tarefas e ambientes. A abordagem enfatiza que o paciente aprenda ativamente a solucionar os problemas inerentes a uma tarefa, dentro de contextos ambientais diferentes. O terapeuta atuará como agente facilitador desse processo, estimulando e propondo atividades motivadoras, embasadas nos requisitos biomecânicos das tarefas e nas condições motoras, sensoriais e perceptuais do paciente.[1-3]

Bases conceituais

Controle motor

O TOT é baseado nos estudos das teorias do controle motor com ênfase na abordagem da ação (acoplamento de ação e percepção) e da aprendizagem motora. Essa abordagem contemporânea estabelece-se como um conceito abrangente, integrado, e reconhece também a importância das diversas teorias de controle motor como *Teoria dos Sistemas, Teoria dos Sistemas Dinâmicos e Teoria Ecológica.* A Teoria dos Sistemas, elaborada pelo cientista russo Nicolai Bernstein (1896-1966), passou a considerar o corpo como um sistema mecânico com massa, submetido a forças externas (gravidade) e forças internas, incluindo a inércia e as forças dependentes do movimento. Além disso, Bernstein verificou que o corpo tem muitos graus de liberdade (músculos e articulações) que podem ser controlados.[4-6] A Teoria dos Sistemas Dinâmicos vem acrescentar a abordagem orientada à tarefa, com pressupostos de que o movimento pode emergir a partir da interação de elementos que se auto-organizam, sem a necessidade de comandos motores específicos ou de programas motores. Assim o movimento pode se estabelecer sem necessariamente uma linearidade.[7-9] Somam-se a esses conceitos, ideias vindas da Teoria Ecológica, que reconhece que o movimento surge da interação dos sistemas envolvidos com o movimento do indivíduo, o ambiente e orientados por uma tarefa/objetivo, tendo o sistema nervoso o papel de reagir às variáveis ambientais a partir dos sistemas de percepção.[10,11]

No TOT, a natureza do movimento ocorre a partir da interação do indivíduo, ambiente e tarefa. Emerge entre várias estruturas e processos cerebrais, incluindo aspectos relacionados com a percepção, a cognição e a ação. A tarefa pode incluir uma imensa variedade de atividades funcionais que são executadas e podemos ressaltar as que envolvem mobilidade, estabilidade e manipulação. Já o ambiente pode ser dividido em ambiente regulador e não regulador, ou seja, o ambiente tem o papel de restringir ou não o movimento.[12]

Aprendizagem motora

A aprendizagem motora é um processo de busca para melhor estratégia de solução da tarefa que emerge da interação do indivíduo, tarefa e ambiente, otimizando a coordenação entre percepção (cognição) e ação.[13]

Durante a execução da tarefa, o indivíduo busca estratégias ideais para a ação envolvendo a descoberta de uma atividade motora adequada, como também identifica as pistas perceptivas mais relevantes. A percepção cumpre um papel importante na aprendizagem motora, pois ela fornece o conhecimento do objetivo da tarefa e os movimentos a serem aprendidos, como também o *feedback,* ou seja, o conhecimento do desempenho e dos resultados da ação. Assim, os sistemas de percepção e ação estão coordenados e incorporados para uma estratégia ideal da tarefa.[11]

O processo de aprendizagem se modifica com o passar do tempo e é dividido em três estágios: o primeiro estágio corresponde à fase cognitiva que envolve a compreensão da tarefa e demanda maior atenção durante a atividade. O segundo estágio é a fase associativa em que o indivíduo é capaz de identificar os erros e acertos da ação motora, o que levará à seleção de estratégias motoras mais eficazes. O terceiro estágio corresponde à fase automática, que exige menor demanda atencional para a atividade e na qual o indivíduo aperfeiçoa sua habilidade à tarefa.[14]

Através da prática e da experiência, o indivíduo irá adquirir a aprendizagem motora, que está relacionada com as mudanças permanentes na capacidade de realizar uma tarefa com habilidade. As mudanças a curto prazo não são consideradas aprendizagem e sim melhora do desempenho motor, o que se diferencia da ocorrência de uma mudança da ação motora de forma *permanente*, tornando o indivíduo hábil em determinada tarefa.[15]

Existem vários fatores que influenciam a aprendizagem motora e estes devem ser considerados na prática clínica:

- Idade: a atenção seletiva está bem desenvolvida em torno dos 12 anos e com o avançar da idade pode sofrer prejuízos.
- Motivação: o fato de a criança ou o adulto estar motivado para determinada ação viabilizará o processamento da informação e aumentará o envolvimento, a participação e a atenção, o que promoverá a melhora do desempenho na atividade. A relevância das tarefas para cada paciente é importante, como também o oferecimento de atividades desafiadoras selecionadas de acordo com o comprometimento motor. O terapeuta não deve oferecer tarefas que sejam excessivamente (que o paciente não consiga realizar) ou pouco desafiadoras (o paciente perderá a motivação).[16]
- Atenção: é um componente importante da função cognitiva e compõe o estágio cognitivo e associativo da aprendizagem motora, ou seja, é essencial nas fases iniciais da aprendizagem. É importante fornecer a atenção no foco externo (pistas do ambiente), que corresponde à interação do objeto no ambiente, favorecendo informações mais concretas e reais para o paciente, e também a atenção no foco interno, ou seja, como o corpo se movimenta.[17]
- Ambiente: o ambiente pode ser modificado durante o ato motor da criança ou do adulto, possibilitando a execução da tarefa sem esforço

físico exagerado, e com intenção de promover melhor alinhamento das articulações e contração muscular mais adequada.

- Características da tarefa: as tarefas apresentam características distintas, com diferentes graus de dificuldade ou complexidade. A escolha da tarefa a ser realizada no TOT envolve estabilidade, mobilidade, alcance e manipulação. Deve-se avaliar se a tarefa que será realizada faz parte do dia a dia do paciente e se este possui ou não experiência prévia com a mesma. Essas características são importantes, pois interferem na aquisição, retenção (memória) e transferência da tarefa.[18,19]
- Prática: o treino deve ser específico para a tarefa. A repetição da prática deve ser realizada com variabilidade, envolvendo assim a prática de uma mesma tarefa ou mais de uma, como também a variação de ambiente, realizado com e sem repetição, sendo uma prática consistente ou variável de acordo com o comprometimento do paciente e a fase da reabilitação em que se encontra. A prática consistente é uma prática repetitiva da mesma ação e no mesmo ambiente, aumentando o recrutamento e o controle de unidades motoras, diminuindo, porém, o desempenho em diferentes ambientes. Já na prática variável, ocorrem mudanças das condições da prática, sendo o treino realizado em diferentes locais e com diferentes objetivos, proporcionando aumento do desempenho em diferentes ambientes e aumento da coordenação. No estágio inicial, o treino deve ser mais consistente e menos variável, e em um estágio mais avançado o fisioterapeuta pode fornecer uma prática mais variada, em diferentes contextos e com dupla tarefa.[20]

Durante a prática, o paciente receberá *feedback* intrínseco e específico da tarefa, relacionado com a realização da ação (através das informações sensório-perceptuais) e poderá receber o *feedback* extrínseco, que são informações vindas de outras fontes como o terapeuta ou equipamento. O *feedback* nada mais é do que o conhecimento dos resultados.

Plasticidade neural

Plasticidade neural refere-se à capacidade de o sistema nervoso (SN) se reorganizar e se adaptar. O SN é remodelado de forma contínua ao longo da vida pelas nossas experiências, assim podemos dizer que a plasticidade inclui o processo de aprendizagem. A janela de oportunidades para a plasticidade neural ocorre com maior facilidade em crianças e jovens.[21]

O SN é flexível e moldável. Estudos mostram que a experiência e o treinamento levam a mudanças nas conexões neuronais existentes e surgimento de novas conexões.[22] O treinamento contínuo e em grande volume é capaz de aumentar as áreas de representações cerebrais para as ações treinadas. O treinamento em animais mostra que tarefas específicas geram aumento na arborização dendrítica e nas áreas de representatividade cerebral.[23]

Para assegurar o aprendizado motor são necessárias mudanças permanentes nas conexões sinápticas que induzem a reorganização cortical. Fatores como treinamento, socialização, ambiente enriquecido e estimulante são importantes, pois favorecem a liberação de fatores neurotróficos que são responsáveis por aumentar a excitabilidade cortical e recrutar maior número de sinapses.

Após uma lesão neurológica, a plasticidade neural pode ocorrer por mecanismos de curto prazo (reativação de sinapses que foram perdidas pela lesão) ou de longo prazo (formação de novas sinapses). A recuperação pode ser dividida em duas categorias: *espontânea*, que são os processos reparadores que ocorrem imediatamente após a lesão, e *reorganização* dos mecanismos neurais, que são influenciados pelo uso e experiência. A intervenção da fisioterapia vai direcionar o processo de recuperação ou reorganização; um treinamento malconduzido pode gerar novas conexões mal adaptadas. A ausência de qualquer intervenção de reabilitação ou uma intervenção malconduzida pode gerar comportamentos motores adaptativos que não são eficientes; se esses forem repetidos e aprendidos vão gerar uma reorganização neural mal-adaptada. A experiência apropriada, bem como a oportunidade adequada de interagir e explorar o meio são essenciais para que o processo da neuroplasticidade seja positivo.

Estudos em animais sugerem a possibilidade de alterar a capacidade e função dos neurônios através de estímulos internos e externos, e essa capacidade está diretamente ligada a treinamento e estímulos do ambiente. Alguns estudos também demonstram que somente a repetição de um movimento, sem estar associado a uma função ou tarefa, não produz alterações corticais. O treinamento deve ser direcionado a uma tarefa específica, o que induzirá a plasticidade em áreas específicas. A plasticidade também requer volume de treinamento em intensidade e repetição associado à tarefa. A ocorrência da *transferência* da aprendizagem, ou seja, quando o indivíduo adquire ou readquire uma habilidade e é capaz de reproduzir a função em diferentes ambientes, indica que a neuroplasticidade foi efetiva.[21]

O desempenho motor será afetado pela fadiga, ansiedade e motivação e deve ser avaliado pelo terapeuta durante a prática. A repetição de tarefas com variabilidade de ambiente, treinamento específico e transferência da aprendizagem são os princípios básicos do TOT. As metas funcionais visam modificar o comportamento motor do indivíduo e fazer com que este consiga transferir a aprendizagem do ambiente de reabilitação para o ambiente externo nas suas tarefas diárias, tornando, assim, a reabilitação motora mais efetiva.

Aplicação

- Princípios:
  - Estimular a ativação e o movimento muscular utilizando princípios cinesiológicos.
  - Aumentar a força e o controle muscular usando exercício repetitivo específico da tarefa e do contexto.
  - Prevenir ou minimizar alterações indesejadas dos tecidos moles.
  - Aumentar a resistência e o condicionamento físico/aptidão física.
  - Fornecer objetivos concretos, em vez de abstratos.
  - Modificar a ação ou o ambiente para alcançar um resultado mais eficaz se o comportamento motor do paciente demandar menor grau de liberdade.[1,3,19]

Tarefas essenciais

Estabilidade – equilíbrio sentado e em pé

O equilíbrio é a habilidade de controlar a massa corporal ou o centro de gravidade dentro da base de sustentação e este requer ajustes posturais adequados que são flexíveis e se modificam de acordo com o ambiente e a tarefa. Os ajustes posturais ocorrem por padrões de ativação muscular e movimentos que permitem controlar os diferentes segmentos corporais em relação à superfície de apoio.[24]

A habilidade do equilíbrio surge da complexa interação do indivíduo, tarefa e ambiente, bem como da atuação do sistema musculoesquelético (que responde pela amplitude de movimento, flexibilidade, tônus e força muscular), e dos sistemas neurais que incluem sinergias musculares, sistemas sensoriais (vestibular, somatossensorial e visual), processos antecipatórios e adaptativos.[12]

Os sistemas sensoriais são coordenados de acordo com a tarefa específica e o ambiente, fornecendo estratégias sensoriais adequadas. A integração sensorial é a capacidade de o SNC selecionar e organizar os dados sensoriais mais apropriados em diferentes condições.[25] Em crianças muito novas, adultos em idades mais avançadas ou em condições de disfunções neuromotoras os processos de integração sensorial se tornam imprecisos.

Os processos antecipatórios do equilíbrio envolvem ajustes posturais antes dos movimentos voluntários, a fim de minimizar os distúrbios potenciais do equilíbrio que o movimento pode causar. Estes ajustes antecipatórios são influenciados pela idade do indivíduo, por suas experiências prévias, bem como pelo ambiente e pela tarefa.[18]

Nas perturbações do equilíbrio em pé, o indivíduo é capaz de recrutar músculos de forma organizada, promovendo o sinergismo muscular que corresponde às estratégias de tornozelo, quadril e/ou passo. Essas estratégias ocorrem de acordo com a demanda do ambiente e a tarefa realizada.[12] O equilíbrio proativo ocorre durante os movimentos autoiniciados, como durante o deslocamento do corpo em direção a um objeto. O equilíbrio reativo envolve uma ação inesperada e pode acontecer de duas formas: durante as perturbações externas que ocorrem no corpo do indivíduo (empurrões, escorregões, tropeços, entre outros) ou perturbações de superfícies do apoio, como ficar em pé dentro de um ônibus em movimento. Por fim, o equilíbrio preditivo envolve processos antecipatórios e adaptativos. O indivíduo é capaz de prever parte da ação, o que permite a ocorrência de ajustes antecipatórios de músculos posturais antes da execução. Por exemplo, o indivíduo em pé em uma superfície estável se depara com uma bola em sua direção. Neste caso, o indivíduo utiliza informações visuais sobre o movimento e direção da bola e, por experiências prévias, é capaz de promover ajustes antecipatórios de musculatura postural antes de realizar a atividade de função de membros superiores (MMSS) para alcance da bola. No entanto, uma parte da ação não é previsível (como a velocidade da bola) e o indivíduo tem que realizar ajustes adaptativos ao movimento.[15]

No treino de equilíbrio orientado à tarefa em indivíduos com disfunções neuromotoras, não se deve enfatizar apenas a postura, mas também a interação com o meio ambiente em tarefas do dia a dia, de acordo com suas necessidades e funções, envolvendo assim atividades de equilíbrio proativas, reativas e preditivas.

Antes de iniciar o treino de equilíbrio sentado ou em pé é importante avaliar o paciente e identificar as principais alterações que afetam o controle postural. A avaliação pode ser complementada com o uso de escalas padronizadas para diferentes populações (descritas no Capítulo 3). As escalas padronizadas auxiliam o terapeuta a quantificar as alterações do equilíbrio e a traçar o melhor plano de tratamento.

Na postura sentada, é necessário avaliar o indivíduo em diferentes tipos de assentos: banco mais estreito, banco com superfície mais larga, cadeira etc. Deve-se observar o alinhamento do tronco, pelve, posicionamento dos membros inferiores (MMII), o apoio dos pés e se o indivíduo é capaz de liberar o apoio das mãos para manter o equilíbrio. Nos pacientes que conseguem liberar esse apoio, avaliar o deslocamento do centro de massa e os limites de estabilidade no plano sagital, frontal e transverso. Os pés bem posicionados são importantes durante as reações do equilíbrio. Na postura em pé, deve-se avaliar também o alinhamento biomecânico de tronco, MMSS e MMII, a descarga de peso, e se o paciente é capaz de manter a postura sem apoio com segurança. Também se deve avaliar o equilíbrio reativo anteroposterior, laterolateral, e o equilíbrio proativo, durante o autodeslocamento do indivíduo para o alcance de objetos nas diferentes direções, tanto sentado como em pé.

Durante o treino do equilíbrio em pé, o paciente deve estar seguro, cabendo ao terapeuta fornecer essa segurança e evitar riscos. No paciente que ainda não consegue ficar em pé de forma independente, pode ser utilizado um equipamento de suporte com colete no tronco, de forma que o mesmo fique confiante e emocionalmente seguro. Outra forma de treinar com segurança pode ser em um canto de parede com o terapeuta à frente, pois a parede será uma referência externa.[26]

O treino de equilíbrio orientado à tarefa deve ser adaptado de acordo com a dificuldade de cada paciente e modificado através de mudanças de base de apoio, superfície de apoio, alterações sensoriais, atividades que exijam o controle postural antecipatório através do uso de funções de MMSS e atividades de dupla tarefa. Também deve promover a evolução de atividades de equilíbrio estático para atividades que envolvam o equilíbrio dinâmico. No treino, o terapeuta deve considerar o alinhamento biomecânico e segurança do paciente, organizar o ambiente de acordo com a tarefa e o objetivo, bem como promover instruções para o paciente sobre *o que* será feito, *como* fazer e *porque* realizar.

O treino do equilíbrio proativo exige o autodeslocamento iniciado pelo indivíduo. Em estágios iniciais do treino sentado e/ou em pé em que o equilíbrio é ineficiente, é importante diminuir os graus de liberdade, ou seja, reduzir a demanda de músculos das articulações envolvidos na tarefa. Nesta fase, atividades simples que produzam apenas pequenos deslocamentos do centro de massa, tanto anteroposterior (Figura 4.1A) como laterolateral podem ser praticadas inicialmente, com o terapeuta realizando direcionamento manual e exigindo a atenção do paciente na atividade. Em indivíduos hemiparéticos, que tendem a manter a descarga de peso no lado menos acometido, o terapeuta deve incentivar deslocamentos para este lado, otimizando a descarga.

É importante o paciente vivenciar os deslocamentos. À medida que o mesmo apresente maior controle, pode-se aumentar a distância, a velocidade e a complexidade da tarefa (atividades que exijam alcance de objetos). Durante a tarefa, o terapeuta deve estar atento ao alinhamento do paciente e pode-se utilizar de *feedback* externo através de pistas visuais colocadas no ambiente.

As pistas externas promovidas no treino fornecem uma referência mais concreta para a ação; por exemplo: no treino na postura sentada em indivíduos hemiparéticos, o terapeuta pode colocar uma mesa na lateral do paciente e incentivá-lo a deslocar o centro de massa em direção à mesa, proporcionando assim maior aumento da descarga de peso. No deslocamento anterior, o terapeuta também pode utilizar direcionamento manual e incentivar com pistas visuais do ambiente; por exemplo: na postura sentada, pede-se ao paciente para realizar o movimento mantendo extensão de tronco com pistas externas de manter a cabeça em direção ao teto e trazer o tronco em direção à mão do terapeuta.[17,27]

À medida que o paciente apresente maior controle e confiança no autodeslocamento, pode-se enfatizar o treino de equilíbrio proativo com atividades associadas aos MMSS, exigindo ajustes antecipatórios. O terapeuta deve selecionar a tarefa adequada em pacientes que apresentam grande instabilidade postural, pois em atividades que exijam coordenação e destreza de MMSS, poderá ser muito difícil para o indivíduo realizar a dupla tarefa (estabilidade e alcance). Pode ser realizado, inicialmente, apenas o apontar o dedo para um objeto – por exemplo, o apontar para um interruptor, campainha ou figuras colocadas na parede (Figura 4.1B) – e com o ganho de controle de equilíbrio poderão ser inseridas atividades que exijam a preensão e o desprendimento. Em estágios mais iniciais, o terapeuta pode posicionar objetos para alcance na distância do comprimento do braço do paciente, e à medida que ocorre o ganho de controle do equilíbrio poderá aumentar a distância do objeto.

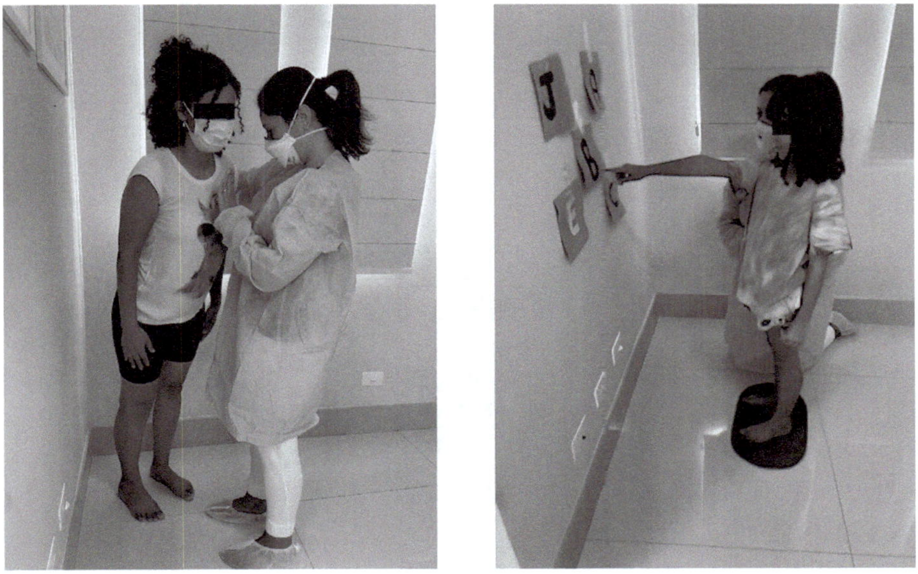

Figura 4.1. (**A**) Treino de equilíbrio em pé em fase inicial, realizado em canto de parede, exigindo o deslocamento anteroposterior, utilizando foco externo onde o paciente tem que se deslocar até próximo da mão do terapeuta. (**B**) Treino de equilíbrio em pé enfatizando o apontar para as figuras à frente.

Na postura sentada, deve ser treinado o alcance de objetos em uma mesa à frente, lateral e atrás do paciente de acordo com o objetivo do treino. A mesa ou o objeto podem ser colocados em posição mais alta, exigindo maior extensão de tronco durante o deslocamento, ou mais baixa, para que o alcance seja realizado com maior flexão de tronco. O objeto no chão exigirá do paciente maior controle excêntrico do tronco e se estiver à frente aumentará a descarga de peso em MMII (Figuras 4.2A e B).

Na postura em pé, o terapeuta poderá exigir o deslocamento promovendo o uso de estratégia de tornozelo ou quadril durante o alcance, de acordo com a demanda do ambiente. O treino pode ser realizado da mesma forma como descrito na postura sentada, considerando os graus de liberdade na demanda da tarefa, a distância, a velocidade e a direção.[18]

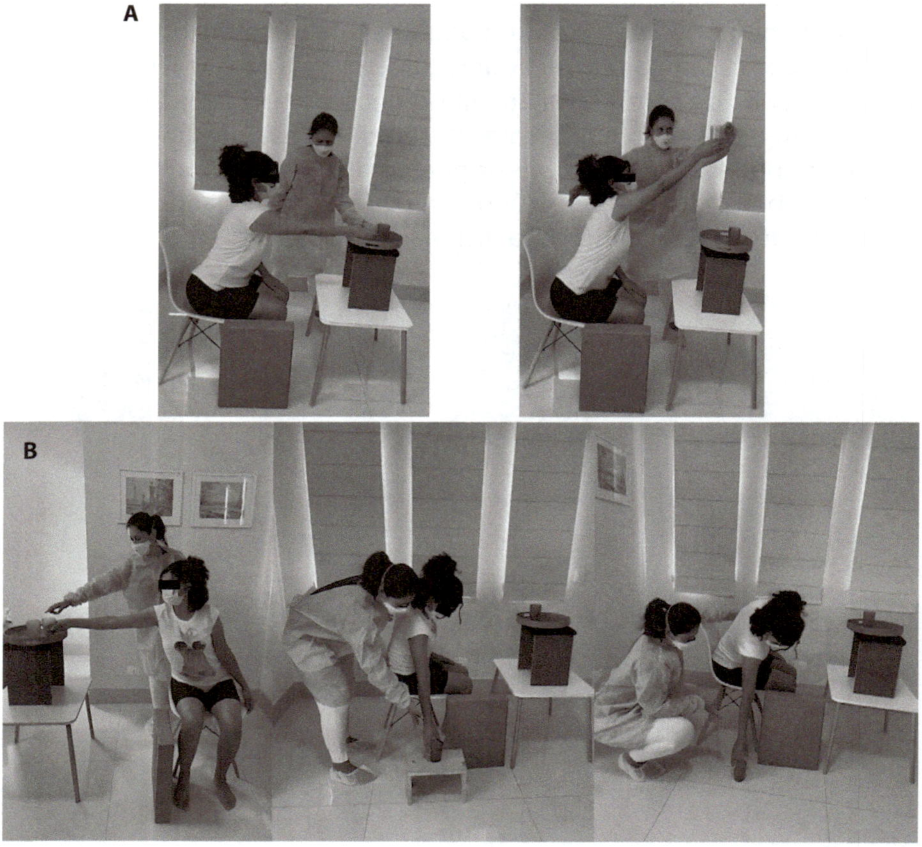

Figura 4.2. (**A**) Alcance do objeto à frente exigindo o deslocamento de tronco para pegar o copo na bandeja, e extensão de tronco para entregar ao terapeuta. (**B**) Alcance de objeto na lateral realizando flexão lateral de tronco para alcance do objeto em uma mesa e no chão, utilizando pista visual (foco externo) de objeto na lateral do MID para evitar a abdução e a rotação externa de quadril.

Durante todo o treino o terapeuta deve estar atento ao alinhamento de tronco, MMSS e MMII do paciente e utilizar *feedback* visual, manual e verbal de acordo com a demanda, diminuindo aos poucos e, finalmente, esperar a autocorreção do paciente durante o treino.

O treino do equilíbrio reativo pode ser realizado através de deslocamentos do paciente realizados pelo terapeuta, ou através de superfícies instáveis (bola, prancha e/ou disco de equilíbrio), sendo o paciente treinado sentado ou em pé de acordo com sua habilidade. Em um mesmo treino com ênfase em equilíbrio reativo, o terapeuta poderá progredir para atividades que exijam, em conjunto, o equilíbrio proativo e o preditivo.

O treino preditivo deve ser enfatizado nos estágios em que o paciente apresenta maior controle de equilíbrio e segurança e o mesmo deve ser encorajado, por exemplo, a pegar uma bola que será lançada em várias direções e com diferentes velocidades.

Na postura em pé, a evolução do treino poderá ser realizada através de mudanças da base de apoio: em fases iniciais pode-se treinar o paciente com apoio bipodal em superfície estável, sendo que a distância dos pés deve ser selecionada pelo paciente a fim de manter melhor estabilidade. À medida que ocorre o melhor controle de equilíbrio pode-se diminuir a distância dos pés. A posição de passo (*tandem)* deve ser realizada durante o treino e o paciente também selecionará a distância que permite melhor estabilidade; com a evolução do treino, pode-se diminuir a base de apoio até conseguir colocar um pé à frente do outro. Pode-se utilizar marcação no chão, promovendo um *feedback* visual para manter os pés posicionados, demarcando o limite da base de suporte. Nas diferentes bases de apoio podem ser selecionadas atividades que envolvam o equilíbrio proativo, reativo e preditivo (Figura 4.3).

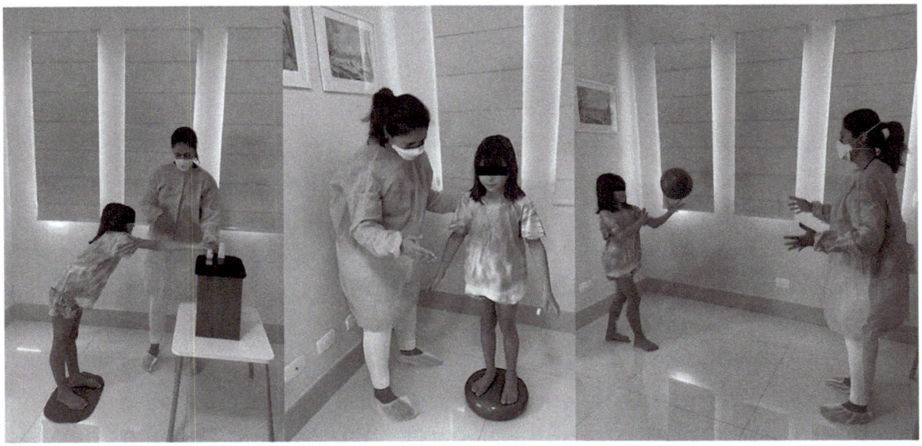

Figura 4.3. Treino de equilíbrio proativo, reativo e preditivo.

Também devem ser consideradas as alterações sensoriais no programa de tratamento, promovendo a experiência em diferentes demandas sensoriais para que o paciente consiga integrar os estímulos de acordo com a mudança da tarefa e do ambiente:

- Treino de equilíbrio em pé com ausência da visão (olhos fechados ou vendados) ou visão reduzida (ambiente escuro, iluminação suave) deve ser enfatizado em pacientes com maior dependência do uso da visão para que ele utilize as informações proprioceptivas e vestibulares disponíveis para se manter na postura em pé.
- Treino de equilíbrio sobre uma superfície de apoio instável que diminua a demanda somatocinestésica: o paciente deve ser treinado em pé em um tapete grosso, superfície de espuma, prancha de equilíbrio, minitrampolim; o indivíduo utilizará mais as informações vestibulares e visuais disponíveis.
- Em pacientes que necessitam trabalhar mais as informações vestibulares, pode-se realizar o treino sobre a superfície instável com os olhos fechados, assim o mesmo utilizará apenas a informação vestibular disponível.

A evolução do treino não é sequencial, mas em etapas paralelas, e as estratégias terapêuticas exigidas variam de acordo com o comprometimento do paciente. A prática inicial deve ser mais consistente e menos variável e à medida que o paciente evolui o treino deve ser mais variado, em diferentes contextos.[28]

Mobilidade – sentado para em pé

A tarefa de mudar da posição sentada para em pé é uma das atividades funcionais mais importantes para garantir autonomia e independência. O comportamento motor da mudança do sentado para em pé dependerá das características do indivíduo (p. ex., força e/ou controle muscular, flexibilidade), da tarefa (p. ex., apenas se levantar, levantar-se para alcançar, levantar-se e andar) e das limitações impostas pelo ambiente (p. ex., altura do assento, apoio de braços, tipo de cadeira).[29]

As características essenciais para a troca de sentado para em pé incluem: produção de torque articular para elevação do corpo, manutenção da estabilidade durante o movimento do centro de gravidade da base de suporte (cadeira) para a nova base constituída pelos pés, e capacidade de modificar as estratégias motoras de acordo com as demandas ambientais, por exemplo, altura e flexibilidade do assento, e presença de apoios.

Independentemente do contexto ambiental e da tarefa a ser executada após a adoção do ortostatismo, os componentes biomecânicos básicos envolvidos nessa transferência podem ser divididos em fases (Figura 4.4):[30-33]

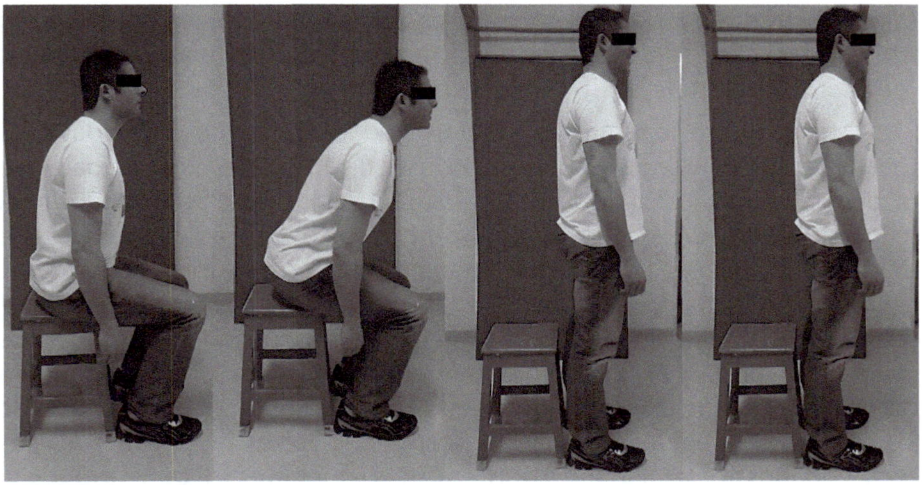

Figura 4.4. Fases da tarefa de mudança da posição sentada para em pé.

Momento de flexão

Posicionamento inicial dos pés para trás (aproximadamente 10 cm de uma linha perpendicular traçada a partir da articulação do joelho); importante ação dos flexores do joelho acarretando fechamento do ângulo tibiotársico, o que minimiza o gasto energético das fases seguintes. A flexão dos quadris com o tronco estendido promoverá a anteriorização do centro de massa, favorecendo as alavancas que ocorrerão nos MMII; importante ação de flexores de quadril de forma concêntrica e de extensores de tronco de forma excêntrica.

Transferência de momento

Momento crucial de mudança da base de apoio, onde a região pélvica sai do contato com assento. Há grande ação excêntrica para controle inercial do movimento: extensores de tronco e quadris, e tríceps sural, além de atividade concêntrica do quadríceps.

Extensão

Extensão dos MMII (quadril, joelho e tornozelo); importante ação concêntrica do glúteo máximo e quadríceps. Conforme o corpo se verticaliza há, gradativamente, diminuição da atividade muscular.

Estabilização do centro de massa na nova base de suporte

Sair de uma base de suporte ampla, composta pela pelve e coxa, como na posição sentada, e atingir uma base estreita, composta apenas pelos pés em ortostase, requer importantes ajustes posturais que envolvem a articulação do tornozelo. Estes ajustes têm variação da amplitude e latências musculares de acordo com a tarefa.[34]

O treinamento do sentar-se/levantar-se pode ser iniciado a partir das fases de forma isolada, dando subsídios de força e flexibilidade muscular para que a tarefa possa ser realizada de forma global. O treinamento de força funcional é incluído para aumentar a força concêntrica e excêntrica de extensores de MMII e dorsiflexores de tornozelo, bem como o controle intersegmentar. A prática de toda a tarefa é essencial para a aprendizagem, controle do sequenciamento e tempo das ações intersegmentares. Em indivíduos hemiparéticos pode-se incentivar a colocação do membro menos comprometido mais à frente do membro mais comprometido, levando ao aumento do pico de força extensora e minimizando a descarga de peso assimétrica.[35,36] Os pés posicionados aproximadamente 10 cm atrás do joelho facilitam a produção de força muscular extensora dos MMII e requerem menos esforço.[36]

Utilizam-se modificações do ambiente para aumentar ou diminuir os graus de liberdade e as alavancas envolvidas na tarefa. Por exemplo: inicia-se o treinamento com bancos mais altos, evoluindo para mais baixos; parte-se de cadeiras com apoio até que o paciente não tenha mais necessidade de apoiar-se – assentos rígidos facilitarão essa troca, ao contrário dos macios (que a dificultarão, por favorecerem uma retroversão da pelve com consequente posteriorização do centro de massa).[29,37]

A utilização de objetos como pistas no ambiente (foco externo) contribui para manter o alinhamento de membros e tronco durante o treinamento do sentar-se e levantar-se.[27] Por fim, é importante oferecer a oportunidade para o indivíduo realizar diferentes tarefas e se adaptar a diferentes contextos ambientais, como levantar-se segurando um objeto com uma ou ambas as mãos, equilibrando uma bandeja com copo (dupla tarefa motora), realizando cálculos ou contando histórias (dupla tarefa cognitiva).[38] É importante treinar a transferência com variabilidades de tarefas, o que irá interferir na maneira como o corpo controla os movimentos. A prática variada de levantar-se e sentar-se é essencial para treinar o equilíbrio. A variabilidade do ambiente também será fundamental para que o paciente se torne hábil nessa atividade de grande importância funcional.[28,39,40]

Mobilidade – marcha

A marcha, caracterizada por períodos de apoio e balanço dos MMII, é o mais importante meio de locomoção humana, proporcionando sua independência. Permite a execução de muitas atividades da vida diária, a prática de esportes, facilita muitas atividades sociais e é exigida em muitas ocupações.[41]

O treino desta habilidade na população com disfunções neuromotoras tem papel fundamental na aquisição ou recuperação funcional. O objetivo do treino é restabelecer as condições de apoio e propulsão dos MMII, além de equilíbrio da massa corporal sobre os pés.

No início da vida, a criança precisa de aproximadamente 1 ano para aprender a ficar em pé e caminhar, e ao longo da infância vai refinar sua marcha para se assemelhar ao padrão típico de caminhar de um adulto, o que acontecerá em torno dos 5 a 7 anos de idade.[42] Em idosos, a marcha pode se tornar um desafio em virtude da diminuição da força, do equilíbrio ou de doenças.[43]

A marcha típica é dividida em dois componentes principais: apoio e balanço (Figura 4.5). Na fase de apoio, à medida que a massa corporal avança sobre os pés, as principais funções são: suporte da porção superior do corpo, ajustes posturais e manutenção da postura ereta, propulsão do corpo à frente e absorção de cargas. Na fase de balanço, à medida que o pé se move no espaço as principais funções são: liberação do pé da superfície e avanço do membro preparando-o para um novo apoio.[44]

É de suma importância garantir uma adequada avaliação funcional da marcha. Instrumentos específicos de avaliação da marcha são apontados no Capítulo 3. O terapeuta precisa estar familiarizado com características espaço-temporais como velocidade, cadência, passo e passada. Velocidades abaixo de 0,4 m/s parecem determinar capacidade de marcha restrita ao ambiente domiciliar, enquanto acima de 0,9 m/s garantem capacidade comunitária ilimitada em indivíduos hemiparéticos adultos, permitindo a interação em diferentes contextos sociais e ambientes com segurança.[45] A marcha em velocidade lenta pode resultar da incapacidade dos músculos dos MMII em gerar e controlar a força muscular concêntrica e excêntrica, e em cronometrar essas forças. É relevante, também, analisar o desempenho

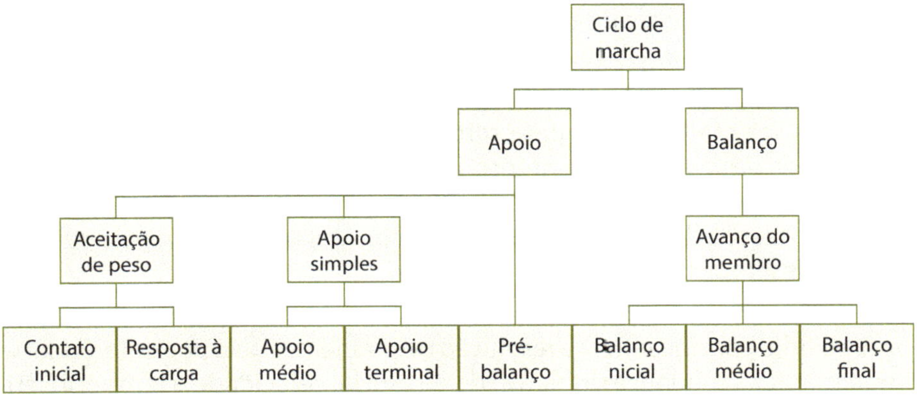

Figura 4.5. Divisões do ciclo de marcha.

do paciente em deambular na comunidade com variação do ambiente, necessidade de mudança de velocidade e direção, obstáculos, degraus e irregularidades, paradas e realização de múltiplas tarefas.

As alterações da marcha em indivíduos com disfunções neuromotoras ocorrem não apenas pela lesão (paresia, aumento do tônus muscular, controle motor desordenado), mas também de adaptações musculoesqueléticas (fraqueza muscular e contratura dos tecidos moles), e cardiorrespiratórias secundárias ao desuso e à inatividade física.

Uma vez que a postura em pé é um pré-requisito para a marcha, seu controle requer força muscular dos músculos extensores de MMII, além de mobilidade de tornozelo para manter uma base de suporte eficiente. É importante que atividades que reforcem este controle muscular e que mantenham a maleabilidade dos tecidos moles estejam permanentemente incluídas nos planos de intervenção.[46] Exercícios funcionais de sustentação de peso para treinar a geração de força muscular e o controle dos membros, como atividades repetitivas de levantar e sentar e equilíbrio em pé devem ser realizadas precocemente, uma vez que essas atividades podem melhorar a força e a coordenação dos MMII, como descrito anteriormente.

É importante o treinamento da marcha em sua totalidade, a fim de obter uma real transferência de aprendizagem. A prática total da marcha pode ser realizada em esteira ergométrica sem e com suporte parcial de peso. O treinamento em esteira com cinto de suporte corporal oferece a oportunidade de maior repetição e condições desafiadoras ao paciente, mesmo àqueles com importante comprometimento motor, ao mesmo tempo que garante segurança do risco de colapso dos MMII. Em pacientes com melhor desempenho motor, o uso exclusivo da esteira sem o suporte de peso tende a apresentar melhores resultados, encorajando aumento da velocidade e do ritmo da marcha, do comprimento do passo, e a melhora do condicionamento aeróbico e resistência cardiovascular.[47]

O treinamento em solo com facilitações manuais do terapeuta e conhecimento de desempenho (detalhamento dos componentes da marcha que precisam ser melhorados) para direcionar o ajustamento biomecânico podem ser utilizados inicialmente. Estudos apontam que uso de pistas ambientais (marcações no chão, estímulos sonoros rítmicos) e conhecimento do resultado (tempo, distância percorrida) contribuem para suscitar melhor desempenho motor.[28]

A fim de maximizar o controle da marcha, é crucial introduzir modificações no ambiente para incentivar a resolução de problemas pelo paciente. Pode-se implementar a mudança gradativa de distância, velocidade e tempo; inserir obstáculos a serem ultrapassados (inclusive no treinamento em esteira); fazer o paciente segurar objetos de tamanhos variados enquanto anda; andar em superfícies diferenciadas (espuma, areia, carpete, grama etc.), corredor estreito, mudar de direção, parar e retornar; andar em ambiente com diversos distratores (muitas pessoas, atravessando uma rua), diferentes condições de luminosidade e transição de luz. O treinamento também deve ser direcionado a maximizar habilidade, velocidade, resistência e condicionamento físico.[26,28]

Manipulação – alcance/preensão/manipulação

Os MMSS estão envolvidos em uma ampla variedade de tarefas; as mãos têm papel sensorial e motor muito importante, auxiliando na interação do indivíduo com o meio. Receptores táteis e de pressão palmares auxiliam na identificação dos objetos, texturas e direcionam a manipulação. Juntamente com as informações sensoriais da mão está o importante papel da visão no alcance e manipulação dos objetos. Os movimentos dos olhos e cabeça desempenham papel fundamental na parametrização da distância do objeto e o transporte do membro superior até o alvo para preensão e manipulação dele. Além disso, a visão oferece informações em relação à textura, tamanho, formato, peso e distância.[1,19]

A mão direciona o movimento, mas depende do movimento do braço que a coloca na direção e orientação adequadas em relação ao alvo. Os movimentos do membro superior dependem também da mobilidade e estabilidade da cintura escapular e tronco.[48] O controle das articulações proximais é essencial para que o movimento do membro superior ocorra de forma harmônica. Os MMSS também estão ligados ao controle postural e desempenham papel de proteção, estabilização e suporte. Pegar um objeto na posição sentada ou em pé requer ajustes posturais antecipatórios, como citado anteriormente.

Alcance e preensão

Um dos componentes necessários para um alcance efetivo é o controle das articulações proximais. Ter amplitudes adequadas da articulação glenoumeral é essencial para que o alcance ocorra em diferentes direções e alturas, juntamente com a estabilidade e a mobilidade das demais articulações da cintura escapular. Portanto, escápula e ombro devem agir em conjunto para que o movimento do braço ocorra de forma coordenada.[49]

O alcance de objetos além do comprimento do braço envolve as articulações do membro superior: ombro, cotovelo, escápula, tronco e até alguns músculos de MMII são recrutados para manter estabilidade na postura. Essa tarefa envolve ajustes posturais, como citado anteriormente no tópico "equilíbrio". Assim, quando se trabalha a tarefa de alcance, é necessário, inicialmente, promover bom controle de tronco, além de mobilidade e estabilidade de cintura escapular para que os movimentos da articulação glenoumeral ocorram de forma adequada e eficiente.[48,49]

O alcance pode ser dividido em dois componentes: o de transporte e o de manipulação.[50] O de transporte refere-se à fase mais rápida de deslocamento em relação ao objeto, e a fase manipulativa à mais lenta, que é de aproximação ao alvo, envolvendo o controle visual para ajustar a ideal abertura da mão para a preensão do objeto. No início da fase de transporte a abertura da mão é maior, diminuindo e se moldando ao tamanho do objeto à medida que se aproxima do alvo, facilitando a preensão. O polegar desempenha papel fundamental no direcionamento da mão na fase de transporte.[51] A tarefa a ser realizada também determinará a forma como a mão chegará ao objeto. O objeto determinará a forma de preensão: objetos maiores requerem preensão com a palma da mão; objetos menores requerem preensão mais fina realizada com a polpa dos dedos. O tamanho do objeto, sua forma e a função realizada (a tarefa) afetam a forma da preensão. Assim, nota-se a importância do ambiente (foco externo) no treinamento desta função motora. Os tipos de preensão de força são: cilíndrica, esférica e gancho (Figura 4.6) e as preensões de precisão são: polpa-polpa, palmar e lateral ou chave (Figura 4.7).

Durante o desenvolvimento do alcance e preensão, o bebê não tem muito controle sobre a velocidade na fase de transporte e, muitas vezes, ultrapassa o alvo. Por falta de treino e vivência também não é capaz de realizar a abertura adequada da mão para a preensão do objeto. As crianças até cerca de 5 anos dependem muito mais da visão e, posteriormente, vão desenvolvendo maior controle cinestésico.[52]

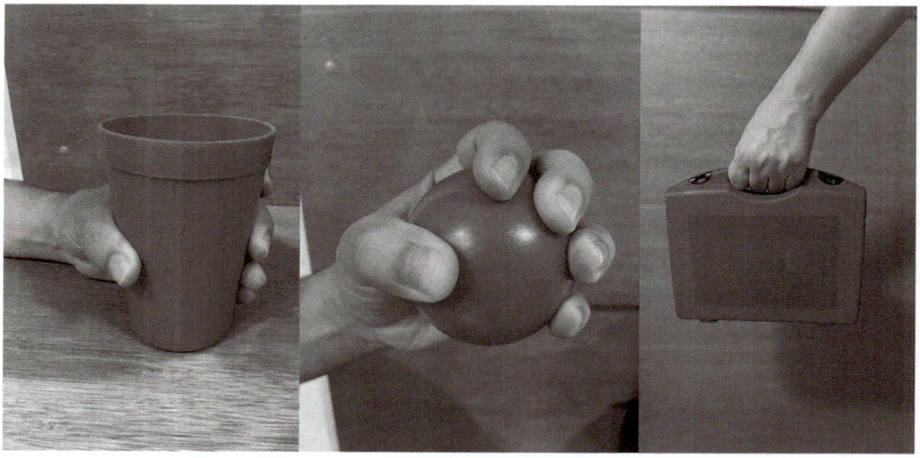

Figura 4.6. Tipos de preensão de força: cilíndrica, esférica e gancho.

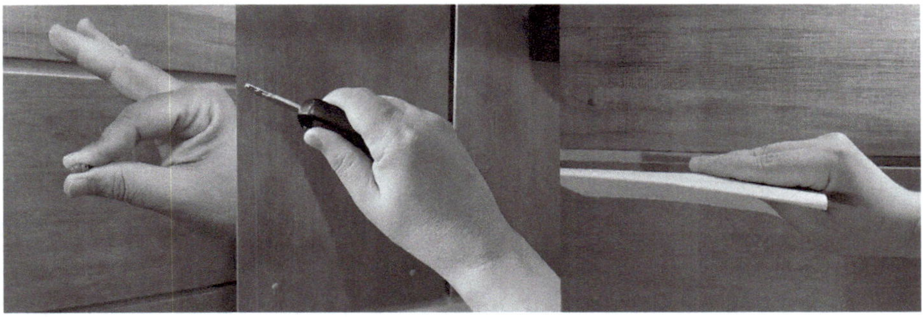

Figura 4.7. Tipos de preensão de precisão: polpa-polpa, chave ou lateral e palmar.

Manipulação

A estrutura anatômica da mão e as conexões neurais para os músculos manuais permitem muitas possibilidades de movimentos. Até em movimentos mais simples há muitas combinações de articulações e músculos envolvidos, já que moldar a mão ao objeto é essencial para sua manipulação. Os ossos do carpo e metacarpo assumem a posição côncava pelas ações dos músculos tenares, hipotenares e interósseos. Quando a mão entra em contato com o objeto, a informação tátil e de pressão é muito importante. Essas informações táteis palmares sinalizam a força de preensão, peso, textura e formato do objeto. Esse *feedback* tátil garante que a força muscular se adapte à força necessária para que o objeto não escorregue ou caia, ou mesmo seja deformado além do necessário.

Antes de iniciar o treinamento da atividade de preensão é fundamental promover bom alinhamento e estabilidade do tronco, bem como garantir a mobilidade e a estabilidade da cintura escapular para que os movimentos do membro superior ocorram de maneira adequada. Dessa forma, muitas vezes será necessária a mobilização de cintura escapular e ativações musculares de forma segmentada. Outras vezes será necessário modificar o ambiente ou posicionar o indivíduo de forma que ele mantenha boa estabilidade de tronco e consiga realizar a tarefa de preensão e manipulação.

É necessário que o terapeuta avalie e analise minuciosamente o indivíduo realizando uma tarefa, por exemplo, alcançar um copo. Deve ser avaliada a fase de transporte e a preensão, *como* o indivíduo está realizando essa tarefa, quais componentes estão perdidos. É importante analisar quais articulações estão envolvidas nessa tarefa e quais as principais ações musculares.

Ao avaliar a habilidade do indivíduo, o terapeuta poderá trabalhar a tarefa de forma segmentada. No início pode ser trabalhada somente a fase de transporte, ou seja, levar o membro superior até o objeto, em tarefas como apontar ou somente atingir o alvo sem realizar a preensão. Pode ser trabalhada somente a preensão do copo de forma isolada e depois a tarefa como um todo. O treino de preensão de força exige bom posicionamento de punho, dedos e antebraço. Vale ressaltar que pode ser realizado fortalecimento muscular dos músculos flexores de punho e dedos se esse for um déficit presente na preensão. Realizar a preensão de objetos similares onde seja necessário o mesmo tipo de preensão (p. ex., copos de diferentes texturas, tamanhos e pesos) também enriquecerá o treino com maior variabilidade da tarefa, garantindo a aprendizagem motora.[1]

À medida que ocorre a melhora do desempenho do indivíduo é importante ampliar a dificuldade da tarefa, com aumento dos graus de liberdade, mudança da base de suporte (treino sentado, evoluindo para o treino da função de MMSS em pé), uso de estratégias reativas (base de apoio mais instável), mudança de direção, aumento da distância e/ou diminuição do tamanho do objeto e/ou diminuição da velocidade da execução da tarefa.[53,54]

Não é necessário adquirir controle de cabeça e de tronco para que o treino de preensão e manipulação seja iniciado. Podemos modificar o ambiente, proporcionar suporte de cabeça e tronco necessários e iniciar treinamento da função de MMSS. As vantagens dessa instituição precoce são treinar a coordenação olho-mão, assim como proporcionar oportunidades e experiências na manipulação de objetos de diferentes tamanhos e texturas, promovendo vivências motoras e sensoriais. O treino do controle de cabeça e tronco pode ocorrer concomitantemente ao treino das funções de MMSS. Com o passar do tempo, o paciente aprende a incorporar os ajustes posturais necessários à preensão e à manipulação na postura sentada e na postura em pé. É importante o treino de funções bimanuais (p. ex., abrir uma garrafa), já que os MMSS trabalham juntos em grande parte das tarefas do dia a dia.[15]

O desprendimento do objeto também deve ser treinado: soltar o objeto sobre uma superfície ou colocá-lo dentro de uma caixa. Essa tarefa é difícil para grande parte dos pacientes que apresentam aumento de tônus flexor em punho e dedos e/ou fraqueza dos músculos extensores dos dedos. Pode ser necessário realizar fortalecimento de extensores de punho e dedos para melhorar o desempenho dessa tarefa.

Para treino de tarefas de MMSS é fundamental a variabilidade dos objetos, estes devem ser familiares e de uso cotidiano do paciente para que ocorra a transferência do aprendizado.[15,55,56]

Treino em circuitos

O treino orientado à tarefa também pode ser realizado em circuitos com estações que envolvam tarefas de estabilidade e mobilidade, que devem variar de acordo com o comprometimento de cada paciente e suas capacidades. Durante o treino pode ser exigido certo número de repetições em cada estação e o terapeuta também pode inserir um limite de tempo para o paciente cumprir a atividade. A complexidade dos exercícios pode se modificar com a melhora do desempenho do indivíduo, aumentando graus de liberdade, inserindo diferentes demandas sensoriais, atividades com dupla tarefa (cognitiva e/ou motora) e mudanças de superfícies. Podem ser realizadas atividades de equilíbrio estático com exigências proativas, reativas e preditivas. A tarefa de sentado para em pé, ultrapassar obstáculos, subir e descer degraus, andar em linha reta ou em uma superfície demarcada diminuindo a base de apoio, andar para trás, andar para frente, dar a volta em um cone e retornar para a posição sentada, andar de lado, são alguns exemplos de atividades que podem ser incluídas nas estações. A terapia deve ser a combinação gradual da prática repetitiva e prática variável; o terapeuta deve estar atento, durante o treino, para fornecer o ajuste da tarefa e do ambiente de acordo com a habilidade do paciente, evitando estratégias indesejadas.[57-60]

Evidências atuais

O TOT tem demonstrado melhorar a atividade de MMSS, a participação e a qualidade de vida de indivíduos pós-AVE. O TOT pode vir acompanhado de outras técnicas como terapia de contensão induzida, estimulação elétrica funcional ou robótica. O fortalecimento de MMSS também é benéfico quando acompanhado do TOT. O *Guideline* da American Heart Association/ American Stroke Association, de 2016,[61] recomenda o TOT como classe I e nível A de evidência, ou seja, o tratamento pode ser administrado e há estudos de boa qualidade.

O *Guideline* para manejo fisioterapêutico da doença de Parkinson da American Physical Therapy Association[62] também mostra alta qualidade de evidência e forte recomendação. Os estudos sugerem que o treinamento específico para tarefas melhora força e destreza de membro superior e mobilidade funcional.

Uma revisão sistemática publicada em 2020[63] sobre as evidências de intervenções para prevenir e tratar crianças com paralisia cerebral (PC) aponta que as terapias com maiores evidências são as que têm participação ativa da criança e envolvem a prática direcionada ao objetivo. O TOT demonstra maior evidência e é eficaz na melhora da função motora grossa de crianças com PC. Vem sendo incorporado como componente de diferentes intervenções como treinamentos intensivos de MMSS, intervenções com realidade virtual, programas domiciliares, entre outros.

Considerações finais

Atualmente nossas condutas e abordagens devem ser direcionadas a conceitos de funcionalidade estabelecidos pela Organização Mundial de Saúde a partir do modelo da Classificação Internacional de Funcionalidade, Incapacidade e Saúde (CIF), onde, além de considerarmos a doença, também é primordial analisar atividades, participação, fatores ambientais e pessoais de cada paciente.[64,65]

O TOT envolve a escolha de exercícios repetitivos simples que sejam relevantes ao paciente. O treinamento e a prática precisam ser específicos à tarefa para alcançar um desempenho funcional eficaz, com maior destreza e agilidade. É essencial que haja repetição para, além do ganho da habilidade, haver também aumento da força e resistência muscular funcional. O treinamento pode ser direcionado a tarefas bimanuais ou unilateral, com uso de restrição no membro menos comprometido.

Métodos suplementares podem estar associados ao TOT, como: estimulação elétrica funcional, prática mental, dispositivos de treinamento (esteira, suporte de peso corporal, robóticos e não robóticos), treinamento computadorizado e ambientes virtuais.[1,19,61,62]

Referências

1. Carr JH, Shepherd RB. Neurological rehabilitation: optimizing motor performance. 2nd ed. Edinburgh: Churchill Livingstone Elsevier; 2010.
2. Carr JH, Shepherd RB. Programa de reaprendizagem motora para o hemiplégico adulto. São Paulo: Manole; 1988.
3. Shepherd RB. Cerebral palsy in infancy: targeted activity to optimize early growth and development. London: Churchill Livingstone; 2013.
4. Bernstein N. The co-ordination and regulation of movements. Oxford: Pergamon Press; 1967.
5. Latash ML, Scholz JP, Schöner G. Toward a new theory of motor synergies. Motor Control. 2007;11:276-308.
6. Ko Y-G, Challis JH, Newell KM. Learning to coordinate redundant degrees of freedom in a dynamic balance task. Human Movement Science. 2003;22:47-66.
7. Scholz JP. Dynamic pattern theory — Some implications for therapeutics. Physical The-rapy. 1990;70:827-43.
8. van Hooren B, Meijer K, McCrum C. Attractive gait training: applying dynamical systems theory to the improvement of locomotor performance across the lifespan. Frontiers in Physiology 9. Epub ahead of print January 18, 2019. DOI: 10.3389/fphys.2018.01934.

9. Latash ML. Human movements: synergies, stability, and agility. In: Venture, et al. Biome-chanics of Anthropomorphic Systems. Springer; 2019. p. 135-154.
10. Pacheco MM, Newell KM. Search strategies in practice: Influence of information and task constraints. Acta Psychologica. 2018;182:9-20.
11. Pacheco MM, Lafe CW, Newell KM. Search strategies in the perceptual-motor workspace and the acquisition of coordination, control, and skill. Frontiers in Psychology; 10. Epub ahead of print August 14, 2019. DOI: 10.3389/fpsyg.2019.01874.
12. Shumway-Cook A, Woollacott MH. Motor control: translating research into clinical practi-ce. 4th ed. 2014.
13. Newell KM. Motor skill acquisition. Annual Review of Psychology. 1991;42:213-37.
14. Gentile AM. Aquisição de habilidade: ação, movimento e processos neuromotores. In: Shepherd RB, Carr JH (Eds.). Ciência do movimento: fundamentos para a fisioterapia na reabilitação. São Paulo: Manole; 2003, p. 111-80.
15. Allegretti KMG, Oliveira CQ, Borges HC. Treino orientado a tarefa. In: Assis RD de (Ed.). Condutas práticas em fisioterapia neurológica. São Paulo: Manole; 2012, p. 563-89.
16. Vallerand RJ. Intrinsic and extrinsic motivation in sport and physical activity: a review and a look at the future. In: Handbook of sport psychology. Wiley; 2007, p. 59-83.
17. Landers M, Wulf G, Wallmann H, et al. An external focus of attention attenuates balance impairment in patients with Parkinson's disease who have a fall history. Physiotherapy. 2005;91:152-8.
18. Carr JH, Shepherd RB. Ciência do movimento: fundamentos para a fisioterapia na reabili-tação. São Paulo: Manole; 2003.
19. Shepherd RB, Carr JH. Stroke rehabilitation: guidelines for exercise and training to optimi-ze motor skill. Philadelphia: Elsevier; 2003.
20. Levin MF, Demers M. Motor learning in neurological rehabilitation. Disability and Rehabi-litation. 2021;43:3445-53.
21. Kleim JA, Jones TA. Principles of experience-dependent neural plasticity: implications for rehabilitation after brain damage. Journal of Speech, Language, and Hearing Research; 51. Epub ahead of print February 2008. DOI: 10.1044/1092-4388(2008/018).
22. Greenough WT, Black JE, Wallace CS. Experience and brain development. Child Deve-lopment. 1987;58:539.
23. Nudo RJ. Plasticity. NeuroRX. 2006;3:420-7.
24. Horak FB. Postural orientation and equilibrium: what do we need to know about neural control of balance to prevent falls? Age and Ageing. 2006;35:ii7-ii11.
25. Takakusaki K. Functional neuroanatomy for posture and gait control. Journal of Move-ment Disorders. 2017;10:1-17.
26. Borges HC. Treino de marcha. In: Assis RD (Ed.). Condutas práticas em fisioterapia neuro-lógica. São Paulo: Manole; 2012, p. 528-43.

27. Sherman DA, Lehmann T, Baumeister J, et al. External focus of attention in-fluences corti-cal activity associated with single limb balance performance. Physical Therapy. Epub ah-ead of print September 24; 2021. DOI: 10.1093/ptj/pzab223.
28. Scrivener K, Dorsch S, McCluskey A, et al. Bobath therapy is inferior to task-specific trai-ning and not superior to other interventions in improving lower limb activities after stro-ke: a systematic review. Journal of Physiotherapy. 2020;66:225-35.
29. Janssen WG, Bussmann HB, Stam HJ. Determinants of the sit-to-stand movement: a revi-ew. Physical Therapy. 2002;82:866-79.
30. Schenkman M, Berger RA, Riley PO, et al. Whole-body movements during rising to stan-ding from sitting. Physical Therapy. 1990;70:638-48.
31. Mapaisansin P, Suriyaamarit D, Boonyong S. The development of sit-to-stand in typically developing children aged 4 to 12 years: movement time, trunk and lower extremity joint angles, and joint moments. Gait & Posture. 2020;76:14-21.
32. Gilleard W, Crosbie J, Smith R. Rising to stand from a chair: symmetry, and frontal and transverse plane kinematics and kinetics. Gait & Posture. 2008;27:8-15.
33. Norman-Gerum V, McPhee J. Comprehensive description of sit-to-stand motions using force and angle data. Journal of Biomechanics. 2020;112:110046.
34. Yoshida K, An Q, Yozu A, et al. Visual and vestibular inputs affect muscle synergies res-ponsible for body extension and stabilization in sit-to-stand motion. Frontiers in Neuros-cience; 12. Epub ahead of print January 15, 2019. DOI: 10.3389/fnins.2018.01042.
35. Gillette JC, Stevermer CA. The effects of symmetric and asymmetric foot placements on sit-to-stand joint moments. Gait & Posture. 2012;35:78-82.
36. Khemlani MM, Carr JH, Crosbie WJ. Muscle synergies and joint linkages in sit-to--stand under two initial foot positions. Clinical Biomechanics 1999;14:236-46.
37. Hennington G, Johnson J, Penrose J, et al. Effect of bench height on sit-to-stand in chil-dren without disabilities and children with cerebral palsy. No commercial party having a direct financial interest in the results of the research supporting this article has/will con-fer a benefit on the author(s) or on any organization with which the author(s) is/are asso-ciated. Arch Phys Med Rehabil. 2004;85:706.
38. Ghai S, Ghai I, Effenberg AO. Effects of dual tasks and dual-task training on postural stabi-lity: a systematic review and meta-analysis. Clinical Interventions in Aging. 2017;12:557-77.
39. de Sousa DG, Harvey LA, Dorsch S, et al. Two weeks of intensive sit-to-stand training in addition to usual care improves sit-to-stand ability in people who are unable to stand up independently after stroke: a randomised trial. Journal of Physiotherapy. 2019;65:152-8.
40. Pollock A, Gray C, Culham E, et al. Interventions for improving sit-to-stand ability fol-lowing stroke. Cochrane Database of Systematic Reviews. Epub ahead of print May 26, 2014. DOI: 10.1002/14651858.CD007232.pub4.

41. Baker R, Esquenazi A, Benedetti MG, et al. Gait analysis: clinical facts. European Journal of Physical and Rehabilitation Medicine. 2016;52(4):560-74.

42. Adolph KE, Franchak JM. The development of motor behavior. Wiley Interdiscip Rev Cogn Sc. 2017;8:e1430.

43. Cruz-Jimenez M. Normal changes in gait and mobility problems in the elderly. Physical Medicine and Rehabilitation Clinics of North America. 2017;28:713-25.

44. Perry J, Burnfield JM. Gait analysis: normal and pathological function, 2nd ed. New Jersey: Slack Incorporated; 2010.

45. Fulk GD, He Y, Boyne P, et al. Predicting home and community walking activity poststro-ke. Stroke. 2017;48:406-11.

46. Pollock A, Baer G, Pomeroy V, et al. Physiotherapy treatment approaches for the recovery of postural control and lower limb function following stroke. Cochra-ne Database Syst Rev. 2007;CD001920.

47. Mehrholz J, Thomas S, Elsner B. Treadmill training and body weight support for walking after stroke. Cochrane Database of Systematic Reviews; 2017. Epub ah-ead of print Au-gust 17, 2017. DOI: 10.1002/14651858.CD002840.pub4.

48. McCrea PH, Eng JJ, Hodgson AJ. Biomechanics of reaching: clinical implications for indi-viduals with acquired brain injury. Disability and Rehabilitation. 2002;24:534-41.

49. Galloway J, Koshland G. General coordination of shoulder, elbow and wrist dy-namics du-ring multijoint arm movements. Experimental Brain Research. 2002;142:163-80.

50. Jeannerod M. Mechanisms of visuomotor coordination: a study in normal and brain-damaged subjects. Neuropsychologia. 1986;24:41-78.

51. Wing AM, Fraser C. The contribution of the thumb to reaching movements. The Quarterly Journal of Experimental Psychology Section A. 1983;35:297-309.

52. Shepherd RB. Fisioterapia em pediatria. São Paulo: Livraria Santos Editora; 1996.

53. Proctor RW, Schneider DW. Hick's law for choice reaction time: a review. Quar-terly Jour-nal of Experimental Psychology. 2018;71:1281-99.

54. Coqueiro PR, de Freitas SMSF, Silva CMAE, et al. Effects of direction and index of difficulty on aiming movements after stroke. Behavioural Neurology. 2014;2014:909182.

55. Pollock A, Farmer SE, Brady MC, et al. Interventions for improving upper limb function af-ter stroke. In: Pollock A (Ed.). Cochrane Database of Systematic Re-views. Chichester, UK: John Wiley & Sons, Ltd.; 2013. Epub ahead of print No-vember 21, 2013. DOI: 10.1002/14651858.CD010820.

56. French B, Thomas LH, Coupe J, et al. Repetitive task training for improving func-tional abi-lity after stroke. Cochrane Database of Systematic Reviews. 2016. Epub ahead of print November 14, 2016. DOI: 10.1002/14651858.CD006073.pub3.

57. Blundell SW, Shepherd RB, Dean CM, et al. Functional strength training in cere-bral palsy: a pilot study of a group circuit training class for children aged 4–8 years. Clinical Rehabili-tation. 2003;17:48-57.

58. Ko EJ, Sung IY, Moon HJ, et al. Effect of group-task-oriented training on gross and fine motor function, and activities of daily living in children with spastic cerebral palsy. Phys Occup Ther Pediatr. 2020;40:18-30.

59. Dean CM, Richards CL, Malouin F. Task-related circuit training improves performance of locomotor tasks in chronic stroke: a randomized, controlled pilot trial. Arch Phys Med Rehabil. 2000;81:409-17.

60. English C, Hillier SL. Circuit class therapy for improving mobility after stroke. In: Hillier SL (Ed.). Cochrane Database of Systematic Reviews. Chichester, UK: John Wiley & Sons, Ltd.; 2010. Epub ahead of print July 7, 2010. DOI: 10.1002/14651858.CD007513.pub2.

61. Winstein CJ, Stein J, Arena R, et al. Guidelines for adult stroke rehabilitation and recovery: a guideline for healthcare professionals from the american heart association/american stroke association. Stroke. 2016;47:e98-e169.

62. Osborne JA, Botkin R, Colon-Semenza C, et al. Physical therapist management of parkin-son disease: a clinical practice guideline from the american physical therapy association. Physical Therapy. Epub ahead of print December 28; 2021. DOI: 10.1093/ptj/pzab302.

63. Novak I, Morgan C, Fahey M, et al. State of the evidence traffic lights 2019: systematic re-view of interventions for preventing and treating children with cerebral palsy. Curr Neu-rol Neurosci Rep. 2020;20:3.

64. WHO. World Health Organization. (2001). International Classification of Functioning, Di-sability and Health (ICF). Geneva: World Health Organization; 2001.

65. OMS. Organização Mundial de Saúde, CIF: Classificação Internacional de Funcionali-dade, Incapacidade e Saúde [Centro Colaborador da Organização Mundial da Saúde para a Família de Classificações Internacionais. São Paulo: Editora da Universidade de São Paulo – EDUSP; 2003. Epub ahead of print 2003. DOI: 10.1590/s1415-790x2005000200011.

Capítulo 5

Atuação Fisioterapêutica: Interprofissionalidade e Humanização no Cuidado ao Paciente com Transtornos Neurológicos

Joelita Pessoa de Oliveira Bez
Rafaela Barroso de Souza Costa Garbus

Introdução

Pacientes com transtornos neurológicos experimentam alterações sensoriais e distúrbios motores que prejudicam significativamente sua qualidade de vida, o que também se estende para seu cuidador. Cabe dizer que as características clínicas dos transtornos do sistema nervoso central são determinadas pela localização e extensão da lesão,[1,2] o que exige capacitação técnica de qualidade do fisioterapeuta. Nossa intenção nesse capítulo não se resume em prescrever fazeres, mas em ampliar os olhares para outras possibilidades de atenção fisioterapêutica e interprofissional ao paciente com transtorno neurológico e sua família.

Educação interprofissional

As necessidades do cuidar são variadas e crescentes; pacientes com transtornos neurológicos estão mais expostos a comorbidades associadas à sua deficiência, resultando em maior necessidade de uso de serviços de saúde para a manutenção de sua integridade física e cognitiva, podendo, porém, enfrentar diversas barreiras de acesso e inclusão.[3]

Sendo assim, os profissionais fisioterapeutas desempenham papel importante em ajudar os pacientes com transtornos neurológicos de qualquer natureza a prevenir sequelas, recuperar a funcionalidade e a autonomia e, principalmente, conhecer a dinâmica da rede de apoio de saúde para auxiliar e melhorar sua qualidade de vida e da sua família. No entanto, esses profissionais precisam ver além dos aspectos clínicos da doença neurológica e considerar o paciente em sua integralidade. Espera-se que os serviços de saúde ideais se concentrem no bem-estar do paciente e na qualidade do atendimento. Portanto, para além desses fatores, o cuidar exige tratar os pacientes levando em consideração suas características biopsicossociais e também da sua rede de apoio (família e cuidadores). Faz-se necessário estabelecer ações do cuidar humanizado, para que, dessa forma, os fisioterapeutas possam dar seguimento na perspectiva da visão integral, a fim de prestar um cuidado que vá além da doença.

Todavia, é essencial trazer para a prática assistencial a fundamentação da educação interprofissional (EIP) que está apoiada na formação de profissionais da área da saúde preparados para o trabalho em equipe interprofissional. O principal foco é a integralidade no cuidado, na perspectiva da concepção ampliada de saúde.[4] Caracteriza-se como uma proposta formativa onde profissionais e/ou estudantes de duas ou mais profissões aprendem juntos, sobre os outros, com os outros e entre si, o que possibilita maior compreensão dos papéis específicos de cada profissional/estudante e potencializa o desenvolvimento de colaboração interprofissional no trabalho em equipe.[5,6]

No que tange à saúde, esta é abordada pela concepção sócio-histórico-cultural, onde a integralidade do cuidado se torna um ponto fundamental para atenção em saúde, assim como uma equipe de saúde atuante na perspectiva interdisciplinar. Esta perspectiva propicia e permite a discussão sobre a concepção biopsicossocial que exige um olhar multiprofissional para o processo de cuidado e, fatalmente, interrompe a concepção biomédica centrada apenas na doença e o médico sendo considerado o pilar e a figura central para o cuidado.[4]

Abordagem centrada na pessoa

Na perspectiva ampliada do cuidado em saúde, encontra-se o agrupamento de contribuições sobre atenção de forma holística, integral e orientada a partir das necessidades em saúde. No aspecto da participação no cuidado, observa-se predomínio dos conceitos de autonomia, autocuidado e valorização da experiência do paciente.

A participação no cuidado é definida como oportunidade de exercício de cidadania do paciente em busca de autonomia (relacionada com a ideia de liberdade, protagonismo, respeito à subjetividade), assim como é condição importante para autocuidado. Compreende-se como autocuidado uma proposta de gestão do cuidado que incorpora colaboração entre a equipe de saúde e usuários, em vez da atuação meramente prescritiva.

Os achados da literatura mostram que a abordagem centrada na pessoa (ACP) foi associada à humanização, sobretudo ao âmbito relacional, de interações entre profissionais e pacientes. A necessidade de aprimoramento na relação entre profissionais e pacientes foi citada como condição fundamental para a ACP, seja no contexto de resgate da condição humana, na qualificação da assistência ou para o sucesso terapêutico. São apresentados como valores para a ACP: empatia, respeito, solidariedade, escuta, apoio psicossocial, sensibilidade, afetividade, diálogo no cuidado em saúde, acolhimento e vínculo.[7]

Espera-se que a presença de diferentes formações profissionais e o alto grau de articulação entre estas propiciem o compartilhamento das ações e da interdisciplinaridade, de forma que, progressivamente, as competências profissionais específicas enriqueçam o campo comum de competências, ampliando, assim, a capacidade de cuidado de toda a equipe. Cabe dizer que toda categoria profissional é pautada em competências e habilidades comuns e específicas. As comuns respondem à necessidade de alinhamento das ações na área de atuação, ampliando as possibilidades de qualificação do cuidado. Já as específicas visam a atender às demandas e às necessidades peculiares de cada indivíduo ou coletividade a partir de objetos de trabalho das diferentes profissões.[8]

Essa organização pressupõe o deslocamento do processo de trabalho centrado em procedimentos profissionais para um processo centrado no paciente, em que o cuidado a este é o imperativo ético-político que organiza a intervenção técnico-científica.

Política Nacional de Humanização

Nesse contexto cabe destacar a Política Nacional de Humanização (PNH) lançada em 2003, que buscou colocar em prática os princípios do Sistema Único de Saúde (SUS) no cotidiano dos serviços de saúde, produzindo mudanças nos modos de gerir e cuidar. A PNH estimula a comunicação entre gestores, trabalhadores e usuários para construir processos coletivos de enfrentamento de relações de poder, trabalho e afeto que, muitas vezes, produzem atitudes e práticas desumanizadoras que inibem a autonomia e a corresponsabilidade dos profissionais de saúde em seu trabalho, e dos usuários no cuidado de si.[9]

Segundo Fortes e Martins,[10] humanizar significa reconhecer as pessoas que buscam nos serviços de saúde a resolução de suas necessidades, como sujeitos de direitos. É observar cada pessoa em sua individualidade, em suas necessidades específicas, ampliando as possibilidades para que possa exercer sua autonomia.

Casate e Corrêa[11] ressaltam, ainda, que se faz necessário humanizar as práticas em saúde diante do acelerado processo de desenvolvimento tecnológico nesta área, em que a singularidade do usuário – emoções, crenças e valores – ficou em segundo plano, sua doença passou a ser objeto do saber reconhecido cientificamente e a assistência se desumanizou, principalmente no atendimento e nas condições de trabalho, dificultando as relações humanas, tornando-as frias, objetivas, individualistas e calculistas.

Em consonância, os autores Cordeiro e Minayo[12] afirmam que a visão tecnicista não pode continuar influenciando a formação dos profissionais de saúde, com o paciente sendo visto somente como objeto e não como um sujeito da ação dos profissionais de saúde; as ações são centradas no seu corpo e/ou no órgão afetado. Os autores apontam, ainda, que, na área da saúde, é necessário integrar, na formação de seus profissionais, uma boa formação humanística.

Há uma unanimidade entre formuladores da política de humanização sobre o questionamento: por que falar em humanização quando as relações estabelecidas no processo de cuidado em saúde se dão entre humanos? Estaríamos, com esse conceito, querendo apenas "tornar mais humana a relação com o usuário", dando pequenos retoques nos serviços, mas deixando intocadas as condições de produção do processo de trabalho em saúde? Essas questões são pertinentes para reflexão do cotidiano do profissional, a atitude reflexiva implica análise da prática cotidiana considerando as condições sociais em que ela ocorre.

De acordo com Machado *et al.*,[13] o fisioterapeuta ainda está muito sujeito ao trabalho com pacientes angustiados, devido a sequelas físicas e cognitivas que trazem grandes limitações. Portanto, nesse contexto, é possível que ocorram atitudes pouco empáticas por conta da dinâmica paciente angustiado-profissional limitado. Para atender esses pacientes, o profissional deve, além de conhecer o conteúdo técnico-científico, ter maior envolvimento humano, habilidade técnica e intuitiva, aliada à formação qualificada para identificar riscos e vulnerabilidades inerentes aos pacientes e sua família. Um dos exemplos mais clássicos da vulnerabilidade que se apresenta à toda equipe da atenção domiciliar é o perfil do ambiente domiciliar. De acordo com a literatura, a alta prevalência de fatores de riscos encontrados no ambiente domiciliar remete a um quadro preocupante, tornando-se necessária a criação de medidas por parte da equipe, que visem à prevenção das quedas.

As diretrizes da (CIF) Classificação Internacional de Funcionalidade[14] pressupõem a imprescindibilidade da equipe multiprofissional em adequar o ambiente com a finalidade de redução de barreiras arquitetônicas. Os fatores ambientais interagem com todos os componentes da funcionalidade e da incapacidade do paciente. O constructo básico do componente dos fatores ambientais é o impacto facilitador ou limitador das características do mundo físico, social e atitudinal do paciente.

O fisioterapeuta deve ter uma atitude humanizada, com uma visão mais integrada do paciente em seu universo e a participação total de outros profissionais.[15] Os demais profissionais também são responsáveis por melhorar a assistência ao paciente, colocando em prática a ACP. Neste sentido, o fisioterapeuta tem como um de seus papéis acompanhar o paciente nos atendimentos, incentivando-o à realização dos exercícios propostos, podendo contribuir de forma positiva para a assistência geral do mesmo.[16]

Cabe salientar que, para a realização do atendimento humanizado, vários fatores podem contribuir para um desfecho positivo na resolução das necessidades do paciente/fisioterapeuta; um bom exemplo é o ambiente adequado para a ação da assistência fisioterapêutica que pode amplificar e potencializar o modo de fazer saúde de forma mais envolvente para ambos. Para além da ambiência e parceria com a equipe interprofissional para facilitar o processo do cuidar, faz-se necessária, também, uma rede de apoio institucional. Pequenas ações podem gerar grandes resultados, como a alteração da resolução do COFFITO, nº 80, de 1987, que foi atualizada com enfoque no "movimento humano" e não mais nos "distúrbios do movimento", levando-se em consideração o sujeito em suas características biológicas e na sua dimensão social.

Dessa forma, Condrade *et al.*[17] tratam da influência do atendimento humanizado para a recuperação física. Ressaltam que o atendimento não humanizado faz com que o profissional não veja o paciente em sua singularidade.

Cuidados paliativos

Cuidados paliativos são cuidados especializados para pessoas com doenças graves, em que o atendimento e a assistência têm como objetivo proporcionar aos pacientes alívio dos sintomas, dor e estresse gerados pela doença – independentemente do diagnóstico – e, assim, melhorar a qualidade de vida do paciente e da família.[18] Os cuidados paliativos descrevem uma abordagem de atendimento ao paciente desde o momento do diagnóstico até o luto e podem ser prestados em conjunto com os cuidados-padrão ou por meio de serviços especializados, incluindo cuidados paliativos hospitalares, ambulatoriais e domiciliares.[18]

Em uma revisão de 1996, o Subcomitê de Ética e Humanidades da Academia Americana de Neurologia declarou que muitos pacientes com doenças neurológicas morrem após um tempo prolongado do diagnóstico destas condições.[18] Neste sentido, podemos destacar as demências, a esclerose múltipla e outras condições progressivas. Desde 1996 até os dias atuais, além da compreensão do cuidado paliativo para além do cuidado aos pacientes com câncer, ampliou-se a necessidade de um olhar multifatorial e interprofissional aos cuidados desses pacientes.

O fisioterapeuta tem papel fundamental e integra a equipe de cuidados paliativos. Uma revisão sistemática sobre cuidados paliativos na infância indicou que além do câncer, a paralisia cerebral foi a condição mais estudada nesta faixa etária.[19] De acordo com estes autores, apesar de o atendimento ao câncer ser uma prioridade, a paralisia cerebral aparece com destaque, o que mostra que os pesquisadores também atuam com o foco em assistir às pessoas com doenças incapacitantes. Além disso, essa revisão estudou as intervenções de fisioterapia respiratória, de fisioterapia neurológica, a massagem terapêutica e a realidade virtual, bem como os efeitos alcançados na criança e sua família, com destaque para o controle dos sintomas e a melhora da qualidade de vida e, por fim, evidenciou a escassez de conhecimento dos fisioterapeutas sobre cuidados paliativos, observando-se que a maioria dos profissionais não recebeu capacitação para atuar nestas situações.

Independentemente da idade do paciente, o alívio da dor, o estímulo da funcionalidade, a prevenção e o tratamento de problemas respiratórios (naqueles acamados ou com limitações físicas importantes) e a prevenção de complicações secundárias compõem objetivos do tratamento fisioterapêutico e devem sempre ser acompanhados da escuta qualificada às necessidades do paciente e sua família durante todo o processo de cuidado paliativo.

Considerações finais

As doenças neurológicas constituem a segunda causa de morte no mundo nos dias atuais, de acordo com Organização Mundial da Saúde – OMS[20] *apud* Maciel. As doenças cerebrovasculares são as principais afecções neurológicas entre adultos e idosos, gerando grande morbimortalidade.

No Brasil, segundo dados do Ministério da Saúde (MS), são registradas aproximadamente 100 mil mortes decorrentes de acidente vascular encefálico (AVE) por ano. Em 2016 foram registradas 211.319 internações por doenças cerebrovasculares que, atualmente, representam a primeira causa de morte e incapacidade no país. Tais afecções produzem grande impacto econômico e social, sendo que esse quadro tende a se agravar à medida que a expectativa de vida da população brasileira cresce.[21]

A complexidade do processo de cuidar do paciente neurológico exige uma nova abordagem por parte do fisioterapeuta, abordagem essa com foco na prevenção de agravos, promoção da saúde e alívio de sofrimento. A terapia preventiva de agravos vem desempenhando papel crescente na fisioterapia e pode ser considerada uma ferramenta para a prática em vários níveis de atenção à saúde (primário, secundário ou terciário), proporcionando condições de saúde e bem-estar aos pacientes. O fisioterapeuta desempenha papel essencial na identificação, análise e prestação de cuidados necessários para restaurar a autonomia, o equilíbrio físico e fisiológico, diminuindo a probabilidade de desenvolvimento de distúrbios musculoesqueléticos, posturais, respiratórios e de lesão por pressão nesses pacientes. Independentemente do espaço geográfico (domicílio, clínica, ambulatórios, postos de saúde ou hospitais), a atenção ao paciente neurológico deve ter como objetivo o cuidado humanizado e integral, por meio de uma relação mais próxima da equipe de saúde com este e sua família.

No que concerne à promoção de saúde, uma abordagem integrativa e compatível com os valores e o senso de autonomia, de dignidade, além da biografia dos pacientes e da de seus familiares, são elementos fundamentais para recuperar a funcionalidade, prevenir sequelas e melhorar a qualidade de vida – que deve ser a principal meta de qualquer profissional fisioterapeuta envolvido no cuidado dos indivíduos com transtornos neurológicos.

Considerando que alguns transtornos neurológicos podem comprometer a continuidade da vida, pela impossibilidade da cura, recomenda-se iniciar o mais precocemente possível os cuidados paliativos, que consistem na assistência promovida por uma equipe multidisciplinar com o objetivo de melhorar a qualidade de vida do paciente e seus familiares, por meio da prevenção e alívio do sofrimento, através da identificação precoce e tratamento de dor e demais sintomas físicos, sociais, psicológicos e espirituais.[22]

Referências

1. Thomson A, Sknner A, Piercy J. Fisioterapia de Tidy, 12. ed. São Paulo: Santos; 2002.
2. Levy JA, Oliveira ASB. Reabilitação em doenças neurológicas. Guia terapêutico prático. São Paulo: Atheneu; 2003.
3. Castro SS, et al. Acessibilidade aos serviços de saúde por pessoas com deficiência. Revista de Saúde Pública (São Paulo). 2011;45(1):99-105.
4. Batista NA. Educação interprofissional em saúde: concepções e práticas. Cad FNEPAS. 2012;2(2):25-8.
5. Barr H. Interprofessional education: the genesis of a global movement. Centre for Advancement of Interprofes-sional Education. [Internet]. 2015 [cited 2018 Aug 4]. Disponível em: https://www.caipe.org/resources/publications/barr-h--2015-interprofessionaleducation-genesis-global-movement/
6. Reeves S. Why we need interprofessional education to improve the delivery of safe and effective care. Interface (Botucatu). 2016;20(56):185-96.

7. Agreli HF, Peduzzi M, Silva MC. Patient centred care in interprofessional collaborative practice. Interface (Botu-catu). 2016; 20(59):905-16.
8. Brasil. Ministério da Saúde. Secretaria de Atenção à Saúde. Departamento de Atenção Básica. Práticas em rea-bilitação na AB: o olhar para a funcionalidade na interação com o território [recurso eletrônico]/Ministério da Saúde, Secretaria de Atenção à Saúde, Departamento de Atenção Básica. Brasília: Ministério da Saúde; 2017. 50 p.: il.
9. Brasil. Ministério da Saúde. HumanizaSUS: Política Nacional de Humanização: a humanização como eixo norte-ador das práticas de atenção e gestão em todas as instâncias do SUS/Ministério da Saúde, Secretaria Executi-va, Núcleo Técnico da Política Nacional de Humanização, Brasília: Ministério da Saúde; 2004.
10. Fortes PAC, Martins CL. A ética, a humanização e a saúde da família. Rev Bras Enferm. 2000;53(nº especial):31-9.
11. Casate JC, Corrêa AK. Humanização do atendimento em saúde: conhecimento veiculado na literatura brasileira de enfermagem. Rev Latino-Am Enfermagem. 2005;13(1):105-11.
12. Cordeiro H, Minayo C. Saúde: concepções e políticas públicas. In: Amâncio Filho AA, Moreira CG, organizado-res. Saúde, trabalho e formação profissional. Rio de Janeiro: Fiocruz; 1997. p. 49-61.
13. Machado D, Carvalho M, Machado B, Pacheco F. A formação ética do fisioterapeuta. Rev Fisioterapia em mo-vimento (Curitiba). 2007;20(3):101-5
14. Buchalla CM. CIF: Classificação Internacional de Funcionalidade, Incapacidade e Saúde/[Centro Colaborador da Organização Mundial da Saúde para a Família de Classificações Internacionais em Português, Org.; coorde-nação da tradução Cássia Maria Buchalla]. São Paulo: Editora da Universidade de São Paulo; 2008.
15. Rodrigues RM. A fisioterapia no contexto da política de saúde no Brasil: aproximações e desafios. Rev Perspec-tivas Online (Rio de Janeiro). 2008;2(8):104-9.
16. Bontempo BG, Taglietti M. Humanização da assistência de fisioterapia no pós-operatório de cirurgia bariátrica. Revista Brasileira de Obesidade, Nutrição e Emagrecimento. 2017;11(66):479-85.
17. Condrade TVL, Aprile MR, Paulino C, Akarsch UM, Bataglia PUR. Humanização da saúde na formação de profis-sionais da fisioterapia. Rev Equil Corporal e Saúde. 2010;2:25-35.
18. Boersma I, Miyasaki J, Kutner J, Kluger B. Palliative care and neurology: time for a paradigm shift. Neurology. 2014 Aug 5;83(6):561-7. doi: 10.1212/WNL.0000000000000674. Epub 2014 Jul 2. PMID: 24991027; PMCID: PMC4142002.
19. Ortiz-Campoy S, Lirio-Romero C, Romay-Barrero H, Álvarez DM, López-Muñoz P, Palomo-Carrión R. The role of physiotherapy in pediatric palliative care: a systematic review. Children (Basel). 2022Nov 12;8(11):1043. doi: 10.3390/children8111043. PMID: 34828756; PMCID: PMC8617633.

20. Maciel CMS. Avaliação de custos dos cuidados paliativos para pacientes neurológicos em um hospital do Sis-tema Único de Saúde/Pernambuco. Dissertação [Mestrado em Gestão e Economia da Saúde] - Universidade Federal de Pernambuco; 2020.
21. Almeida LG, Vianna JBM. Perfil epidemiológico dos pacientes internados por acidente vascular cerebral em um hospital de ensino/Epidemiology of patients hospitalized for stroke in a teaching hospital. Revista Ciências em Saúde. 2018 Mar 14;8(1):12-7.
22. World Health Organization. World Health Organization definition of palliative care (2002). Disponível em: <https://who.int./cancer/palliative/definition/en/> Acesso em nov. 2021.

SEÇÃO 2

Fisioterapia nos Transtornos Neurológicos da Infância

Capítulo 6

Deformidades Cranioespinais

Ana Carolina Leonardi Dutra
Louisiana Carolina Ferreira de Meireles Moraes

Introdução

As anormalidades cranioespinais incluem um amplo espectro de malformações do sistema nervoso central e estão entre as mais comuns anomalias congênitas observadas no recém-nascido. A grande maioria dessas malformações tem sua origem no período embrionário.[1,2] No décimo oitavo dia de vida intrauterina, já no embrião de três folhetos (após a gastrulação), a placa neural desenvolve cristas que vão se fundir medialmente para formar o tubo neural. O fechamento inicia-se no nível do quarto somito e segue rostral e caudalmente. O neuroporo rostral fecha-se entre o 24º e 25º dia, e o neuroporo caudal entre o 26º e 28º, num processo denominado neurulação primária. Na sequência, inicia-se o processo de neurulação secundária, que se estende até o 48º dia. Na massa de células da placa neural que se forma caudalmente ao tubo neural, desenvolve-se uma cavidade que forma a porção baixa do cone medular e *filum terminale*.[3-6] Este complexo fenômeno envolve vários processos celulares e frequentemente é interrompido, gerando anormalidades cranioespinais como as citadas na Figura 6.1.

O fator etiológico não genético mais conhecido para a ocorrência dessas anomalias é a deficiência de ácido fólico. Desse modo, recomendações internacionais preconizam a suplementação desse nutriente nos alimentos.[7,8] A partir de 2004, a legislação brasileira determina o reforço de ácido fólico na farinha de trigo. O planejamento da gestação envolve a suplementação mínima de 0,4 mg diários, preferencialmente três meses antes da fecundação, podendo ser realizada pelo menos um mês antes.[9]

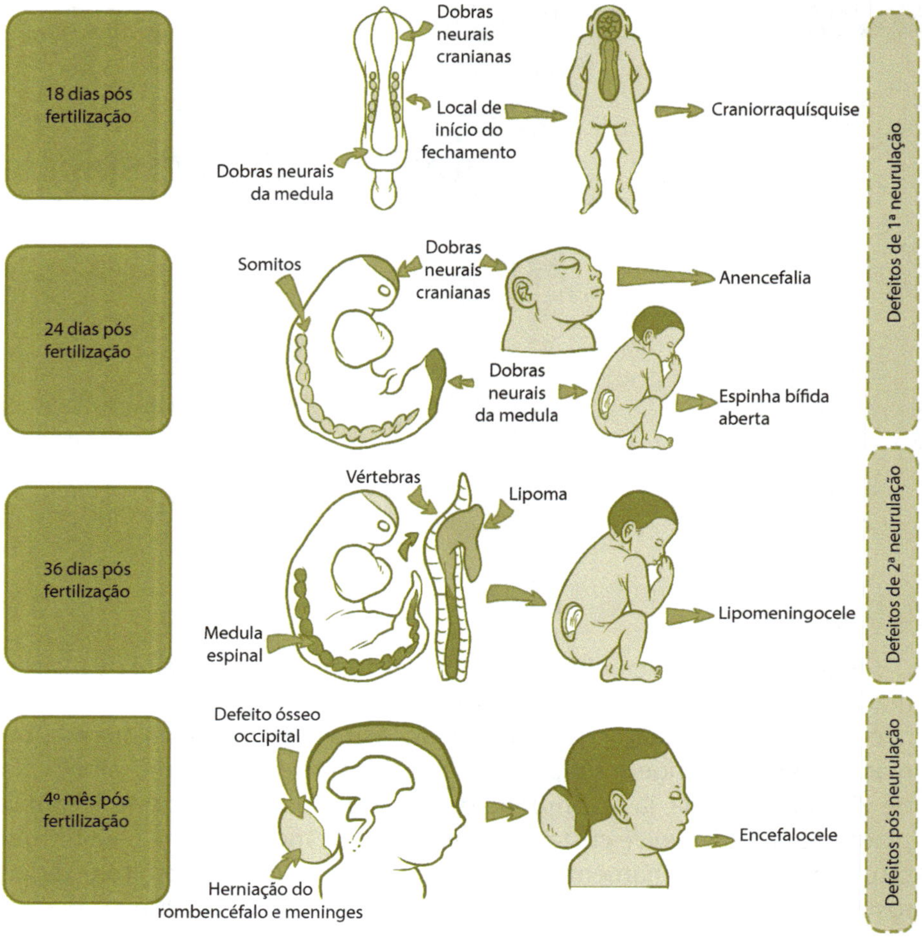

Figura 6.1. Resumo anormalidades cranioespinais. Fonte: Desenvolvida pela autoria.

Outros fatores etiológicos também parecem estar associados, como o uso de medicamentos anticonvulsivantes e antagonistas do folato, e distúrbios de absorção do ácido fólico.[2,6] Nas últimas décadas, a suplementação pré-concepção e pré-natal de ácido fólico já demonstrou ser capaz de reduzir significativamente essas malformações.[10] Mesmo assim, as anormalidades cranioespinais ainda são bastante frequentes. As incidências tendem a ser subestimadas, visto que a maioria dos levantamentos epidemiológicos são baseados em diagnósticos no período neonatal, excluindo os abortos e pacientes diagnosticados durante a infância.

Durante o período de 2015 a 2019, foram registrados 13.834 casos de nascidos vivos com diagnóstico de malformações cranioespinais no

Brasil, correspondendo a uma incidência de 9 novos casos para cada 10.000 habitantes.[11] Estas malformações levam o paciente aos serviços de fisioterapia em busca de tratamento para os atrasos no desenvolvimento neuropsicomotor, deformidades ortopédicas, repercussões geniturinárias, dificuldades de locomoção, entre outros. Neste capítulo, vamos discutir as principais deformidades cranioespinais sob a perspectiva da reabilitação funcional dessas crianças.

Deformidades cranianas

Cefaloceles e anencefalia

A cefalocele é uma herniação do cérebro, meninges ou ambos, derivada de um defeito no fechamento das suturas dos ossos occipital, frontal, temporal ou parietal. A denominação dessas anomalias varia de acordo com o conteúdo da bolsa: se preenchida por líquido cefalorraquidiano, chama-se meningocele; se há tecido nervoso, encefalocele.[12]

Crianças com cefalocele possuem atrasos significativos nos marcos do desenvolvimento, além de outros problemas neurológicos, como alterações de tônus muscular, deficiências sensoriais e quadros convulsivos. Em um estudo sobre desenvolvimento a longo prazo em crianças com cefalocele, 48% evoluíram normalmente, 11% tiveram atraso leve, 16% tiveram atraso moderado, e 25% tiveram atraso grave. O prognóstico clínico e funcional depende da localização, tamanho e conteúdo da bolsa, presença de malformações intra e extracranianas, e ocorrência de microcefalia.[13,14]

O mais grave e comum entre os defeitos da formação do tubo neural é a anencefalia. Nesta condição, ocorre ausência total ou parcial do crânio e do próprio cérebro (tronco encefálico, diencéfalo e cerebelo, em geral, estão presentes). A anencefalia está ligada não apenas a anormalidades do sistema nervoso central, mas também de outros órgãos e tecidos. São comuns as malformações associadas, como raquísquise cervical, defeitos cardíacos e pulmonares, hipoplasia adrenal, agenesia renal, defeitos musculoesqueléticos múltiplos, além de malformações orofaciais. A anencefalia é um diagnóstico letal, incompatível com a vida a curto prazo, tendo o bebê anencéfalo nascido vivo risco iminente de morte.[15-19]

Craniorraquísquise

A craniorraquísquise é um defeito raro da neurulação primária em que o tubo neural permanece aberto em toda a sua extensão. Geralmente, essa condição culmina em aborto espontâneo ou natimorto.

Malformação de Chiari (CM)

Trata-se de um grupo de anormalidades rombencefálicas com diferentes aspectos morfológicos, dependendo do subtipo. Recentemente, a nomenclatura dos subtipos foi atualizada; no entanto, aqui trataremos apenas dos subtipos mais comuns (0, I e II) (Figura 6.2).

No subtipo 1 (CM I), ocorre um deslocamento caudal das tonsilas cerebelares inferiores pelo forame magno em 3-5 mm. Quando não há herniação tonsilar, ou herniação mínima (<3 mm), mas há interrupção do fluxo do líquido cefalorraquidiano na junção craniocervical, a condição é denominada siringomielia ou subtipo 0 (CM 0). O quadro clínico de ambos os subtipos é semelhante: escoliose, torcicolo, cefaleia, dor e limitação de amplitude de movimento cervical, distúrbios da marcha, fraqueza e parestesia nas extremidades.[20,21]

No subtipo 2 (CM II), há um deslocamento caudal de parte do cerebelo e porção inferior do tronco encefálico, sendo essa uma condição frequentemente encontrada em pacientes com espinha bífida. Sintomas associados podem incluir controle respiratório irregular, disfagia, alteração da voz e paresia de membros superiores. A herniação do cerebelo em direção ao canal medular ou a compressão do mesencéfalo ao nível do quarto ventrículo obstrui a circulação do liquor, podendo acarretar hidrocefalia obstrutiva.[22-24]

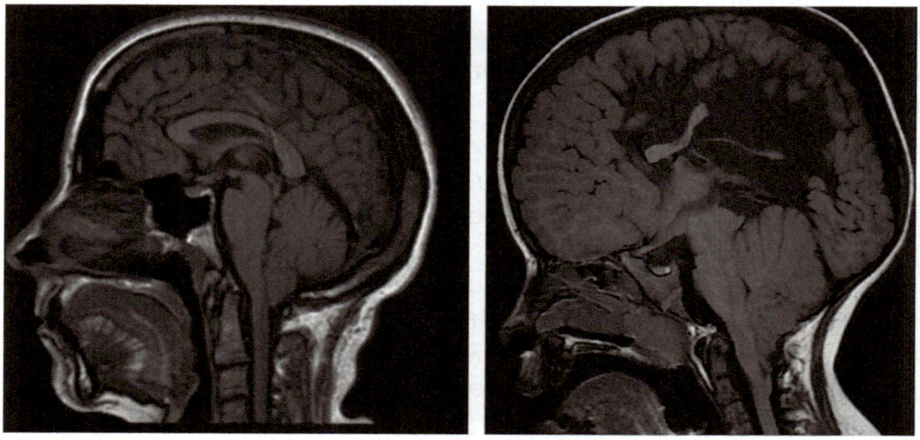

Figura 6.2. Malformação de Chiari tipo I e II, respectivamente. Observe no subtipo II a ausência de corpo caloso, condição frequente em 90% desses pacientes. Fonte: Desenvolvida pela autoria.

Malformações espinais

A espinha bífida é a malformação congênita mais comum entre as falhas de fechamento do tubo neural. Consiste no desenvolvimento incompleto do canal vertebral, e abrange falhas abertas e fechadas das meninges. Entre as mais frequentes encontram-se a espinha bífida oculta, a meningocele, a lipomeningocele e a mielomeningocele.[2,25]

Espinha bífida oculta

Na espinha bífida oculta, ocorre um defeito ósseo em que um ou mais arcos vertebrais posteriores não se fundem, mas não há extravasamento da medula espinal e das meninges. Na altura da falha óssea, frequentemente localizada na região lombossacra, pode haver uma mancha na pele, alteração da pigmentação ou aumento de pelos. Esta deformidade não tem sido associada com repercussões neuromusculoesqueléticas, sendo conhecida como uma forma assintomática e muitas vezes sendo detectada apenas em exames de imagem.[2,26]

Meningocele

É a forma mais simples entre os defeitos abertos da espinha, na qual se observa uma bolsa com revestimento cutâneo, denominada saco cístico, contendo meninges e líquido cefalorraquidiano. Apesar de a medula espinal permanecer contida no canal vertebral, podem ocorrer falhas no conteúdo meníngeo, acarretando diversas repercussões clínicas.[2,27]

Lipomeningocele

A lipomeningocele se assemelha à meningocele, porém com a adição de conteúdo adiposo no interior do saco cístico. Pode haver lesão do conteúdo medular ou das raízes nervosas. A maioria das crianças não apresenta dificuldades locomotoras significativas.[2,28]

Mielomeningocele

A mielomeningocele é a malformação mais frequente e grave entre as espinhas bífidas. Nela, além da projeção do conteúdo medular, não há o fechamento das meninges, levando ao extravasamento de líquido cefalorraquidiano e exposição da medula espinal e das raízes nervosas. Embora possa acometer qualquer região da coluna, a localização mais comum é na região lombossacra. A exposição do tecido nervoso *in utero* resulta em declínios neurológicos, cuja gravidade depende do nível e da extensão da lesão.[29,30]

O extravasamento do líquido cefalorraquidiano leva a complicações no desenvolvimento do encéfalo, sendo a malformação de CM II com hidrocefalia a mais comumente associada. Além disso, a criança com mielomeningocele pode apresentar alterações ortopédicas, como pé torto congênito, subluxação de quadril e deformidades posturais. Durante o processo de crescimento, pode surgir uma complicação conhecida como medula presa, em que a medula permanece aderida à dura-máter, mas é estirada mecanicamente. Essa complicação costuma manifestar-se como piora progressiva dos sintomas motores com o crescimento da criança, incluindo fraqueza muscular, espasticidade, declínio da marcha, escoliose, dor e incontinência urinária. A perda de função ou a piora do controle urinário requerem intervenção cirúrgica imediata.[25,30]

Nos últimos anos, avanços importantes em relação ao diagnóstico e manejo cirúrgico têm reduzido a gravidade das incapacidades funcionais. O diagnóstico da mielomeningocele no período gestacional pode ser sugerido por meio da coleta de alfafetoproteína sérica a partir da 16ª semana gestacional ou realizado através da ultrassonografia, a partir da 18ª semana. A detecção precoce é fundamental para a intervenção cirúrgica pré-natal, que tem demonstrado melhores resultados funcionais e no manejo da CM II. A cirurgia fetal é considerada padrão-ouro para o tratamento da mielomeningocele e pode ser realizada a céu aberto ou fechada. Em alguns casos, nos quais a cirurgia fetal é contraindicada ou quando o diagnóstico não foi realizado durante o período gestacional, deve ser realizada a cirurgia corretiva após o nascimento, preferencialmente nas primeiras 48 horas de vida, a fim de evitar complicações relacionadas à infecção do sistema nervoso. Caso seja necessário tratar a hidrocefalia, a intervenção cirúrgica mais comumente realizada é a derivação ventrículo-peritoneal (DVP), em que um cateter é colocado no ventrículo lateral e deriva líquido cefalorraquidiano para o peritônio.[31-33]

Indivíduos com mielomeningocele podem apresentar déficits neurológicos motores e sensoriais abaixo do nível da lesão, além de alterações vesicais e ortopédicas. No nível motor, pode haver paresia ou paralisia de membros inferiores, e, quanto mais alta a lesão, mais grupos musculares são acometidos, resultando em maior fraqueza e limitação funcional. Em relação ao controle urinário, a maioria das lesões acomete o nível sacral ou acima, afetando frequentemente os nervos sacrais (S2-S4) que controlam a função vesical. Consequentemente, o esvaziamento vesical pode ser incompleto, levando a infecções urinárias recorrentes.[7,28,32,33]

Avaliação

A avaliação da criança com uma deficiência deve ser compreendida no âmbito da Classificação Internacional de Funcionalidade, Incapacidade e Saúde (CIF). Este instrumento de classificação auxilia na compreender da diversidade de fatores que influenciam a funcionalidade humana.[34,35]

Fatores contextuais

Conhecer a criança, bem como seu contexto familiar e ambiental, é fundamental para compreender a complexidade das deficiências e determinar objetivos terapêuticos alcançáveis e adequados para sua realidade. A anamnese da criança começa com os determinantes sociais que caracterizam o indivíduo (fatores pessoais): nome, idade, sexo, endereço, profissão dos pais, hábitos familiares, escolaridade, comportamento geral e condição socioeconômica familiar. Essa conversa inicial, além de coletar dados de identificação, contextualiza a situação social e familiar da criança, abrindo espaço para a indagação da queixa principal. Em fisioterapia pediátrica, geralmente as queixas principais, tanto dos pais quanto das crianças, estão concentradas nas atividades de participação (p. ex., "Meu filho não anda").[34-36]

Na sequência, são coletadas informações sobre diagnóstico clínico, história da gravidez/parto, história da doença atual e pregressa, e outras condições de saúde associadas. A coleta dessas histórias é essencial para a exploração da natureza das queixas principais.[34-36]

Em seguida, sugere-se a coleta de informações sobre os fatores ambientais (facilitadores ou barreiras). Em relação às crianças com deformidades cranioespinais, recomenda-se a investigação de:

- Uso de produtos e tecnologias assistivas: medicamentos, órteses, dispositivos auxiliares de marcha e uso de sondas vesicais.
- Informações sobre o ambiente doméstico e escolar: adaptações ergonômicas ou necessidade delas.
- Redes de apoio e relacionamentos: avaliar as atitudes individuais dos membros da família e outros círculos sociais.
- Acesso a serviços de saúde, educação e políticas sociais.

É interessante, nesse ponto, inserir achados de avaliações padronizadas, como o Craig Hospital Inventory of Environmental Factors, um questionário que avalia a percepção sobre a frequência e magnitude das barreiras que comprometem a participação na vida social.[37,38]

Estrutura e funções do corpo

A avaliação da estrutura e função do corpo engloba diversos aspectos, entre eles a inspeção e palpação (medidas antropométricas, composição corporal, identificação de deformidades, úlceras de pressão), avaliação postural, tônus e força muscular, padrão ventilatório, avaliação da sensibilidade e função vesical.

A Escala de Mobilidade Funcional (Functional Mobility Scale – FMS) classifica a mobilidade funcional da criança considerando a distância e a necessidade de dispositivos auxiliares. As distâncias representam os ambientes domiciliar (5 metros), escolar (50 metros) e comunitário (500 metros). A classificação varia de 1 a 6, sendo o valor maior correspondente ao maior nível de mobilidade funcional. O instrumento mostrou ser válido e confiável para verificar o nível de mobilidade em crianças com espinha bífida[39] (Figura 6.3).

Classificação **6**

Independente em todas as superfícies:
A criança não usa apoio para locomoção e não precisa de ajuda de outra pessoa para andar em todas as superfícies, incluindo terreno desnivelado, calçadas etc. e em ambiente com multidão.

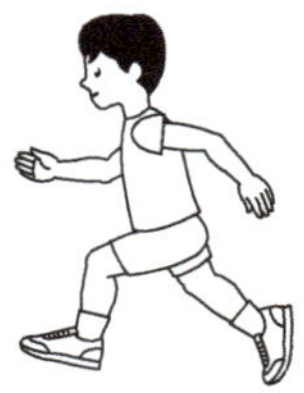

Classificação **3**

Usa muletas:
Sem ajuda de outra pessoa.

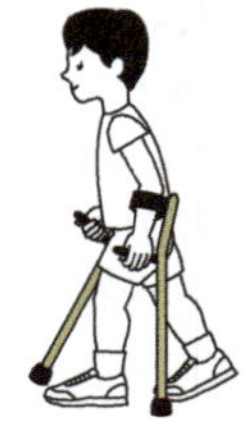

Classificação **5**

Independente em superfície térrea:
Não usa apoio para locomoção nem precisa de ajuda de outra pessoa.* Precisa de corrimão para usar escadas.
*Caso use móveis, paredes, cercas, fachada de lojas para se apoiar, favor usar a classificação 4 como descrição apropriada.

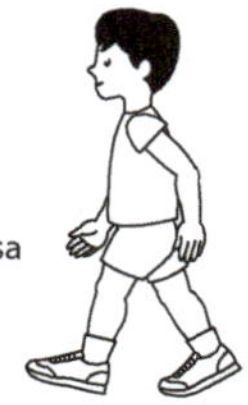

Classificação **2**

Usa andador:
Sem ajuda de outra pessoa.

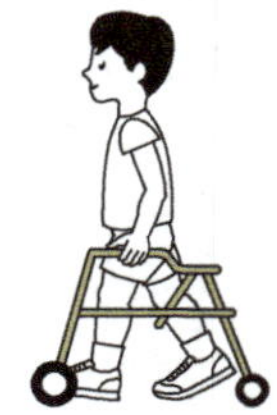

Classificação **4**

Usa bengalas (uma ou duas):
Sem ajuda de outra pessoa.

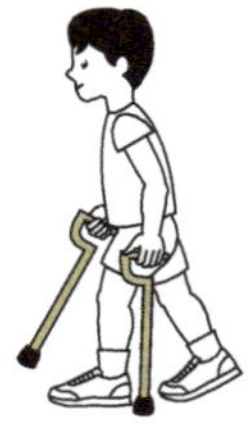

Classificação **1**

Usa cadeira de rodas:
Pode se levantar para mudar de lugar, pode subir alguns degraus com ajuda de outra pessoa ou usando andador.

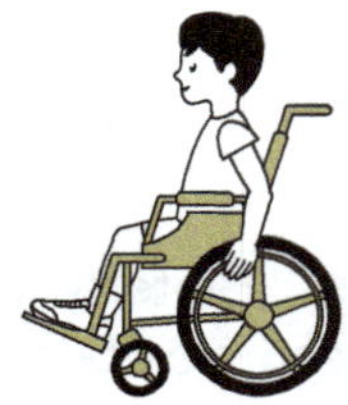

Distância	Classificação: selecione o núme- ro (1-6) que melhor descreve a função atual
5 metros (jardas)	
50 metros (jardas)	
500 metros (jardas)	

Classificação **C**

Engatinhando:
A criança engatinha para se locomover em casa (5m).

Classificação **N**

N = sem classificação
Por exemplo, a criança não completa a distância (500 m).

Figura 6.3. Segunda versão em português da Escala de Mobilidade Funcional. Fonte: The Royal Children's Hospital, 2014. (https://www.mcri.edu.au/sites/default/files/media/documents/fms_brochure_portuguese.pdf)

Avaliação da marcha e prognósticos

A marcha pode ser avaliada em relação aos parâmetros cinéticos e cinemáticos. Um teste bastante utilizado em diversas populações, que demonstrou validade em crianças com espinha bífida,[40] é o teste de caminhada de 10 metros (TC10m). Nesse teste, avalia-se a marcha em um percurso de 10 metros cronometrados após aceleração e desaceleração. Por meio deste teste, é possível quantificar a cadência e a velocidade da marcha, além de observar o padrão utilizado pelos pacientes, a necessidade de órteses e possíveis compensações.

Crianças com espinha bífida que deambulam têm o condicionamento físico reduzido em comparação com crianças típicas.[41] O teste de caminhada de 6 minutos (TC6min) é uma estratégia para mensurar a capacidade funcional e pode ser aplicado em crianças com espinha bífida que deambulam em comunidade.[42] Em um percurso de 30 metros, o paciente deambula por 6 minutos, sendo monitorado de acordo com os critérios da Sociedade Americana de Pneumologia.

O teste Timed Up and Go (TUG) consiste em cronometrar o tempo que um indivíduo leva para levantar-se de uma cadeira de altura padronizada, caminhar em linha reta por 3 metros, voltar pelo mesmo trajeto e se sentar novamente. Esse teste demonstrou ser válido e confiável para mensurar a mobilidade funcional em crianças com incapacidades a partir de 3 anos.[43]

Em relação aos pacientes com mielomeningocele, a classificação de Hoffer[44] é bastante utilizada para caracterizar a deambulação funcional de acordo com o comprometimento neurológico. Os níveis funcionais são classificados como: normal, deambulador comunitário, deambulador domiciliar, deambulação não funcional e não deambulação (Tabela 6.1).

Tabela 6.1. Classificação funcional de Hoffer, 1973

Classificação da deambulação funcional	Descrição
Deambulador comunitário	Os pacientes são capazes de caminhar dentro e fora de casa para a maioria das atividades, utilizando muletas e órteses. A cadeira de rodas é utilizada apenas para longas viagens fora de seu ambiente comunitário
Deambulador domiciliar	Os pacientes deambulam dentro de casa apenas com dispositivos auxiliares. Podem utilizar a cadeira de rodas durante atividades em casa, na escola e em todas as atividades comunitárias
Deambulador não funcional	Deambulam apenas no contexto terapêutico, em clínicas, escolas ou hospitais
Não deambulador	Não deambulam em nenhuma situação. Frequentemente são capazes de realizar a transferência da cadeira para a cama

Em crianças com mielomeningocele, o prognóstico de marcha é melhor quanto mais baixo o nível medular de acometimento neurológico. Crianças com lesão em níveis lombares médios (com extensão dos joelhos presente) e lombares baixos/sacrais (com flexões plantares e dorsais do tornozelo presentes) têm maior probabilidade de alcançar a deambulação comunitária.[45] A idade também desempenha um papel significativo no prognóstico funcional desses pacientes. Geralmente, crianças que alcançam a deambulação funcional o fazem antes dos 9 anos, enquanto a não funcional é atingida por volta dos 5 anos.[46] Fatores como espasticidade, hidrocefalia, deformidades da coluna e fraturas podem prejudicar a obtenção da deambulação funcional.

Entretanto, a gravidade da lesão neurológica por si só não prediz necessariamente os níveis de funcionalidade da criança. Fatores pessoais e ambientais podem minimizar ou agravar as limitações nas atividades e restrições na participação social. É crucial avaliar a capacidade de compreensão e engajamento dos familiares e cuidadores no processo de reabilitação, conforme mencionado na avaliação de fatores contextuais. Crianças com deficiência necessitam de cuidados diários como manuseio e posicionamento adequado, além de práticas orientadas como alongamentos e exercícios de mobilidade.

A disponibilidade de recursos financeiros também pode facilitar o desenvolvimento psicomotor e a independência funcional. Tratamentos cirúrgicos avançados, dispositivos auxiliares adaptados e acesso a equipes especializadas em reabilitação ajudam a minimizar as deficiências motoras e as limitações das atividades. Portanto, o fisioterapeuta deve considerar a diversidade dos aspectos clínicos, psicossociais e socioeconômicos ao estabelecer objetivos do tratamento, as estratégias utilizadas, e atuar em equipe para promover satisfatoriamente o desenvolvimento neuromotor das crianças com deformidades cranioespinais.[45-47]

Atividades e participação

Após a coleta de dados sobre os fatores contextuais, funções e estruturas do corpo, é importante avaliar a atividade e participação da criança em diversas áreas como casa, escola, atividades esportivas e brincadeiras. Um questionário útil, traduzido e validado no Brasil para medir a participação de crianças e adolescentes em atividades domésticas e o nível de assistência oferecido pelos cuidadores, é o CHORES – Children Helping Out: Responsabilities, Expectations and Supports.[48-50]

É essencial avaliar quanto a criança precisa de ajuda em relação às suas capacidades funcionais. Nesse contexto, uma escala amplamente utilizada é o Inventário de Avaliação Pediátrica da Incapacidade (PEDI). Este instrumento é fundamental para detectar a funcionalidade e acompanhar o desenvolvimento de crianças pequenas com dificuldades motoras, abrangendo idades de 6 meses a 7 anos e meio. O questionário é preenchido pelos cuidadores e avalia o desempenho funcional da criança em três domínios: autocuidado, mobilidade e função social, considerando tanto a independência da criança quanto a necessidade de modificações ambientais para o desempenho das tarefas.[51]

Em crianças com espinha bífida, a PEDI tem mostrado boa correlação com o nível de lesão neurológica, capacidade de deambulação e independência nas atividades da vida diária.[52]

Tratamento fisioterapêutico

A partir das deficiências detectadas na avaliação, da disponibilidade de recursos e das necessidades da criança e dos cuidadores, é estabelecido um plano de tratamento fisioterapêutico com objetivos alcançáveis. A atuação orientada para a Prática Baseada em Evidências (PBE) é fundamental na escolha das estratégias de tratamento mais adequadas para cada criança, pois considera, além da expertise do fisioterapeuta, as evidências disponíveis e as expectativas da criança e seus familiares.

Estimulação precoce

A presença de disrafismos espinhais é um fator de risco para o prejuízo no desenvolvimento, tanto de marcos motores quanto de habilidades cognitivas, inclusive em pacientes com mielomeningocele em níveis medulares mais baixos (lombar baixo e sacral).[53-56] Nesse sentido, é importante lembrar que, nos disrafismos espinais sobrepostos à lesão medular, muitas vezes haverá sequelas da hidrocefalia e da malformação de Chiari.[57,58] Por isso, as abordagens terapêuticas precoces são essenciais para otimizar a neuroplasticidade nos múltiplos centros encefálicos motores (cerebelo, núcleos da base, córtex motor, etc.) e cognitivos. Considerando que estruturas nervosas podem estar parcialmente intactas em bebês com disrafismos espinais, mesmo quando não há movimento explícito, a fisioterapia é importante não só para a manutenção, mas também para a otimização da função sensório-motora.[7,59]

As abordagens motoras precoces devem encorajar a criança a iniciar e responder às contingências ambientais que requerem sua ação.[57] Na estimulação precoce, alguns pontos são importantes:

- O controle de tronco é essencial para a aquisição da posição sentada, que permite o desenvolvimento de habilidades bimanuais,[60] devendo ser sempre estimulado.
- A posição em pé deve ser adotada de forma passiva com o uso de aparelhos ortopédicos quando a criança manifesta o desejo de ficar

em pé (puxando móveis e outros objetos), mas não tem força suficiente para ficar em pé sozinha.[61-63] Deve-se ter atenção ao tempo de uso, a fim de evitar lesões de pele por pressão. A postura de pé ajuda na manutenção do alinhamento dos membros inferiores, previne a osteopenia, trabalha o esquema corporal, facilita a função respiratória, mas, principalmente, estimula a atividade sensorial e o tônus motor (em níveis medulares mais baixos), o que é importante para a prevenção da negligência dos membros inferiores.

- Movimentos síncronos e mais globais têm sido descritos como mais duradouros do que movimentos isolados.[59,64]

Treino da mobilidade

Facilitar a mobilidade da criança com disrafismos espinais é fundamental para a sua independência funcional.[65] A estimulação dessa habilidade deve se iniciar o mais precocemente possível, uma vez que a experiência de explorar o ambiente promove o desenvolvimento cognitivo e psicossocial da criança, além de acarretar benefícios osteomusculares e neuromotores.[66] Ao longo da vida, a promoção da mobilidade auxilia no manejo de contraturas, melhora a capacidade cardiorrespiratória, a densidade mineral óssea, as funções vesicais e intestinais, previne úlceras de pressão, reduz a dor e facilita as atividades de autocuidado e a participação domiciliar e comunitária.

De acordo com as Diretrizes para o Cuidado de Pessoas com Espinha Bífida publicadas na Revista de Medicina de Reabilitação Pediátrica,[67] a mobilidade deve ser otimizada considerando-se a idade da criança e o nível da lesão neurológica, devendo ser empregados dispositivos auxiliares, se necessário. Para isso, deve-se promover a segurança na realização das tarefas funcionais e prevenir lesões por pressão, contraturas, deformidades, sobrepeso e obesidade. Preconiza-se a avaliação periódica do nível neurológico e motor em todas as faixas etárias. A partir de um ano de idade, alterações da marcha, da sensibilidade, ortopédicas e das funções vesicais e intestinais devem ser rotineiramente investigadas.

Ainda em relação à promoção da mobilidade, as diretrizes trazem algumas considerações em relação às diferentes faixas etárias:

- 0 a 11 meses: o desenvolvimento motor deve ser maximizado através do alinhamento biomecânico adequado. A posição prona deve ser estimulada, bem como as atividades na posição sentada, que favoreçam a ação dos músculos antigravitários. A abordagem deve ser centrada na família, desenvolvendo estratégias de mobilidade dentro dos cuidados de rotina diários.

- 1 a 5 anos e 11 meses: se a criança não é capaz de ficar em pé, a estimulação do suporte de peso deve ser considerada, utilizando pranchas ortostáticas ou dispositivos auxiliares. Órteses auxiliares do movimento e protetivas contra as forças de torque e cisalhamento podem ser necessárias. Caso a criança necessite de cadeira de rodas, é importante promover o alinhamento postural e orientar o manejo mais adequado, com base na redução do gasto energético.
- 6 a 12 anos e 11 meses: exercícios de amplitude de movimento, alongamentos e fortalecimentos muscular devem ter continuidade, a fim de manter a mobilidade. A educação da criança para manter o autocuidado é importante, e ela deve ser encorajada para a prática de atividades físicas recreacionais e participativas.

Um dos principais objetivos da intervenção fisioterapêutica é promover a deambulação dos pacientes pediátricos. A capacidade de deambulação é uma expectativa comum dos pacientes e familiares, uma vez que aumenta a independência para a realização das atividades diárias, a participação na sociedade e afeta positivamente a qualidade de vida das crianças. Nesta perspectiva, vale a pena discutir um pouco sobre órteses e dispositivos auxiliares de marcha empregados nessa população.

Órteses e dispositivos auxiliares de marcha na promoção da mobilidade e prevenção de deformidades

O uso de órteses em pacientes com disrafismos espinais está diretamente relacionado com uma melhor performance motora, pois garante estabilidade articular para o segmento distal, além de proteger contra deformidades e lesões de pele, considerando que os pés dessas crianças podem ser parcial ou totalmente insensíveis.[68,69]

Bartonek *et al.*, baseados na avaliação da força dos membro inferiores, designaram classes de função muscular de 1 a 5, indicando o nível neurológico e abordagens ortésicas conforme a Tabela 6.2.[65] Metanálises já demonstraram o efeito positivo do tratamento com órteses tornozelo-pé (AFO) e muletas na capacidade e desempenho da marcha de crianças com mielomeningocele.[69]

Pacientes com lesão de nível torácico não apresentam movimentos ativos nos membros inferiores, tendo mau prognóstico para a marcha funcional com as órteses de reciprocidade e andadores; poucos serão deambuladores na infância e na vida adulta. O bom uso de cadeiras de rodas adaptadas e órteses AFO promove boa mobilidade, além de prevenir deformidades. Outro dispositivo amplamente utilizado em crianças com mielomeningocele é o parapódio, que visa estimular a verticalização e os efeitos benéficos dessa posição, como o alongamento dos membros inferiores e a estimulação da ossificação.[62,70]

Tabela 6.2. Relação entre nível de função muscular, indicação ortésica e prognóstico de marcha

Classes de função muscular baseadas na força de membros inferiores: diretrizes para programas ortésicos e expectativa de marcha		
Classes de função muscular	**Diretrizes para o programa ortésico**	**Prognóstico de marcha**
I. Fraqueza dos músculos intrínsecos do pé; boa ou normal flexão plantar (grau 4-5)	FO	Deambulação comunitária, habilidade de acompanhar os colegas caminhando ao ar livre
II. Flexão plantar regular ou fraca (grau 3 ou menos); flexão de joelho regular ou boa (grau 3 ou mais); extensão e abdução de quadril podem ser pobres, regulares ou boas (grau 2-3 ou mais)	Quando a criança começa a se mover: posição prona; fica em pé: AFO; inicia os passos: SMO ou AFO; crianças com torção tibial ou risco de rotação do joelho: andar com KAFO-F	Deambulação comunitária: a criança anda na comunidade e usa cadeira de rodas para longas distâncias
III. Flexão de quadril e extensão de joelho boa ou normal (grau 4-5); flexão de joelho regular ou fraca (grau 3 ou menos); traços de extensão e abdução de quadril e músculos abaixo do joelho	Quando a criança levanta para sentar: de pé com HKAFO; em crianças com articulações de quadril estáveis: andar com KAFO-F; em crianças com instabilidade articular de quadril: andar com RGO	Deambulação doméstica: anda em casa e usa cadeira de rodas na comunidade
IV. Extensão de joelho ausente; flexão de quadril pobre (grau 2 ou menos); elevação pélvica regular ou boa	Quando a criança levanta para sentar: de pé com HKAFO; quando a criança inicia passos: andar com RGO	Deambulação doméstica: cadeira de rodas predominantemente em ambos os ambientes
V. Sem atividade muscular nos membros inferiores ou elevação pélvica	Quando a criança começa a alcançar com as mãos na posição prona em direção à posição vertical: em pé com SO; quando a criança começa a caminhar: SW	Sem deambulação funcional ou postura de pé

Fonte: Tradução e Adaptação livre de Bartonek 2010 (https://pubmed.ncbi.nlm.nih.gov/20142706/). FO: órteses de pé; AFO: órteses tornozelo-pé; SMO: órteses supramaleolar; KAFO-F: órteses joelho-tornozelo-pé com livre articulação de joelho; HKAFO: órtese quadril-joelho-tornozelo-pé; RGO: órtese de reciprocação; SO: órtese termoplástica para postura de pé; SW: andador giratório Orlau.

Pacientes com disfunção de nível lombar alto possuem mobilidade de quadril, com ativação muscular de psoas, adutores e eventualmente quadríceps. Estima-se que 50% desses pacientes atinjam a marcha funcional com o uso de órteses longas (KAFO) e muletas. Pacientes com nível lombar baixo têm bom prognóstico de marcha, uma vez que possuem atividade muscular em psoas, adutores, quadríceps, flexores mediais do joelho e, eventualmente, tibial anterior e glúteo médio. A grande maioria atinge a marcha comunitária com o uso de órteses AFO e bengalas.

Pacientes com nível de disfunção sacral possuem atividade em todos os músculos citados para os níveis anteriores, tendo assim o melhor prognóstico de deambulação possível. Este grupo pode ser subdividido em nível sacral alto e sacral baixo, sendo o diferencial entre esses a presença de força em gastrocnêmio-sóleo no sacral baixo.[68] Pacientes com o nível sacral alto caminham sem dispositivos auxiliares de marcha, mas com órteses para pé e tornozelo (FO e SMO). Já os pacientes do nível sacral baixo andam sem órteses e têm uma marcha funcional muito próxima à de crianças sem comprometimento neurológico.[71]

Além da avaliação da função muscular, é necessário considerar outros fatores antes da prescrição ortésica, como: obesidade, presença de deformidades ortopédicas, condicionamento cardiorrespiratório e acesso da família a serviços de reabilitação.[68,72]

Estímulo à prática de exercícios físicos e prevenção da obesidade

Devido à redução da mobilidade, crianças e adolescentes com disrafismos medulares apresentam maior risco de inatividade física. Os fatores pessoais que podem interferir na realização de atividades físicas incluem: grau de controle da bexiga e do intestino, condicionamento físico, competência em habilidades e autoeficácia. Já os fatores ambientais envolvem: auxílio de outras pessoas, uso de dispositivos auxiliares, informações adequadas sobre a realização das práticas e grau de acessibilidade em playgrounds e quadras de esporte.[73]

Um estudo comparou a quantidade e a intensidade da atividade física entre jovens que utilizavam cadeira de rodas e jovens da mesma faixa etária com desenvolvimento típico. Constatou-se que crianças e adolescentes com espinha bífida em uso de cadeira de rodas eram mais sedentárias, e os níveis de atividade física reduziam consideravelmente nos finais de semana em relação aos dias de escola.[74]

Uma revisão sistemática investigou os componentes da atividade física e os efeitos do treinamento de exercícios em indivíduos com espinha bífida, com idades entre 8 e 17 anos. Os estudos demonstraram que crianças e adolescentes com espinha bífida apresentavam redução da força muscular (58% a 90%), especialmente nos flexores e extensores de ombro. Em relação à resistência cardiorrespiratória, houve uma redução na distância percorrida no teste de caminhada de 6 minutos (TC6min), ficando em aproximadamente 60% a 62% do valor esperado para a mesma faixa etária com desenvolvimento típico. Além disso, os participantes com espinha bífida que tinham deambulação normal percorreram maiores distâncias no TC6min em comparação com os participantes com deambulação comunitária (408,5–473 m *vs.* 333,4–357 m). Em termos de composição corporal, crianças e adolescentes com espinha bífida apresentaram maior quantidade de gordura corporal (159%).[75]

Ainda de acordo com os achados desta revisão sistemática, identificou-se que o treinamento aeróbico e de fortalecimento muscular pode melhorar a resistência cardiorrespiratória e a força muscular em indivíduos com espinha bífida. Considerando que um pobre condicionamento físico leva a complicações cardiovasculares, aumento da obesidade e risco de mortalidade, o treinamento de exercícios deve ser utilizado como um componente-chave para melhorar a aptidão física e prevenir as incapacidades.[75]

Reabilitação urinária

A bexiga neurogênica resulta de disfunções no trato urinário inferior devido a lesões no sistema nervoso central e/ou periférico. Pode manifestar-se por falhas no armazenamento da urina e micção, levando a retenção ou perdas urinárias, redução da sensação vesical, dissinergia entre músculo detrusor e esfíncter externo, aumento da pressão intravesical e infecções urinárias, podendo culminar em insuficiência renal. Em crianças, a causa mais comum de bexiga neurogênica é o disrafismo espinal, especialmente a mielomeningocele.[76] sem acompanhamento, aproximadamente 50% das crianças com espinha bífida pode desenvolver danos no trato urinário superior devido às complicações da disfunção do trato inferior (bexiga e uretra).[77]

Por essa razão, nos primeiros anos de vida da criança, grande parte da atenção é voltada para a preservação da função renal. Na idade escolar, inicia-se o estímulo para alcançar a continência e, posteriormente, na adolescência, começa a transição para o autocuidado visando à autonomia. Esse processo de aquisição dos marcos urológicos é crucial para a manutenção da função renal.[78] O autocateterismo é uma prática importante de autocuidado para muitos indivíduos com espinha bífida, podendo necessitar de intervenções medicamentosas, cirúrgicas ou aplicação de toxina botulínica.[76,79]

A intervenção fisioterapêutica pode auxiliar no controle vesical em pacientes pediátricos. Dentre os recursos utilizados, a eletroestimulação tem demonstrado segurança e eficácia no tratamento das disfunções urinárias neurogênicas. Em pacientes com mielomeningocele, a eletroestimulação transcutânea de baixa intensidade pode melhorar a continência urinária e fecal, com protocolos realizados durante o sono por aproximadamente 10 horas, utilizando dois eletrodos perissacrais por um período de 9 meses.[80] Além disso, essa técnica demonstrou efeitos imediatos na redução da pressão vesical em pacientes entre 5 e 15 anos com mielomeningocele e bexiga neurogênica hiperativa.[81] O uso da corrente interferencial também pode ser benéfico na hiperatividade do músculo detrusor, melhorando sintomas de incontinência e parâmetros urodinâmicos.[82]

Estimulação à participação social das crianças com mielomeningocele

O objetivo da abordagem terapêutica é sempre promover a independência funcional, preparando o indivíduo para uma participação plena na sociedade. Estudos[73,83-86] têm explorado esse tema sob a perspectiva da CIF, identificando fatores que facilitam e dificultam a participação social de crianças e adolescentes com mielomeningocele:

- Fatores facilitadores incluem:
  - Apoio familiar.
  - Condição socioeconômica favorável.
  - Integração em grupos sociais.
  - Educação inclusiva.
  - Prática de esportes.
  - Aumento do nível de atividade física.
- *Barreiras incluem:*
  - Falta de recursos socioeconômicos.
  - Dificuldades ergonômicas no ambiente escolar.
  - Ausência de assistência médica e reabilitação.
  - *Bullying*.
  - Isolamento social.
  - Presença de déficits cognitivos.
  - Complicações de saúde.
  - Dificuldades vesicais e intestinais.

Bakaniene *et al.* destacaram que as restrições na participação são mais evidentes em ambientes escolares, creches e comunidades, e que habilidades intelectuais e continência intestinal parecem ser determinantes para a participação social nesses contextos. Compreendendo esses fatores como limitantes para a participação social, é crucial investir em planos terapêuticos que abordem não apenas as questões físicas, mas também a adaptação ergonômica dos ambientes doméstico e escolar, além de facilitar autocuidado para funções vesicais e intestinais. Isso favorece uma melhor mobilidade, independência e qualidade de vida para esses pacientes.

Educação da família

A gestação e o nascimento de uma criança com uma deformidade cranioespinal trazem profundas modificações nas dinâmicas familiares. A complexidade das abordagens terapêuticas neonatais, associada às dificuldades em obter informações claras e assertivas junto à equipe de saúde, pode comprometer a capacidade de enfrentamento da família durante este momento emocionalmente difícil. Nesse sentido, o trabalho do fisioterapeuta não se restringe apenas à reabilitação física, mas também às ações de educação em saúde, instruindo e acolhendo a família nesse período de adaptação.[70,88,89] Alguns pontos importantes que não devem ser esquecidos no planejamento de ações voltadas para a educação em saúde para famílias de crianças com deformidades cranioespinais, especialmente espinha bífida, estão apresentados na Tabela 6.3.

Tabela 6.3. Pontos a serem trabalhados e orientações das ações de educação a saúde

Ponto	Orientação
Alergia ao látex	Evitar o contato com o látex para prevenção da hipersensibilidade
Alterações de sensibilidade	Sapatos confortáveis, órteses, monitorização constante de regiões insensíveis e cuidado com o risco de queimaduras
Risco de úlcera de pressão	Pacientes não deambuladores: cuidado com a adaptação de cadeiras de rodas e monitoração de pontos de pressão. Pacientes deambuladores: prevenção de mal perfurante plantar
Risco de fraturas	Monitoração da osteopenia/osteoporose e cuidados na prevenção de fraturas
Prevenção da obesidade	Estimular a atividade física e realizar acompanhamento nutricional
Questões urinárias	Orientações quanto a frequência e higiene durante a sondagem e cuidados para prevenção e manejo das infecções urinárias
Saúde mental e independência funcional	Evitar comportamentos de superproteção a fim de estimular a independência da criança e fortalecer sua autoestima
Prevenção das deformidades	Instrução quanto a exercícios de alongamento e mobilizações em casa além do uso correto das órteses

Estudos têm apontado os efeitos benéficos das abordagens educativas para famílias de crianças com espinha bífida, facilitando resultados adaptativos, melhorando a adesão às terapias e enriquecendo as relações sociais.[89-92]

O adulto

Os avanços no manejo cirúrgico pós-natal e no acompanhamento pediátrico dos disrafismos medulares aumentaram a sobrevivência e a expectativa de vida dos pacientes. Os pacientes adultos anseiam por melhores cuidados de saúde e maior participação social, que podem ser potencializados por um processo de reabilitação adequado e voltado às suas necessidades individuais.

Para chegar à vida adulta com menos complicações secundárias, os cuidados primários de saúde devem ser fundamentados e regulares, com assistência de especialistas. Ao entrar na vida adulta, os pacientes podem passar por um processo de transição do cuidado, na qual deixam de ser acompanhados por uma equipe multidisciplinar para serem atendidos por múltiplos especialistas. Esse novo modelo pode gerar uma ação não coordenada, apresentar dificuldades de comunicação e trazer desafios para as tomadas de decisões. Para reduzir esses possíveis impasses, a transição deve ser planejada, e o paciente adulto deve ser assistido por profissionais especializados.[93,94]

Entre as complicações na vida adulta decorrentes da espinha bífida, estão as infecções urinárias, disfunções renais, câncer, hipertensão, obesidade, úlceras de decúbito, dores neuropáticas e musculoesqueléticas, osteopenia, ansiedade, depressão e disfunções sexuais. A hidrocefalia por mau funcionamento do mecanismo de derivação liquórica é uma complicação grave que aumenta o risco de mortalidade, devendo ser investigada na presença de sintomas sugestivos.[61,93,94] Os profissionais que assistem essa população devem incluir práticas preventivas e estar atentos aos sinais e sintomas dessas possíveis complicações para que a intervenção seja o mais precoce e eficaz possível.

Referências

1. Pilu G. Fetal craniospinal and facial abnormalities. In: James D, Steer P, Weiner C, et al. (Eds.). High-risk pregnancy: Management options: Five-Year Institutional Subscription with Online Updates. 5th ed. Cambridge: Cambridge University Press; p. 365-408.
2. Greene ND, Copp AJ. Neural tube defects. Annu Rev Neurosci. 2014;37:221-42. doi:10.1146/annurev-neuro-062012-170354.

3. Nikolopoulou E, Galea GL, Rolo A, Greene NDE, Coop AJ. Neural tube closure: cellular, molecular and biomechanical mechanisms.Development. 2017;144, 552-66. doi: 10.1242/dev.145904.
4. Kondo A, Kamihira O, Ozawa H. Neural tube defects: prevalence, etiology and prevention. Int J Urol. 2009;16(1):49-57. doi: 10.1111/j.1442-2042.2008.02163.x.
5. Hasenau SM, Covington C. Neural tube defects. MCN Am J Matern Child Nurs. 2002 Mar-Apr;27(2):87-91. doi: 10.1097/00005721-200203000-00006. PMID: 11984276.
6. Gilbert SF. Developmental Biology. 6th ed. Sunderland (MA): Sinauer Associates; 2000. Formation of the Neural Tube. Disponível em: https://www.ncbi.nlm.nih.gov/books/NBK10080/
7. Phillips LA, Burton JM, Evans SH. Spina bifida management. Curr Probl Pediatr Adolesc Health Care. 2017 Jul;47(7):173-177.
8. Centers for Disease Control Recommendations for the use of folic acid to reduce the number of cases of spina bifida and other neural tube defects. MMWR. 1992;41(RR-14):1-7.
9. Ministério da Saúde. Resolução-RDC Nº 344, Agência Nacional de Vigilância Sanitária; 2002.
10. Atta CA, Fiest KM, Frolkis AD, et al. Global birth prevalence of spina bifida by folic acid fortification status: A Systematic Review and Meta-Analysis. Am J Public Health. 2016;106(1):e24-e34. doi: 10.2105/AJPH.2015.302902.
11. Ministério da Saúde. Sistema de Informações sobre Nascidos Vivos, SINASC, 2020. Acesso à Informação, DATASUS. Disponível em: http://tabnet.datasus.gov.br/cgi/tabcgi.exe?sinasc/Anomalias/anomabr.def
12. World Health Organization. Birth defects surveillance: quick reference handbook of selec-ted congenital anomalies and infections. Geneva; 2020.
13. Lo BW, Kulkarni AV, Rutka JT, et al. Clinical predictors of developmental outcome in pati-ents with cephaloceles. J Neurosurg Pediatr. 2008 Oct;2(4):254-7. doi: 10.3171/PED.2008.2.10.254. PMID: 18831658.
14. Monteagudo A. Posterior encephalocele. Am J Obstet Gynecol. 2020 Dec;223(6):B9-B12. doi: 10.1016/j.ajog.2020.08.177.
15. Munteanu O, Cîrstoiu MM, Filipoiu FM, et al. The etiopathogenic and morphological spectrum of anencephaly: a comprehensive review of literature. Rom J Morphol Embryol. 2020 Apr-Jun;61(2):335-43. doi: 10.47162/RJME.61.2.03. PMID: 33544785; PMCID: PMC7864317.
16. Medical Task Force on Anencephaly. The infant with anencephaly. N Engl J Med. 1990;322(10):669-74. doi: 10.1056/NEJM199003083221006.
17. Dickman H, et al. Prolonged unassisted survival in an infant with anencephaly. BMJ Case Rep. 2016 Oct 31;2016:bcr2016215986. doi: 10.1136/bcr-2016-215986.
18. McAbee G, Sherman J, Canas JA et al. Prolonged survival of two anencephalic infants. Am J Perinatol. 1993;10:175-7. Doi: 10.1055/s-2007-994655.

19. Baird PA, Sadovnick AD. Survival in infants with anencephaly. Clin Pediatr (Phila) 1984;23:268-71. Doi: 10.1177/000992288402300505.

20. Tondo G, De Marchi F, Mittino D, Cantello R. Occipital Neuralgia in Chiari I Malformation: Two Different Events or Two Different Faces of the Same Event?. Cureus. 2017;9(11):e1891. Published 2017 Nov 29. doi: 10.7759/cureus.1891.

21. Azahraa Haddad F, Qaisi I, Joudeh N, et al. The newer classifications of the chiari malfor-mations with clarifications: An anatomical review. Clin Anat. 2018;31(3):314-22. doi: 10.1002/ca.23051.

22. van Dellen JR. Chiari Malformation: An Unhelpful Eponym. World Neurosurg. 2021;156:1-3. doi: 10.1016/j.wneu.2021.08.100.

23. Hersh DS, Groves ML, Boop FA. Management of Chiari malformations: opinions from different centers-a review. Childs Nerv Syst. 2019;35(10):1869-1873. doi: 10.1007/s00381-019-04176-2.

24. Tubbs RS, Oakes WJ. Introduction and Classification of the Chiari Malformations. The Chiari Malformations. Springer; 2013. p. 1-3. doi: 10.1007/978-1-4614-6369-6_1.

25. Mitchell LE, Adzick NS, Melchionne J, et al. Spina bifida. Lancet. 2004;364(9448):1885-95.

26. Nethi S, Arya K. Meningocele. In: StatPearls. Treasure Island (FL): StatPearls Publishing; December 17, 2021.

27. Kahn L, Biro EE, Smith RD, Bui CJ. Spina bifida occulta and aperta: a review of current tre-atment paradigms. J Neurosurg Sci. 2015 Mar;59(1):79-90.

28. Northrup H, Volcik KA. Spina bifida and other neural tube defects. Curr Probl Pediatric. 2000;30(10):313-32.

29. Copp AJ, Adzick NS, Chitty LS, et al. Spina Bifida. Nat Rev Dis Primers. 2015;1:15007.

30. Cavalheiro S, da Costa MDS, Barbosa MM et al. Hydrocephalus in myelomeningocele. Childs Nerv Syst. 2021;37(11):3407-3415. https://doi.org/10.1007/s00381-021-05333-2.

31. Apkon SD, Grady R, Hart S, et al. Advances in the care of children with spina bifida. Adv Pediatr. 2014;61(1):33-74. doi: 10.1016/j.yapd.2014.03.007.

32. Iftikhar W, De Jesus O. Spinal dysraphism and myelomeningocele. StatPearls – NCBI Bo-okshelf. https://www.ncbi.nlm.nih.gov/books/NBK557722/?report=printable

33. de Jong TP, Chrzan R, Klijn AJ, Dik P. Treatment of the neurogenic bladder in spina bifida. Pediatr Nephrol. 2008;23(6):889-96. doi: 10.1007/s00467-008-0780-7.

34. [WHO] World Health Organization. The WHO Family of International Classifications. Dis-ponível em: http://www.who.int/classifications/en.

35. Farias NB, Cassia M. A Classificação Internacional de Funcionalidade, Incapacidade e Sa-úde da Organização Mundial da Saúde: Conceitos, usos e perspecti-

vas. Rev Bras Epide-miol [online]. 2005;8(2):187-93. [Acessado 7 Abril 2022]. Disponível em: https://doi.org/10.1590/S1415-790X2005000200011.

36. Castro GGN, Figueiredo LCG, Alves GL. Applicability of the ICF-CY in evaluating children with disabilities and family support: an integrative literature review. Revista CEFAC [onli-ne]. 2020;22(1). Disponível em: https://doi.org/10.1590/1982-0216/202022111518.

37. Furtado SR, Sampaio RF, Vaz DV, Pinho BA, Nascimento IO, Mancini MC. Brazilian version of the instrument of environmental assessment Craig Hospital Inventory of Environmen-tal Factors (CHIEF): translation, cross-cultural adaptation and reliability. Braz J Phys Ther. 2014;18(3):259-67. doi: 10.1590/bjpt-rbf.2014.0036.

38. McCauley D, Gorter JW, Russell DJ, Rosenbaum P, Law M, Kertoy M. Assessment of envi-ronmental factors in disabled children 2-12 years: development and reliability of the Craig Hospital Inventory of Environmental Factors (CHIEF) for Children-Parent Version. Child Care Health Dev. 2013;39(3):337-44. doi: 10.1111/j.1365-2214.2012.01388.x.

39. Davoli GBQ., Chaves TC., Lopes M, et al. The cross-cultural adaptation, construct validity, and intra-rater reliability of the functional mobility scale in Brazilian Portuguese for chil-dren and adolescents with spina bifida. Disabil Rehabil. 2022;44(17):4862-70. doi: 10.1080/09638288.2021.1913650.

40. Kane KJ, Lanovaz J, Bisaro D, Oates A, Musselman KE. Preliminary study of novel, timed walking tests for children with spina bifida or cerebral palsy. SAGE Open Medicine. 2016 Jul 11;4:2050312116658908.

41. Schoenmakers MA, de Groot JF, Gorter JW, et al. Muscle strength, aerobic capacity and physical activity in independent ambulating children with lumbosacral spina bifida. Di-sabil Rehabil. 2009;31:259-66.

42. Groot JF, Takken T, Gooskens RHJM, Schoenmakers MAGC, Wubbels M, Vanhees L, et al. Reproducibility of maximal and submaximal exercise testing in 'normal ambulatory' and 'community ambulatory' children and adolescents with spina bifida: which is best for the evaluation and application of exercise training? Phys Ther. 2011;91:267-76.

43. Williams EN, Carroll SG, Reddihough DS, Phillips BA, Galea MP. Investigation of the Timed "Up & Go" test in children. Dev Med Child Neurol. 2005;47(8):518-24.

44. Hoffer MM, Feiwell E, Perry R, Perry J, Bonnett C. Functional ambulation in patients with myelomeningocele. J Bone Joint Surg Am. 1973;55:137-48.

45. Dicianno BE, Karmarkar A, Houtrow A, et al. Factors Associated with Mobility Outcomes in a National Spina Bifida Patient Registry. Am J Phys Med Rehabil. 2015 December ;94(12):1015-25. doi: 10.1097/PHM.0000000000000404.

46. Samuelsson L, Skoog M. Ambulation in patients with myelomeningocele: A Multivariate Statistical Analysis. J Pediatr Orthop. 1988;8:569-575.

47. Pauly M, Cremer R. Levels of Mobility in Children and Adolescents with Spina Bifida—Clinical Parameters Predicting Mobility and Maintenance of These Skills. Eur J Pediatr Surg. 2013;23:110-4.

48. Drummond AF, Coster WJ, Gomes AMR, Mancini MC. Children's Participation in Hou-sehold Tasks: Caregiver Importance and Satisfaction. OTJR (Thorofare N J). 2019;39(3):151-8. doi: 10.1177/1539449218812711.

49. Dunn L, Magalhaes LC, Mancini MC. Internal structure of the Children Helping Out: Res-ponsibilities, Expectations, and Supports (CHORES) measure. Am J Oc-cup Ther. 2014;68(3):286-95. doi: 10.5014/ajot.2014.010454.

50. Chien CW, Rodger S, Copley J, Skorka K. Comparative content review of chil-dren's parti-cipation measures using the International Classification of Functio-ning, Disability and Health-Children and Youth. Arch Phys Med Rehabil. 2014;95(1):141-52. doi: 10.1016/j.apmr.2013.06.027.

51. Haley SM, Coster WJ, Ludlow LH, Haltiwanger JT, Andrellos PJ. Pediatric Evalua-tion of Di-sability Inventory: Development, Standardization, and Administra-tion Manual, Version 1.0. Boston, MA: Trustees of Boston University, Health and Disability Research Institute; 1992.

52. Tsai PY, Yang TF, Chan RC, Huang PH, Wong TT. Functional investigation in chil-dren with spina bifida—measured by the Pediatric Evaluation of Disability In-ventory (PEDI). Childs Nerv Syst. 2002;18(1/2):48-53.

53. Williams EN, Broughton NS, Menelaus MB. Age-related walking in children with spina bi-fida. Dev Med Child Neurol. 1999;41(7):446-9.

54. Schoenmakers MA, Gulmans VAM, Gooskens RH, Helders PJ. Spina bifida at the sacral le-vel: more than minor gait disturbances. Clin Rehabil. 2004;18:178-85.

55. Wolf LS, McLaughlin JF. Early motor development in infants with meningomy-elocele. Pe-diatric Physical Therapy. 1992;4:12-7.

56. Lomax-Bream LE, Barnes M, Copeland L, et al. The Impact of Spina Bifida on Deve-lopment Across the First 3 Years. Developmental Neuropsychology. 2007;31(1):1-20. doi: 10.1207/s15326942dn3101_1.

57. Queally JT, Barnes MA, Castillo H, Castillo J, Fletcher JM. Neuropsychological care guide-lines for people with spina bifida. J Pediatr Rehabil Med. 2020;13(4):663-73. doi: 10.3233/PRM-200761. PMID: 33285647; PMCID: PMC7838972.58.

58. Vinck A, Nijhuis-van der Sanden MW, Roeleveld NJ, Mullaart RA, Rotteveel JJ, Maassen BA. Motor profile and cognitive functioning in children with spina bi-fida. Eur J Paediatr Neurol. 2010;14(1):86-92. doi: 10.1016/j.ejpn.2009.01.003.

59. Aizawa CYP et al. Conventional physical therapy and physical therapy based on reflex stimulation showed similar results in children with myelomeningocele. Arquivos de Neu-ro-Psiquiatria [online]. 2017;75(3):160-6. [Accessed 2 April 2022]. ISSN 1678-4227. Dispo-nível em: https://doi.org/10.1590/0004-282X20170009

60. McDonald CM, Jaffe KM, Mosca VS, Shurtleff DB. Ambulatory outcome of chil-dren with myelomeningocele: effect of lower-extremity muscle strength. Dev Med Child Neurol. 1991;33(6):482-90. Disponível em: https://doi.or-g/10.1111/j.1469-8749.1991.tb14913.

61. Liptak GS, Garver K, Dosa NP. Spina bifida grown up. J Dev Behav Pediatr. 2013 Apr;34(3):206-15.
62. Liptak GS, Shurtleff DB, Bloss JW, et al. Mobility aids for children with high-level myelo-meningocele: parapodium versus wheelchair. Dev Med Child Neurol. 1992;34(9):787-96. doi: 10.1111/j.1469-8749.1992.tb11517.x.
63. Lough LK, Nielsen DH. Ambulation of children with myelomeningocele: parapodium ver-sus parapodium with Orlau swivel modification. Developmental Medicine and Child Neu-rology. 1986 Aug;28(4):489-497. doi: 10.1111/j.1469-8749.1986.tb14287.x. PMID: 3758502.
64. Sival DA, van Weerden TW, Vles JS, Timmer A, Dunnen WF, Staal-Schreinemachers AL, et al. Neonatal loss of motor function in human spina bifida aperta. Pediatrics. 2004;114(2):427-34. https://doi.org/10.1542/peds.114.2.427.
65. Bartonek A. Motor Development Toward Ambulation in Preschool Children with Myelo-meningocele—A Prospective Study, Pediatric Physical Therapy: Spring 2010;–22(1):52-60. doi: 10.1097/PEP.0b013e3181cc132b.
66. Adolph KE, Franchak JM. The development of motor behavior. Wiley Interdiscip Rev Cogn Sci. 2017;8(1-2):10.1002/wcs.1430. doi: 10.1002/wcs.1430.
67. Wilson PE, Mukherjee S. Mobility guidelines for the care of people with spina bifida. J Pe-diatr Rehabil Med. 2020;13(4):621-7. doi: 10.3233/PRM-200744.
68. Swaroop VT, Dias L. Orthopedic management of spina bifida. Part I: Hip, knee, and rota-tional deformities. J Child Orthop. 2009;3(6):441-9. doi: 10.1007/s11832-009-0214-5.
69. Ivanyi B, Schoenmakers M, van Veen N, et al. The effects of orthoses, footwear, and wal-king aids on the walking ability of children and adolescents with spina bifida: A systema-tic review using International Classification of Functioning, Disability and Health for Chil-dren and Youth (ICF-CY) as a reference framework. Prosthet Orthot Int. 2015;39(6):437-43. doi: 10.1177/0309364614543550.
70. Tecklin JS. Pediatric Physical Therapy. 5th ed. Baltimore-USA: Wolters Kluwer; 2015.
71. Apkon SD, Grady R, Hart S, et al. Advances in the Care of Children with Spina Bifida. Adv Pediatr. 2014;61(1):33-74. doi: 10.1016/j.yapd.2014.03.007.
72. Fernandes AC, Ramos ACR, Filho MCM, Ares MJJ. AACD Reabilitação. 2. ed. São Paulo: Manole; 2014.
73. Bloemen MA, Verschuren O, van Mechelen C, et al. Personal and environmental factors to consider when aiming to improve participation in physical activity in children with Spina Bifida: a qualitative study. BMC Neurol. 2015;15:11. Published 2015 Feb 10. doi: 10.1186/s12883-015-0265-9.
74. 74.Bloemen MA, van den Berg-Emons RJG, Tuijt M, et al. Physical activity in wheelchair-using youth with spina bifida: an observational study. J Neuroeng Rehabil. 2019;16:9.
75. Oliveira A, Jácome C, Marques A. Physical fitness and exercise training on individuals with Spina Bifida: A systematic review. Res Dev Disabil. 2014 May;35(5):1119-36.

76. Stein R, Bogaert G, Dogan HS, et al. EAU/ESPU guidelines on the management of neuro-genic bladder in children and adolescent part I diagnostics and conservative treatment. Neurourol Urodyn. 2020 Jan;39(1):45-57.

77. Bauer SB, Joseph DB. Management of the obstructed urinary tract associated with neu-rogenic bladder dysfunction. Urol Clin North Am. 1990. May;17(2):395-406.

78. Joseph DB, Baum MA, Tanaka ST, et al. Urologic guidelines for the care and management of people with spina bifida. J Pediatr Rehabil Med. 2020;13(4):479-489.

79. Snow-Lisy DC, Yerkes EB, Cheng E.Y. Update on Urological Management of Spina Bifida from Prenatal Diagnosis to Adulthood. J Urol. 2015;194(2):288-96.

80. Balcom AH, Wiatrak M, Biefeld T, Rauen K, Langenstroer P. Initial Experience With Home Therapeutic Electrical Stimulation for Continence in the Myelomeningocele Population. J Urol. 1997;158(3):1272-6. doi: 10.1016/s0022-5347(01)64452-5.

81. Dombek K, Monteiro LMC, Fontes JM, et al. Immediate effect of transcutaneous electrical nerve stimulation on urodynamic parameters of children with myelomeningocele. Neu-rourol Urodyn. 2019 Nov;38(8):2351-8.

82. Kajbafzadeh AM, Sharifi-Rad L, Baradaran N, et al. Effect of pelvic floor interferential elec-trostimulation on urodynamic parameters and incontinency of children with myelome-ningocele and detrusor overactivity. Urology. 2009;74(2):324-9. doi: 10.1016/j.urology.2008.12.085.

83. Page DT, Coetzee BJ. South African adolescents living with spina bifida: contributors and hindrances to well-being. Disabil Rehabil. 2021;43(7):920-8. doi: 10.1080/09638288.2019.1647293.

84. Kelly EH, Altiok H, Gorzkowski JA, Abrams JR, Vogel LC. How does participation of youth with spina bifida vary by age?. Clin Orthop Relat Res. 2011;469(5):1236-45. doi: 10.1007/s11999-010-1693-x.

85. Bakaniene I, Prasauskiene A. Patterns and predictors of participation in children and ado-lescents with spina bifida. Disabil Rehabil. 2020;42(26):3771-9. doi: 10.1080/09638288.2019.1610510.

86. Schoenmakers MA, Uiterwaal CSP, Gulmans VAM, et al. Determinants of functional inde-pendence and quality of life in children with spina bifida. Clin Rehabil. 2005;19:677-85.

87. Schoenmakers MA, de Groot JF, Gorter JW, et al. Muscle strength, aerobic capacity and physical activity in independent ambulating children with lumbosacral spina bifida. Di-sabil Rehabil. 2009;31:259-66.

88. Garver AE, Mohanty S, Dicianno BE, Turchi RM. Primary care providers need education and resources to provide optimal care for children and adults with spina bifida. J Pediatr Rehabil Med. 2021;14(4):681-9. doi: 10.3233/PRM-210039.

89. Kritikos TK, Holmbeck GN. Family functioning guidelines for the care of people with spina bifida. J Pediatr Rehabil Med. 2020;13(4):535-42. doi: 10.3233/PRM-200720.

90. Sawin KJ, Brei TJ, Houtrow AJ. Quality of life: Guidelines for the care of people with spina bifida. J Pediatr Rehabil Med. 2020;13(4):565-82. doi: 10.3233/PRM-200732.
91. Castillo J, Castillo H, Thibadeau JK, Brei T. Spina bifida care, education, and research: A multidisciplinary community in a global context. J Pediatr Rehabil Med. 2021;14(4):569-70. doi: 10.3233/PRM-219015.
92. Choi EK, Jung E, Bae E, Ji Y, Lee A. Two-Step Integrative Education Program and mHealth for Korean Children with Spina Bifida: A Quasi-Experimental Pre-Post Study. J Pediatr Nurs. 2020;51:e92-e99. doi: 10.1016/j.pedn.2019.12.006.
93. Mukherjee S, Pasulka J. Care for Adults with Spina Bifida: Current State and Future Direc-tions. Top Spinal Cord Inj Rehabil. 2017 Spring;23(2):155-167.
94. Starowicz J, Cassidy C, Brunton L. Health concerns of adolescents and adults with spi-na bifida. Front Neurol. 2021 Nov 12;12:745814.

Capítulo 7

Transtornos Genéticos

Aline Souza Gonçalves Gomes da Conceição
Vivian Vargas de Moraes Martins

Introdução

Os transtornos genéticos são causados por alterações nos cromossomos, em um gene específico ou pela influência de fatores ambientais sobre vários deles. Desse modo existem inúmeras formas de distúrbios genéticos que interferem direta ou indiretamente na interrupção da homeostase do organismo e na gênese e evolução de doenças.

Nesse capítulo serão abordados dois transtornos genéticos que merecem atenção especial do fisioterapeuta que atua na área de neurologia: a distrofia muscular de Duchenne (DMD) e a síndrome de Down (SD).

Distrofia muscular de Duchenne

A distrofia muscular de Duchenne (DMD) é o subtipo mais frequente de distrofia muscular (grupo de distúrbios que cursam com fraqueza e atrofia muscular), com uma incidência de 1 para cada 3.500-6.000 nascidos vivos do sexo masculino.[1] A DMD é considerada uma doença rara pela Organização Mundial de Saúde (OMS), mas dentre as distrofias musculares é a mais prevalente, pertencendo a um espectro de doenças neuromusculares conhecidas como "distrofinopatias" (miopatias geneticamente determinadas).

As distrofinopatias estão relacionadas com mutações no gene da distrofina, o maior gene humano, com 79 éxons.[1] Tal gene é recessivo e transportado pelo braço curto do cromossomo X no lócus gênico 21 (Xp21.2). Assim, o sexo feminino pode ser portador do defeito genético, mas não desenvolver a doença ou ser oligossintomático,[2] porque o gene normal em um cromossomo X compensa o defeito genético do seu par. Por outro lado, todas as pessoas do sexo masculino que receberem o gene defeituoso manifestarão a doença, já que possuem somente um cromossomo X. Há ainda um pequeno grupo (13-15% dos casos) que desenvolve a doença por mutação nonsense* (DMDmn) no gene distrofina.[3]

Nos meninos com DMD a proteína muscular distrofina é quase ausente (< 5% do esperado), havendo um espectro entre este fenótipo (mais grave) e o fenótipo mais leve e heterogêneo da distrofia muscular de Becker (DMB) e formas intermediárias, quando há a produção de distrofina, porém, com estrutura molecular alterada, disfuncional e em quantidade insuficiente.[1]

A distrofina é uma proteína muscular do complexo distrofina-glicoproteínas, localizada na superfície da membrana sarcoplasmática, que estabiliza a contração muscular. Na DMD, devido à ausência da distrofina, o músculo esquelético é suscetível a lesões induzidas por contração e aumento da permeabilidade ao cálcio, predispondo à mionecrose caracterizada por degeneração rapidamente progressiva da musculatura acometida com substituição fibrótica e extravasamento de creatinofosfoquinase (CPK) para a corrente sanguínea.[4]

Desse modo, a investigação diagnóstica inicial se faz pela dosagem sérica do CPK que se encontra aumentada (de 10 a 100 vezes o valor normal) devido ao dano muscular. A partir daí um teste genético deve ser solicitado para detecção da mutação. Caso haja nível alto de CPK e sinais clínicos de Duchenne, mas nenhuma mutação gênica seja encontrada, é necessária a realização de uma biópsia muscular. Entretanto, na maioria das pessoas com DMD *não é* necessária a biópsia de músculo para o diagnóstico.[5]

Quadro clínico

A principal característica clínica da DMD é a perda progressiva da força muscular, com predileção pelos músculos proximais dos membros e pelos músculos flexores do pescoço. Os primeiros sinais clínicos detectados no menino com DMD são manifestados durante a fase de aquisição da marcha. Esses sinais, na maioria das vezes, são sutis, sendo considerados "clássicos", e podem incluir:

- Dificuldade em levantar a cabeça ou fraqueza aparente do pescoço.
- Atraso na aquisição da marcha (adquire a marcha após os 15 meses).
- Dificuldade em correr, subir escadas e pular.
- Tropeçar e cair com frequência.

---

* Mutação nonsense: mudança em um par de bases de DNA que sinaliza prematuramente o término da codificação de uma proteína.

- Não falar tão bem quanto outras crianças da mesma idade.
- Precisar de ajuda para levantar-se do chão ou utilizar manobra de se "autoescalar" (manobra de Gowers).
- Possuir panturrilhas maiores que o normal (pseudo-hipertrofia).
- Andar na ponta dos pés.

O diagnóstico geralmente é feito em torno dos 5 anos de idade em função do acometimento muscular associado às manifestações clínicas citadas anteriormente. A perda da marcha, com dependência de cadeira de rodas, ocorre por volta dos 12-14 anos de idade e isso facilita o aparecimento de complicações ortopédicas graves, como escoliose, que afeta 90% de todos os pacientes[6] e complicações respiratórias associadas, como a hipoventilação, fazendo-se necessário o uso de ventilação não invasiva (VNI) ao final da adolescência. Inicialmente os pacientes fazem uso da VNI no período noturno, seguindo com o uso também no período diurno, conforme a progressão da doença, o que geralmente ocorre em 5 a 10 anos.[7]

Tratamento clínico

A corticoterapia é recomendada, inicialmente, na faixa etária de 2 a 5 anos, preferencialmente na fase de platô dos déficits motores, proporcionando benefícios na função motora, como prolongamento da marcha independente, melhor estabilização central e função do membro superior, prevenção de deformidades da coluna e retardo do aparecimento de deformidades do membro inferior. O uso de corticoides também é responsável por benefícios não motores, principalmente na preservação da função respiratória e prevenindo cardiomiopatia, com melhora da qualidade de vida e da própria sobrevida.[5,8,9]

Estratégias moleculares têm sido desenvolvidas para o tratamento da DMD, como a terapia de salto de éxon (*exon skipping*), que originou os fármacos eteplirsen (que atua no éxon 51), golodirsen (que atua no éxon 53) e Ataluren® (que atua nas mutações *nonsense*). O eteplirsen, como exemplo, funciona por hibridização em um local específico do éxon 51, bloqueando estericamente a ligação da maquinaria de leitura translacional (que irá gerar o RNA mensageiro com a estrutura da distrofina) e forçando-a a "pular" o éxon para corrigir a mutação. Assim, o éxon 52 se une ao éxon 50, gerando uma versão reduzida, mas ainda funcional, da distrofina.[10,11] Na prática ocorre uma "transformação" do fenótipo DMD em DMB. Estas medicações estão disponíveis apenas para deleções específicas.

Um estudo recente descreve que os únicos medicamentos que alteram a história natural da DMD são os corticoides, associados à fisioterapia, uso de órteses, exercícios controlados, medidas ortopédicas cirúrgicas, cuidados de nutrição, suporte pulmonar e cardiológico. Orientação familiar e ajuda psicológica à família (quando necessário) também devem ser implementadas. A coenzima Q10, a idebenona e a creatina podem produzir um pequeno impacto positivo sobre a sobrevida a longo prazo desses pacientes, sendo seu uso justificável por não apresentarem efeitos colaterais significantes. Todas essas medidas têm aumentado a sobrevida de pacientes com DMD para cerca de 27 anos de idade e alguns podem chegar a atingir os 40 anos.[12]

Avaliação específica

A real capacidade funcional do paciente com DMD, especialmente em atividades complexas, depende não somente da força, mas também de compensações musculares e eventuais limitações articulares. Por essa razão, uma escala de avaliação quantitativa que permita analisar as funções motoras e a progressão da doença, assim como os benefícios das medicações e intervenções fisioterapêuticas, deve ser utilizada neste perfil de pacientes. A mais indicada é a escala medida da função motora (MFM), que pode ser aplicada em indivíduos a partir dos 6 anos de idade.[13,14]

A MFM compreende 32 itens, incluindo avaliações estáticas e dinâmicas, divididas em três dimensões:

- Dimensão 1 (D1): posição em pé e transferências, com 13 itens.
- Dimensão 2 (D2): função motora axial e proximal, com 12 itens.
- Dimensão 3 (D3): função motora distal, com 7 itens, dos quais 6 são referentes aos membros superiores.

Cada item é graduado em uma escala de quatro pontos (escores de 0 a 3), com as instruções de pontuação detalhadas no manual do usuário, específicas para cada item. Para fins de conhecimento das regras gerais e critérios de pontuação, tem-se:

- Escore 0: não pode iniciar a tarefa solicitada ou não pode manter a posição inicial.
- Escore 1: realiza parcialmente o item.
- Escore 2: realiza parcialmente o movimento solicitado ou realiza-o completamente, mas de modo imperfeito.
- Escore 3: realiza completamente o item, com movimento controlado (normal).

Em casos de limitação articular ou retração tendínea, o indivíduo recebe a pontuação equivalente à ausência de força adequada para realizar o movimento, impedindo que receba a graduação máxima. Os escores totais e parciais para as dimensões são expressos em porcentagens em relação ao escore máximo (96 pontos).[13] A MFM, versão para o português, pode ser acessada em sua integralidade no *site* http://www.mfm-nmd.org.

Outro teste que pode ser utilizado é o teste de caminhada de 6 minutos (TC6M), que foi aprovado em 2002 pela American Thoracic Society, sendo classificado como um teste prático, de fácil aplicação e que trabalha com a capacidade de esforço do paciente, a mesma utilizada no dia a dia.[15]

Para a realização do teste é necessário um corredor longo de cerca de 30 metros, com marcações no chão a cada 2 metros para mensuração da distância, um cronômetro, uma cadeira em que o paciente possa se sentar, esfigmomanômetro; antes da realização do teste o paciente deverá estar sentado por pelo menos 10 minutos, sendo necessário mensurar a frequência cardíaca (FC), a pressão arterial (PA) e, a critério do examinador, a oximetria de pulso. No início do teste, o paciente deve ser informado de que seu objetivo é que ele caminhe o máximo possível em 6 minutos, na velocidade que lhe seja mais confortável, e que o teste pode ser interrompido em caso de desconforto.[15]

O TC6M pode ser usado antes e depois de intervenções terapêuticas para mensurar se houve melhora clínica do paciente, podendo ser observado aumento da distância percorrida e/ou pouca variação dos sinais vitais antes e após o teste como parâmetros da progressão ou não da disfunção.[15]

Abordagem fisioterapêutica na DMD

Uma avaliação fisioterapêutica baseando-se na Classificação Internacional de Funcionalidade, Incapacidade e Saúde (CIF) é importante para nortear o planejamento terapêutico. As avaliações devem incluir a análise do comprometimento geral, das amplitudes de movimento (ADM) passivas e ativas, e da força muscular. A avaliação de alinhamento, postura e transferências é fundamental para monitorar o sucesso do manejo osteomuscular e identificar necessidades adicionais que levarão a um protocolo mais detalhado de fisioterapia nas sessões subsequentes.

Pacientes com DMD necessitam de tratamento fisioterapêutico por esta ser uma doença progressiva que acarreta fraqueza e retrações musculares, predispondo à instalação de deformidades articulares. Desse modo, a fisioterapia tem como objetivo principal retardar a evolução clínica da distrofia, mantendo a função muscular e a marcha independente pelo maior tempo possível, além de prevenir as complicações secundárias da doença, como contraturas e escoliose.[16] Os procedimentos terapêuticos deverão ser adaptados a cada faixa etária, devendo ser proposto um tratamento em forma lúdica para as crianças, a fim de que não se entediem facilmente.

Os princípios da fisioterapia são fundamentais para o gerenciamento geral de indivíduos com DMD, com opções de tratamentos cada vez mais bem-sucedidos. A prescrição dos exercícios deve ser direcionada ao paciente, respeitando-se as fases e as características de evolução da doença. Os exercícios devem ser iniciados o mais precocemente possível, quando ainda houver fibras musculares potencialmente treináveis e quantidade suficiente de células-satélites[17] – células progenitoras mononucleares encontradas em músculos maduros entre a lâmina basal e o sarcolema, responsáveis pela regeneração do músculo estriado esquelético.

Dentre os procedimentos fisioterapêuticos, a cinesioterapia é o recurso mais empregado, por meio de exercícios ativos livres, ativo-assistidos ou passivos, em função da necessidade de auxílio do paciente. Os exercícios que estimulam a contração muscular excêntrica são contraindicados para portadores de DMD, pois podem danificar o citoesqueleto das células musculares, acelerando o processo degenerativo muscular.[17] As atividades nas bolas terapêuticas favorecem o alinhamento e a flexibilidade da coluna vertebral, estimulam os mecanorreceptores e proprioceptores articulares, melhoram o tônus e a força muscular, a coordenação e o equilíbrio.[18] A liberação miofascial é outra opção terapêutica na DMD por desenvolver a flexibilidade e a elasticidade da fáscia, tendo, portanto, grande capacidade de alterar a amplitude de movimento e consequente funcionalidade. As manobras liberatórias e a liberação dos músculos devem ser realizadas, preferencialmente, em MMII, coluna lombar, coluna torácica e coluna cervical.[19]

O uso de hidroterapia ou fisioterapia aquática, com métodos adaptados de Halliwick e Bad Ragaz, é um recurso complementar à cinesioterapia em solo, com a finalidade de melhorar a força muscular, a capacidade respiratória, as amplitudes articulares e evitar os encurtamentos musculares.[18] Para o sucesso desse tipo de terapia é necessário o conhecimento dos efeitos fisiológicos da imersão em água.

O tratamento fisioterapêutico deverá consistir em uma variedade de opções destinadas a manter o comprimento e a extensibilidade dos grupos musculares afetados. Órteses curtas, do tipo tornozelo-pé (OTP), e longas, do tipo joelho-tornozelo-pé (OJTP/talas extensoras), devem ser usadas no período noturno para prevenir encurtamentos musculares,[18] e podem ser utilizadas em ambiente terapêutico para otimizar os alongamentos musculares passivos (Figuras 7.1 a 7.3) quando o paciente apresentar extensibilidade para tal.

A intervenção fisioterapêutica não deve fatigar o paciente visto que a exigência excessiva da musculatura pode levar a uma aceleração no processo degenerativo. É importante ressaltar que cansaço e mialgia no dia seguinte à sessão fisioterapêutica indicam que houve excesso na quantidade de exercícios e suas repetições, devendo-se diminuir a intensidade do treino e proporcionar maiores pausas para descanso.[20] Sugere-se a percepção

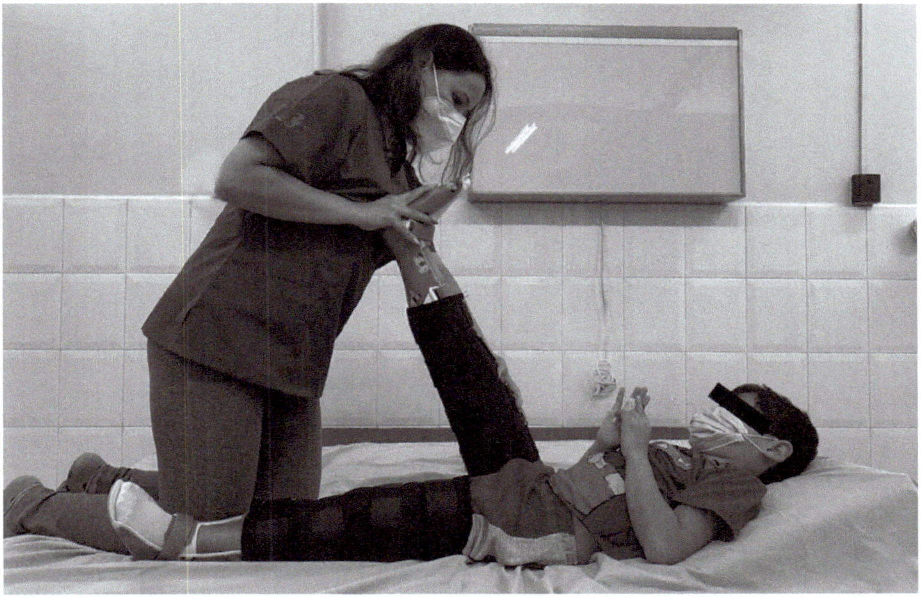

Figura 7.1. Alongamento de isquiotibiais com tala extensora + OTP. Fonte: Arquivo pessoal das autoras.

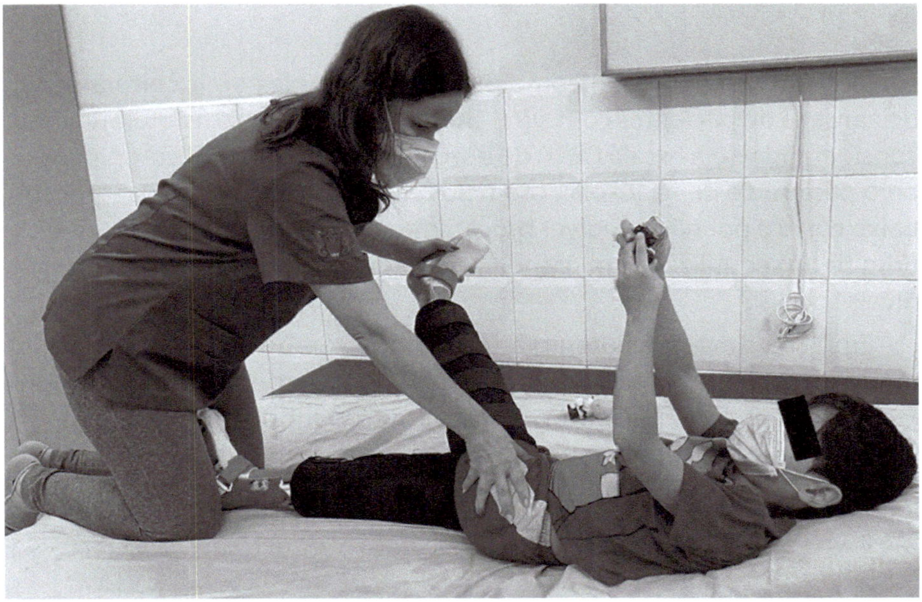

Figura 7.2. Alongamento da banda iliotibial com tala extensora + OTP. Fonte: Arquivo pessoal das autoras.

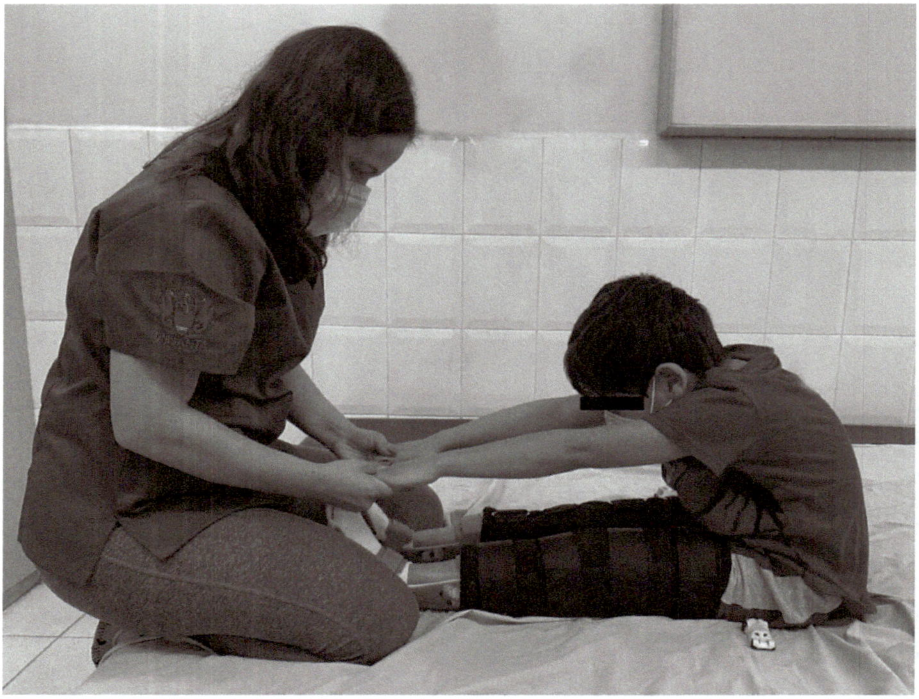

Figura 7.3. Alongamento dos isquiotibiais na postura sentada com talas extensoras + OTPs. Fonte: Arquivo pessoal das autoras.

subjetiva do esforço (PSE) como uma forma simples de monitoramento do cansaço de pacientes com DMD durante o tratamento fisioterapêutico, considerando-se a Escala CR10 de Borg um método de fácil compreensão pelo paciente e de fácil aplicação pelo terapeuta. Dessa maneira, por seu baixo custo e por não envolver procedimentos invasivos, a escala CR10 de Borg pode ser utilizada em grande variedade de ambientes e em diversos níveis sociais.[21]

Em acréscimo, a fisioterapia respiratória também exerce um papel muito importante no tratamento da DMD, buscando melhorar a função respiratória desses pacientes, aumentando a mobilidade torácica e a força dos músculos respiratórios, o que leva a aumento na qualidade e na expectativa de vida.[22]

Considerações finais sobre a DMD

Como a evolução natural da DMD é progressiva, com deterioração motora e instalação de deformidades, faz-se necessária a atuação precoce do fisioterapeuta. Para isso o diagnóstico também precisa acontecer precocemente, pois somente assim é possível promover melhor controle da evolução da doença, postergando a perda da marcha, minimizando as comorbidades, assim proporcionando melhor qualidade de vida e sobrevida aos pacientes.

Síndrome de Down

Em 1956 descobriu-se que os seres humanos têm 23 pares de cromossomos e, pouco depois, a causa da síndrome de Down (SD) foi identificada. Desde então, nosso conhecimento dos mecanismos genéticos da doença se expandiu significativamente para incluir rearranjos cromossômicos, variantes de número de cópias, repetições de trinucleotídeos, pequenas inserções ou deleções, variantes de DNA de nucleotídeo único, mutações de DNA mitocondrial e alterações epigenéticas.[23]A SD foi inicialmente descrita por J. Langdon Down em 1866.[24] Já em 1959, Lejeune identificou a SD como decorrente da trissomia do cromossomo 21. A SD, ou Trissomia 21, é uma das causas mais comuns de deficiência intelectual, com prevalência de 1/650-1.000 nascimentos,[25] afeta 5,8 milhões de pessoas em todo o mundo, sendo a causa genética mais comum de dificuldades de aprendizagem.[26]O fenótipo na pessoa com SD inclui algumas características distintivas, como: cabeça de conformação anormal e pequena, com face plana, nariz achatado, orelhas e boca pequenas, olhos com pregas epicânticas nos cantos internos e defeitos cardíacos congênitos. Perda auditiva precoce, distúrbios oftalmológicos, deficiências endócrinas, problemas ortopédicos e anormalidades dentárias, obesidade, distúrbios convulsivos e leucemias também são altamente prevalentes nessa população. Do ponto de vista neuropsicológico, encontramos comprometimento do estado mental e social, déficits de linguagem expressiva e de memória verbal, prejuízo da atenção, lentidão de aprendizagem, e alta incidência de doença de Alzheimer (DA). Pessoas com SD geralmente apresentam mortalidade precoce em relação à população típica da mesma idade.[27]

Na Tabela 7.1 estão relacionadas as comorbidades mais comuns associadas à cada faixa etária na pessoa com SD.

A estrutura e a função cerebral podem influenciar o desenvolvimento das habilidades mentais e motoras. Os distúrbios estruturais e funcionais do sistema nervoso central (SNC) podem ser influenciados por condições genéticas como em crianças com SD que apresentam alterações cerebrais responsáveis pelo atraso no desenvolvimento psicomotor e problemas de aprendizagem[29] – deficiência intelectual (DI).

Tabela 7.1. Comorbidades relacionadas com a idade na SD[28]

Faixa etária	Comorbidades
Infância	Espasmos infantis Problemas de aprendizagem, memória e fala Hipotonia muscular Anomalias de múltiplos órgãos Doenças cardíacas congênitas
Crianças/adultos	Deficiência auditiva
Jovem/adulto	Distúrbios da tireoide Apneia do sono Demência
Adulto	Deficiência visual Epilepsia Doença valvar cardíaca Disfagia

Existem três grupos de alterações cerebrais em crianças com SD:

1. Anormalidades na forma e no número de neurônios, e no tamanho do cérebro (menor volume).
2. Distúrbios da maturação do SNC.
3. Processos fisiopatológicos:
   - Processos degenerativos do SNC.
   - Distúrbios na regulação do apoptose (morte) neuronal.
   - Superexpressão de genes que codificam a proteína precursora de amiloide (APP) (cuja clivagem gera o peptídeo beta-amiloide implicado na patogênese da DA).
   - Processos que levam à diminuição da liberação de neurotransmissores.

Alterações significativas no tamanho do cérebro e prejuízo no desenvolvimento motor aparecem após o 6º mês de vida. Estudos volumétricos de neuroimagem revelaram lobos frontal, occipital e temporal (especialmente giro temporal superior) menores em pessoas com SD, bem com menor volume do hipocampo, corpo caloso, cerebelo e tronco encefálico. Essas anormalidades traduzem-se em disfunções psicomotoras. Assim, volumes menores do lobo frontal associam-se a problemas em realizar atividades voluntárias, déficits cognitivos, e qualidade da marcha, especialmente na vida adulta. A hipoplasia do cerebelo (que envolve redução de sua substância cinzenta e branca) é responsável pela hipotonia muscular, problemas com a fluência e coordenação dos movimentos, controle dos músculos posturais axiais e equilíbrio corporal, bem como distúrbios da fala (disartria). A hipoplasia do cerebelo é causada pela superexpressão do gene glicinamida ribonucleotídeo formiltransferase (GART) que está localizado no cromossomo 21.[29] O corpo caloso também é reduzido em crianças com SD e está associado a atraso do desenvolvimento intelectual, problemas de coordenação motora e lateralidade atípica.[30] Com o envelhecimento ocorre redução do córtex frontal, parietal e temporal, de modo semelhante ao que se observa na DA.

A mielinização tardia é outra anormalidade cerebral na SD. As diferenças são observadas a partir da 22ª semana de gestação, que se intensificam a partir do 6º mês de vida.

Atualmente, o prognóstico de sobrevida para crianças com SD é muito superior ao do século passado, graças aos avanços médicos e às oportunidades educacionais. Embora as doenças cardíacas congênitas (em 40-50% das crianças com SD) ainda sejam a principal causa de mortalidade, a taxa de sobrevivência na SD chega a 91% para 1 ano de idade e 85% para 10 anos. As comorbidades que podem afetar crianças com SD, descritas acima, são tratadas com maior sucesso. Apesar do aumento da suscetibilidade à leucemia em crianças com SD, as taxas de sobrevida geral são de aproximadamente 80%. Todas essas conquistas promoveram aumento expressivo na expectativa de vida dessa população.

Com exames pré-natais consistentes, como amniocentese,[29] biópsia de vilosidade coriônica, ultrassonografia morfológica durante a gestação e teste pré-natal não invasivo (NIPT), o diagnóstico da SD é cada vez mais precoce, sendo confirmado após o nascimento, através da hibridização fluorescente *in situ* seguida de cariótipo.[29] O diagnóstico precoce aumenta as possibilidades de intervenções que promovam um desenvolvimento neuropsicomotor mais adequado para a faixa etária em bebês com SD.

Abordagem para o tratamento fisioterapêutico na SD

O objetivo da terapia para crianças com SD é ajudá-las a se manterem saudáveis e melhorar sua qualidade de vida,[29] sendo necessário o conhecimento do profissional sobre o desenvolvimento da criança com SD e os fatores que contribuem para que esta possa desfrutar de uma vida saudável e ativa.

A aprendizagem motora contínua e progressiva depende da aquisição de habilidades motoras críticas. Por isso, crianças com SD devem realizar fisioterapia com o objetivo de melhorar o alinhamento postural, a distribuição adequada do tônus muscular e a simetria, a fim de atenuar o atraso do desenvolvimento psicomotor. Além disso, para manter a posição em pé, as crianças devem ser capazes de manter o equilíbrio corporal. Como as crianças com SD apresentam hipoplasia cerebelar, suas respostas de equilíbrio podem ser comprometidas,[29] levando a quedas recorrentes.

Um estudo conduzido por Malak *et al.*[30] evidenciou que a maioria das crianças com SD (95%) adquiriu a capacidade de ficar em pé entre os 3 e 6 anos de idade, sendo que apenas 5% das crianças menores de 3 anos conseguiam ficar em pé. A posição em pé é alcançada após o bebê adquirir o alinhamento postural entre cabeça, tronco e quadril, e crianças neurotípicas adquirem essa capacidade aos 9-10 meses de idade. Assim, a postura ortostática é a mais difícil no desenvolvimento de lactentes com SD no primeiro ano de vida. A habilidade de suporte de base envolve mecanismos flexores e extensores de tronco e crianças com SD apresentam dissinergias musculares primárias por causa da hipotonia muscular, levando à dificuldade de se manterem em pé.

A deambulação é outra habilidade motora que as crianças com SD desenvolvem mais tardiamente do que os bebês com desenvolvimento normal. A maioria das crianças com SD incluídas no estudo citado anteriormente começou a andar com mais de 3 anos de idade.[30] Em um estudo longitudinal, pesquisadores do Hospital Infantil do Colorado acompanharam crianças com idades variando de 0 (desde o nascimento) a 10 anos, que rotineiramente participavam de um programa de intervenção fisioterapêutica na seguinte progressão: (1) mensalmente até caminhar; (2) a cada 2 a 3 meses durante os 2 anos após a caminhada; (3) a cada 6 meses durante o terceiro ano após a caminhada; e (4) anualmente até os 10 anos de idade.[31] Este estudo oferece um cronograma do desenvolvimento motor para essa população a fim de que a criança com SD possa ser avaliada com base em seu desempenho em relação a seus pares, permitindo a identificação precoce do desenvolvimento avançado, adequado à idade ou atrasado, e idealizando encaminhamentos apropriados para intervenção direcionada.[31]

Considerações finais sobre a SD

Por ser uma condição genética, até o presente momento, não há evidências científicas de fator protetor para a ocorrência de SD, porém, há condições eficientes para que a criança com SD tenha uma boa qualidade de vida, de forma independente.

A terapia de estimulação precoce e a intervenção comportamental são tratamentos que mostram resultados a longo prazo. O objetivo é envolver os pais no ensino eficaz das habilidades relevantes em diferentes áreas de desenvolvimento, individualizar o programa de treinamento para identificar e gerenciar o déficit específico no comportamento, maximizar as habilidades funcionais diárias, aumentar a independência e promover o desenvolvimento geral das crianças durante os primeiros anos de vida.[32]A melhora no estado de desenvolvimento e no comportamento depende muito das comorbidades associadas, do *status* socioeconômico, do ambiente familiar e do nível de educação dos pais. Assim, a efetividade no tratamento tem como base:

- Iniciação de estimulação ou intervenção precoce para melhorar as habilidades gerais de desenvolvimento da criança.
- Proporcionar bom ambiente familiar e cuidado parental.
- Formação de grupos educativos e de apoio aos pais para compartilharem suas experiências.
- Disponibilidade de atendimento médico adequado, oportuno e especializado em todas as idades.[32]

Referências

1. Mavrogeni SI, et al. Cardiac involvement in Duchenne muscular dystrophy and related dystrophinopathies. Methods Mol Biol. 2018;1687:31-42.
2. Mccaffrey T, et al. Cardiac involvement in female carriers of Duchenne or Becker muscular dystrophy. Muscle Nerve. 2017;55:810-8.
3. Covaleski APPM. Distrofia muscular de Duchenne: correlação genótipo-fenótipo. Dissertação (Mestrado em Neuropsiquiatria e Ciências do Comportamento) – Universidade Federal de Pernambuco, Recife; 2019.
4. Herdy GV, et al. Estudo clínico e molecular na distrofia muscular de Duchenne. Int J Cardiovasc Sci. 2015;28(3):173-80.
5. Araujo APQC, et al. Brazilian consensus on DMD. Arq Neuropsiquiatr. 2017;104-13.
6. Nascimento Osorio A, et al. Consensus on the diagnosis, treatment and follow-up of patients with Duchenne muscular dystrophy. Neurología. 2019;34(7):469-81.
7. Darras B. Duchenne and Becker muscular dystrophy: Management management and prognosis. UpToDate [Internet] [Acesso em 22 de Janeiro de 2022] 2018; 04-09. Disponível em: https://www.uptodate.com/contents/duchenne-and-becker-muscular-dystrophy-management-and-prognosis.
8. Sato Y, et al. Corticosteroid therapy for Duchenne muscular dystrophy: improvement of psychomotor function. Pediatr Neurol. 2014;50(1):31-7.
9. Matthews E, Brassington R, Kuntzer T, Jichi F, Manzur AY. Corticosteroids for the treatment of Duchenne muscular dystrophy. Cochrane Database Syst Rev. 2016;(5):CD003725.
10. Levin A.,Treating disease at the RNA level with oligonucleotides. New England Journal of Medicine. 2019 Jan;380:57-70.
11. Pinto T, Dorado CA. Revisão sistemática e metanálise do uso do Eteplirsen na terapêutica da distrofia muscular de Duchenne. 2021. Dissertação (Mestrado em Inovação Terapêutica) – Universidade Federal de Pernambuco, Recife; 2021.

12. Werneck LC, et al. Duchenne muscular dystrophy: historical treatment review. Arq Neuropsiquiatr. 2019;77(8):579-89.
13. Iwabe C, Miranda-Pfeilsticker BH, Nucci A. MFM: confiabilidade da versão em português. Rev Bras Fisioter. 2008;12(5):417-24.
14. Silva EC. Análise da função motora de pacientes com distrofia muscular de Duchenne em corticoterapia através da escala MFM. 2010. Dissertação (Mestrado em Neurologia) – Faculdade de Medicina, Universidade de São Paulo, São Paulo; 2010. doi: 10.11606/D.5.2010.tde-11112010-093054. Acesso em: 2021-11-28.
15. ATS Committee on Proficiency Standards for Clinical Pulmonary Function Laboratories. ATS statement: guidelines for the six-minute walk test. Am J Respir Crit Care Med. 2002;166(1):111-7.
16. Quesada Vargas M, et al. Distrofia muscular de Duchenne: diagnóstico y tratamento. Rev Méd Sinerg. (Internet). 1 de Dezembro de 2019 (citado 24 de Janeiro de 2022);4 (12):e315. Disponível em: https://revistamedicasinergia.com/index.php/rms/article/view/315
17. Borba MA. Fisioterapia em pacientes com distrofia muscular de Duchenne. Trabalho de Conclusão de Curso de Graduação em Fisioterapia – UNIP Goiânia; 2014.
18. Frezza RM, Silva SRNS, Fagundes SL. Atualização do tratamento fisioterapêutico das distrofias musculares de Duchenne e Becker. RBPS. 2005;18:41-9.
19. Bellini DO, Costa FM. Liberação miofascial na distrofia muscular de Duchenne. Dissertação (Especialista em Intervenção Fisioterapêutica nas Doenças Neuromusculares). Universidade Federal de São Paulo – Escola Paulista de Medicina, São Paulo; 2010.
20. Palmieri B, et al. Duchenne muscle activity evaluation and muscle function preservation: is it possible a prophylactic strategy? Obes Rev. 2008;9(2):121-39.
21. Gevaerd MS, et al. Alterações fisiológicas e metabólicas em indivíduo com distrofia muscular de Duchenne durante tratamento fisioterapêutico. Fisioter Mov. 2010 jan/mar;23(1):93-103.
22. Farrero E, et al. Guidelines for the management of respiratory complications in patients with neuromuscular disease. Arch Bronconeumol. [Internet]. 2013;49(7):306-13.
23. Snyder HM, Bain LJ, Brickman AM, Carrillo MC, Esbensen AJ, Espinosa JM, et al. Further understanding the connection between Alzheimer's disease and Down syndrome. Alzheimers Dement. 2020;16(7):1065-77.
24. Hon J, Huppert FA, Holland AJ, Watson P. Neuropsychological assessment of older adults with Down's syndrome: an epidemiological study using the Cambridge Cognitive Examination (CAMCOG). Br J Clin Psychol. 1999;38 (Pt 2):155-65.
25. Head E, Lott IT, Wilcock DM, Lemere CA. Aging in Down syndrome and the development of Alzheimer's disease neuropathology. Curr Alzheimer Res. 2016;13(1):18-29.

26. Ballard C, Mobley W, Hardy J, Williams G, Corbett A. Dementia in Down's syndrome. Lancet Neurol. 2016;15(6):622-36.
27. Zigman WB. Atypical aging in Down syndrome. Dev Disabil Res Rev. 2013;18(1):51-67.
28. Alldred MJ, Martini AC, Patterson D, Hendrix J, Granholm AC. Aging with Down syndrome-where are we now and where are we going? J Clin Med. 2021;10(20).
29. Brodsky G, Barnes T, Bleskan J, Becker L, Cox M, Patterson D. The human GARS--AIRS-GART gene encodes two proteins which are differentially expressed during human brain development and temporally overexpressed in cerebellum of individuals with Down syndrome. Hum Mol Genet. 1997;6(12):2043-50.
30. Malak R, Kostiukow A, Krawczyk-Wasielewska A, Mojs E, Samborski W. Delays in motor development in children with Down syndrome. Med Sci Monit. 2015;21:1904-10.
31. Winders P, Wolter-Warmerdam K, Hickey F. A schedule of gross motor development for children with Down syndrome. J Intellect Disabil Res. 2019;63(4):346-56.
32. Agarwal Gupta N, Kabra M. Diagnosis and management of Down syndrome. Indian J Pediatr. 2014;81(6):560-7.

Capítulo 8

Lesões Encefálicas Adquiridas na Infância e Encefalopatia Crônica Não Progressiva

Luciana Vieira Castilho Weinert
Priscila Lanzillotta
Eugênia Lucélia de Seixas Rodrigues Pires

Introdução

Este capítulo aborda as principais Lesões Encefálicas Adquiridas (LEA) na infância, bem como a Encefalopatia Crônica não Progressiva (ECNP). As LEA abrangem o acidente vascular encefálico, o traumatismo cranioencefálico, os tumores encefálicos, as encefalopatias hipóxico-isquêmicas e as neuroinfecções. Por outro lado, a ECNP, também conhecida como Paralisia Cerebral (PC), é um termo utilizado para definir doenças, distúrbios ou lesões difusas que afetam o encéfalo imaturo, ou seja, em desenvolvimento.

As LEA e a ECNP são as condições neurológicas mais frequentemente presentes na reabilitação neuropediátrica e são as principais causas de incapacidade infantil no mundo.[1,2] A diversidade de etiologias e a ampla gama de manifestações clínicas observadas nos pacientes resultam em dificuldades para sistematizar dados. Além disso, a amplitude das apresentações dificulta a obtenção de definições consensuais.

Lesões encefálicas adquiridas na infância e encefalopatia crônica não progressiva

Lesões encefálicas adquiridas

As LEA são distúrbios do encéfalo que afetam sua estrutura ou função, resultando em prejuízos de cognição, comunicação, motricidade e comportamento, sem componentes congênitos ou degenerativos.[3] As LEA podem se originar tanto de eventos traumáticos quanto não traumáticos, ou seja, por fatores externos ou internos ao indivíduo.

Apesar da evolução nos cuidados em saúde, as LEA são a principal causa de morte e morbidade entre crianças que demandam cuidados intensivos.[4] As condições frequentemente observadas como causa dessas lesões são acidentes vasculares encefálicos, traumatismos cranioencefálicos, neuroinfecções, tumores e lesões hipóxico-isquêmicas, entre outras possíveis causas de injúria ao sistema nervoso.

Os acidentes vasculares na infância podem derivar de eventos hemorrágicos ou isquêmicos, sendo uma condição rara. A manifestação clínica mais frequente é o déficit neurológico focal agudo, geralmente sob a forma de hemiparesia, mas também podem ocorrer cefaleia, convulsão e alteração da consciência.[5] Os principais fatores de risco incluem infecções, cardiopatias e vasculopatias.[5]

O traumatismo cranioencefálico, por sua vez, é bastante frequente. Os mecanismos de trauma variam conforme a idade. Até os quatro anos, as quedas são as principais causas; entre os quatro e oito anos, os acidentes de trânsito também são comuns.[6] No entanto, antes dos dois anos, os traumatismos resultantes de violência são frequentes.[6] Podem ocorrer lesões extraparenquimatosas (como hematomas e hemorragias relacionados às meninges e aos ventrículos), lesões intraparenquimatosas (como hematomas e hemorragias que afetam o tecido cerebral e a lesão axonal difusa), e lesões vasculares arteriais e venosas (como fístulas, dissecções e pseudoaneurismas).[7] O quadro clínico é variável, conforme a gravidade do trauma, e as sequelas estão intimamente relacionadas com a função da área afetada do sistema nervoso.

As neuroinfecções são condições incomuns, porém graves, caracterizadas pela disfunção neurológica decorrente da inflamação do sistema nervoso causada por patógenos como vírus, bactérias, fungos ou protozoários.[8] Elas incluem uma diversidade de doenças, como encefalites, meningoencefalites, micoses, neurocisticercose, neuroesquistossomose, e criptococose. Os desfechos variam bastante com base na etiologia da infecção,[9] a causa mais comum e responsável pela maioria das mortes entre as encefalites é o vírus do herpes simples.[10]

Os tumores pediátricos no sistema nervoso central são os tumores sólidos mais comuns na infância, correspondendo a cerca de 15% a 20% das lesões malignas nessa faixa etária.[11] Entre eles, os meduloblastomas são os mais comuns,[12] mas a literatura também refere os ependimomas e os gliomas como frequentes.[13] O quadro clínico varia segundo o local da lesão e a idade do paciente.

Por fim, as lesões hipóxico-isquêmicas, classificadas como LEA, são uma causa importante de morbimortalidade em neonatos. A encefalopatia hipóxico-isquêmica é induzida pela interrupção do fluxo sanguíneo encefálico, resultando em déficit de oxigênio para a área afetada.[14] Essa falta de suprimento pode causar danos irreversíveis às células do sistema nervoso, levando a incapacidades severas, como alterações de visão, fala, e audição, dificuldades de aprendizagem, epilepsia e ECNP.

Como denominador comum nas LEA, as repercussões clínicas dependem da área ou função desempenhada pela região do sistema nervoso central afetada pela lesão. Além disso, algumas causas de LEA podem ser progressivas, como os tumores. Destaca-se também o importante papel da prevenção de fatores de risco, especialmente aqueles relacionados a traumatismos cranioencefálicos, como a prevenção de acidentes domésticos e de trânsito.

Encefalopatia crônica não progressiva

Encefalopatia é o termo utilizado para definir qualquer condição que cause alteração na estrutura ou função do encéfalo de forma difusa. A etiologia dessa condição é diversa, variando entre doenças isquêmicas, hipertensivas, mitocondriais, metabólicas-sistêmicas, intoxicações exógenas, traumas, neoplasias e infecções.

William John Little descreveu a ECNP pela primeira vez em 1843, denominando-a de PC.[15] O diagnóstico de uma criança com ECNP é desafiador, uma vez que as características clínicas são heterogêneas.[16] Assim, a confirmação do diagnóstico antes do primeiro ano de vida é difícil, particularmente nos casos leves e moderados.[17]

Em 2000, a Vigilância Europeia de Paralisia Cerebral propôs diretrizes consensuais para a definição da ECNP, as quais foram reiteradas em 2014 e 2018.[18] A definição consensual que emergiu inclui cinco elementos-chave: (1) trata-se de um grupo de desordens (um termo "guarda-chuva"); (2) é uma condição permanente, porém não imutável; (3) envolve um distúrbio do movimento e/ou da postura, e da função motora; (4) deve-se a uma interferência ou lesão ou anormalidade não progressiva; (5) ocorre no encéfalo imaturo ou em desenvolvimento. As diretrizes de 2018 acrescentaram ainda que o diagnóstico da ECNP deve se embasar no quadro clínico e não na etiologia,[18] e alteraram o termo "Paralisia Cerebral" para "Desordens do Espectro Paralisia Cerebral".[19] Porém, nas publicações de âmbito nacional, o termo ECNP é mais frequentemente encontrado.

O evento que desencadeia a ECNP pode ocorrer durante as fases pré-natal, perinatal e pós-natal. No entanto, a ocorrência pós-natal é delimitada à fase em que o encéfalo é imaturo. Assim, o diagnóstico tipicamente ocorre entre 12 e 24 meses.[20]

A estimativa de incidência mundial da ECNP é de aproximadamente 1 para cada 500 nascidos vivos.[1] No entanto, no Brasil, a insuficiência de estudos epidemiológicos dificulta a obtenção destes dados numéricos.[21] As repercussões clínicas da ECNP a tornam a causa mais comum de incapacidade na infância, pois são um grupo de distúrbios do movimento e da postura que cursam com importantes repercussões sobre o sistema musculoesquelético[1,22] e abrangem comorbidades heterogêneas, como dificuldades no processamento cognitivo, epilepsia, autismo e alterações da comunicação (fala, audição e visão).[23]

Esta síndrome complexa também pode ser definida por meio de suas classificações, de acordo com as habilidades funcionais, o envolvimento topográfico dos segmentos corporais e os padrões neurológicos de alteração de tônus muscular (Figura 8.1). Quanto às alterações do tônus, pode haver hipotonia,[24] espasticidade, discinesia e ataxia.[24,25] O tipo espástico é o mais comum, acometendo aproximadamente 75% dos casos de ECNP.[26] A topografia neurológica é comumente associada à espasticidade e inclui a hemiparesia, a diparesia e a quadriparesia.[25]

Dentre os fatores de risco para o desenvolvimento da ECNP, destacam-se: anormalidades placentárias, malformações congênitas, baixo peso ao nascimento, aspiração de mecônio, parto cesáreo, asfixia perinatal, infecções intrauterinas e neonatais, convulsões neonatais, síndrome do desconforto respiratório, hipoglicemia, prematuridade e restrição do crescimento intraútero.[27-30] Sob certo aspecto, a reprodução assistida também pode se constituir em um fator de risco, ao se considerar a maior ocorrência de nascimentos múltiplos, partos prematuros e baixo peso ao nascimento quando se empregam tais tecnologias.[31]

A asfixia ao nascer é o único fator de risco para bebês nascidos a termo para o qual há um tratamento disponível que pode ser realizado após o evento. Portanto, salienta-se a importância de se concentrar esforços na

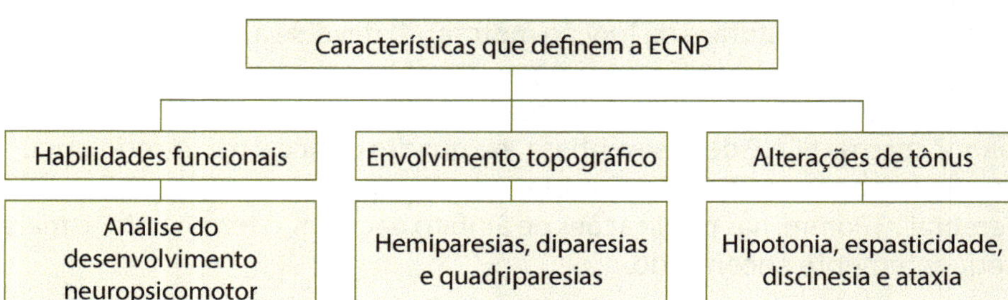

Figura 8.1. Fluxograma de caracterização da ECNP.

prevenção de fatores evitáveis.[30] Exemplos disso incluem a redução do consumo de álcool durante a gestação, como forma de prevenir o baixo peso ao nascimento,[32] evitar o prolongamento gestacional para períodos pós-termo, prevenindo a aspiração de mecônio,[33] e o uso de resfriamento nos casos de asfixia neonatal.[34]

No entanto, verifica-se que, mesmo na presença de fatores de risco, há uma grande variedade de desfechos possíveis, logo, a presença de tais fatores não implica diretamente na ocorrência da ECNP. Além disso, estudos indicam que a asfixia neonatal é responsável por menos de 10% dos casos de encefalopatia.[35] Assim, tais indícios sugerem que algumas crianças parecem ter uma maior suscetibilidade inerente para o desenvolvimento da ECNP.[36]

A ECNP pode resultar da ação de fatores ambientais e genéticos, ou de ambos, mas as etiologias de causa única explicam uma pequena proporção dos casos.[37,38] Para a maioria, a explicação se embasa em modelos multifatoriais que envolvem causas genéticas e determinantes ambientais biologicamente plausíveis.[37] A recorrência familiar na ausência de claros padrões geneticamente herdados claros reitera este modelo de múltiplos fatores.[39]

Estudos recentes demonstraram que entre 10% e 31% dos casos de ECNP têm uma causa genética.[40] Nas alterações genéticas, é possível identificar anormalidades cromossômicas (incluindo variações no número de cópias), genes de suscetibilidade e mutações associadas, o que permite novas possibilidades para a análise da patogênese individual.[41] A identificação de uma etiologia genética subjacente pode orientar sobre possibilidades de prognóstico, subsidiar a análise do risco de recorrência e promover o aconselhamento genético, orientar condutas clínicas específicas à condição e prevenir a ocorrência de comorbidades.[42]

Embora a fisiopatologia da ECNP seja multifacetada, assim como o processo de desenvolvimento global individual é passível de influências biológicas e ambientais (Figura 8.2), um entendimento amplo sobre as lesões, disfunções e perturbações no desenvolvimento do sistema nervoso central permite observar a presença de fatos comuns relacionados à sua influência sobre o comportamento motor.

Portanto, verifica-se que, quando há falha ou interrupção em um sistema neuromaturacional em desenvolvimento, o resultado é a alteração do repertório motor, com a ocorrência de padrões motores atípicos em competição com os típicos. Quando os primeiros prevalecem, as modificações no comportamento motor observável tendem a ser limitantes para o desenvolvimento da criança.

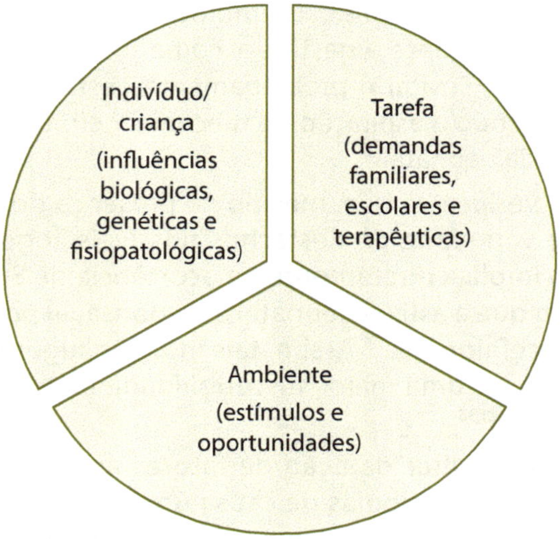

Figura 8.2. Variáveis capazes de influenciar o desenvolvimento global na ECNP.

Avaliação na ECNP

A maioria das informações que levam ao diagnóstico de ECNP geralmente é obtida a partir de uma história médica e exame físico completos. As tarefas mais críticas do profissional de saúde são identificar causas potencialmente tratáveis de comprometimento de uma criança. O profissional de saúde que avalia a criança com possível PC deve ter experiência em exame neurológico e avaliação de crianças prejudicadas, além de ser bem versado em suas possíveis causas. Muitas vezes, mas não necessariamente, esse profissional deve ser um neurologista infantil. Uma vez que o exame esteja concluído, dependendo dos achados, o profissional pode solicitar exames laboratoriais para ajudar na avaliação.

Não existe um único teste para diagnosticar PC. No entanto, como a PC pode resultar de múltiplas causas, os testes são realizados para identificar causas específicas, quando possível. Outros testes são realizados para avaliar a condição da criança (estado nutricional, p. ex.) ou para avaliar outras condições concomitantes.

Avaliação clínica

A avaliação de uma criança com PC requer uma equipe multidisciplinar unificada, muitas vezes composta por um médico (pediatra, fisiatra, neurologista, ortopedista), fisioterapeuta, terapeuta ocupacional, psicólogo e fonoaudiólogo. A equipe precisa manter uma estreita relação de trabalho com os pais ou cuidadores para garantir que as metas estipuladas sejam alcançadas, que o consentimento para a avaliação ou para quaisquer intervenções propostas seja fornecido e que o tratamento seja incorporado à vida familiar cotidiana.[43]

Observar os movimentos da criança é a parte inicial e crucial do exame. Observe antes de tocar. Se a criança for jovem, e estiver apreensiva ou chorosa, deixe-a ficar no colo da mãe enquanto você assiste e fala com a mãe. À medida que a criança se adapta ao ambiente, coloque-a lentamente na mesa de exame ou no chão, ainda perto da mãe/cuidadora, e veja-a se movimentar. Se a criança chorar muito e não cooperar, continue enquanto ela estiver no colo da mãe. As ferramentas necessárias para o exame são muito simples: brinquedos, pequenos blocos de diferentes formas e objetos com texturas diferentes.[44]

Uma avaliação funcional, física e biomecânica completa é necessária para decidir as articulações específicas e os níveis do segmento para onde será direcionada qualquer intervenção. O exame físico da criança com PC deve avaliar, de acordo com a CIF, estrutura, função, atividades e participação, em um contexto centrado na família e no modelo biopsicossocial (Tabela 8.1), envolvendo:

Tabela 8.1. Avaliação física e funcional na PC

- Postura em prono, supino, sentado, em pé e andando
- Tônus muscular das extremidades, tronco e pescoço
- Reflexos osteotendíneos profundos
- Força muscular
- Amplitude de movimento articular no quadril, joelho, tornozelo, articulações subtalar e mediotársica
- GMFCS e MACS
- FMS
- GMAs

GMFCS: Sistema de Classificação da Função Motora Grossa; MACS: Sistema Manual de Classificação de Habilidades; FMS: Escala de Mobilidade Funcional; GMAs: Avaliação Geral de Movimentos.

Um exame físico padrão e detalhado é crucial na avaliação de crianças com distúrbios do movimento, especialmente em casos de PC. As quatro principais razões para a necessidade de classificar a PC incluem: fornecer uma descrição detalhada que possa delinear a natureza do problema e sua gravidade, prever as necessidades atuais e futuras de serviço para um indivíduo, fornecer dados para comparar grupos de pacientes entre instituições, e documentar mudanças ocorridas entre avaliações realizadas em um indivíduo ao longo do tempo.[45]

No caso da PC, o Sistema de Classificação da Função Motora Grossa (GMFCS), desenvolvido por Palisano *et al.*, está em uso há mais de duas décadas. Trata-se de um sistema de classificação clínica de cinco níveis que descreve a função motora grossa de pessoas com PC com base em habilidades de movimento autoiniciado. O objetivo deste sistema é classificar a função motora grossa atual da criança de maneira sistemática e confiável, servindo como uma matriz útil para identificar onde a criança se encontra em um ponto específico no tempo em relação à sua idade. As distinções entre os níveis são baseadas em habilidades funcionais, na necessidade de andadores, muletas, ou cadeiras de rodas e, em menor grau, na qualidade real do movimento. Os vários níveis descritos são:

- Nível I: a criança pode andar dentro e fora de casa e subir escadas sem usar as mãos para apoio; pode realizar atividades usuais, como correr e pular, mas apresenta diminuição na velocidade, no equilíbrio e na coordenação.
- Nível II: a criança pode subir escadas com um corrimão, mas tem dificuldade com superfícies irregulares, inclinações ou multidões, e tem capacidade mínima de correr ou pular.
- Nível III: a criança caminha com dispositivos de mobilidade assistiva dentro e fora de casa em superfícies planas, consegue subir escadas usando um corrimão e pode impulsionar uma cadeira de rodas manual, mas precisa de assistência para longas distâncias ou superfícies irregulares.
- Nível IV: a capacidade de caminhar é severamente limitada, mesmo com dispositivos de assistência, como cadeiras de rodas; a criança pode impulsionar a própria cadeira de rodas elétrica, e realizar transferências em pé, com ou sem assistência.
- Nível V: a criança tem deficiências físicas que restringem o controle voluntário dos movimentos, apresenta controle pobre de cabeça, pescoço e tronco, tem comprometimento em todas as áreas da função motora e não pode se sentar ou ficar em pé de forma independente, mesmo com equipamentos adaptativos.[43]

Avaliação da mobilidade funcional

Ao longo dos anos, várias escalas categóricas simples foram desenvolvidas para a avaliação da capacidade funcional e da mobilidade funcional de crianças com PC. Essas escalas foram projetadas para serem responsivas a mudanças e podem ser utilizadas para documentar a obtenção seriada de mobilidade e habilidades funcionais, a deterioração ou a melhoria dessas habilidades após intervenções ou outras mudanças decorrentes do crescimento e desenvolvimento.

A Escala de Mobilidade Funcional (FMS), descrita por Graham *et al.*[14] para classificar a extensão da mobilidade em crianças, leva em consideração a gama de dispositivos de assistência que elas podem utilizar para mobilidade. A escala é útil para documentar mudanças ao longo do tempo, especialmente após intervenções como cirurgias ortopédicas ou rizotomia dorsal seletiva, e tem se mostrado altamente sensível para detectar alterações pós-intervenção cirúrgica.[46]

A FMS classifica a capacidade de caminhada em três distâncias específicas, 5, 50 e 500 metros, e o nível de mobilidade é classificado de 1 a 6. A pontuação representa a mobilidade da criança em casa, na escola e no ambiente comunitário, avaliando a necessidade de dispositivos de assistência, como muletas, andadores ou cadeiras de rodas.[46]

A classificação é descrita da seguinte forma:

1. A criança usa principalmente uma cadeira de rodas, mas pode realizar transferências e dar alguns passos apoiada por outra pessoa ou com a ajuda de um andador.
2. A criança usa um andador ou quadro para deambular.
3. A criança anda de forma independente, mas com a ajuda de muletas.
4. A criança anda de forma independente, mas com a ajuda de bastões (um ou dois).
5. A criança anda de forma independente apenas em superfícies niveladas.
6. A criança anda de forma independente em todas as superfícies.
   - C – A criança rasteja para mobilidade em casa (5 metros).
   - N – Não aplicável (p. ex., a criança não completa 500 metros).

As crianças com PC, apesar do diagnóstico semelhante, variam em suas habilidades e nível de funcionamento dentro e entre diferentes contextos ambientais, como casa, escola ou comunidade.[47] A capacidade (o que uma criança pode fazer em um ambiente padronizado e controlado) pode ou não ser a mesma que o desempenho (o que uma criança realmente faz em seu ambiente diário). A FMS é uma medida de desempenho; a importância de avaliar o que a criança *realmente* faz no momento da avaliação, e não o que ela *pode* fazer ou *costumava* fazer, torna essa escala uma ferramenta confiável para os clínicos avaliarem a mobilidade dessas crianças.

Avaliação da função dos membros superiores

O Sistema Manual de Classificação de Habilidades (MACS) descreve como as crianças com PC usam as mãos para manipular objetos relevantes e apropriados para as atividades da vida diária, classificando o desempenho em cinco níveis (Tabela 8.2). Outras escalas de avaliação para os membros superiores incluem a Assisting Hand Assessment score, Quality of Upper Extremity Skills Test (QUEST), Melbourne Assessment of Unilateral Upper limb Function (Melbourne Assessment) e Shriners Hospital Upper Extremity Evaluation (SHUEE).[48]

Tabela 8.2. Sistema manual de classificação de habilidades

Nível de habilidade	Descrição
Nível I	Lida com objetos com facilidade e sucesso. No máximo, apresenta limitações na facilidade de executar tarefas manuais que exigem velocidade e precisão
Nível II	Lida com a maioria dos objetos, mas com qualidade e/ou velocidade de realização um pouco reduzidas. Pode evitar algumas tarefas ou usar formas alternativas de desempenho
Nível III	Lida com objetos com dificuldade. Precisa de ajuda para preparar e/ou modificar atividades
Nível IV	Lida com uma seleção limitada de objetos facilmente gerenciados em situações adaptadas. Requer suporte contínuo
Nível V	Não lida com objetos e tem capacidade severamente limitada de executar até mesmo ações simples. Requer assistência total

Fonte: Leite, 2021.

Avaliação da funcionalidade

O PEDI (Pediatric Evaluation of Disability Inventory) é uma avaliação baseada em entrevista que pode ser utilizada para monitorar o autocuidado, a mobilidade e as habilidades sociais de uma pessoa com PC. Nessa avaliação, os pais ou cuidadores respondem a perguntas sobre o desempenho da pessoa nesses aspectos da vida. Existem duas versões amplamente utilizadas atualmente na prática clínica:

- O PEDI original, adequado para crianças de seis meses a 7 anos.
- O PEDI-CAT (Computer-Adaptive Test), uma versão adequada para recém-nascidos a jovens de 21 anos. Esta versão incorpora uma faixa etária mais abrangente, novos itens e diferentes metodologias de medição baseadas em computador.[49]

Avaliação diagnóstica

A Avaliação Geral de Movimentos (GMAs) é uma maneira não invasiva e econômica de identificar problemas neurológicos em casos de PC e outras deficiências do desenvolvimento. A avaliação pode ser realizada desde o nascimento até as 20 semanas de idade (corrigida para prematuridade).

Os bebês têm "movimentos gerais" espontâneos típicos e distintos desde antes do nascimento até 20 semanas após o termo. Lactentes cujos movimentos gerais estão ausentes ou são anormais correm maior risco de sofrer de condições neurológicas, particularmente PC. A Avaliação de Movimentos Gerais é usada para identificar movimentos gerais ausentes ou anormais e, dependendo do tipo de anormalidade, pode ser altamente preditiva de PC já em bebês com cerca de 3 meses de idade pós-termo. A intervenção pode começar precocemente, com resultados potencialmente melhores, se uma criança for diagnosticada como em risco de PC usando a Avaliação Geral de Movimentos.[50]

As avaliações são empregadas para identificar os tipos e a gravidade da PC (diagnóstico), para ajudar a fazer previsões sobre a evolução (prognóstico), para auxiliar no planejamento de intervenções, para medir os resultados ou a eficácia das intervenções e terapias (medidas de resultados) e também em pesquisas. Os instrumentos que incluímos neste capítulo foram desenvolvidos especificamente para uso em pessoas com PC. Nós nos concentramos em incluir avaliações e medidas de resultados que são normalmente usadas na prática clínica, não necessariamente em pesquisas.[50]

Tratamento fisioterapêutico

Uma *meta* pode ser definida como um objetivo específico e mensurável. É essencial que as metas sejam, portanto, específicas, mensuráveis, atingíveis, realistas e oportunas. O objetivo principal da terapia é alcançar essas metas, que são definidas para reduzir as limitações de atividade e participação.[24] Na prática centrada na pessoa/família, as metas são determinadas com a criança e a família, e níveis realistas de realização dentro de um período alocado são definidos.

Os objetivos podem ser utilizados em todas as áreas da terapia, seja em relação a uma intervenção específica no membro superior, expectativas de resultados de cirurgia ortopédica, aplicação de toxina botulínica, treino de tarefas independentes de autocuidado funcional ou facilitar a ação do cuidador. É importante incluir todos os membros da equipe responsável pelo tratamento ao considerar as metas. As duas medidas de definição de metas mais comumente usadas são a Medida Canadense de Desempenho Ocupacional (COPM) e a Escala de Atingimento de Metas (GAS). Em muitos casos, essas medidas podem ser utilizadas em conjunto.[51]

Uma intervenção pode ter como alvo múltiplos resultados de tratamento desejáveis, como a redução da espasticidade e melhora na função; portanto, os resultados e os níveis de evidência de tratamento podem variar. Em países desenvolvidos, a gravidade dos quadros de PC está diminuindo, e a taxa de comorbidades como epilepsia e deficiência intelectual está decaindo. Atualmente, três em cada quatro indivíduos acometidos conseguem deambular. Este declínio na gravidade é encorajador,[51] e compreender as evidências atuais para intervenções motoras eficazes é extremamente importante.

Existe uma dicotomia clara na base de evidências sobre o que é ou não eficaz em melhorar a função e o desempenho em tarefas. Dados substantivos de ensaios clínicos apoiam a eficácia de intervenções baseadas em treinamentos, como: treinamento de observação de ação, treinamento bimanual, terapia de contenção induzida, mastigação funcional, treinamento direcionado a metas (incluindo programas caseiros), treinamento de mobilidade, treinamento locomotor em esteira, treinamento em esteira com suporte parcial de peso corporal e terapia ocupacional pós-toxina botulínica. Além disso, o enriquecimento e a adaptação ambiental para permitir o desempenho da tarefa por meio de terapia focada no contexto são moduladores potente de cuidado eficaz. Todas essas intervenções têm as seguintes características em comum: prática de tarefas e atividades da vida real, por meio de movimentos ativos autogerados, em alta intensidade, que visam diretamente o alcance de um objetivo traçado pela criança.[50]

Tônus muscular

Os seguintes agentes farmacológicos e procedimentos neurocirúrgicos reduzem efetivamente a espasticidade: toxina botulínica, baclofeno intratecal, diazepam e rizotomia dorsal seletiva. Dantroleno e tizanidina também são eficazes. Injeções locais suplementares de álcool e fenol reduzem a espasticidade a curto prazo, mas efeitos colaterais indesejados são comuns.[50]

Indica-se movimento ativo autogerado de alta intensidade para prevenir o aparecimento de fraqueza, desuso e contratura. Para crianças classificadas nos níveis IV-V do GMFCS, recomenda-se postura em pé, gerenciamento da espasticidade e aplicação de gesso seriado.[50,51]

Vigilância do quadril

Uma em cada três crianças em países desenvolvidos experimenta deslocamento progressivo do quadril como complicação de sua PC, exceto nos países nórdicos, onde as taxas são substancialmente menores. Há evidências moderadas e uma forte recomendação sobre o uso de práticas abrangentes de vigilância para a detecção e o manejo precoces do deslocamento do quadril. Dessa forma, a intervenção multidisciplinar abrangente (incluindo toxina botulínica, descarga de peso, treinamento motor e cirurgia ortopédica) no tempo e na intensidade corretos é eficaz em prevenir a luxação do quadril.[54]

Intervenção precoce

As taxas de PC após prematuridade, anóxia e cirurgia neonatal são bem conhecidas. Atualmente, é possível detectar e diagnosticar com precisão a PC já aos três meses de idade (corrigida), permitindo uma intervenção precoce de aprendizado motor ativo, conferindo melhores resultados em termos de desempenho motor e cognitivo nessas crianças.

Recentemente, foi publicada uma série de estudos-piloto testando a viabilidade, aceitabilidade e eficácia preliminar de novas intervenções baseadas em treinamento de aprendizado motor adaptadas para serem amigáveis ao bebê. Essas novas intervenções (terapia bimanual, GAME – "Goals – Activity – Motor Enrichment") relataram ganhos positivos nas habilidades de movimento.[55]

A terapia bimanual de membros superiores é uma intervenção intensiva para crianças com PC que experimentam dificuldades de movimento em uma mão. Ela envolve a prática cuidadosamente planejada e repetida de jogos e atividades bimanuais para melhorar a capacidade da criança em usar as mãos juntas.[56]

O enriquecimento ambiental (EA) provou aumentar a neuroplasticidade e promover a memória e a função motora em estudos com animais, mas o efeito em seres humanos é menos compreendido. Em estudos com animais, um EA é definido como aquele que facilita a estimulação cognitiva, motora e sensorial aprimorada. Embora não haja parâmetros estritamente definidos para o conceito de *enriquecimento*, essas condições de alojamento animal normalmente incluem altos níveis de complexidade e variabilidade, com o arranjo de brinquedos, plataformas e túneis sendo trocados a cada poucos dias para promover aprendizado motor e memória. As oportunidades motoras oferecidas pelo EA são um fator crítico de sucesso.[55]

Traduzir essas ideias para o contexto humano é uma tarefa complexa. Muito mais se sabe sobre o impacto prejudicial da privação (subenriquecimento) no desenvolvimento infantil do que sobre o que constitui "enriquecimento" para bebês criados em "ambientes esperados". Assim, um contínuo de enriquecimento está implícito, mas não foi bem explicado em termos do tipo ou quantidade necessária para crianças que não estão se desenvolvendo normalmente. Uma revisão sistemática recente demonstrou um pequeno efeito positivo nos resultados motores para bebês com alto risco de PC quando as intervenções utilizadas são baseadas em princípios de enriquecimento ambiental. Os mecanismos de plasticidade aprimorados presentes no cérebro infantil permitem que ele seja mais fortemente influenciado pelo meio ambiente do que os cérebros adultos. Portanto, aprofundar nossa compreensão do que constitui enriquecimento para bebês com lesão neurológica é importante. Em crianças com PC, os principais fatores ambientais que influenciam o desenvolvimento motor ainda não foram determinados; no entanto, a clínica e a neurociência fornecem uma justificativa clara para a necessidade urgente do desenvolvimento de programas de intervenção precoce que se concentrem em estratégias de EA a fim de melhorar os resultados motores nessas crianças.[50]

A GAME está baseada em princípios da aprendizagem motora e estruturas de EA amplamente aceitos, incluindo a prática centrada na família e o quadro ecológico, sendo um programa de treinamento motor intensivo orientado a objetivos que envolve ativamente os pais.[55] A intervenção consiste em três componentes: treinamento motor intensivo orientado a objetivos, educação dos pais e estratégias para enriquecer o ambiente de aprendizagem motora da criança. Embora descritos como aspectos distintos do GAME, esses componentes são totalmente integrados às sessões de terapia, com ênfase em componentes específicos variando de sessão para sessão.[55]

Parte 1

- ### Treinamento motor intensivo orientado a metas

As famílias colaboram com os terapeutas para determinar um conjunto de metas para o desenvolvimento de seus filhos. Normalmente, os objetivos estão relacionados ao desenvolvimento motor, mas também podem incluir preocupações relacionadas à saúde que afetam o desenvolvimento, como dormir e se alimentar. O terapeuta desempenha um papel importante em ajudar os pais a definir metas realistas e adequadamente enquadradas no tempo. À medida que as metas são alcançadas, a família e o terapeuta trabalham juntos para desenvolver novas metas. Essas áreas-alvo identificadas pelos pais são direcionadas para a prática durante as sessões de terapia e incorporadas a um programa domiciliar.[55,56]

Parte 2

- ### Educação dos pais

A educação dos pais é um componente importante da intervenção precoce que se baseia na prática centrada na família. Como a maioria das oportunidades de prática ativa do bebê ocorre no cotidiano da criança, a educação dos pais é vital. Na intervenção GAME, os pais são treinados para identificar as tentativas voluntárias de movimento e autorregulação de seus filhos, além de entender a trajetória usual das habilidades motoras emergentes e como estimular o seu progresso.

Parte 3

- Enriquecimento ambiental

Muitos aspectos do ambiente de uma criança influenciam seus resultados motores, cognitivos e socioemocionais. A responsividade dos pais, uma variedade de experiências diárias, o uso de equipamentos e a estrutura do espaço físico são conhecidos por influenciar o desenvolvimento infantil. No GAME, todas as visitas são realizadas dentro da casa da família, e atenção deliberada é dada a aspectos do ambiente doméstico para melhorar os resultados do desenvolvimento. Esse enriquecimento inclui assistência na criação de ambientes de jogo motorizados enriquecidos para promover movimentos autogerados infantis, exploração e sucesso de tarefas.

Mobilidade precoce

Muitos pais e até mesmo alguns profissionais que assistem crianças com deficiências motoras acreditam que fornecer mobilidade precoce em carros elétricos dificultará a motivação de uma criança para andar ou mesmo as habilidades de desenvolvimento para aprender a andar. Frequentemente ouvimos frases como: "Quero que meu filho ande", "Eu só quero um carrinho", "Uma cadeira elétrica não deixaria meu filho preguiçoso?" No entanto, isso está longe de ser verdade e as pesquisas enfatizam cada vez mais a importância da mobilidade independente precoce.

Crianças em desenvolvimento típico começam a engatinhar entre 9 e 12 meses de idade e a caminhar entre 12 e 15 meses. Rastejar, rolar, engatinhar e caminhar são essenciais para desenvolver o senso de exploração, consciência espacial e habilidades visuais e cognitivas. Crianças com limitações físicas e relacionadas à visão não podem rastejar ou andar na mesma idade que seus pares em desenvolvimento típico. No entanto, ter uma deficiência não significa que elas devam ser privadas das mesmas experiências de seus pares típicos. A tecnologia assistiva (adaptações a equipamentos para melhorar a acessibilidade) pode nivelar o campo de jogo para que crianças com deficiência tenham experiências de mobilidade semelhantes e, portanto, ganhem em consciência social, cognitiva, visual e espacial.

Uma maneira de facilitar a mobilidade precoce é adaptando carrinhos elétricos de passeio com interruptores ou outros meios de facilitação. Em 2015, a UCP da Grande Cleveland, juntamente com a Cleveland Clinic Children's Rehab, participou de uma das maiores oficinas para adaptar os carros, denominada Go Baby Go. O programa foi desenvolvido na Universidade de Delaware pelo Dr. Cole Galloway, que realizou extensas pesquisas sobre o impacto da mobilidade e do desenvolvimento de bebês a partir dos 7 meses de idade. No Brasil, existe o projeto Go Zika Go, que ainda está em fase de pesquisa.[57]

Bobath contemporâneo

O conceito neuroevolutivo Bobath é uma abordagem de resolução de problemas para a avaliação e tratamento das deficiências e limitações funcionais de indivíduos com disfunções neurológicas, primordialmente em crianças com PC. A abordagem Bobath atual não trabalha de forma passiva, e sim ativa, onde fisioterapeutas, terapeutas ocupacionais e fonoaudiólogos podem atuar. Ele consiste na avaliação, através do modelo da CIF, do potencial do paciente ao realizar uma determinada tarefa funcional, por meio da observação e análise do desempenho, e possibilitar, por meio do tratamento, melhor funcionalidade e participação.

O melhor entendimento dos novos modelos do controle motor e os avanços da neurociência, ocorridos nas últimas cinco décadas, implicaram em um aperfeiçoamento do raciocínio clínico para as práticas atuais do conceito Bobath. O potencial de um indivíduo para recuperação funcional pós-lesão cerebral tem como base a habilidade de se adaptar às demandas de tarefas e do ambiente, além de aprender novos desafios, capacitando-o ao refinamento do seu comportamento motor.[50]

Vestes terapêuticas

As vestes terapêuticas são órteses dinâmicas que contribuem para o alinhamento articular e facilitam a movimentação de crianças com PC. Alguns modelos de vestes terapêuticas têm como princípio ativo a compressão exercida sobre o tronco e membros; outros utilizam a tração dos segmentos dos membros e tronco, exercida por um sistema de tiras elásticas. A tração gerada pelos elementos elásticos pode modificar o posicionamento dos segmentos articulares e melhorar a execução dos movimentos e a marcha dessas crianças.

Um modelo de veste terapêutica conhecido é o *TheraTogs*, que funciona por meio do sistema de tração exercido por faixas elásticas grossas que se cruzam nas articulações e em algumas partes do corpo, visando melhorar o alinhamento postural.[58] Existem também outros modelos, como o Therasuit, Pediasuit e Adelesuit.

Terapia aquática

Uma das ferramentas utilizadas na reabilitação de indivíduos com PC é a Fisioterapia Aquática. Nesse recurso terapêutico, os movimentos são facilitados pelas propriedades físicas da água que atuam no corpo imerso, utilizando os efeitos físicos, fisiológicos e cinesiológicos como recurso auxiliar na reabilitação ou prevenção de alterações funcionais.

A Fisioterapia Aquática apresenta diversos benefícios, proporcionando aos indivíduos maior grau de independência nas atividades cotidianas, melhora da autoimagem, bem-estar, criatividade, socialização, condicionamento físico, alívio da dor, relaxamento muscular, melhora da propriocepção, aumento da amplitude de movimento, fortalecimento muscular, melhora da capacidade respiratória, equilíbrio, coordenação, e maior independência e participação.[59]

Equoterapia

A Equoterapia foi reconhecida como método terapêutico pelo Conselho Federal de Medicina em 1997 e atualmente é um dos serviços especializados oferecidos pelo Sistema Único de Saúde (SUS). Nesta técnica, o profissional controla o cavalo de modo a estimular a postura, o equilíbrio, a coordenação, a força e o sistema sensoriomotor da criança, enquanto ela responde a estes estímulos e também interage com o animal. Quanto maior for a criatividade do terapeuta, dentro dos limites que a técnica impõe, mais beneficamente estimulado o paciente será. Os estímulos obtidos pela equoterapia repetem a amplitude, o ritmo e a velocidade através de uma estimulação vestibular lenta, o que é capaz de diminuir o tônus muscular. A evolução do alinhamento postural torna o gesto motor mais coordenado, prevenindo a ocorrência de compensações que possam resultar em deformidades.[62]

O fundamento principal deste tipo de terapia é o movimento tridimensional da andadura ao passo, proporcionando ao corpo do paciente deslocamentos para frente e para trás, para um lado e para o outro, e para cima e para baixo, associados a movimentos da cintura pélvica. De modo geral, a equoterapia promove melhora do controle postural, estimulando as reações de equilíbrio e coordenação da postura, e da flexibilidade da cadeia muscular posterior. Além disso, mostra benefícios como melhora dos movimentos de tronco, quadril e pelve, com grande impacto positivo na postura, equilíbrio e coordenação da criança.[63]

Referências

1. Oskoui M, Coutinho F, Dykeman J, Jetté N, Pringsheim T. An update on the prevalence of cerebral palsy: a systematic review and meta-analysis. Dev Med Child Neurol. 2013;55(6):509–19.
2. Thurman DJ. The epidemiology of traumatic brain injury in children and youths: a review of research since 1990. J Child Neurol. 2016;31(1):20–7.
3. Chan V, Pole JD, Keightley M, Mann RE, Colantonio A. Children and youth with non-traumatic brain injury: a population based perspective. BMC Neurol. 2016;16:110.

4. Fink EL, Kochanek PM, Tasker RC, Beca J, Bell MJ, Clark RS, et al. Prevalence of acute critical neurological disease in children: A Global Epidemiological Assessment (PANGEA) Investigators. International Survey of Critically Ill Children with Acute Neurologic Insults: The Prevalence of Acute Critical Neurological Disease in Children: A Global Epidemiological Assessment Study. Pediatr Crit Care Med. 2017 Apr;18(4):330-42.
5. Meyer S, Poryo M, Flotats-Bastardas M, Ebrahimi-Fakhari D, Yilmaz U. Stroke in children and adolescents. Radiologe. 2017;57(7):569-76.
6. Keenan HT, Runyan DK, Marshall SW, Nocera MA, Merten DF, Sinal SH. A population-based study of inflicted traumatic brain injury in young children. JAMA. 2003;290(5):621-6.
7. Araki T, Yokota H, Morita A. Pediatric traumatic brain injury: characteristic features, diagnosis, and management. Neurol Med Chir. 2017;57(2):82-93.
8. Messacar K, Fischer M, Dominguez SR, Tyler KL, Abzug MJ. Encephalitis in US children. Infect Dis Clin North Am. 2018;32(1):145-162.
9. Fowler A, Stodberg T, Eriksson M, Wickstrom R. Long-term outcomes of acute encephalitis in childhood. Pediatrics. 2010;126(4):e828–35.
10. George BP, Schneider EB, Venkatesan A. Encephalitis hospitalization rates and inpatient mortality in the United States, 2000-2010. PLoS One. 2014;9(9):e104169.
11. Udaka YT, Packer RJ. Pediatric brain tumors. Neurol Clin. 2018;36(3):533-56.
12. Ellison DW, Eberhart CG, Pietsch T, Pfister S. Medulloblastoma. In: Louis DN, Ohgaki H, Wiestler OD, Cavenee WK. WHO Classification of Tumours of the Central Nervous System. Lyon: IARC; 2016. P. 184–200.
13. Pollack IF, Agnihotri S, Broniscer A. Childhood brain tumors: current management, biological insights, and future directions. J Neurosurg Pediatr. 2019;23(3):261-73.
14. Zhao M, Zhu P, Fujino M, Zhuang J, Guo H, Sheikh I, et al. Oxidative stress in hypoxic-ischemic encephalopathy: molecular mechanisms and therapeutic strategies. Int J Mol Sci. 2016;17(12):2078-2091.
15. Leite J, Prado G. Paralisia cerebral — Aspectos fisioterapêuticos e clínicos. Rev Neurocienc. 2004;12(01):41-5.
16. Chen A, Dyck Holzinger S, Oskoui M, Shevell M. Losing a diagnosis of cerebral palsy: a comparison of variables at 2 and 5 years. Dev Med Child Neurol .2020;62(1):83–8.
17. Korzeniewski SJ, Slaughter J, Lenski M, Haak P, Paneth N. The complex aetiology of cerebral palsy. Nat Rev Neurol. 2018;14(9):528–43.
18. MacLennan AH, Lewis S, Moreno-De-Luca A, et al. Genetic or other causation should not change the clinical diagnosis of cerebral palsy. J Child Neurol. 2019; 34(8):472–6.
19. Shevell M. Cerebral palsy to cerebral palsy spectrum disorder: time for a name change? Neurology. 2019; 92(5):233–5.

20. Hubermann L, Boychuck Z, Shevell M, Majnemer A. Age at referral of children for initial diagnosis ofcerebral palsy and rehabilitation: current practices. J Child Neurol. 2016;31(3):364-69.

21. Santos RA, Da-Silva VR, dos-Santos JP, Siqueira AN. Perfil epidemiológico e assistência à saúde de crianças e adolescentes com paralisia cerebral em um município do ES. Resid Pediatr. 2019;9(3):252-60.

22. Rosenbaum P, Paneth N, Leviton A, Goldstein M, Bax M, Damiano D, et al. A report: the definition and classification of cerebral palsy. Dev Med Child Neurol. 2007;49(S109):8–14.

23. O'Callaghan ME, MacLennan AH, Gibson CS, McMichael GL, Haan EA, Broadbent JL, et al. PhD for the australian collaborative cerebral palsy research group epidemiologic associations with cerebral palsy. Obstet. Gynecol. 2011;118(3):576–82.

24. Koman LA, Smith BP, Shilt JS. Cerebral palsy. Lancet. 2004;363(9421):1619-31.

25. Colver A, Fairhurst C, Pharoah PO. Cerebral palsy. Lancet. 2014;383(9924):1240–9.

26. Sankar C, Mundkur N. Cerebral palsy – definition, classification, etiology and early diagnosis. Indian J Pediatr. 2005;72(10):865–8.

27. Pakula AT, Van Naarden Braun K, Yeargin-Allsopp M. Cerebral palsy: classification and epidemiology. Phys Med Rehabil Clin N Am. 2009;20(3):425-52.

28. Beaino G, Khoshnood B, Kaminski M, Pierrat V, Marret S, Matis J, –et al. Predictors of cerebral palsy in very preterm infants: the EPIPAGE prospective population-based cohort study. Dev Med Child Neurol. 2010;52(6):e119-25.

29. Himmelmann K, Ahlin K, Jacobsson B, Cans C, Thorsen P. Risk factors for cerebral palsy in children born at term. Acta Obstet Gynecol Scand. 2011;90(10):1070-81.

30. McIntyre S, Taitz D, Keogh J, Goldsmith S, Badawi N, Blair E. A systematic review of risk factors for cerebral palsy in children born at term in developed countries. Dev Med Child Neurol. 2013;55(6):499-508.

31. Djuwantono T, Aviani JK, Permadi W, Achmad TH, Halim D. Risk of neurodevelopmental disorders in children born from different ART treatments: a systematic review and meta-analysis. J Neurodevelop Disord. 2020;12(33):1-12.

32. Patra J, Bakker R, Irving H, Jaddoe VW, Malini S, Rehm J. Dose–response relationship between alcohol consumption before and during pregnancy and the risks of low birthweight, preterm birth and small for gestational age (SGA) – a systematic review and meta-analyses. BJOG. 2011;118(12): 1411-21.

33. Ward M, Sinn J. Steroid therapy for meconium aspiration syndrome in newborn infants. Cochrane Database Syst Ver. 2003;2003(4):CD003485.

34. Jacobs S, Hunt R, Tarnow-Mordi W, Inder T, Davis P. Cooling for newborns with hypoxic ischaemic encephalopathy. Cochrane Database Syst Rev. 2013;2013(1):CD003311.

35. Ellenberg JH, Nelson KB. The association of cerebral palsy with birth asphyxia: a definitional quagmire. Dev Med Child Neurol. 2013;55(3):210-6.

36. Oskoui M, Gazzellone MJ, Thiruvahindrapuram B, Zarrei M, Andersen J, Wei J, et al. Clinically relevant copy number variations detected in cerebral palsy. Nat Commun. 2015;6(7949):1-7.

37. Fahey MC, Maclennan AH, Kretzschmar D, Gecz J, Kruer MC. The genetic basis of cerebral palsy. Dev Med Child Neurol. 2017;59(5):462–69.

38. Moreno-De-Luca A, Ledbetter DH, Martin CL. Genetic insights into the causes and classification of cerebral palsies. Lancet Neurol. 2012;11(3):283–92.

39. Tollanes MC, Wilcox AJ, Lie RT, Moster D. Familial risk of cerebral palsy: population based cohort study. BMJ. 2014;349(g4294).

40. van Eyk CL, Webber DL, Minoche AE, Pérez-Jurado LA, Corbett MA, Gardner AE, et al. Yield of clinically reportable genetic variants in unselected cerebral palsy by whole genome sequencing. NPJ Genom Med. 2021;6(74):1-11.

41. Wang FF, Luo R, Qu Y, Mu DZ. Advances in genetic research of cerebral palsy. Zhongguo Dang Dai Er Ke Za Zhi. 2017;19(9):1022-6.

42. Savatt JM, Myers SM. Genetic testing in neurodevelopmental disorders. Front Pediatr. 2021;9(1):526779.

43. Galea C, McIntyre S, Smithers-Sheedy H, Reid SM, Gibson C, Delacy M, et al. Cerebral palsy trends in Australia (1995-2009): a population-based observational study. Dev Med Child Neurol. 2019;61(2):186–93.

44. Register ACPR. Report of the Australian Cerebral Palsy Register: birth years 1995-2012. November 2018.

45. Novak I, McIntyre S, Morgan C, Campbell L, Dark L, Morton N, et al. A systematic review of interventions for children with cerebral palsy: state of the evidence. Dev Med Child Neurol. 2013;55(10):885–910. This overview systematic review provides a summary of best available evidence for interventions that treat and manage cerebral palsy up to 2013.

46. Grol R, Grimshaw J. From best evidence to best practice: effective implementation of change in patients' care. Lancet (London, England). 2003;362(9391):1225–30.

47. Alonso-Coello P, Schünemann HJ, Moberg J, Brignardello-Petersen R, Akl EA, Davoli M, et al. GRADE Evidence to Decision (EtD) frameworks: a systematic and transparent approach to making well informed healthcare choices. 1: Introduction. BMJ. 2016;353:i2016.

48. Novak I, McIntyre S. The effect of education with workplace supports on practitioners' evidence-based practice knowledge and implementation behaviours. In: Shepherd RB, (Ed.). Oxford, England: Elsevier Health Sciences; 2010.

49. Smith V, Devane D, Begley CM, Clarke M. Methodology in conducting a systematic review of systematic reviews of healthcare interventions. BMC Med Res Methodol. 2011;11(1):15.

50. Novak I, Morgan C, Fahey M et al. State of the Evidence Traffic Lights 2019: Systematic Review of Interventions for Preventing and Treating Children with Cerebral Palsy. Curr Neurol Neurosci Rep. 2020;20(2):3.

51. Shepherd E, Salam RA, Middleton P, Makrides M, Mcintyre S, Badawi N, et al. Antenatal and intrapartum interventions for preventing cerebral palsy: an overview of Cochrane systematic reviews. J Paediatr Child Health. 2017;53(Su-

pplement 2):90. This Cochrane review provides an in-depth summary of the effectiveness of obstetric interventions for preventing cerebral palsy.

52. Neilson JP, West HM, Dowswell T. Betamimetics for inhibiting preterm labour. Cochrane Database Syst Rev. 2014;2:CD004352.

53. Hadders-Algra M, Boxum AG, Hielkema T, Hamer EG. Effect of early intervention in infants at very high risk of cerebral palsy: a systematic review. Dev Med Child Neurol. 2017;59(3):246–58.

54. Case-Smith J, Frolek Clark GJ, Schlabach TL. Systematic review of interventions used in occupational therapy to promote motor performance for children ages birth-5 years. Am J Occup Ther: Off Publ Am Occup Ther Assoc. 2013;67(4):413–24.

55. Holmstrom L, Eliasson AC, Almeida R, Furmark C, Weiland AL, Tedroff K, et al. Efficacy of the small step program in a randomized controlled trial for infants under 12 months old at risk of cerebral palsy (CP) and other neurological disorders. J Clin Med. 2019;8(7):1016.

56. Morgan C, Novak I, Dale RC, Badawi N. Optimising motor learning in infants at high risk of cerebral palsy: a pilot study. (Clinical report). BMC Pediatrics. 2015;15(1).

57. Eliasson A-C, Nordstrand L, Ek L, Lennartsson F, Sjostrand L, Tedroff K, et al. The effectiveness of baby-CIMT in infants younger than 12 months with clinical signs of unilateral-cerebral palsy; an explorative study with randomized design. Res Dev Disabil. 2018;72:191–201.

58. Chamudot R, Parush S, Rigbi A, Horovitz R, Gross-Tsur V. Effectiveness of modified constraint-induced movement therapy compared with bimanual therapy home programs for infants with hemiplegia: a randomized controlled trial. Am J Occup Ther: Off Publ Am Occup Ther Assoc. 2018;72(6):7206205010p1-p9.

59. Hielkema T, Hamer EG, Boxum AG, La Bastide-Van Gemert S, Dirks T, Reinders-Messelink HA, et al. LEARN2MOVE 0-2 years, a randomized early intervention trial for infants at very high risk of cerebral palsy: neuromotor, cognitive, and behavioral outcome. Disabil Rehabil. 2019:1–10.

60. Hielkema T, Boxum AG, Hamer EG, La Bastide-Van Gemert S, Dirks T, Reinders-Messelink HA, et al. LEARN2MOVE 0-2 years, a randomized early intervention trial for infants at very high risk of cerebral palsy: family outcome and infant's functional outcome. Disabil Rehabil. 2019:1–9.

61. Cochrane Handbook for systematic reviews of interventions. Higgins JPT, Green S, (Eds.) Chichester, England; Wiley-Blackwell; 2008.

62. Kwon J-Y, Chang HJ, Lee JY, Ha Y, Lee PK, Kim Y-H. Effects of hippotherapy on gait parameters in children with bilateral spastic cerebral palsy. Arch Phys Med Rehabil. 2011;92(5):774–9.

63. Kwon J-Y, Chang HJ, Yi S-H, Lee JY, Shin H-Y, Kim Y-H. Effect of hippotherapy on gross motor function in children with cerebral palsy: a randomized controlled trial. J Altern Complement Med. 2015;21(1):15–21.

Capítulo 9

Transtorno do Espectro Autista

Fabiana Sarilho de Mendonça
Mariana Callil Voos
Tarita Inoue Oliveira Garcia
Wania Christina Jorge

Introdução

O transtorno do espectro autista (TEA) é um distúrbio complexo do desenvolvimento neurológico que afeta órgãos e sistemas. As pessoas com TEA são clinicamente descritas como tendo déficits na interação e comunicação social, e interesses e comportamentos restritos e repetitivos, começando no primeiro ano de vida.[1] Essas alterações afetam a socialização e a comunicação no dia a dia. Nas crianças, há dificuldade na aquisição e no desenvolvimento do jogo simbólico, que é de grande importância para o brincar, sendo a principal atividade ocupacional da criança (Figura 9.1).

- Comunicação social e interação social, envolvendo
  - Dificuldade para desenvolver e manter relacionamentos
  - Dificuldade para reciprocidade social-emocional
  - Dificuldade na comunicação não-verbal
- Padrões restritos e repetitivos de comportamento, interesses e atividades, envolvendo
  - Interesses restritos e fixos (em intensidade ou foco)
  - Hiper ou hiporreatividade a estímulos sensoriais
  - Excessiva aderência a rotinas ou rituais e resistência à mudança
  - Discurso ou movimentos estereotipados ou repetitivos

Figura 9.1. Características do transtorno do espectro autista, de acordo com o Manual Diagnóstico e Estatístico de Transtornos Mentais V (DSM-V, 2013).[2]

Segundo o Manual Diagnóstico e Estatístico de Transtornos Mentais V (DSM-V, 2013), há apenas a nomenclatura de Transtorno de Espectro Autista (TEA). As duas características diagnósticas são: prejuízos na interação social e na comunicação social; padrões restritivos de comportamento, interesse e atividades. Essas características variam dentro de um espectro: desde autismo clássico, com déficit intelectual importante, até autismo de altas habilidades intelectuais e acadêmicas.[2] O termo *espectro* é utilizado porque a especificidade, intensidade e gravidade dos sintomas, bem como a qualidade da linguagem e do comportamento e o grau de autonomia apresentam grande variabilidade.[3] De acordo com a Classificação de Transtornos Mentais e de Comportamento (CID-10), a classificação é de Transtornos Invasivos do Desenvolvimento (F84.0):[4] é considerado um transtorno do neurodesenvolvimento, de causas genéticas e ambientais.

Segundo dados do Center for Disease Control and Prevention (EUA), estima-se que haja 70 milhões de autistas no mundo. Muitos genes relacionados com esta condição já foram mapeados e muitos estão em investigação experimental e laboratorial. Existe cerca de 1 caso de autismo a cada 36 pessoas. Estima-se que o Brasil, com seus 200 milhões de habitantes, possua cerca de 2 milhões de autistas: são mais de 300 mil pessoas só no Estado de São Paulo. A incidência é maior em indivíduos do sexo masculino, na proporção de 4 para 1 do sexo feminino.[5] A lei Berenice Piana (n.º 12.764), de 27 de dezembro de 2012, determina que pessoa TEA é considerada pessoa com deficiência, para todos os efeitos legais.[6]

Embora essencialmente clínico,[7] o diagnóstico pode envolver alguns exames,[8] como: ressonância magnética do encéfalo, eletroencefalograma, pesquisa do cariótipo/teste específico para X frágil, testes para genes ou éxons específicos. Esta investigação é importante para descartar qualquer outro diagnóstico que possa ter os sinais/sintomas parecido com TEA.

Muitos estudos apontam que o autismo tem como causa as alterações genéticas relacionadas com um grupo de genes e com a interação entre eles, e não com um único gene causador do problema.[8] Nos últimos anos, vários genes e mutações genéticas foram associados ao TEA. Acredita-se que a maioria dos casos ocorra por uma combinação de predisposição genética, com fatores ambientais durante o desenvolvimento cerebral desde o início da vida, na fase intrauterina.

Dentre os fatores de risco para TEA, estão: ter irmão com TEA, história parental de psicose, esquizofrenia, transtornos afetivos (como, por exemplo, transtorno bipolar), distúrbios de comportamento (como, por exemplo, transtorno de atenção e hiperatividade), idade materna ou paterna superior a 40 anos, baixo peso ao nascer (peso < 2.500 g), prematuridade (idade gestacional < 35 semanas), obesidade, pré-eclâmpsia e diabetes gestacional maternas, uso de algumas medicações durante a gestação, como o ácido valproico, desnutrição grave da mãe e/ou do bebê[9]

Dentre as comorbidades mais comuns estão a deficiência intelectual, as alterações dos ritmos circadianos, como, por exemplo, do sono, a epilepsia, as disfunções gastrointestinais, as comorbidades psiquiátricas e as alterações motoras.[1] Com relação ao desenvolvimento motor, pessoas com autismo apresentam dificuldades práxicas, perceptuais, do equilíbrio, da coordenação motora, do tônus muscular, da resistência muscular e cardiovascular, da correção de erros de metria, que podem ocorrer durante os movimentos automáticos e voluntários.[10]

Ao longo do desenvolvimento, é comum a observação de atraso dos marcos motores. Nos primeiros anos de vida, são sinais de alerta: pouco contato visual, ausência de lalação (balbucio), indiferença ao colo e às interações sociais, poucos gestos sociais, incompreensão do contexto social, poucas brincadeiras com representações simbólicas e imaginação, alterações do humor e das emoções (irritabilidade, agressividade, choros frequentes), estereotipias, objetos de apego muitas vezes não contextualizados[11] (Quadro 9.1).

Quadro 9.1. Alterações comportamentais observadas no primeiro ano de vida em bebês/crianças com TEA

Pobre/pouco contato visual
Ausência de balbucio
Indiferença ao colo
Poucos gestos sociais
Ato de brincar pobre (pouca contextualização)
Agressividade ou irritabilidade constantes
Rituais/manias/estereotipias/objetos de apego (pouca flexibilidade comportamental)

A avaliação do DNPM é fundamental, indispensável e faz parte das consultas pediátricas de rotina. Dentre os biomarcadores do primeiro ano de vida, estão as anormalidades no controle motor e atraso no desenvolvimento motor. Diante dos primeiros sinais de atraso no desenvolvimento, qualquer um dos profissionais de saúde pode indicar a realização do M-CHAT (ver adiante) para detectar possíveis "bandeiras vermelhas". Bebês e crianças que apresentem risco de atraso do desenvolvimento devem ser encaminhados para intervenção precoce. Dentre os profissionais que atuam um nessa área está o fisioterapeuta.[10]

Dentre os instrumentos de triagem, está o Modified Checklist for Autism in Toddlers (M-CHAT), indicado para rastreamento precoce de autismo e recomendado pela Sociedade Brasileira de Pediatria.[12] É constituído por 23 perguntas para pais, cuidadores e professores de crianças com 18 a 30 meses, com respostas de "sim" ou "não". As perguntas envolvem itens globais e itens críticos de sinais precoces de TEA. A falha em 3 itens no total ou em 2 considerados críticos (2, 7, 9, 13, 14, 15) sugerem o diagnóstico de TEA e indicam que é necessária a intervenção precoce.

Aspectos motores e funcionais do TEA

Pelo menos 1 a cada 3 autistas apresenta dificuldades significativas no movimento, na faixa etária entre 0 e 6 anos. Tais alterações interferem na forma de planejar, organizar e conceituar uma série de ações não familiares. O processamento neural, pelo qual a cognição direciona a ação, por meio do planejamento motor, é afetado. Portanto, o acoplamento das ações com a intenção pode ser perdido. Quanto mais de dificuldade de práxis, mais intensos os prejuízos de atenção e comportamento. Dependendo do nível de alerta em que a criança se encontra, somado à dificuldade motora, pode ocorrer melhor ou pior aprendizado global (não apenas motor), e melhor ou pior resposta adaptativa ao ambiente.

Pessoas autistas apresentam alterações motoras e funcionais que são abordadas pela equipe de saúde. É importante e desejável a integração entre os profissionais que acompanham um mesmo paciente, em reuniões periódicas. Além disso, a escuta qualificada do paciente, seus familiares e cuidadores em geral são fundamentais para o direcionamento de condutas mais assertivas, bem como sua implementação.[10] As principais alterações motoras do TEA são listadas no Quadro 9.2.

Quadro 9.2. Alterações comportamentais associadas a dificuldades sensório-motoras em crianças com TEA

Características predominantemente associadas a alterações sensório-motoras
Posturas e medos não usuais e/ou intolerância ao contato físico
Hipotonia e/ou marcha na ponta dos pés
Dispraxia e dificuldade na imitação motora
Estratégia de usar a mão dos outros para brincar
Dificuldade para apontar para o que quer
Movimentos estereotipados e/ou ausência de gestos aos 12 meses (apontar, abanar)
Pouca expressão de dor, calor ou frio e/ou dificuldade em localizar desconforto
Seletividade alimentar e/ou evitação ou busca excessiva de informações sensoriais
Comportamentos de cheirar, tocar, sentir, lamber superfícies, o próprio corpo ou outras pessoas e/ou hiperoralidade
Comportamentos de colocar mãos nos ouvidos para diminuir a intensidade de sons
Pouca ou nenhuma resposta quando chamado pelo nome
Mais atenção aos estímulos visuais do que aos estímulos auditivos

Práxis é a capacidade de realizar movimentos coordenados, voluntários e intencionais, realizados com um propósito final. A praxia envolve funções sensoriais e motoras, sendo significativamente comuns as dificuldade de coordenação motora em pessoas com TEA. Na população geral, a dispraxia foi associada a traços autísticos significativamente maiores e à menor empatia. As habilidades de coordenação motora são importantes (muitas vezes como pré-requisitos) para habilidades sociais.

Com relação à sequência práxica, avaliar tarefas que apresentem diversas etapas, ou seja, sequências de movimentos diferentes, é de grande valia no indivíduo com TEA. Tarefas simples como tomar banho, vestir-se, escovar os dentes, caminhar em um parque com muitas pessoas podem ser prejudicadas pela dificuldade de sequenciamento motor.[14]

A percepção do espaço e do próprio corpo está alterada em grande parte das pessoas com TEA. Isso afeta a elaboração de programas motores e o planejamento motor de tarefas que envolvam deslocamento ou determinado espaço de movimentação de membros superiores ou inferiores.[14,15] É importante ressaltar que a percepção envolve processamento e modulação de diversos sistemas sensoriais, como tato, olfato, audição, propriocepção, processamento vestibular. Portanto, sensação e percepção estão inter-relacionadas e são interdependentes. Alterações nesses sistemas impactam diretamente no comportamento motor e até mesmo emocional.

O equilíbrio, a coordenação motora grossa e fina, a destreza manual e a agilidade podem estar prejudicadas no TEA.[15,16] Escalas como a Bateria de Avaliação de Movimento para Crianças (MABC-2) e a Bruininks-Oseretsky Test of Motor Proficiency Second Edition (BOT-2) oferecem boas estratégias para avaliar e acompanhar esses pacientes. Além disso, na prática clínica, as provas das baterias de avaliação podem fornecer boas ideias de como elaborar situações de treinamento global de atividades motoras para pessoas com TEA de diferentes faixas etárias.

O tônus muscular é diminuído em cerca de 60-70% das pessoas com TEA.[17,18] O treinamento motor adequado melhora muito os ajustes posturais, o alinhamento postural e o tônus muscular. A intervenção precoce sempre traz maiores possibilidades de desenvolvimento.

A resistência muscular e a resistência cardiovascular devem ser avaliadas e monitoradas nas pessoas com TEA.[19,20] A restrição a um número pequeno de ambientes usuais e a permanência no domicílio, por dificuldades sensoriais ou de inclusão social, estão associadas a esses déficits em pessoas com TEA e até mesmo de seus familiares/cuidadores.

A uniformidade motora pode ser prejudicada, tanto pelas estereotipias quanto pelo repertório motor empobrecido.[21,22] A aprendizagem sensório--motora promove melhor controle motor e pode tornar o paciente mais funcional e preciso em seu desempenho. É importante lembrar que as estereotipias auxiliam na autorregulação da pessoa com TEA. Portanto, só devem ser inibidas se causarem algum prejuízo ao desenvolvimento ou desempenho do paciente.

Monitorar e estimular os marcos motores é de grande valia para evitar atrasos significativos ou revertê-los.[23,24] Pacientes com atraso do desenvolvimento neuropsicomotor devem ser precocemente encaminhados e monitorados. O M-CHAT, mencionado anteriormente, é a melhor ferramenta para essa detecção por profissionais de saúde e educação e por familiares de bebês e crianças que observem comportamentos atípicos e suspeitem de TEA. Sendo assim, a criança deve seguir para acompanhamento com a equipe de intervenção precoce.

Avaliação fisioterapêutica

Durante muitos anos, pacientes autistas foram acompanhados por uma equipe multidisciplinar que incluía psicólogo, fonoaudiólogo, terapeuta ocupacional, neurologista, psiquiatra e profissional de educação física. O fisioterapeuta tinha pouca ou nenhuma atuação na equipe. Recentemente, houve uma mudança de paradigma e o fisioterapeuta tem contribuído cada vez mais para a reabilitação, visando melhora do equilíbrio, da coordenação motora, do tônus muscular e do alinhamento postural nessa população.[25,26]

Para bebês e crianças de até 18 meses, a escala motora infantil de Alberta (Alberta Infant Motor Scale, AIMS) é utilizada para monitorar a aquisição dos marcos motores e do controle postural antigravitário. Seus escores são ajustados por idade. Tem como objetivo rastrear o desenvolvimento motor, identificando possíveis atrasos ou desenvolvimento atípico. A escala se baseia em três aspectos (maturação, perspectiva da dinâmica motora e avaliação da sequência de desenvolvimento motor). Observa a sequência motora do desenvolvimento em quatro posturas (prono, supino, sentado e em pé). Possui 58 itens sobre o alinhamento postural, movimentos antigravitacionais e sustentação de peso.

A Escala de Desenvolvimento Infantil Bayley-3, é considerada padrão ouro para a faixa etária de 1 a 42 meses, abrangendo 5 domínios (linguagem receptiva, linguagem expressiva, cognição, morticidade fina e motricidade grossa. Além de questionário relacionado ao comportamento adaptativo.

A partir de 3 anos de idade (até os 16 anos), as tarefas do MABC-2 podem fazer esse monitoramento, bem como da destreza manual, agilidade, função motora grossa e motricidade fina. A MABC-2 segue o sistema de semáforo: o comportamento motor pode ser classificado como verde, amarelo (risco) ou vermelho (atraso), de acordo com o escore. Tem como objetivo avaliar o desempenho motor por meio das habilidades de destreza manual, de lançar e receber, de equilíbrio estático e dinâmico. É dividido em *checklist* e testes motores. O *checklist* tem 43 perguntas e os testes motores (24, sendo 8 para cada faixa) variam conforme a faixa etária, aumentando gradativamente de complexidade.

Para avaliação funcional, o Inventário de Avaliação Pediátrica de Incapacidade (Pediatric Evaluation of Disability Inventory, PEDI) avalia déficits funcionais, acompanha progressos e analisa resultados de intervenções. Acompanha o desempenho evolutivo, como as habilidades do repertório da criança, independência nas atividades de vida diária ou influência do cuidador, e as modificações do ambiente para facilitar o desempenho funcional. Pode ser usado com bebês e crianças de 6 meses a 7 anos e 6 meses. Sua versão digital, o PEDI-CAT (*computer adaptive test*), inclui também os adolescentes e expande as possibilidades de avaliação do impacto da função executiva nas atividades cotidianas.

Dentre os instrumentos específicos para avaliação, está a Childhood Autism Rating Scale (CARS), que é uma escala para avaliação complementar ao diagnóstico de autismo e de sua gravidade (leve, moderado e grave). Durante a coleta das informações deve-se ter em mente que o comportamento da criança deve ser balizado com outra de mesma idade. Os escores dos itens avaliados variam de 1 a 4. A pontuação 1 significa que o comportamento está dentro dos limites da normalidade, 2 é atribuído quando há pequena anormalidade, 3 indica um grau moderado de comprometimento, 4 denota comportamento severamente anormal. Os meios pontos são usados quando o comportamento se situa entre dois itens. Uma pontuação final de 15 a 29,5 pontos é considerada compatível com comportamento dentro da normalidade; de 30 a 36,5, TEA leve a moderado; e maior que 37, TEA grave. A classificação do autismo se baseia na necessidade de apoio: leve (nível 1 – pouco apoio), moderado (nível 2 – apoio significativo), grave (nível 3 – muito apoio).[27]

Abordagem fisioterapêutica (bases teóricas e práticas)

O tratamento deve ser intensivo, com muitas oportunidades de aprendizagem. Isso não significa, necessariamente, que deva ser feito um grande número de sessões com o fisioterapeuta.[24] É possível orientar a família para criar os contextos e tarefas que possibilitem o aprendizado.[10] Dentre os objetivos básicos de qualquer programa terapêutico para autistas, estão:

- Desenvolvimento social e cognitivo.
- Comunicação verbal e não verbal.

- Capacidade de adaptação e generalização.
- Resolução de comportamentos indesejáveis.

O tratamento envolve intervenções interdisciplinares e a equipe deve elaborar o plano de intervenção individualizado (já que não existe programa único que funcione para todos os pacientes com TEA). Se o paciente não está evoluindo, faz-se necessário, primeiramente, encontrar o melhor jeito de propor o treinamento sensorial, cognitivo e motor.[10]

Para assegurar a participação da criança e da família ao longo de todo o processo, deve-se: considerar o papel crítico dos familiares no progresso da criança e estabelecer uma relação colaborativa e recíproca; oferecer treinamento aos familiares (maior chance de generalização em ambientes diversos) e manter uma comunicação efetiva que facilite adaptações na medida em que as necessidades e prioridades forem mudando.

Dentre as estratégias fisioterapêuticas, além da cinesioterapia convencional, equoterapia, fisioterapia aquática, pilates adaptado para crianças e adolescentes, e até mesmo gaiolas de habilidades e roupas para melhora da propriocepção têm sido testados, embora ainda sem resultados consistentes na literatura.

Queixas específicas de dificuldade na rotina do desfralde, enurese ou constipação têm apresentado boa resposta à fisioterapia pélvica. Pessoas com TEA, sobretudo se associado à deficiência intelectual, e/ou alterações de humor, apresentam alta prevalência de disfunção vesical e intestinal.

A fisioterapia deve explorar estratégias lúdicas. É por meio do brincar que a criança desenvolve habilidades sensoriais, cognitivas, motoras, sua interação com o ambiente e suas relações sociais. O brincar é uma atividade inerente à criança e o meio pelo qual a criança realiza a aprendizagem de maneira significativa. O brincar no TEA é comprometido desde o período sensório-motor, da fase exploratório-sensorial e motora primária, até a fase do brincar simbólico (faz de conta e jogos com regras complexas). Cabe ao fisioterapeuta criar situações lúdicas que favoreçam as habilidades motoras grossas e finas, as habilidades de imitação e as habilidades sociais. O brincar terapêutico tem papel fundamental na formação da identidade, capacidade de autonomia, memória e imaginação, aprendizagem sensório-cognitivo-motora-emocional-social. Portanto, os profissionais de saúde devem usar essa estratégia para oferecer o treinamento específico adequado aos pacientes com TEA.

Algumas sugestões para o fisioterapeuta que atua com pessoas com TEA são dadas a seguir:

- Volte ao básico! Se necessário, simplifique a tarefa motora para desenvolver de forma efetiva o tônus muscular, o equilíbrio, a lateralização, e a noção corporal global (propriocepção, processamento vestibular).

- Entenda sequenciamento motor espacial e temporal (coloque ações na ordem de dificuldade, em etapas, com ritmo, com o reconhecimento de dentro/fora, em cima/embaixo).
- Trabalhe coordenação motora global, grossa e fina.
- Ofereça *feedback*: organize componentes motores em uma ação intencional, ou seja, função.
- Desenvolva a capacidade de antecipação de ações projetadas.
- Auxilie no desenvolvimento de habilidades sociais.

No Quadro 9.3 são mencionadas estratégias para o manejo do paciente com TEA.

Quadro 9.3. Estratégias para o manejo do paciente com TEA

A) **Contato visual:** para uma boa interação e comunicação
B) **Repetição:** para a aprendizagem, desde que permeada de motivação e condição lúdica. Dá segurança e previsibilidade, fortalece as sinapses e fixa a aprendizagem. Além disso, repetir em variadas condições propicia a generalização. Vai de algo voluntário para o automático
C) **Rotina visual** dá previsibilidade e organização. Aos poucos é possível introduzir atividades inesperadas para flexibilizar
D) **Tarefas estruturadas**, com começo e fim; do simples ou fracionado para o complexo
E) **Imitação** é de extrema importância para o aprendizado
F) **Foco nas habilidades** e não nas dificuldades. Do mais fácil para o mais difícil. Utilize o que a criança mais gosta para ensinar algo novo
G) **Independência e autonomia.** Ao ensinar, deixe que a criança faça a última etapa e vá progredindo até que consiga fazer tudo com autonomia
H) **Todo comportamento é comunicação e todo comportamento tem explicação.** Observar se há fatores auditivos, olfativos ou visuais, ou dor, desconforto, fome ou sono. Linguagem corporal, isolamento, crises, descontroles, agitação, birras, aumento das estereotipias podem ser comunicativos ou de necessidade de reorganização frente à sobrecarga sensorial
I) **Comunicação** deve ser estabelecida
J) **Nível de ajuda** para ensinar nova habilidade; utilizar ajuda física total, ajuda leve, modelação, ajuda gestual, ajuda verbal ou sem ajuda
K) **Reforço positivo:** aumenta a possibilidade de uma resposta ocorrer em determinada situação (elogio, prêmio). É a adição de algo que resulta no fortalecimento do comportamento desejado
L) **Objetividade:** evitar metáforas ou trocadilhos
M) **Brincar com outras crianças:** ensinar regras e limites

Considerações finais

As alterações motoras presentes no TEA têm sido cada vez mais conhecidas e descritas na literatura. É de grande importância a intervenção precoce e o acompanhamento fisioterapêutico ao longo do ciclo de vida das pessoas com TEA para reverter déficits motores e prevenir agravos cinético-posturais.

Referências

1. Brentani H, de Paula CS, Bordini D, et al. Autism spectrum disorders: An overview on diagnosis and treatment. Rev Bras Psiquiatr. 2013;35(Suppl. 1):62-72. doi:10.1590/1516-4446-2013-S104.
2. American Psychiatric Association. Manual diagnóstico e estatístico de transtornos mentais: DSM-5. Porto Ale-gre: Artmed, 2014.
3. Volkmar FR, Reichow B, McPartland J. Classification of autism and related conditions: Progress, challenges, and opportunities. Dialogues Clin Neurosci. 2012;14(3):229-37.
4. Organização Mundial da Saúde. Classificação Estatística Internacional de Doenças e Problemas Relacionados à Saúde: CID-10 Décima revisão. Trad. do Centro Colaborador da OMS para a Classificação de Doenças em Por-tuguês.
5. Lai MC, Lombardo MV, Baron-Cohen S. Autism. Lancet. 2014;383(9920):896-910. doi: 10.1016/S0140-6736(13)61539-1.
6. Sant'ana W, Santos C. Educação e transtorno do espectro autista. Revista Temporis [ação]. 2015 jul./dez.;15(2):99-114. ISSN: 2317-5516.
7. Hayes J, Ford T, Rafeeque H, Russell G. Clinical practice guidelines for diagnosis of autism spectrum disorder in adults and children in the UK: A narrative review. BMC Psychiatry. 2018;18(1):1-25. doi: 10.1186/s12888-018-1800-1.
8. Bai D, Yip BHK, Windham GC, et al. Association of Genetic and Environmental Factors with Autism in a 5-Country Cohort. JAMA Psychiatry. 2019;76(10):1035-43. doi: 10.1001/jamapsychiatry.2019.1411.
9. Maia FA, Oliveira LMM, Almeida MTC, et al. Autism spectrum disorder and postnatal factors: A case-control study in Brazil. Rev Paul Pediatr. 2019;37(4):398-405. doi: 10.1590/1984-0462/;2019;37;4;00006.
10. Garcia TI, Jorge W, Mendonça FS, Voos MC. As principais alterações sensório-motoras e a abordagem fisiote-rapêutica no Transtorno do Espectro Autista. Desenvolvimento da Criança e do Adolescente: Evidências Cien-tíficas e Considerações Teóricas-Práticas; 2021 DOI: 10.37885/200801118.
11. Levy SE, Wolfe A, Coury D, et al. Screening tools for autism spectrum disorder in primary care: a systematic evi-dence review. Pediatrics. 2020;145(Suppl 1):S47-S59. doi: 10.1542/peds.2019-1895h.
12. Losapio MF, Pondé MP. Tradução para o português da escala M-CHAT para rastreamento precoce de autismo. Rev Psiquiatr RS. 2008;30(3):221.

13. Miller LJ, Anzalone ME, Lane SJ, Cermak SA, Osten ET. Concept evolution in sensory integration: a proposed nosology for diagnosis. Am J Occup Ther. 2007;61(2):135-42. doi: 10.5014/ajot.61.2.135.

14. Speed R, Integration F, Dexterity M, Coordination M, Coordination B. The Bruininks-Oseretsky test of motor proficiency, Second Edition (BOT-2) 2015 Aug:3-4.

15. Carmosino K, Grzeszczak A, McMurray K, Olivo A, Slutz B, Jayne C. Test Items in the Complete and Short Forms of the BOT-2 that Contribute Substantially to Motor Performance Assessments in Typically Developing Children 6-10 Years of Age. J Student Phys Ther Res. 2014;7(2):32-43. http://ecommons.udayton.edu/dpt_fac_pubhttp://ecommons.udayton.edu/dpt_fac_pub/36.

16. Wilson BN, Kaplan BJ, Crawford SG, et al. Bruininks-Oseretsky Test of Motor Proficiency, Second Edition Com-plete Form Report Other Information. Sports Biomech. 2013;5(3):2078-73. doi: 10.1080/J006v27n04.

17. Ament K, Mejia A, Buhlman R, et al. Evidence for specificity of motor impairments in catching and balance in children with autism. J Autism Dev Disord. 2015;45(3):742-51. doi: 10.1007/s10803-014-2229-0.

18. Crucitti J, Hyde C, Stokes MA. Hammering that Nail: Varied praxis motor skills in younger autistic children. J Au-tism Dev Disord. 2020. doi: 10.1007/s10803-019-04136-4.

19. Lim YH, Partridge K, Girdler S, Morris SL. Standing postural control in individuals with autism spectrum disor-der: systematic review and meta-analysis. J Autism Dev Disord. 2017;47(7):2238-53. doi: 10.1007/s10803-017-3144-y.

20. Lim BO, O'Sull Ivan D, Choi BG, Kim MY. Comparative gait analysis between children with autism and age-matched controls: Analysis with temporal-spatial and foot pressure variables. J Phys Ther Sci. 2016;28(1):286-92. doi: 10.1589/jpts.28.286.

21. Casartelli L, Riva M, Villa L, Borgatti R. Insights from perceptual, sensory, and motor functioning in autism and cerebellar primary disturbances: Are there reliable markers for these disorders? Neurosci Biobehav Rev. 2018 Sep;95:263-79. doi: 10.1016/j.neubiorev.2018.09.017.

22. Bricout V-A, Pace M, Dumortier L, Baillieul F, Favre-Juvin A, Guinot M. Reduced cardiorespiratory capacity in children with autism spectrum disorders. J Clin Med. 2018;7(10):361. doi: 10.3390/jcm7100361.

23. Serdarevic F, Ghassabian A, van Batenburg-Eddes T, et al. Infant muscle tone and childhood autistic traits. Au-tism Res. 2015;25(4):368-79. doi: 10.1016/j.cogdev.2010.08.003.Personal.

24. Baeza-Velasco C, Hamonet C, Baghdadli A, Brissot R. Autism Spectrum disorders and Ehlers-Danlos syndrome hypermobility-type: Similarities in clinical presentation. Cuad Med psicosomática y Psiquiatr enlace. ISSN 1695-4238, No 118, 2016: págs 49-58. 2016;(118):49-58. https://dialnet.unirioja.es/servlet/articulo?codigo=5565199.

25. Licari MK, Alvares GA, Varcin K, et al. Prevalence of motor difficulties in autism spectrum disorder: analysis of a population-based cohort. Autism Res. 2020;13(2):298-306. doi: 10.1002/aur.2230.
26. Wan Yunus F, Liu KPY, Bissett M, Penkala S. Sensory-based intervention for children with behavioral problems: a systematic review. J Autism Dev Disord. 2015;45(11):3565-79. doi: 10.1007/s10803-015-2503-9.
27. Novakovic N, Milovancevic MP, Dejanovic SD, Aleksic B. Effects of Snoezelen — Multisensory environment on CARS scale in adolescents and adults with autism spectrum disorder. Res Dev Disabil. 2019;89(July 2018):51-8. doi: 10.1016/j.ridd.2019.03.007.

SEÇÃO 3

Fisioterapia nos Transtornos Neurológicos do Adulto e do Idoso

Capítulo 10

Doenças Cerebrovasculares

Rita de Cássia Caramez Saraiva Santos

Introdução

O acidente vascular encefálico (AVE), ou acidente vascular cerebral (AVC),* é caracterizado por um déficit neurológico súbito decorrente da oclusão ou da ruptura de um vaso sanguíneo cerebral.[1] É a segunda causa de morte e uma das principais causas de incapacidade em todo o mundo;[2] no Brasil, é a principal causa de morte e incapacidade.[3]

Apesar da incidência do AVC ter diminuído nas últimas décadas em países mais desenvolvidos, os números de óbitos continuam alarmantes, principalmente em idosos que vivem em países com menor desenvolvimento socioeconômico. No Brasil, têm sido adotadas campanhas de conscientização sobre o AVC lideradas pela Sociedade Brasileira de AVC e da World Stroke Organization, bem como incentivos a políticas públicas para diminuir sua incidência.[4-6]

Além do elevado índice de mortalidade, cerca de 24% no Brasil, apenas 20% dos sobreviventes de um AVC retornam ao trabalho, enquanto 80% demandam cuidados especializados para a recuperação das sequelas neurológicas.[5] Os pacientes muitas vezes necessitam de reabilitação para déficits persistentes relacionados à espasticidade, hemiplegia, dor, déficit no equilíbrio e na marcha, inatividade física e sedentarismo. Há também comprometimento na comunicação, no sistema sensorial, cognitivo e emocional.[7]

---

* AVE refere-se ao quadro vascular em qualquer região do encéfalo (que inclui telencéfalo, tronco encefálico e cerebelo). O AVC diz respeito aos quadros vasculares restritos ao cérebro (telencéfalo e diencéfalo).

As doenças cerebrovasculares são classificadas em dois grupos: isquemia (acidente vascular isquêmico – AVCI) e hemorragia cerebral (AVCH), o qual se subdivide em hemorragia intraparenquimatosa (HIP) e hemorragia subaracnóidea (HSA).[8]

Acidente vascular cerebral isquêmico

O AVCI é uma síndrome neurológica de início súbito decorrente do fluxo sanguíneo insuficiente em alguma região do sistema nervoso central (SNC). O AVCI tem uma prevalência maior do que as formas hemorrágicas, perfazendo cerca de 80% a 85% dos casos de AVC. Nesta condição, ocorre lesão neuronal por falta de aporte de oxigênio e nutrientes devido à obstrução de um vaso sanguíneo por trombose, embolia ou diminuição da perfusão cerebral. A circulação cerebral diminuída e/ou ausente causa lesão celular, respostas inflamatórias e culmina em morte neuronal.

Na trombose, há um processo obstrutivo que impede o fluxo sanguíneo para algumas regiões do cérebro. Os mecanismos de formação de trombo incluem doença aterosclerótica, êmbolo de origem cardíaca, vasculite ou dissecção arterial. Outras causas menos frequentes incluem êmbolos venosos, sépticos, aéreos ou gordurosos. Os infartos lacunares são geralmente vistos nas áreas subcorticais do cérebro e ocorrem devido à doença de pequenos vasos (microangiopatia).[9]

Inúmeros fatores de risco, modificáveis e não modificáveis, podem elevar o risco de AVC. Estes incluem: hipertensão arterial sistêmica (HAS) crônica, doenças cardíacas (principalmente decorrentes de miocardiopatias e arritmias, como a fibrilação atrial), diabetes *mellitus*, dislipidemia, infarto do miocárdio, tabagismo, etilismo, estenose da artéria carótida, síndrome da apneia do sono, obesidade, sedentarismo, idade avançada, baixo nível socioeconômico e história familiar de eventos cerebrovasculares.[4,5] O risco de desenvolver AVC, no Brasil, aumenta com o envelhecimento, menor escolaridade e em residentes de áreas urbanas.[10]

O ataque isquêmico transitório (AIT) é definido como um déficit neurológico de origem isquêmica com instalação súbita e caráter transitório, em que ocorre a recuperação completa dos sintomas em menos de 24 horas; nestes casos, não aparece nenhuma alteração de neuroimagem compatível com os sintomas apresentados pelo paciente durante o evento. É um importante sinal de alerta para ocorrência de AVCI.[1]

As estratégias de tratamento para o AVCI incluem preservar o tecido em áreas onde a perfusão está diminuída (zona de penumbra), evitando a progressão do infarto, restaurando o fluxo sanguíneo para as regiões comprometidas e melhorando o fluxo colateral. O manejo se concentra na reperfusão rápida com trombólise intravenosa e trombectomia endovascular, que têm o potencial de reduzir a incapacidade funcional quando aplicadas de acordo com protocolos bem estabelecidos.[3,9] Os casos não elegíveis para trombólise/trombectomia são manejados através de tratamento clínico conservador com uso de antiagregantes plaquetários e anticoagulantes.

Acidente vascular hemorrágico

O AVCH decorre da ruptura de um vaso sanguíneo no interior do parênquima cerebral (HIP) ou extravasamento de sangue para o espaço subaracnóideo (HSA). O segundo está comumente associado ao traumatismo cranioencefálico (TCE) ou à ruptura de um aneurisma sacular congênito cerebral.[8] A HIP é o segundo subtipo mais comum de AVC, englobando 10% a 15% dos casos, e é definida como sangramento no parênquima cerebral que pode se estender até os ventrículos cerebrais e, menos comumente, acometer o espaço subaracnóideo (HSA não aneurismática) e subdural.

A HIP pode ser dividida em primária e secundária. A forma primária (ou espontânea) compreende 78% a 88% de todas as hemorragias e deriva da ruptura espontânea de vasos de menor calibre, danificados pela HAS crônica (hemorragias subcorticais) ou angiopatia amiloide (hemorragias corticais).[11]

A HIP secundária resulta de sangramentos decorrentes de TCE, anormalidades vasculares, tumores, malformações arteriovenosas ou deficiências de coagulação sanguínea. A HIP está associada a um risco maior de fatalidade em comparação às várias formas de AVCI, e aproximadamente metade de todos os pacientes com HIP primária morrem no primeiro mês após o evento agudo.[12]

A HAS crônica é o principal fator de risco, não somente para os casos de HIP, mas também para os eventos isquêmicos cerebrais (embora não para a HSA).[13] O quadro clínico inclui sintomas específicos relacionados ao local de lesão e, em caso de lesões maiores, podem ocorrer sinais de hipertensão intracraniana (cefaleia, vômitos e rebaixamento do nível de consciência) e convulsões. As estratégias de tratamento incluem controle da pressão arterial e parâmetros clínicos, reversão da coagulopatia (quando existente) e neurocirurgia em casos selecionados.[11]

Avaliação fisioterapêutica

O AVC compromete a capacidade funcional do paciente em diversos aspectos da vida. O fisioterapeuta deve escolher instrumentos padronizados e específicos para a queixa funcional do paciente e que compreenda todos os domínios da CIF (estrutura e função, atividade e participação).[14]

Uma avaliação bem estruturada direciona a elaboração de meta/objetivos SMART (S = *Specific*/Específico, M = *Measurable*/Mensurável, A = *Achievable*/Atingível, R = *Relevant*/Realista e T = *Timed*/Determinado por um tempo) e a escolha de condutas específicas baseadas na melhor evidência disponível.[15]

Instrumentos de avaliação fisioterapêutica para avaliação em atividade e participação da CIF

Alguns instrumentos de avaliação são altamente recomendados pela Associação Americana de Fisioterapia (Academy of Physical Therapy Association – APTA) para pessoas com AVC. São eles: Fugl-Meyer Assesment; Medida de Independência Funcional (MIF) (Functional Independence Measure); Escala de Avaliação Postural para pacientes com AVC (Postural Assessment Scale for Stroke Patients); Escala de Impacto do AVC (Stroke Impact Scale) e Avaliação da Motricidade pós-AVC (Stroke Rehabilitation Assessment of Movement).[16]

A Fugl-Meyer Assessment é um instrumento quantitativo que avalia a função sensório-motora durante a recuperação de um AVC. Avalia seis aspectos do comprometimento motor do paciente: amplitude de movimento, dor, sensibilidade, função motora do membro superior e inferior, equilíbrio e coordenação motora, e velocidade, totalizando 226 pontos. Indica comprometimento motor leve (96-99 pontos), moderado (85-95 pontos), marcante (50-84 pontos) e severo (< 50 pontos).[17]

A MIF é um instrumento multidimensional que avalia o desempenho motor, cognitivo e social em seis domínios: autocuidado, controle de esfíncteres, transferências, locomoção, comunicação e cognição social. Totaliza 126 pontos, sendo que pontuação abaixo de 18 indica dependência completa; de 19 a 60 pontos, indica dependência modificada (assistência em até 50% das tarefas); de 61 a 103 pontos, indica dependência modificada (assistência em até 25% das tarefas); e de 104 a 126 pontos indica independência completa.[18,19] A Escala de Avaliação Postural para Pacientes com AVC avalia a capacidade do paciente em manter a postura estável e realizar as mudanças de posição a partir da posição deitada, sentada e em pé em 12 itens. A pontuação total varia de 0-36 pontos.[20,21] A Escala de Impacto do AVC avalia a qualidade de vida autorrelatada após o AVC em oito domínios: força muscular, função manual, mobilidade, atividades de vida diária básicas e instrumentais, comunicação, emoção, memória e raciocínio, com escore de 0-100. Avalia também a percepção do paciente sobre a sua recuperação desde o momento do AVC.[22]

A Avaliação da Motricidade pós-AVC é composta de 30 itens distribuídos em três domínios: movimento voluntário do membro superior, do membro inferior, e mobilidade. Avalia a recuperação do movimento voluntário e mobilidade após o AVC.[23]

A APTA também recomenda a utilização das Core Measures (medidas centrais) para pacientes com distúrbios neurológicos. Na avaliação das transferências, recomenda-se o Teste de Levantar e Sentar 5 vezes; na avaliação do equilíbrio, a Escala de Equilíbrio de Berg; para avaliação da marcha, são indicados o Teste de Caminhada de 6 Metros (TC-6m); Teste de Caminhada de 10 Metros (TC-10m); e o Timed up and Go (TUG).[16,24]

O Teste de Levantar e Sentar 5 vezes avalia a força muscular dos membros inferiores em uma situação funcional. O paciente deve estar sentado, encostado na cadeira e com os braços cruzados à frente do tórax; é então instruído a levantar-se e sentar-se na cadeira cinco vezes, o mais rapidamente possível. O teste não permite apoio dos membros superiores.[25] A pontuação de corte de 12 segundos é discriminatória entre indivíduos saudáveis e aqueles com AVC crônico.[26]

A Escala de equilíbrio de Berg avalia a capacidade de sentar-se e levantar-se, o equilíbrio estático e dinâmico, e prediz o risco de quedas. São 14 itens que avaliam a capacidade do paciente em se manter na posição e realizar ajustes posturais. A pontuação total é de 56 pontos e escores iguais ou abaixo de 36 pontos indicam alto risco de quedas.[27] A mínima mudança detectável no escore no AVC agudo é de 6-7 pontos e de 4,66 a 6,7 pontos nos casos crônicos.[28,29]

O TC-6m provou ser válido e confiável na população com AVC como opção de teste de esforço submáximo para avaliação da capacidade funcional, e não um teste de resistência aeróbia, pois a distância percorrida no TC-6m e o VO_2máx demonstram baixa ou nenhuma correlação significativa.[30] Assim, um paciente que consegue percorrer < 205 m é classificado como deambulador domiciliar; entre 205 e 288 m, como deambulador comunitário limitado; e > 288 m, como deambulador comunitário pleno.[31] A mínima mudança detectável para indivíduos pós-AVC crônicos é de 34,4 m.[32]

O TC-10m é utilizado para avaliar a velocidade da marcha em metros por segundo, em um trajeto de curta distância. O avaliador cronometra o tempo em que é realizado o teste. O paciente deverá caminhar em velocidade autosselecionada por 20 metros; a contagem deve eliminar o período de aceleração e desaceleração nos 5 metros iniciais e finais. O paciente poderá utilizar dispositivo de marcha ou órtese durante o teste.[33] Perry *et al.*[34] caracterizaram a marcha de indivíduos com AVC a partir do TC-10m em: < 0,4 m/s: deambuladores domiciliares; de 0,4 m/s a 0,8 m/s: deambuladores comunitários de curta distância; e > 0,8 m/s: deambuladores comunitários de longas distâncias. A mínima mudança detectável para indivíduos pós-AVC crônicos é de 0,18 m/s.[28]

O TUG é um teste que avalia a mobilidade dinâmica e o risco de quedas. O teste consiste em levantar-se de uma cadeira com os braços cruzados sobre o tórax, caminhar até uma demarcação de 3 metros de distância o mais rápida e seguramente possível, virar, retornar à cadeira e sentar-se. O escore avalia o tempo em que o paciente realiza o teste: <20 segundos indica mobilidade independente em transferências simples; de 20 a 29 segundos indica risco moderado de quedas; e > 30 segundos indica risco acentuado de quedas em indivíduos adultos.[35] Para indivíduos pós-AVC, considera-se: > 14 segundos indica risco moderado a acentuado de quedas; ≤ 14 segundos indica baixo risco de quedas.[36]

Instrumentos de avaliação fisioterapêutica para avaliação em estrutura e função da CIF

A escala Asworth Modificada é indicada para avaliação da espasticidade. Realiza-se um alongamento passivo do membro avaliado em alta velocidade para detectar mudanças do tônus muscular. A escala é pontuada de acordo com a percepção de resistência do avaliador: 0 = sem aumento do tônus muscular; 1 = discreto aumento do tônus muscular, manifestado pelo contrair e relaxar, ou por mínima resistência ao final da amplitude de movimento, quando a parte (ou partes) afetada é movimentada em flexão e extensão; 1+ = discreto aumento no tônus muscular, seguido de resistência em menos da metade da amplitude de movimento; 2 = marcante aumento do tônus muscular na maior parte da amplitude de movimento, porém o movimento ainda é fácil; 3 = considerável aumento do tônus muscular, com movimentos passivos dificultados e 4 = a parte (ou partes) afetada mostra-se rígida à flexão ou extensão.[37]

O teste de força muscular manual é o mais utilizado na prática clínica e avalia a movimentação ativa contra a ação da gravidade ou pela resistência manual realizada pelo avaliador. A classificação é realizada da seguinte forma: 0 = ausência de esboço de contração; 1 = presença de esboço de contração sem movimento articular; 2 = contração leve, mas que não ultrapassa a resistência da gravidade; 3 = movimento ativo em todo o arco de movimento contra a ação da gravidade; 4 = movimento ativo contra uma resistência leve imposta pelo avaliador e 5 = movimento ativo contra uma resistência moderada imposta pelo avaliador.[38]

O Teste do Esfigmomanômetro Modificado (TEM) avalia a força muscular em valores de milímetros de mercúrio (mmHg) e fornece valores objetivos. As vantagens deste tipo de avaliação incluem o baixo custo, a objetividade e a facilidade de utilização, uma vez que os posicionamentos adotados são similares ao teste de força muscular manual.[39-41]

Na realização do TEM para mensuração clínica da força muscular de indivíduos com disfunções neurológicas, devem ser adotadas as seguintes instruções: insuflar o esfigmomanômetro a 100 mmHg para remover possíveis dobras; reduzir a insuflação do esfigmomanômetro até o valor de pré-insuflação de 20 mmHg; solicitar contração submáxima para garantir a compreensão do teste (familiarização do teste); solicitar, após a familiarização, contração isométrica máxima durante 5 segundos e fornecer estímulo verbal durante a contração; registrar o valor encontrado.[39,42]

Abordagem fisioterapêutica

A Organização Mundial da Saúde (OMS) recomenda que a reabilitação pós-AVC seja feita de forma multidisciplinar e pautada no modelo biopsicossocial da CIF. Sendo assim, o fisioterapeuta deve identificar as deficiências em estrutura e função, e considerar também as limitações em atividades e restrições na participação.

A atuação da fisioterapia deve levar em conta a evolução dos conhecimentos em neuroplasticidade e controle motor, bem como a prática baseada em evidências, a fim de manter o foco na *recuperação da função* (reconquista do comportamento motor que foi perdido após a lesão através de reparo neural) e evitar técnicas e comportamentos de compensação (substituição comportamental, ou seja, estratégias alternativas adotadas para concluir a tarefa; exige aprendizagem, porém não há reparo neural).[43-45] Segundo as diretrizes para prescrição de exercícios físicos pós-AVC da American Heart Association (AHA) de 2014, atualizada em 2016, os exercícios precisam ser personalizados de acordo com a tolerância do paciente, estágio de recuperação, ambiente em que ele está inserido e suas preferências de exercícios e atividades.

Em 2016, a AHA[46] apresentou as estratégias e intervenções com maior nível de evidência científica para vários aspectos envolvidos na reabilitação de pacientes com AVC. Em 2021, essas estratégias foram resumidas em 13 recomendações com nível A e B de evidência.[47] Destacam-se as seguintes recomendações:

- Os pacientes devem receber treinamento de mobilidade funcional e de Atividades de Vida Diária (AVD) antes da alta hospitalar.
- Os pacientes devem receber orientações e educação em saúde acerca dos processos que envolvem a reabilitação e prevenção secundária.
- Os pacientes devem ser acompanhados por centros de reabilitação específicos para AVC após a alta.
- Os pacientes com déficit no equilíbrio e medo de quedas devem receber um programa de treinamento e prevenção de quedas.
- Os exercícios devem ser prescritos de forma individual e adaptada à funcionalidade do paciente.
- Devem ser prescritas condutas que minimizem o sedentarismo e aumentem o nível de atividade física após a alta hospitalar.

Em 2022, foram lançadas as diretrizes brasileiras para reabilitação do AVC (parte I), fruto do esforço conjunto dos membros do Departamento Científico de Reabilitação Neurológica da Academia Brasileira de Neurologia, cujo objetivo é orientar os profissionais envolvidos no processo de reabilitação para a redução da incapacidade funcional e aumento da autonomia dos indivíduos pós-AVC. As estratégias incluídas nessas diretrizes abrangem as diferentes fases do AVC: hiperagudo (0-24 horas), agudo (1-7 dias), subagudo precoce (7 dias-3 meses), subagudo tardio (3-6 meses), e fases crônicas (> 6 meses).[48]

Recomendações na fase aguda

A mobilização em altas doses e muito precoce, bem como exercícios fora do leito nas primeiras 24 horas pós-AVC, não são recomendados.[49] Após esse período, pode-se iniciar a mobilização (preferencialmente entre 24 e 48 horas após o evento vascular), caso o paciente não apresente nenhuma contraindicação específica, como condições clínicas instáveis, baixa saturação de oxigênio, fratura de membros inferiores, uso de punção arterial e queda superior a 30 mmHg na pressão arterial ao atingir a posição ereta.[30,48]

As principais metas e objetivos da fisioterapia na fase aguda são: prevenção do descondicionamento, de pneumonias, da intolerância ao ortostatismo e da depressão; avaliar as sequelas motoras e cognitivas; estimular o controle postural e a coordenação motora; e recuperar o movimento voluntário. As condutas indicadas nessa fase são: atividades em sedestação, exercícios para amplitude de movimento articular, treino de sentar e levantar, caminhadas e exercícios leves.

- Intensidade: aumento de 10 a 30 batimentos por minuto na frequência cardíaca (FC) de repouso e escore abaixo de 11 na escala subjetiva de esforço (escala de Borg, que varia de 6 a 20).

Recomendações na fase crônica

Na fase crônica, são indicados exercícios aeróbicos, de força e resistência muscular, de flexibilidade e neuromusculares.

Os exercícios aeróbicos devem envolver vários grupos musculares, com atividades como caminhadas, bicicleta ergométrica, cicloergômetro para membros superiores e inferiores, exercícios funcionais em sedestação e utilização de pedômetros para monitorar o número de passos, com o objetivo de incentivar o aumento da atividade física e diminuir o comportamento sedentário.[30,50]

- Intensidade: 40% a 70% da FC de reserva, 55% a 80% da FC máxima ou 11 a 14 pontos da percepção subjetiva de esforço (escala de Borg).
- Frequência: 3 a 5 vezes por semana.
- Duração: 20 a 60 minutos por sessão (ou sessões de 10 min).

Os exercícios de força e resistência muscular podem ser feitos com pesos, elásticos, caneleiras, aparelhos, treinamento em circuitos e de mobilidade funcional, envolvendo as extremidades e o tronco.

- Frequência: 2 a 3 vezes por semana.
- Intensidade: 1 a 3 séries de 10 a 15 repetições, com 50% a 80% de 1 Repetição Máxima (RM).
- Deve-se aumentar a resistência gradualmente de acordo com a tolerância do paciente.

Para melhorar a flexibilidade, recomendam-se exercícios de alongamento de tronco e extremidades.

- Frequência: 2 a 3 vezes por semana.
- Duração: 10 a 30 segundos por músculo alongado.

Os exercícios neuromusculares incluem exercícios de equilíbrio, coordenação motora, realidade virtual, gameterapia, Tai Chi e Yoga.

- Frequência: 2 a 3 vezes por semana.[30]

Prevenção e tratamento das complicações do AVC

A maioria das intervenções fisioterapêuticas é baseada no aprendizado motor para induzir neuroplasticidade, que se refere à capacidade do cérebro de desenvolver novas interconexões neuronais, adquirir novas funções e compensar deficiências. O treinamento motor após o AVC, quando direcionado para objetivos que sejam relevantes para as necessidades funcionais do paciente, com prática significativa, repetitiva e intensiva, promove plasticidade neural mais intensa.[45,51]

O campo de pesquisa em reabilitação pós-AVC é muito ativo, e novas evidências continuam a surgir, com avanços na reabilitação e na recuperação dos déficits persistentes relacionados à espasticidade, disfunção nos membros superiores e inferiores, ombro doloroso e déficits de mobilidade.[7]

Hemiplegia/hemiparesia

Fraqueza ou paralisia de um lado do corpo, denominada hemiplegia ou hemiparesia, contralateral à lesão encefálica, é comum (80% dos sobreviventes) após o AVC.[52] Cerca de 80% dos pacientes apresentam paresia aguda no membro superior acometido, e apenas um terço desses pacientes tem recuperação completa da função do membro superior. No tratamento do membro superior, há fortes evidências para uso do Treino Orientado à Tarefa, Treinamento Bilateral, Descarga de Peso, Terapia de Contenção Induzida,

Imagética Motora, Terapia do Espelho, Treinamento Assistido por Robótica, Treinamento de AVD e Realidade Virtual.[46,53]

Para o treinamento da marcha e mobilidade, há fortes evidências para caminhadas, exercícios aeróbicos, exercícios de fortalecimento, treinamento assistido por robótica e treinamento com suspensão de peso. A facilitação neuromuscular proprioceptiva (FNP), o Conceito Neuroevolutivo Bobath, a Hidroterapia, a Estimulação Elétrica Funcional (FES) e a Realidade Virtual também são indicados.[46,53] Outro aspecto que deve ser considerado em relação ao treino de marcha é a necessidade do uso de aditamentos. O fisioterapeuta deve avaliar o equilíbrio, assimetrias, bem como paresia/paralisia de um hemicorpo, uma vez que estes fatores são determinantes para a escolha do tipo de aditamento da marcha. Vale destacar que nem todos os pacientes terão indicação para o uso de recursos de auxílio à marcha, mas quando necessário, esses recursos podem contribuir para o processo de recuperação funcional de pacientes pós-AVC.

Dor

A dor no ombro também é comum após um AVC, com prevalência entre 5% e 84% dos casos. Está relacionada principalmente à subluxação do ombro e fraqueza muscular, além de outros fatores como a presença de espasticidade, idade avançada, extinção tátil e propriocepção reduzida no ombro, redução da abdução passiva e rotação externa da articulação glenoumeral, dor no ombro à palpação sobre o tendão dos músculos bíceps e supraespinal, e capsulite adesiva.[46,48] As intervenções para prevenir e tratar a dor no ombro incluem: posicionamento adequado (leve protrusão em alinhamento com o úmero e a escápula), manutenção da amplitude de movimento (ADM) e retreinamento motor. Mobilização com rotação externa e abdução de ombro podem ser benéficos.[46,48]

É recomendado uso de tipoia durante o treinamento de marcha para evitar dor no ombro por tração; deve-se ter cuidado para não tracionar o braço nas transferências. Medidas para analgesia local são indicadas, assim como a injeção de toxina botulínica nos músculos subescapular e peitoral, principalmente se a dor estiver associada à espasticidade. Bandagens funcionais também são recomendadas.[48]

Contratura articular e deformidades

Cerca de 60% dos pacientes hemiparéticos desenvolvem contratura articular no lado acometido no primeiro ano pós-AVC, com contraturas no punho ocorrendo mais comumente em pacientes que não recuperam o uso funcional da mão. A ocorrência de contraturas no cotovelo dentro do primeiro ano está associada à presença de espasticidade nos primeiros 4 meses.[46]

O uso de órtese de tala extensora de mão no repouso, combinado com outros tratamentos, incluindo injeção precoce de toxina botulínica nos flexores do punho e dos dedos, pode ser benéfico na prevenção da contratura de punho. Já o posicionamento do ombro hemiplégico em rotação externa máxima, por 30 minutos por dia, seja na cama ou em uma cadeira, ajuda a prevenir sua contratura. O uso de órteses de tornozelo e pé (AFO) por 30 minutos diários e o posicionamento do tornozelo a 90° com subtalar neutro em repouso à noite contribuem para evitar contraturas.[46,48]

Espasticidade

A prevalência de espasticidade pós-AVC varia de 25% a 43% durante o primeiro ano. O uso de medicação antiespástica e de toxina botulínica associada a cinesioterapia e estimulação elétrica neuromuscular é recomendado. O tratamento com toxina botulínica diminui significativamente a espasticidade em membros superiores e está associado ao aumento da amplitude de movimento.[46]

Quedas

As quedas são frequentes nos pacientes pós-AVC: 70% caem durante os primeiros 6 meses após a alta do hospital ou centro de reabilitação. A avaliação dos fatores de risco é o primeiro passo na prevenção de quedas. A maioria das quedas de indivíduos com AVC durante a hospitalização está associada a transferências e tentativas de atividades sem supervisão, enquanto a maioria das quedas de pacientes que vivem na comunidade está associada a caminhadas. A escala de Berg é preditiva de quedas nesses pacientes, e orientações sobre modificações na ergonomia domiciliar, treinamento de força muscular, equilíbrio e Tai-Chi são indicados na sua prevenção. Limitações na marcha e atividades relacionadas à marcha estão associadas a um aumento no risco de queda.[46]

Inatividade física e sedentarismo

As pessoas que sofreram um AVC passam 81% do dia em repouso, aumentando o risco de intolerância à glicose, diabetes, doenças cardíacas, distúrbios do humor, declínio cognitivo, diminuição da massa muscular, aumento da dependência para atividades diárias, recorrência de AVC e morte. Recomenda-se que todos os indivíduos pós-AVC participem de intervenções de atividade física uma vez que estejam clinicamente estáveis, com monitorização da FC, PA e esforço percebido antes, durante e após a conclusão do treino. Recomenda-se que a intensidade do exercício tenha valores de parâmetros individualizados com base na porcentagem de reserva de FC, porcentagem da FC máxima e percepção individual de esforço. A frequência é de três vezes por semana para exercícios aeróbicos e resistidos, e atividades físicas mais leves nos demais dias. O treinamento aeróbico é recomendado em um programa de reabilitação com a adição de fortalecimento muscular, atividades orientadas a tarefas de controle motor, equilíbrio, marcha e uso funcional do membro superior.[48]

Considerações finais

Apesar de haver diversas diretrizes internacionais e nacionais para o cuidado à pessoa pós-AVC, no Brasil, os indivíduos têm acesso limitado aos serviços de saúde no momento oportuno, por diversos motivos cuja discussão não compete a este capítulo. No entanto, diante desses pacientes, o fisioterapeuta deve utilizar os conhecimentos em neuroplasticidade, controle motor e prática baseada em evidências, considerando os fundamentos mais recentes, de acordo com o estágio da recuperação e os problemas específicos identificados.

Referências

1. Sacco RL, Kasner SE, Broderick JP, Caplan LR, Connors JJ, Culebras A, et al.; American He-art Association Stroke Council, Council on Cardiovascular Surgery and Anesthesia; Coun-cil on Cardiovascular Radiology and Intervention; Council on Cardiovascular and Stroke Nursing; Council on Epidemiology and Prevention; Council on Peripheral Vascular Di-sease; Council on Nutrition, Physical Activity and Metabolism. An updated definition of stroke for the 21st century: a statement for healthcare professionals from the American Heart Association/American Stroke Association. Stroke. 2013 Jul;44(7):2064-89. doi: 10.1161/STR.0b013e318296aeca. Epub 2013 May 7. Erratum in: Stroke. 2019 Aug;50(8):e239. PMID: 23652265.
2. World Health Organization – WHO. WHO methods and data sources for global causes of death 2000-2011. Geneva: World Health Organization; 2013.
3. Campbell BCV, De Silva DA, Macleod MR– et al. Ischaemic stroke. Nat Rev Dis Primers., 2019;5:70. doi.org/10.1038/s41572-019-0118-8.
4. Lotufo PA, Goulart AC, Passos VMA, Satake FM, Souza MFM, França EB, et al. Doença ce-rebrovascular no Brasil de 1990 a 2015: global burden of disease 2015. Rev Bras Epidemi-ol. 2017 Maio;20(Suppl 1):129–41. https://doi.org/10.1590/1980-5497201700050011.
5. Silva GS, Rocha Carolina ECA, Pontes-Neto OM, Mar!ns SO. Stroke care services in Brazil.JStrokeMed.2018Aug;1(1):51–4.htps://doi.org/10.1177/2516608518776162.
6. Torres JL, Andrade FB, Lima-Costa MF, Nascimento LR. Walking speed and home adapta-tions are associated with independence after stroke: a popula-

tion-based prevalence stu-dy. Cien Saude Colet. 2022 Jun;27(6):2153-62. doi: 10.1590/1413-81232022276.13202021.

7. Hebert D, Lindsay MP, McIntyre A, Kirton A, Rumney PG, Bagg S, et al. Canadian stroke best practice recommendations: Stroke rehabilitation practice guidelines, update 2015. Int J Stroke. 2016 Jun;11(4):459-84. doi: 10.1177/1747493016643553. Epub 2016 Apr 14. PMID: 27079654.
8. Bertolucci PHF, et al. Neurologia diagnóstico e tratamento. 2. ed. Barueri: Manole; 2016.
9. Hui C, Tadi P, Patti L. Ischemic Stroke. [Updated 2022 Jun 2]. In: StatPearls [Internet]. Trea-sure Island (FL): StatPearls Publishing; 2022 Jan.
10. Bensenor IM, Goulart AC, Szwarcwald CL, Vieira ML, Malta DC, Lotufo PA. Prevalence of stroke and associated disability in Brazil: National Health Survey--2013. Arq Neuropsiqui-atr. 2015 Sep;73(9):746-50. doi: 10.1590/0004-282X20150115. PMID: 26352491.
11. Rocha E, Rouanet C, Reges D, Gagliardi V, Singhal AB, Silva GS. Intracerebral hemorrhage: update and future directions. Arq Neuropsiquiatr. 2020 Oct;78(10):651-659. doi: 10.1590/0004-282X20200088. PMID: 33146291.
12. Perna R, Temple J. Rehabilitation Outcomes: Ischemic versus Hemorrhagic Strokes. Behav Neurol. 2015;2015:891651. doi: 10.1155/2015/891651. Epub 2015 Jul 12. PMID: 26246694; PMCID: PMC4515256.
13. Hu X, De Silva TM, Chen J, Faraci FM. Cerebral Vascular Disease and Neurovascular Injury in Ischemic Stroke. Circ Res. 2017 Feb 3;120(3):449-71. doi: 10.1161/CIRCRESAHA.116.308427. PMID: 28154097; PMCID: PMC5313039.
14. Luvizutto GJ, Souza LAPS. Avaliação neurológica funcional. Curitiba: Editora Appris; 2020.
15. Rehman AU, Berry J, Siddiqui MA. Post stroke rehabilitation based on SMART goals: a ca-se study. J Exp Integr Med. 2014;4(1):71.
16. Rose D, et al. StrokEDGE II; Outcome Measures Inpatient and Outpatient Rehabilitation: Academy of Neurologic Physical Therapy. Core Set of Outcome Measures for Adults with Neurologic Conditions. ACESSO: SET/2022.
17. Maki T, et al. Estudo de confiabilidade da aplicação da escala de Fugl-Meyer no Brasil. Braz J Phys Ther. 2016 Ago.;10(2):177-83.
18. Riberto M, Miyazaki MH, Jucá SSH, Sakamoto H, Pinto PPN, Battistella LR. Validação da versão brasileira da Medida de Independência Funcional. Acta Fisiatr. 2004 Ago; 11(2):72-6.
19. Riberto M. Orientação funcional para a utilização da MIF. São Paulo (SP): Universidade de São Paulo, Instituto de Medicina Física e Reabilitação do Hospital das Clínicas; 2005.
20. Barros de Oliveira CB, de Medeiros IR, Frota NA, Greters ME, Conforto AB. Balance control in hemiparetic stroke patients: main tools for evaluation. J Rehabil Res Dev. 2008;45(8):1215-26.

21. Benaim C, Perennou DA, Villy J, Rousseaux M, Pelissier JY. Validation of a standardized assessment of postural control in stroke patients: The Postural Assessment Scale for Stro-ke Patients (PASS). Stroke. 1999;30:1862-8.

22. Carod-Artal FJ, et al. The Stroke Impact Scale 3.0 – Evalution of Acceptability, Reliability, and Validity of the Brazilian Version. Stroke. 2008;39:2477-84.

23. Daley K, Mayo N, Wood-Dauphinée S. Reliability of Scores on the Stroke Rehabilitation Assessment of Movement (STREAM) Measure. Physical Therapy. 1999 Jan 1;79(1):8–23.

24. Moore JL, Potter K, Blankshain K, Kaplan SL, ODwyer LC, Sullivan JE. A Core Set of Out-come Measures for Adults With Neurologic Conditions Undergoing Rehabilitation: A Cli-nical Practice Guideline. J Neurol Phys Ther. 2018 Jul;42(3):174-220. doi: 10.1097/NPT.0000000000000229. PMID: 29901487; PMCID: PMC6023606.

25. Whitney SL, Wrisley DM, Marchetti GF, Gee MA, Redfern MS, Furman JM. Clinical measu-rement of sit-to-stand performance in people with balance disorders: validity of data for the Five-Times-Sit-to-Stand Test. Phys Ther. 2005;85(10):1034-45.

26. Mong Y, Two TW, Ng SS. 5-repetition sit-to-stand test in subjects with chronic stroke: reli-ability and validity. Arch Phys Med Rehabil. 2010;91(3):407-13.

27. Miyamoto ST, Lombardi Júnior I, Berg KO, Ramos LR, Natour J. Brazilian version of the Berg balance scale. Braz J Med Biol Res. 2004;37:1411-21.

28. Hiengkaew V, Jitaree K, Chaiyawat P. Minimal detectable changes of the Berg Balance Scale, Fugl-Meyer Assessment Scale, Timed "Up & Go" Test, gait speeds, and 2-minute walk test in individuals with chronic stroke with different degrees of ankle plantarflexor tone. Arch Phys Med Rehabil. 2012;93(7):1201-8.

29. Liaw LJ, Hsieh CL, Lo SK, Chen HM, Lee S, Lin JH. The relative and absolute reliability of two balance performance measures in chronic stroke patients. Disabil Rehabil. 2008;30(9):656-61.

30. Billinger SA, Arena R, Bernhardt J, Eng JJ, Franklin BA, Johnson CM, et al.; American Heart Association Stroke Council; Council on Cardiovascular and Stroke Nursing; Council on Li-festyle and Cardiometabolic Health; Council on Epidemiology and Prevention; Council on Clinical Cardiology. Physical activity and exercise recommendations for stroke survivors: a statement for healthcare professionals from the American Heart Association/American Stroke Association. Stroke. 2014 Aug;45(8):2532-53. doi: 10.1161/STR.0000000000000022. Epub 2014 May 20. PMID: 24846875.

31. Fulk GD, He Y, Boyne P, Dunning K. Predicting home and community walking activity poststroke. Stroke. 2017 Feb;48(2):406–11.

32. Eng JJ, Dawson AS, Chu KS. Submaximal Exercise in Persons with Stroke: Test--Retest Reli-ability and Concurrent Validity with Maximal Oxygen Consumption. Arch Phys Med Rehabil. 2004. doi: 10.1016/S0003- 9993(03)00436-2.

33. Academy of Neurological Physical Therapy. Core Measure: 10 Meter Walk Test. Acesso em: Set/2022.

34. Perry J, et al. Classification of walking handicap in the stroke population. Stroke., 1995;26(6):982-9. Doi: 10.1161/01.STR.26.6.982.

35. Shumway-Cook A, Brauer S, WoollacottM. Predicting the probability for falls in commu-nity-dwelling older adults using the Timed Up & Go Test. Phys Ther. 2000 Sep;80(9):896-903.

36. Andersson AG, Kamwendo K, Seiger A, Appelros P. How to identify potential fallers in a stroke unit: validity indexes of 4 test methods. J Rehabil Med. 2006;38:186-91. doi.org/10.1080/16501970500478023

37. Bohannon RW, Smith MB. Interrater reliability of a Modified Ashworth Scale of muscle spasticity. Phys Ther. 1987;67:206-7.

38. Durfee WK, Iaizzo PA. Rehabilitation and muscle testing. In: Webster JG. Encyclopedia of medical devices and instrumentation. New Jersey: Wiley; 2006.

39. Martins JC, et al. Reliability and validity of the modified sphygmomanometer test for the assessment of strength of upper limb muscles after stroke. J Rehabil Med. 2015;47(8):697-705.

40. Souza LA, Martins JC, Moura JB, Teixeira-Salmela LF, Paula FV, Faria CD. Assessment of muscular strength with the modified sphygmomanometer test: what is the best method and source of outcome values? Braz J Phys Ther. 2014 Mar–Apr;18(2):191–200.

41. Souza LAC, Martins JC, Teixeira-Salmela LF, Godoy MR, Aguiar LT, Faria CDCM. Avaliação da força muscular pelo teste do esfigmomanômetro modificado: uma revisão da literatu-ra. Fisioter Mov. 2013 Abr–Jun;26(2):437–52.

42. Faria CDCM, Aguiar LT, Martins JC. Mensuração clínica da força muscular de pacientes com disfunções neurológicas. In: Associação Brasileira de Fisioterapia Neurofuncional; Faria CDCM, Leite HR, (Orgs.). PROFISIO Programa de Atualização em Fisioterapia Neuro-funcional: Ciclo 7. Porto Alegre: Artmed Panamericana; 2019. p. 11–50.

43. Levin MF, Kleim JA, Wolf SL. What do motor "recovery" and "compensation" mean in pa-tients following stroke? Neurorehabil Neural Repair. 2009 May;23(4):313-9. doi: 10.1177/1545968308328727. Epub 2008 Dec 31. PMID: 19118128.

44. Bernhardt J, Hayward KS, Kwakkel G, Ward NS, Wolf SL, Borschmann K, et al. Agreed defi-nitions and a shared vision for new standards in stroke recovery research: the stroke re-covery and rehabilitation roundtable taskforce. Int J Stroke. 2017 Jul 12;12(5):444-50. https://doi.org/10 1177/1747493017711816.

45. Takeuchi N, Izumi S. Rehabilitation with poststroke motor recovery: a review with a focus on neural plasticity. Stroke Res Treat. 2013;2013:128641. doi: 10.1155/2013/128641. Epub 2013 Apr 30. PMID: 23738231; PMCID: PMC3659508.

46. Winstein CJ, Stein J, Arena R, Bates B, Cherney LR, Cramer SC, et al.; American Heart Asso-ciation Stroke Council, Council on Cardiovascular and Stroke Nursing, Council on Clinical Cardiology, and Council on Quality of Care and Outco-

mes Research. Guidelines for Adult Stroke Rehabilitation and Recovery: A Guideline for Healthcare Professionals from the American Heart Association/ American Stroke Association. Stroke. 2016 Jun;47(6):e98-e169. doi: 10.1161/ STR.0000000000000098.

47. Stein J, Katz DI, Black Schaffer RM, Cramer SC, Deutsch AF, Harvey RL, et al.; American Heart Association/American Stroke Association. Clinical performance measures for stroke rehabilitation: performance measures from the American Heart Association/American Stroke Association. Stroke. 2021;52(10):e675-e700.

48. Minelli C, Bazan R, Pedatella MTA, Neves LO, Cacho RO, Magalhães SCSA, et al. Brazilian Academy of Neurology practice guidelines for stroke rehabilitation: part I. Arq Neuropsi-quiatr. 2022 Jun;80(6):634-52. doi: 10.1590/0004-282X-ANP-2021-0354. PMID: 35946713.

49. AVERT Trial Collaboration group. Efficacy and safety of very early mobilisation within 24 h of stroke onset (AVERT): a randomized controlled trial. AVERT Trial Collaboration group. Lancet. 2015 Ju 4;386(9988):46-55.

50. Polese JC, et al. Google fit smartphone application or Gt3X Actigraph: Which is better for detecting the stepping activity of individuals with stroke? A validity study. J Bodyw Mov Ther. , 2019 Jul. 23(3):461-5.

51. Veerbeek JM, van Wegen E, van Peppen R, van der Wees PJ, Hendriks E, Rietberg M, et al. What is the evidence for physical therapy poststroke? A systematic review and meta-analysis. PLoS One. 2014 Feb 4;9(2):e87987. doi: 10.1371/journal.pone.0087987. PMID: 24505342; PMCID: PMC3913786.

52. LeBrausser NK, Sayers SP, Ouellette MM, Fielding RA. Muscle impairments and behavioral factors mediate functional limitations and disability following stroke. Phys Ther. 2006 Oct;86(10):1342–50.

53. Teasell R. Stroke Rehabilitation Clinician Handbook 2020. EBRS Research Group; 2020.

Capítulo 11

Doenças Neuromusculares

Fernanda Grazielli Mendes
Sergio Luiz Lopez Nusa
Daniel Tadeu Teixeira
Auro Ricarte Lattaro Pedroso
Lisandra Aparecida Caetano

Introdução

As doenças neuromusculares (DNM) são consideradas doenças raras que podem atingir qualquer segmento desde o neurônio motor superior até a fibra muscular. Podem provocar uma alteração na estrutura molecular do próprio músculo, da junção neuromuscular, dos nervos, do corno anterior da medula espinal ou em núcleos motores. Quando algum desses componentes é atingido, gera uma diversidade de repercussões na atividade motora do indivíduo, sendo a fraqueza muscular e a fadiga as mais comuns, afetando diretamente a independência funcional, a autonomia e a qualidade de vida.[1-4]

A progressão das doenças é bastante variável, pois depende do diagnóstico médico específico e de fatores como a idade de início dos sintomas e tratamentos disponíveis. Podem ser agrupadas em adquiridas ou hereditárias, e também classificadas devido à alteração genética ou ao local topográfico da unidade motora, conforme o esquema[3] (Figura 11.1).

A princípio, os sintomas podem surgir em todas as fases da vida, desde os primeiros meses de vida até a fase adulta. Por se tratarem de doenças raras, com início dos sintomas e progressão variáveis, a investigação pode levar anos para ser concluída. O diagnóstico preciso é realizado através da história clínica do paciente e exames físicos para identificar fraqueza muscular, fadiga, dor e contraturas. Eletroneuromiografia (EMG), biópsia de nervo e músculo e exame genético também são fortes aliados para identificação da doença.[5]

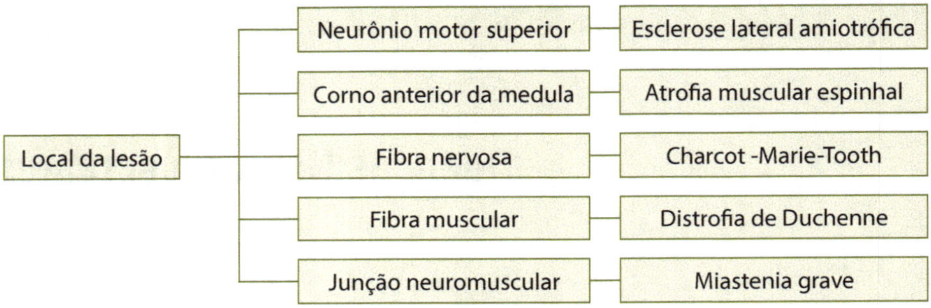

Figura 11.1. Diagnóstico das principais doenças neuromusculares de acordo com o local da lesão.

Devido à fraqueza muscular e às dificuldades em realizar as atividades básicas de vida diária, os indivíduos com DNM tendem à inatividade física, o que pode ser um fator de progressão da doença, dificultando ainda mais a execução das suas atividades. Isso posto, o tratamento fisioterapêutico é uma das principais recomendações para melhorar e manter a funcionalidade e a qualidade de vida das pessoas com DNM.[6] Neste capítulo abordaremos, de maneira geral, a repercussão clínica, as complicações e o tratamento fisioterapêutico das DNM mais prevalentes.

Avaliação, escalas e testes funcionais nas doenças neuromusculares

Dentro das intervenções fisioterapêuticas, é essencial que se tenha uma avaliação bem precisa e individualizada do paciente, pois a utilização de escalas e testes funcionais direcionam o profissional a uma parametrização das condutas, acompanhamento do tratamento e da progressão da doença.[7] A escala mais utilizada para a avaliação dos aspectos funcionais e motores das pessoas com DNM é a Medida da Função Motora (MFM), desenvolvida especialmente para esse público, com o objetivo de mensurar quantitativamente a função motora. Ela possui 32 itens que se dividem em três dimensões, sendo elas: posição em pé e transferências (13 itens), função motora axial e proximal (12 itens), e distal (7 itens), em uma faixa etária extensa (6 a 60 anos de idade).[7,8]

Outros testes funcionais podem ser incorporados na rotina de avaliação desses pacientes, como o teste de caminhada de 6 minutos (TC6M) e o *timed up and go* (TUG). Ambos já foram testados e validados na população com DNM, sendo utilizados, inclusive, como marcadores funcionais.[8] Há escalas motoras e de funcionalidade específicas para algumas DNM, que tem como objetivo considerar as particularidades de cada doença, que citaremos subsequentemente.

Esclerose lateral amiotrófica

A esclerose lateral amiotrófica (ELA) corresponde a uma doença neurodegenerativa que atinge os neurônios motores do córtex cerebral e a medula espinal (neurônios motores superiores e inferiores). Até o momento não possui cura e a expectativa de vida é, em média, de 2 a 5 anos após os primeiros sintomas.[9] Sua causa ainda é desconhecida, porém, é sabido que diversos fatores podem desencadear o processo neurodegenerativo, como: fatores genéticos, contaminação por metais pesados, atividade física em excesso, entre outros.[10,11]

Cerca de 10% dos casos são familiares, onde o início tende a ser mais precoce. Os outros 90% correspondem aos casos esporádicos. A faixa etária de início dos sintomas é entre 58-63 anos para a ELA esporádica, e 47-52 anos para ELA familiar. Contudo, a incidência e a prevalência da doença podem variar de acordo com região e etnia.[10] É uma doença heterogênea, havendo grande variabilidade na evolução clínica, o que torna a sua classificação bastante complexa. A ELA pode ser classificada de acordo com: idade de início (já discutido), fenótipo clínico inicial (espinal ou bulbar) e estágio da doença.[12]

A principal característica da doença é a perda gradual de força muscular, afetando a musculatura esquelética, com prejuízo tanto da musculatura apendicular quanto axial, orofaríngea e respiratória, e gerando repercussões na mobilidade funcional, deglutição e comunicação verbal. Os sintomas principais incluem (além da fraqueza que frequentemente se inicia nas extremidades dos membros), fasciculações musculares, espasticidade, atrofia e hiperreflexia superficial e profunda.[9]

O início do comprometimento depende da região afetada, podendo ser bulbar ou espinal. Normalmente se inicia nas extremidades dos membros (especialmente mãos); contudo, 25% dos casos apresentam comprometimento bulbar, que possui o pior prognóstico. A ELA de início espinal ocorre quando os neurônios motores do córtex ou neurônios motores inferiores são afetados primeiramente, ocasionando alteração no tônus dos membros, em seguida nos músculos da face e, por fim, da deglutição.[11]

Na forma de início bulbar, os primeiros sintomas são disfagia, disartria e distúrbios hipoventilatórios. O quadro compromete a musculatura orofaríngea e o diafragma, cujos motoneurônios encontram-se na região bulbar.[9-11] Alguns dos sintomas respiratórios como dispneia e hipoventilação noturna também se encontram presentes e podem causar cefaleias matinais, ortopneia, dificuldade de concentração, fadiga e sonolência excessivas, gerando um impacto negativo na vida do paciente. Nesses casos é indicado o uso da ventilação mecânica não invasiva, inicialmente para uso noturno, podendo chegar a 24 horas diárias de uso, o que afeta diretamente a capacidade pulmonar, a qualidade de vida e a sobrevida. Alguns pacientes são submetidos à traqueostomia em decorrência da evolução da doença e suas complicações.[12,13]

Atualmente, a escala mais utilizada nessa população é a Amyotrophic Lateral Sclerosis Functional Rating Scale – Revised (ALSFRS-R),[10,14] uma ferramenta clínica validada, de boa confiabilidade, e considerada preditiva de tempo de sobrevida. Na avaliação respiratória é de extrema importância acompanhar a capacidade pulmonar, analisando a capacidade vital forçada (CVF) por meio da espirometria, estando o paciente na posição sentada e em decúbito dorsal. Havendo diferença significativa de uma posição para outra, caracteriza-se a fraqueza de diafragma. A musculatura respiratória necessita de uma avaliação direcionada, utilizando as medidas de pressão inspiratória máxima (PImáx) e pressão expiratória máxima (PEmáx), ambas se configurando como boas indicadoras de evolução da doença e preditoras de mortalidade.[13]

A abordagem desses pacientes é complexa e necessita de uma conduta multiprofissional. A fisioterapia tem como foco lidar com sintomas, e aperfeiçoar a função e a participação do indivíduo, visando à maior qualidade de vida. Estes objetivos são conseguidos por meio da realização de exercícios a fim de evitar desvios posturais, dor e perda muscular, da promoção da independência funcional, da prevenção de quedas, de treinos de marcha específicos com e sem auxílio do terapeuta, ou de dispositivos, respeitando cada etapa da doença.[10,15]

Em relação à função respiratória, o fisioterapeuta necessita observar e ajustar a ventilação do paciente e o uso da máquina de tosse, promovendo higiene brônquica, a fim de evitar infecções respiratórias, e como estratégia, melhorar a capacidade pulmonar.[16] Estudos recentes tentam identificar qual o tipo de exercício mais indicado ou qual a frequência e a intensidade ideais durante as sessões de terapias, porém, ainda não há um consenso sobre a dose necessária para manter a funcionalidade dos pacientes.[15]

Atrofia muscular espinal

Atrofia muscular espinal (AME) é a doença neuromuscular mais comum na infância, com incidência de 1 em 11.000 nascidos vivos, de caráter genético, caracterizada, principalmente, pela fraqueza muscular de membros, tronco e dos músculos respiratórios.[17] É de herança predominantemente autossômica recessiva e ocorre devido a um defeito no *gene de sobrevivência do neurônio motor 1* (SMN1). A ausência desse gene acarreta a falta de expressão da proteína de *sobrevivência do neurônio motor* (SMN), responsável pela manutenção da viabilidade e funcionamento normal do neurônio motor inferior, o que torna a célula instável e provoca sua morte. O lócus da SMN faz parte da região genômica de duplicação invertida no cromossomo 5 humano, que contém um gene semelhante, denominado *gene de sobrevivência do neurônio motor 2* (SMN 2). O SMN 2 é responsável por uma produção menor de SMN e está intacto em todos os pacientes com AME.[18]

O fenótipo na AME varia desde o início dos sintomas pré-natais até a fraqueza em adultos deambulantes. Pode ser classificada com base na idade de início e na gravidade da doença, nos tipos I a IV e através dos marcos motores alcançados (pacientes que não se sentam, pacientes que sentam e pacientes que deambulam).[18]

Em relação ao quadro clínico, o principal sintoma é a fraqueza muscular progressiva, afetando predominantemente a musculatura proximal de membros e tronco, podendo estar presente também em toda a musculatura estriada esquelética.[19] O comprometimento, bem como a dificuldade de realizar tarefas motoras depende da classificação fenotípica e do tempo de evolução da doença.[17]

- AME tipo I: é a forma mais grave; a manifestação dos sintomas ocorre nos primeiros 6 meses de vida, as crianças não adquirem a capacidade de sentar-se pela dificuldade em sustentar tronco e cabeça. Desenvolvem insuficiência respiratória devido à fraqueza do diafragma e demais músculos respiratórios, necessitando de suporte ventilatório contínuo. As complicações ventilatórias são a principal causa de mortalidade.[18-20]
- AME tipo II: os indivíduos são capazes de adquirir a capacidade de sentar-se sem apoio, mas não conseguem realizar a marcha de maneira independente. As complicações respiratórias são mais brandas, mas podem necessitar de suporte ventilatório noturno devido à hipoventilação.[18-20]
- AME tipo III: a criança consegue andar sem nenhum auxílio, algumas adquirem essa habilidade na idade esperada e outras com pouco atraso. Porém, por se tratar de uma doença progressiva, essa capacidade pode ser perdida. Apresentam dificuldades em tarefas como descer e subir escadas e rampas, pular e correr; os problemas respiratórios são menos prevalentes e costumam manifestar-se tardiamente em relação ao tipo II.[18-20]
- AME tipo IV: manifestação dos sintomas geralmente ocorre na vida adulta, e os indivíduos apresentam bom desempenho para realizar a maioria das atividades motoras. A dificuldade pode surgir ao subir e descer escadas; não desenvolvem complicações respiratórias.[18-20]

No exame clínico devem-se realizar as avaliações de resistência, amplitude de movimento, escalas de função motora e testes cronometrados. Algumas escalas utilizadas são a Expanded Hammersmith Functional Motor Scale (HFMSE),[21] que avalia a mobilidade funcional, e a Revised Upper Limb Module for SMA (RULM), para verificar a função de membros superiores, empregadas em crianças maiores e adultos. As escalas Children's Hospital of Philadelphia Infant Test of Neuromuscular Disorders (CHOP INTEND)[22] e Hammersmith Infant Neurological Examination (HINE)[23] são aplicadas em pacientes recém-nascidos.[24] A avaliação respiratória deve conter exame físico, avaliação da função de tosse utilizando pico de fluxo de tosse, espirometria investigando a CVF e análise do estudo do sono, em alguns casos.[24]

O tratamento fisioterapêutico para AME é focado em manter e/ou desenvolver funcionalidade por meio da estimulação motora, cujo objetivo pode variar de acordo com o comprometimento motor apresentado pelo paciente e o grau de funcionalidade atingido por esse indivíduo.[20]

Pacientes que não se sentam (AME I): os objetivos primários são a melhora da função, minimização da deficiência e melhora da tolerância a mudanças de posições. Alongamento com utilização de órteses e talas, ativo-assistido ou passivo, apoios em posição supina/de pé de maneira alternada. Coletes torácicos são indicados para estabilizar a postura e evitar deformidades, como escolioses acentuadas. Órteses de membros inferiores e superiores também possuem o papel de evitar deformidades e preservar amplitudes de movimento.[20,25] A fisioterapia aquática pode ser indicada, com suporte físico e respiratório adequado. A fisioterapia respiratória utilizará de dispositivos como: máquina de tosse, com pressões inspiratórias e expiratórias aumentando gradativamente em 30-40 cmH_2O de pressão positiva ou negativa, ou de acordo com a tolerância do indivíduo, para manter vias aéreas livres e evitar infecções respiratórias; técnicas de insuflação mecânica e uso da ventilação não invasiva (VNI), que podem auxiliar no desenvolvimento da caixa torácica (embora não haja consenso sobre isso na literatura); aspiração oral também pode ser um recurso para evitar complicações.[20,25]

Pacientes que se sentam (AME II e III): as principais metas são prevenir contraturas e escoliose, manter, restaurar ou promover função e mobilidade. Para alongamento, talas e órteses utilizam técnicas de posicionamento e equipamentos auxiliando no treino de ortostatismo, promovendo benefícios para funções corpóreas e saúde óssea. A fisioterapia aquática (concêntrica e excêntrica), exercícios aeróbicos, e de condicionamento geral (com e sem qualquer tipo de resistência) são indicados, desde que incentivem a ativação muscular visando à melhora funcional. Na fisioterapia respiratória, o acompanhamento com avaliações regulares é necessário. O uso da máquina de tosse, VNI e técnicas de insuflação máxima devem ser orientados para cada situação específica, como sinais de hipoventilação ou insuficiência respiratória, prevenir/minimizar distorções da parede torácica e aliviar a dispneia.[20,21]

Pacientes que deambulam (AME III e AME IV): o foco principal será manter, restaurar ou promover função e mobilidade e melhorar equilíbrio e resistência. Os exercícios seguem as mesmas orientações citadas para pacientes que se sentam, com a adição de exercícios de equilíbrio estático e dinâmico.[20,25]

Neuropatia de Charcot-Marie-Tooth

Charcort-Marie-Tooth (CMT) corresponde a um grupo de polineuropatias hereditárias que afeta as funções motoras e sensitivas de forma progressiva, denominada neuropatia motora sensorial hereditária (NMHS). É a doença hereditária mais comum entre as neuropatias periféricas. Os sintomas surgem a partir das alterações genéticas que levam a comprometimento da bainha de mielina ou axônio do nervo periférico.[26] A CMT é dividida em diversos subtipos, sendo as mais comuns as do tipo I, causada por desmielinização, e do tipo II, causada por distúrbio axonal. A classificação é feita por meio da avaliação na velocidade da condução nervosa por EMG: a lentidão na condução indica doença desmielinizante; a redução na amplitude do potencial de ação denota alterações axonais. Pode ser manifestada por diferentes alterações genéticas autossômicas dominantes e recessivas ou ligada ao cromossomo X, com prevalência de 1:2.500 indivíduos na população.[26,27]

A fraqueza muscular é o principal sinal apresentado, afetando predominantemente a musculatura distal dos membros, principalmente inferiores; é causada pela perda de massa muscular, levando a alterações osteomusculares como encurtamentos e deformidades, déficit de equilíbrio e consequente dificuldade para locomoção. Assim, indivíduos com CMT apresentam quedas frequentes. A fraqueza muscular de predomínio distal dos membros superiores pode acarretar dificuldade dos movimentos de motricidade fina e impactar nas atividades da vida diária.[28] As deformidades secundárias ocorrem especialmente em tornozelo e pé; com a progressão da doença, podem surgir alterações estruturais no arco plantar (tornando o pé mais cavo), alteração em varo do retropé ou valgo do antepé, e alteração em equino (mais raros). Pode ocorrer, também, instabilidade na região do tornozelo, que está intrinsecamente relacionada com as deformidades, e leva à frouxidão ligamentar por estresse dos componentes laterais do tornozelo.[29].

Os sintomas sensoriais acometem mais as extremidades dos membros superiores e inferiores, com parestesias, disestesias, hipoestesia superficial e profunda, além de arreflexia ou hiporreflexia tendínea. A hiporreflexia e a hipoestesia térmico-dolorosa são mais comuns. Os sintomas e a idade de início podem variar de acordo com o gene afetado.[28,29]

A escala neuropática Charcot-Marie-Tooth (CMTNS) foi desenvolvida com o objetivo de mensurar a capacidade funcional do indivíduo e a gravidade da doença. A classificação traduz-se em neuropatia leve, moderada e grave, de acordo com a pontuação obtida na escala.[30,31]

A intervenção consiste em terapia fisioterapêutica de suporte para manutenção das funções motoras com o intuito de maximizar a funcionalidade, bem como uso de órteses de posicionamento de tornozelo e pé para prevenir possíveis alterações ortopédicas. Em alguns casos estão indicadas órteses de reação ao solo para melhora da qualidade de marcha, promovendo mais estabilidade, um padrão de marcha mais funcional, e evitando algumas compensações e sinergias inadequadas. O incremento da estabilidade com uso de órteses e recursos terapêuticos é essencial para a melhora do equilíbrio nesses pacientes e para prevenção de quedas. Nas prescrições de exercícios, a fadiga sempre deve ser levada em consideração. Para tratar a diminuição da sensibilidade, a estimulação sensorial tátil e térmica pode ser benéfica.[31,32]

Miastenia grave

Miastenia grave (MG) é a doença mais frequente que afeta a junção neuromuscular (JNM). É caracterizada pela fraqueza muscular e fadiga de um ou mais músculos. Trata-se de uma doença autoimune caracterizada por anticorpos contra a membrana pós-sináptica da JNM. Em cerca de 85% dos casos o anticorpo tem como alvo o receptor de acetilcolina do músculo esquelético (AChR), e nos outros 15%, o alvo é a enzima tirosina-quinase musculoesquelética (MusK) ou a proteína 4 relacionada com o receptor de lipoproteína (PRP4).[33,34]

A MG pode ocorrer em qualquer faixa etária, sendo mais comum nas mulheres; na faixa etária dos 20 aos 34 anos predomina em mulheres, e entre os 60 e 70 anos, nos homens.[35] É classificada de acordo com as diretrizes da Myasthenia Gravis Foundation of America (MFGA) (Tabela 11.1).

As causas da deflagração da reação autoimune na MG ainda são desconhecidas. No caso da produção de anticorpos anti-AChR, podem existir alterações no timo (órgão linfoide situado no mediastino), como hiperplasia e timoma; no caso da produção de anticorpos anti-MuSK, o timo não apresenta alterações.[34,36]

A MG é caracterizada por fadiga e fraqueza muscular crônicas e flutuantes, que, em geral, pioram com a realização de exercícios intensos de longa duração, infecções, ansiedade, estresse emocional e gravidez. A fraqueza muscular pode acometer somente a musculatura dos olhos e pálpebras (forma ocular) ou ser generalizada, podendo atingir qualquer músculo, inclusive a musculatura bulbar, acarretando disfagia e disartria, e a musculatura

Tabela 11.1 Classificação da MG de acordo com a Myasthenia Gravis Foundation of America (MFGA)

Classe I	Fraqueza muscular ocular Fraqueza no fechamento dos olhos Força normal em outros músculos
Classe II	Fraqueza leve em outros músculos além da musculatura ocular Fraqueza muscular ocular de qualquer gravidade
IIa	Predominantemente músculos dos membros, tronco ou ambos são mais acometidos Menor envolvimento dos músculos da orofaringe
IIb	Predominantemente, afeta músculos da orofaringe, músculos respiratórios ou ambos Menor envolvimento dos músculos dos membros, tronco ou ambos
Classe III	Fraqueza moderada em outros músculos, além da musculatura ocular Fraqueza da musculatura ocular de qualquer gravidade
IIIa	Acomete, predominantemente, músculos dos membros, tronco ou ambos Menor envolvimento dos músculos da orofaringe
IIIb	Acomete, predominantemente, músculos da orofaringe, respiratórios ou ambos Menor envolvimento dos músculos dos membros, tronco ou ambos
Classe IV	Fraqueza acentuada, acomete outros músculos além dos oculares Fraqueza da musculatura ocular de qualquer gravidade
IVa	Acomete, predominantemente, músculos dos membros, tronco ou ambos Menor envolvimento dos músculos da orofaringe
IVb	Acomete, predominantemente, músculos da orofaringe, respiratórios ou ambos Menor envolvimento dos músculos dos membros, tronco ou ambos
Classe V	Intubação com ou sem ventilação mecânica, exceto quando usada no manejo rotineiro de pós-operatório O uso de sonda nasogástrica sem intubação coloca o paciente em classe IVb

Fonte: Jaretzki A 3rd, Barohn RJ, Ernstoff RM, *et al.* Myasthenia gravis: recommendations for clinical research standards. Task Force of the Medical Scientific Advisory Board of the Myasthenia Gravis Foundation of America. Neurology. 2000 Jul 12;55(1):16-23. doi: 10.1212/wnl.55.1.16. PMID: 10891897.

respiratória, resultando em insuficiência respiratória.[37,38] A diferenciação entre a miastenia ocular e a miastenia generalizada está especificada na Tabela 11.1[37,38] A crise miastênica é a forma de manifestação mais grave da doença. É caracterizada pela insuficiência respiratória associada à fraqueza muscular acentuada, podendo ser desencadeada por uma infecção respiratória ou uso de sedativos e outros medicamentos que atuem na transmissão neuromuscular. É um quadro potencialmente fatal, mas graças aos avanços clínicos, sua mortalidade tem sido reduzida.[38]

Existem diversas escalas avaliação de funcionalidade, qualidade de vida e progressão da doença em pacientes com MG (Tabela 11.2).[39]

Tabela 11.2. Escalas de avaliação para miastenia grave

The Myasthenia Gravis Foundation of America Classification (MGFA)
The Quantitative Myasthenia Gravis Score (QMGS)
The Mysthenia Muscle Score
The Besta Neurologic Institute Rating Scale for Myasthenia Gravis
The Myasthenia Gravis Activites of Daily Living (MG-ADL)
The Manual Muscle Test (MMT)
The Myasthenia Gravis Composite (MGC)
The Oculo-Bulbar Facil Score
The Myasthenia Gravis Impairmente Index (MGII)
The Myasthenia Gravis Disability Scale (MG-DIS)
The Myasthenia Gravis Quality of Life 60 (MG-QOL60)
The Myasthenia Gravis Quality of Life 15 (MG-QOL15)

Fonte: Barnett C, Herbelin L, Dimachkie MM, Barohn RJ. Measuring clinical treatment response in myasthenia gravis. Neurologic Clinics. 2018 May;36(2):339-53.

Um estudo envolvendo 117 pacientes com MG generalizada mostrou que um programa de exercícios de fortalecimento muscular, durante 8-12 semanas, obteve como resultado o aumento de força e o volume muscular. No entanto, não houve melhora significativa da fadiga, o que parece demonstrar que fadiga e fraqueza muscular representam fatores não relacionadas ou apenas parcialmente relacionadas na MG. Exercícios físicos, isoladamente, não garantem melhora da fadiga.[40]

A musculatura respiratória é crucial na MG, relacionado com a saúde e a qualidade de vida. A fisioterapia respiratória deve estar disponível como parte do tratamento para pacientes com alterações respiratórias, focando em exercício de recondicionamento e melhorando a função pulmonar. Estudos apontam melhora no padrão respiratório, apenas com treino convencional, com tendência à melhora da força da musculatura respiratória.[39,40]

As avaliações dos efeitos de treino de resistência, exercícios aeróbicos e programas de reabilitação mais amplos são, em sua maior parte, baseadas em estudos com pequeno número de pacientes, o que prejudica a comparação entre os estudos; assim, não há consenso sobre qual treino ou protocolo específico (caso exista) é benéfico na MG. Atualmente é recomendado que pacientes com MG clinicamente estáveis realizem exercícios com intensidade moderada por pelo menos 150 minutos por semana.[40] Dessa forma, a abordagem fisioterapêutica terá como objetivo preservar e estimular o ganho de força muscular, promovendo melhora da *performance* motora e do condicionamento físico. Atenção para alteração de padrões respiratórios e prevenção das complicações respiratórias contribuem para melhor qualidade de vida do paciente.[38-40] Mesmo após a estabilização da doença é necessário acompanhamento médico e continuidade do tratamento multidisciplinar.

Distrofia muscular de Duchenne

A distrofia muscular de Duchenne (DMD) é uma doença genética rara, afetando somente os homens. As primeiras manifestações ocorrem na primeira infância e é percebida quando há atraso no desenvolvimento motor. É causada pela deficiência da proteína distrofina, presente na musculatura esquelética, respiratória e cardíaca, levando à perda das fibras musculares por necrose progressiva com substituição por tecido adiposo e fibrose, resultando em fraqueza muscular de caráter progressivo, declínio funcional, complicações respiratórias, cardíacas, perda da mobilidade funcional e da deambulação.[41,42]

É uma doença hereditária ligada ao cromossomo X, de caráter recessivo, que afeta 1 em 5.000 a 6.000 meninos em todo o mundo; mulheres são apenas portadoras do gene da doença e assintomáticas, por carregar um segundo cromossomo X (normal) em seu código genético. O defeito genético presente no gene da distrofina é o responsável pela falta de produção da proteína distrofina, que provoca a perda progressiva das fibras musculares e, consequentemente, fraqueza muscular.[42]

O indivíduo com DMD manifesta os primeiros sintomas em algum período da primeira infância. O atraso no desenvolvimento motor é o primeiro alerta, com demora em adquirir a marcha. Quando começam a deambular, as crianças podem apresentar marcha instável, com propensão a quedas recorrentes, dificuldade para levantar-se do chão, subir e descer escadas. Com a perda das fibras musculares e consequente substituição por tecido adiposo, o músculo cresce em volume, causando falsa impressão de hipertrofia, que é denominada pseudo-hipertrofia, muito presente na musculatura posterior da perna, anteriores de coxa e deltoide. Com o tempo o paciente adota uma postura em pé equino, dificultando a marcha. A perda da capacidade de deambular ocorre progressivamente, com o indivíduo necessitando, inicialmente, do uso de cadeira de rodas para longas distâncias, até ficar restrito à cadeira de rodas para realizar todo o seu deslocamento. Outras alterações clínicas importantes são o comprometimento cardíaco, a hipoventilação, as complicações respiratórias, o surgimento de escolioses e osteoporose.[41,42] A expectativa de vida geralmente é limitada à segunda ou à terceira décadas em decorrência de insuficiência respiratória ou cardiomiopatia. No entanto, com a aplicação de suporte ventilatório em conjunto com uma abordagem de cuidado multidisciplinar, temos obtido uma população adulta de DMD, com pacientes sobrevivendo até a 4ª ou 5ª décadas.[42]

Na fase inicial da doença, avaliações detalhadas e precisas do paciente são necessárias. Recomenda-se realizar essas avaliações uma ou duas vezes ao ano.[43] Para avaliar o grau das limitações funcionais nas tarefas de indivíduos com DMD, são utilizadas as escalas motoras Egen Klassifikation Scale (EK) e Motor Function Measure (MFM), bem o como teste de caminhada de 10 metros, teste de levantar-se do chão, teste de caminha de 6 minutos.[43]

Alongamentos ativos, ativo-assistidos e/ou passivos devem ser realizados, principalmente, em membros inferiores, de 4 a 6 dias por semana, para manutenção da mobilidade. Órteses são indicadas como dispositivos auxiliares.[44] Exercícios para condicionamento muscular devem ser feitos com supervisão. Exercícios aeróbicos de baixa intensidade podem prevenir a comorbidade por desuso e promover melhora no nível funcional. Cicloergômetros de membros inferiores e membros superiores, 15 minutos por dia, 5 vezes por semana, têm um efeito positivo em retardar a progressão da atrofia. É aconselhável evitar exercícios com ênfase na musculatura excêntrica, como pular em uma cama elástica.[45,46] Com a perda de função em membros inferiores, o paciente apresentará maior dificuldade para deambular, necessitando de dispositivos auxiliares.

A função respiratória deve ser objeto de maior atenção, com avaliações por *sniff* nasal, para força da musculatura inspiratória; espirometria para analisar a CVF; força da tosse com a *Peak Flow*; oximetria noturna e capnografia, com a finalidade de evidenciar alterações (como apneias e hipercapnia) e orientar o uso de ventilação não invasiva (VNI) durante a noite. Como intervenção, preconiza-se a manutenção da capacidade ventilatória e de tosse.[47] O manejo respiratório na DMD é indicado por meio de técnicas de recrutamento de volume pulmonar, tosse manual e mecanicamente assistida, e suporte ventilatório. Essas intervenções têm sido associadas à maior expectativa de vida nesses pacientes. As técnicas de recrutamento de volume pulmonar demonstraram melhorar a complacência pulmonar e diminuir significativamente a taxa de declínio da CVF, e pode ser realizada com o ressuscitador manual (AMBU) diariamente, sendo indicada para CVF inferior a 80% do predito.[44]

Outras intervenções fisioterapêuticas com o objetivo de treinar os músculos respiratórios têm sido sugeridas como benéficas na DMD, mas sua efetividade ainda é controversa, já que podem acelerar a fadiga dos músculos enfraquecidos devido ao excesso de trabalho muscular. Além disso, alguns estudos sugerem resultados positivos, enquanto outros demonstram promover mudanças mínimas ou insignificantes na força e resistência muscular. Em teoria, há benefícios em prescrever cuidadosamente o treinamento muscular inspiratório e expiratório na DMD, porém, maiores evidências ainda são necessárias.[44]

Um recurso importante é a tosse assistida, recomendada nos casos de fraqueza muscular abdominal e diafragmática, e que deve ser utilizada uma ou duas vezes ao dia como terapia de manutenção, e aumentada em caso de infecções respiratórias. Pode ser empregada a própria máquina de tosse ou outras técnicas que objetivem uma insuflação máxima dos pulmões, otimizando fase inspiratória da tosse e gerando uma tosse mais eficaz; entre estas, destacamos a respiração glossofaríngea e o empilhamento de ar.[47,48]

Quando o paciente atinge o estágio de perda da marcha, complicações começam a surgir, como musculatura respiratória ineficiente somada a deformidades da caixa torácica. O objetivo aqui será promover independência e atenção respiratória para diminuir morbidade e mortalidade.[44,47] Na parte motora permanece a realização de alongamento e treinos de ortostatismo com dispositivos auxiliares, como órteses longas ou prancha ortostática. O foco nas queixas funcionais se acentua. A hidroterapia pode melhorar a agilidade e auxiliar a movimentação de segmentos mais afetados pela fraqueza muscular através da facilitação que a água promove.[47]

Suporte ventilatório é indicado a partir da redução de 40% do valor predito da CVF. A ventilação diurna assistida é iniciada se $SpO_2 < 90\%$, $pCO_2 > 45$ mmHg ou se sintomas de dispneia estiverem presentes. A abordagem tradicional para o último estágio da doença é introduzir a ventilação por traqueostomia, mas a necessidade e o momento dessa intervenção são objetos de debate. A VNI 24 horas por dia é totalmente factível e representa uma alternativa segura e não invasiva, permitindo ao paciente maior capacidade de fala natural e deglutição. Alguns centros iniciam a VNI e transferem os pacientes para a traqueostomia à medida que sua função pulmonar diminui. A ventilação por traqueostomia torna-se necessária em caso de risco grave de aspiração e infecção respiratória. O uso de oxigenoterapia deve ser feito com cautela, devido ao risco de narcose hipercápnica e apneia.[47,48]

Considerações finais

As pesquisas nas DNM vêm avançando cada vez mais nos últimos anos. Terapias gênicas e medicamentos que possibilitem alterar o curso natural da doença, além de técnicas e recursos que evitem complicações ortopédicas e respiratórias auxiliam, cada vez mais, no aumento de sobrevida e na qualidade de vida desses pacientes. O pilar central da reabilitação deve ser uma abordagem multiprofissional e individualizada, respeitando necessidades e limites do próprio indivíduo.

Referências

1. Dowling JJ, D. Gonorazky H, Cohn RD, Campbell C. Treating pediatric neuromuscular disorders: The future is now. American Journal of Medical Genetics Part A. 2017 Sep 10;176(4):804-41.
2. Mary P, Servais L, Vialle R. Neuromuscular diseases: Diagnosis and management. Orthopaedics & Traumatology: Surgery & Research. 2018 Feb;104(1):S89-95.
3. Morrison B. Neuromuscular diseases. Seminars in Neurology. 2016 Sep 23;36(05):409-18.
4. Reilly MM. Genetic neuromuscular disease. J Neurol Neurosurg Psychiatry. 2002 Dec 1;73(90002):12ii21.
5. Lipa BM, Han JJ. Electrodiagnosis in neuromuscular disease. Physical Medicine and Rehabilitation Clinics of North America. 2012 Aug;23(3):565-87.
6. Wallace A, Pietrusz A, Dewar E, Dudziec M, Jones K, Hennis P, et al. Community exercise is feasible for neuromuscular diseases and can improve aerobic capacity. Neurology. 2019 Mar 8;92(15):e1773-85.
7. Benaïm C, Sacconi S, Fournier-Mehouas M, Tanant V, Desnuelle C. Analyse de validité de la "Mesure de la fonction motrice" (MFM) en pratique de consultation adulte d'un centre de référence pour maladies neuromusculaires. Revue Neurologique. 2010 Jan;166(1):49-53.
8. Iwabe C, Miranda-Pfeilsticker B, Nucci A. Medida da função motora: versão da escala para o português e estudo de confiabilidade. Revista Brasileira de Fisioterapia. 2008 Oct;12(5):417-24.
9. Dal Bello-Haas V. Physical therapy for individuals with amyotrophic lateral sclerosis: current insights. Degenerative Neurological and Neuromuscular Disease. 2018 Jul;8:45-54.
10. Rojas P, Ramírez AI, Fernández-Albarral JA, López-Cuenca I, Salobrar-García E, Cadena M, et al. Amyotrophic lateral sclerosis: a neurodegenerative motor neuron disease with ocular involvement. Frontiers in Neuroscience. 2020;14:566858.
11. Kiernan MC, Vucic S, Cheah BC, Turner MR, Eisen A, Hardiman O, et al. Amyotrophic lateral sclerosis. The Lancet. 2011 Mar;377(9769):942-55.
12. Johnson S. Mechanical ventilation in neuromuscular disorders. Ind J Resp Care. 2017;6(1):769-72.
13. Walsh LJ, Deasy KF, Gomez F, O'Sullivan E, Eustace J, Ryan AM, et al. Use of non-invasive ventilation in motor neuron disease – a retrospective cohort analysis. Chronic Respiratory Disease. 2021 Jan;18:147997312110638.
14. Guedes K, Pereira C, Pavan K, Valério BCO. Cross-cultural adaptation and validation of als functional rating scale-revised in portuguese language. Arq Neuropsiquiatr. 2010 Feb;68(1):44-7.
15. Ortega-Hombrados L, Molina-Torres G, Galán-Mercant A, Sánchez-Guerrero E, González-Sánchez M, Ruiz-Muñoz M. Systematic review of therapeutic

physical exercise in patients with amyotrophic lateral sclerosis over time. International Journal of Environmental Research and Public Health. 2021 Jan 26;18(3):1074.

16. Georges M, Perez T, Rabec C, Jacquin L, Finet-Monnier A, Ramos C, et al. Proposals from a French expert panel for respiratory care in ALS patients. Respiratory Medicine and Research. 2022;81:100901.

17. Chaytow H, Faller KME, Huang Y-T, Gillingwater TH. Spinal muscular atrophy: From approved therapies to future therapeutic targets for personalized medicine. Cell Reports Medicine. 2021 Jul;2(7):100346.

18. Chen T-H. New and developing therapies in spinal muscular atrophy: From genotype to phenotype to treatment and where do we stand? International Journal of Molecular Sciences. 2020 Jan 1;21(9):3297.

19. Deguise M-O, Chehade L, Kothary R. Metabolic dysfunction in spinal muscular atrophy. International Journal of Molecular Sciences. 2021 May 31;22(11):5913.

20. Mercuri E, Finkel RS, Muntoni F, Wirth B, Montes J, Main M, et al. Diagnosis and management of spinal muscular atrophy: Part 1: Recommendations for diagnosis, rehabilitation, orthopedic and nutritional care. Neuromuscular Disorders. 2018 Feb 1;28(2):103-15.

21. Glanzman AM, O'Hagen JM, McDermott MP, Martens WB, Flickinger J, Riley S, et al. Validation of the expanded hammersmith functional motor scale in spinal muscular atrophy type II and III. Journal of Child Neurology. 2011 Sep 21;26(12):1499-507.

22. Glanzman AM, McDermott MP, Montes J, Martens WB, Flickinger J, Riley S, et al. Validation of the Children's Hospital of Philadelphia Infant Test of Neuromuscular Disorders (CHOP INTEND). Pediatric Physical Therapy. 2011;23(4):322-6.

23. Vázquez-Costa JF, Povedano M, Nascimiento-Osorio AE, Moreno Escribano A, Kapetanovic Garcia S, Dominguez R, et al. Validation of motor and functional scales for the evaluation of adult patients with 5q spinal muscular atrophy. European Journal of Neurology. 2022 Sep 13;29(12):3666-75.

24. Pane M, Donati MA, Cutrona C, De Sanctis R, Pirinu M, Coratti G, et al. Neurological assessment of newborns with spinal muscular atrophy identified through neonatal screening. European Journal of Pediatrics. 2022 May 6.

25. Finkel RS, Mercuri E, Meyer OH, Simonds AK, Schroth MK, Graham RJ, et al. Diagnosis and management of spinal muscular atrophy: Part 2: Pulmonary and acute care; medications, supplements and immunizations; other organ systems; and ethics. Neuromuscul Disord. 2018 Mar 1;28(3):197-207.

26. Barreto LCLS, Oliveira FS, Nunes PS, Costa IMP de F, Garcez CA, Goes GM, et al. Epidemiologic Study of Charcot-Marie-Tooth Disease: A systematic review. Neuroepidemiology. 2016;46(3):157-65.

27. Pipis M, Feely SME, Polke JM, Skorupinska M, Perez L, Shy RR, et al. Natural history of Charcot-Marie-Tooth disease type 2A: A large international multicentre study. Brain. 2020 Dec 1;143(12):3589-602.

28. Pisciotta C, Saveri P, Pareyson D. Challenges in treating Charcot-Marie-Tooth disease and related neuropathies: Current management and future perspectives. Brain Sciences. 2021 Oct 29;11(11):1447.

29. Prada V, Hamedani M, Genovese F, Zuppa A, Benedetti L, Bellone E, et al. People with Charcot-Marie-Tooth disease and COVID-19: Impaired physical conditions due to the lockdown. An International cross-sectional survey. Annals of Physical and Rehabilitation Medicine. 2020 Nov;63(6):557-9.

30. Tozza S, Bruzzese D, Severi D, Spina E, Iodice R, Ruggiero L, et al. The impact of symptoms on daily life as perceived by patients with Charcot-Marie-Tooth type 1A disease. Neurological Sciences. 2021 Apr 26;43(1):559-63.

31. Malkes NFDA, Albuquerque PL, Mendonça MMV, Mendonça YMS. Aspectos atuais da fisioterapia nas disfunções sensório-motoras em crianças com síndrome de Charcot-Marie-Tooth. Brazilian Journal of Health Review. 2019;2(4):3147-63.

32. Johnson N, McCorquodale D, Pucillo E. Management of Charcot–Marie–Tooth disease: improving long-term care with a multidisciplinary approach. Journal of Multidisciplinary Healthcare. 2016 Jan;7.

33. Farrugia ME, Goodfellow JA. A practical approach to managing patients with myasthenia gravis — Opinions and a review of the literature. Frontiers in Neurology. 2020 Jul 7;11.

34. Fichtner ML, Jiang R, Bourke A, Nowak RJ, O'Connor KC. Autoimmune pathology in myasthenia gravis disease subtypes is governed by divergent mechanisms of immunopathology. Frontiers in Immunology. 2020 May 27;11.

35. Jaretzki A, Barohn RJ, Ernstoff RM, Kaminski HJ, Keesey JC, Penn AS, et al. Myasthenia gravis: Recommendations for clinical research standards. Neurology. 2000 Jul 12;55(1):16-23.

36. Melzer N, Ruck T, Fuhr P, Gold R, Hohlfeld R, Marx A, et al. Clinical features, pathogenesis, and treatment of myasthenia gravis: a supplement to the Guidelines of the German Neurological Society. Journal of Neurology. 2016 Feb 17;263(8):1473-94.

37. Salari N, Fatahi B, Bartina Y, Kazeminia M, Fatahian R, Mohammadi P, et al. Global prevalence of myasthenia gravis and the effectiveness of common drugs in its treatment: A systematic review and meta-analysis. Journal of Translational Medicine. 2021 Dec;19(1).

38. Wang S, Breskovska I, Gandhy S, Punga AR, Guptill JT, Kaminski HJ. Advances in autoimmune myasthenia gravis management. Expert review of neurotherapeutics. 2018 Jul ;18(7):573-88.

39. Barnett C, Herbelin L, Dimachkie MM, Barohn RJ. Measuring Clinical Treatment Response in Myasthenia Gravis. Neurologic Clinics. 2018 May;36(2):339-53.

40. Gilhus NE. Physical training and exercise in myasthenia gravis. Neuromuscul Disord. 2021 Mar;31(3):169-173. doi: 10.1016/j.nmd.2020.12.004. Epub 2020 Dec 24. PMID: 33461846.

41. Koeks Z, Bladen CL, Salgado D, van Zwet E, Pogoryelova O, McMacken G, et al. Clinical outcomes in Duchenne muscular dystrophy: A study of 5345 patients from the TREAT-NMD DMD global database. J Neuromuscul Dis. 2017;4(4):293-306.

42. Magrath P, Maforo N, Renella P, Nelson SF, Halnon N, Ennis DB. Cardiac MRI biomarkers for Duchenne muscular dystrophy. Biomarkers in Medicine. 2018 Nov;12(11):1271-89.

43. Martinez JAB, Brunherotti MA, Assis MR de, Sobreira CF da R. Validação da escala motora funcional EK para a língua portuguesa. Revista da Associação Médica Brasileira. 2006 Oct;52(5):347-51.

44. Quinlivan R, Messer B, Murphy P, Astin R, Mukherjee R, Khan J, et al. Adult North Star Network (ANSN): Consensus guideline for the standard of care of adults with Duchenne muscular dystrophy. J Neuromuscul Dis. 2021 Nov 2;8(6):899-926.

45. Łoboda A, Dulak J. Muscle and cardiac therapeutic strategies for Duchenne muscular dystrophy: past, present, and future. Pharmacological reports: PR. 2020 Oct 1;72(5):1227-63.

46. Araujo APQC, Carvalho AAS de, Cavalcanti EBU, Saute JAM, Carvalho E, França Junior MC, et al. Brazilian consensus on Duchenne muscular dystrophy. Part 1: diagnosis, steroid therapy and perspectives. Arq Neuropsiquiatr. 2017 Aug;75(8):104-13.

47. Araujo APQC, Nardes F, Fortes CPDD, Pereira JA, Rebel MF, Dias CM, et al. Brazilian consensus on Duchenne muscular dystrophy. Part 2: Rehabilitation and systemic care. Arq Neuro-psiquiatr. 2018 Jul;76(7):481–9.

48. Pennati F, LoMauro A, D'Angelo MG, Aliverti A. Non-invasive respiratory assessment in Duchenne muscular dystrophy: From clinical research to outcome measures. Life. 2021 Sep 10;11(9):947.

Capítulo 12

Traumatismos Cranianos e Medulares

Natalia Padula
Camila Quel de Oliveira
Carlos Bandeira de Mello Monteiro
Lilian Del Ciello de Menezes

Introdução geral

As lesões medulares e encefálicas adquiridas estão entre as principais causas de mortalidade e morbidade, especialmente em adultos jovens. Ambas resultam em déficits significativos que afetam diretamente a saúde, qualidade de vida e participação social desses indivíduos. Os déficits primários decorrentes de traumas raquimedulares e traumatismos cranioencefálicos representam um custo elevado para os sistemas de saúde globais, além dos custos associados aos cuidados com as complicações secundárias resultantes da redução do nível geral de atividade física e da complexidade na reintegração desse indivíduo à sociedade.

Por outro lado, os avanços no acompanhamento médico desses pacientes aumentaram a expectativa de vida e longevidade, o que reforça a importância de abordagens e intervenções no campo da reabilitação. Essas intervenções têm como objetivo não apenas a reabilitação física a curto e médio prazo, mas também a prevenção e promoção da saúde dessas populações ao longo da vida.

Por esse motivo, o fisioterapeuta, como integrante de uma equipe multidisciplinar, deve estar constantemente atualizado sobre as diretrizes de atuação na área, para oferecer aos seus pacientes um programa de reabilitação baseado em evidências, específico e personalizado, que atenda de forma integral às suas demandas e necessidades.

Neste capítulo, abordaremos as duas formas de lesão neurológica mencionadas, considerando definições, etiologias, epidemiologia, déficits primários e complicações secundárias, avaliação e reabilitação.

Trauma raquimedular

Definição

A lesão medular (LM) é definida como o acometimento agudo ou crônico, traumático ou não traumático, dos componentes neurais do canal vertebral, incluindo a medula espinal e a cauda equina. O traumatismo raquimedular (TRM) é a lesão da medula espinal causada por forças externas de impacto de alta velocidade ou forças internas geradas por movimentos bruscos de cabeça ou tronco, resultando em perda de tecido neural, morte de células nervosas, ruptura e desmielinização dos axônios aferentes e eferentes da medula.[1] O TRM pode acarretar perda temporária de funções neurológicas, no caso de concussão, ou déficits permanentes de função sensorial, motora e autonômica, incluindo função vesical, intestinal e sexual.[2,3]

O TRM pode resultar em danos permanentes e devastadores na vida do indivíduo, afetando sua qualidade de vida e acarretando não apenas alterações físicas graves, mas também limitando seus papéis na família, na comunidade e na sociedade em geral.[4] A gravidade dos sintomas e déficits está relacionada ao nível da lesão e à extensão do acometimento da área transversal da medula espinal. De acordo com o nível de lesão, o TRM pode resultar em tetraplegia (quadriplegia) ou paraplegia. E de acordo com a extensão da lesão, o TRM pode ser classificado como lesão completa ou incompleta. A Tabela 12.1 mostra as definições dos termos comumente utilizados na descrição do TRM.

Tabela 12.1. Definições de conceitos na lesão medular e trauma raquimedular

Termo	Significado
Lesão medular	Lesão traumática ou não traumática dos elementos neurais da medula espinal que resulta em déficits sensoriais, motores e autonômicos permanentes ou temporários
Tetraplegia (quadriplegia)	Lesão que acomete os níveis medulares de C1-T1 acarretando redução ou perda da função motora e sensorial dos MMSS, MMII, tronco e órgãos pélvicos
Paraplegia	Lesão que acomete os níveis medulares abaixo de T1 acarretando redução ou perda da função motora e sensorial dos MMII, tronco e órgãos pélvicos
Incompleta	Lesão onde há preservação parcial de movimentos e sensibilidade abaixo do nível de lesão. Dano parcial à medula espinal com preservação da transmissão nervosa abaixo da lesão
Completa	Lesão onde há ausência de movimentos e sensibilidade abaixo do nível de lesão

Continua...

Tabela 12.1. Definições de conceitos na lesão medular e trauma raquimedular – continuação

Termo	Significado
Traumática	Dano à medula espinal é causado por um evento traumático (fatores mecânicos)
Não traumática	Dano à medula espinal é causado por isquemia, câncer, tumor, inflamação (abscesso) e estenose de canal medular
Nível neurológico	Corresponde ao segmento mais distal da medula espinal com função motora e sensitiva normal em ambos os hemicorpos
Nível motor	Corresponde ao segmento mais distal da medula espinal com função motora normal em ambos os hemicorpos
Nível sensitivo	Corresponde ao segmento mais distal da medula espinal com função sensitiva normal em ambos os hemicorpos
Zona de preservação parcial	Corresponde aos segmentos medulares abaixo do nível neurológico em que há presença de função motora e/ou sensitiva

C1: correspondente ao primeiro nível neurológico da região medular cervical; T1: correspondente ao primeiro nível neurológico da região medular torácica; MMSS: membros superiores; MMII: membros inferiores.

Epidemiologia

Os avanços no cuidado médico inicial e na reabilitação desde os anos 1950 têm acarretado redução da mortalidade e aumento da expectativa de vida após um TRM.[5] A morbidade relativa associada ao TRM é alta, e muitos sobreviventes necessitam de longos e repetidos períodos de hospitalização devido às complicações decorrentes da lesão na medula espinal. A maioria das pessoas admitidas ao hospital com um TRM agudo sobrevive e retorna à sociedade, porém entre 4,4% e 16,7% morrem devido à gravidade da lesão.[4]

O TRM pode ocorrer em qualquer idade, mas homens em idade produtiva tendem a ser mais acometidos que mulheres, numa proporção de aproximadamente 4 para 1. A estimativa mundial varia entre 10,4 e 83,0 novos casos por milhão por ano, sendo a causa traumática mais comum os acidentes automobilísticos, seguidos por quedas, violência (ferimento por arma de fogo e arma branca), atividades recreacionais e acidentes relacionados ao trabalho. Um pouco mais da metade dos TRMs envolvem a medula cervical levando a um quadro de tetraplegia, e cerca de 50% das lesões tendem a ser classificadas como completas.[6]

No Brasil, os dados epidemiológicos do TRM são escassos, porém um estudo realizado em 2018 demonstrou dados semelhantes à estimativa mundial, com homens (69%) com idade média de 28 anos (no momento do acidente) sendo mais acometidos. A maioria dos casos registrados foram traumáticos (78,5%), com a principal causa sendo acidentes automobilísticos (40,8%) e violência (17,5%). Quando comparado à prevalência mundial, o Brasil apresentou mais casos de paraplegia (58,5%). O nível educacional das pessoas acometidas foi em sua maioria universitário, incluindo bacharel e pós-graduação (49,5%), com 55% tendo uma renda mensal média de R$1.249,20.[7]

Déficits primários e complicações secundárias

O TRM é uma síndrome incapacitante que pode afetar múltiplos órgãos e sistemas com diversas gravidades. O acometimento mais incapacitante é a perda das funções motoras e sensoriais, resultando em paralisia muscular e/ou perda de sensibilidade completa ou parcial abaixo do nível da lesão medular. Além disso, o TRM afeta a função nervosa autonômica, levando a déficits de função vesical, intestinal, respiratória, cardiovascular e sexual. Esses múltiplos acometimentos não só reduzem a mobilidade, independência e participação social, como também afetam o estado psicológico e bem-estar do indivíduo e de seus familiares, requerendo atenção multiprofissional para que o indivíduo consiga alcançar seu potencial máximo de recuperação.[8-10]

A apresentação clínica do TRM dependerá do nível, grau e tempo de lesão. Um dos determinantes da gravidade do quadro clínico é o nível do segmento medular afetado pelo trauma. Lesões na região medular cervical resultam em perda de movimento e sensibilidade nos membros superiores, tronco e membros inferiores (tetraplegia), podendo incluir o músculo diafragmático e outros músculos importantes para a respiração e controle de tronco. Lesões na região torácica acarretam perda de movimento e sensibilidade no tronco e membros inferiores (paraplegia), enquanto lesões nas regiões lombar e sacral acarretam perda de movimento nos membros inferiores e perda de controle esfincteriano, conforme definições descritas na Tabela 12.1.

Ainda com relação ao nível medular afetado pelo TRM e devido à distribuição anatômica dos tratos motores que percorrem a medula espinal, lesões acima do nível T10-T11 afetam os neurônios motores superiores da medula e resultam em hipertonia muscular (espasticidade), hiperreflexia e clônus nos segmentos corporais abaixo do nível de lesão. Lesões abaixo do nível T11-T12, na região do cone medular ou cauda equina (a depender de variações anatômicas individuais), afetam os neurônios motores inferiores da medula e levam à hipotonia (flacidez) e à hiporreflexia ou arreflexia.

Outro determinante da gravidade do TRM é a área de acometimento transversal da medula espinal (ver Capítulo 1 para noções de Anatomia do SNC). Lesões anatomicamente completas afetam toda a área transversal da medula (transecção completa), acarretando paralisia e perda de sensibilidade profundas abaixo do nível da lesão, e seu quadro clínico está diretamente relacionado ao nível medular afetado. Alguns traumas, no entanto, podem afetar a área transversal da medula espinal parcialmente, provocando lesões incompletas, onde há preservação parcial das funções motoras e sensitivas abaixo do nível de lesão. Nesses casos, os padrões de recuperação e quadro clínico são indefinidos e variáveis.

Com relação ao tempo de lesão, a primeira etapa após um TRM é a fase de *choque medular*, que corresponde a um estado de redução da atividade neurológica e se caracteriza pela completa arreflexia da medula espinal, ausência total da sensibilidade, paralisia completa e perda da motricidade e sensibilidade anal, independentemente de a lesão ser completa ou incompleta. O retorno dos reflexos bulbocavernoso e cutâneo anal indica o término do choque medular, permitindo então a determinação do nível da lesão neurológica causada pelo trauma.[11]

Passada a fase inicial de choque medular, que pode durar de 24 horas a semanas, ocorre a fase de retorno da atividade reflexa medular, que é caracterizada, nas lesões de neurônio motor superior (acima do nível T10-11), por perda parcial ou completa de motricidade, sensibilidade superficial e profunda, surgimento de espasticidade, hiperreflexia, clônus e espasmos nas áreas corporais abaixo do nível de lesão. Além disso, aparecem disfunções autonômicas, vesicais, intestinais e sexuais. Já em lesões de neurônio motor inferior, o quadro de perda motora, sensorial e autonômica é acompanhado de arreflexia ou hiporreflexia, e hipotonia ou flacidez.

Os déficits primários do TRM podem resultar em complicações secundárias em diversos sistemas corporais. A paralisia muscular e falta de sensibilidade tornam os indivíduos mais suscetíveis a úlceras de pressão, que se não tratadas podem evoluir para infecções graves. A falta de movimentação voluntária também pode acarretar problemas ortopédicos como atrofias, contraturas musculares e deformidades articulares, osteoporose e ossificação heterotópica, causando dor, desconforto, alterações posturais e dificuldades de posicionamento em cadeira de rodas.

Indivíduos com lesões em níveis cervicais e torácicos altos (acima de T6) apresentam risco de complicações respiratórias, como pneumonias e atelectasias, diretamente relacionadas ao grau de comprometimento da musculatura respiratória. O risco é maior em lesões cervicais altas (C1 a C4), onde a inervação diafragmática se encontra afetada. É importante ressaltar que indivíduos com lesões cervicais altas (C1 a C3) completas raramente sobrevivem ao TRM devido à falta de inervação diafragmática que impede a função respiratória. Os indivíduos que eventualmente sobrevivem necessitam de ventilação mecânica.

Devido ao acometimento do sistema nervoso autonômico, indivíduos após um TRM podem apresentar alterações vasomotoras, como hipotensão postural, que pode ocorrer em ortostatismo ou em mudanças rápidas de decúbito, sendo mais frequente em indivíduos com lesões acima do nível T6, devido à perda de controle do sistema nervoso simpático e à falta do bombeamento muscular dos membros inferiores responsável pelo retorno venoso. A queda brusca de pressão arterial pode levar a palidez, tonturas e até desmaio. O posicionamento do indivíduo em decúbito dorsal com elevação dos membros inferiores pode auxiliar na redução dos sintomas e estabilizar a pressão arterial.

Outro problema relacionado à falta de controle autonômico é a disreflexia autonômica que pode ter consequências graves como convulsões, acidente vascular encefálico e até morte. Assim como a hipotensão postural, a disreflexia autonômica é mais frequente em indivíduos com lesões acima do nível T6. Ela ocorre por conta da falta de estimulação compensatória do sistema parassimpático e se caracteriza por um aumento súbito da pressão arterial (20-40 mmHg acima da pressão diastólica de repouso) devido a uma intensa vasoconstrição dos grandes vasos viscerais causada pela hiperatividade do sistema nervoso simpático. Comumente, estímulos nociceptivos como distensão vesical e intestinal, estiramentos musculares e cutâneos e infecções podem resultar em um evento de disreflexia. É importante para o fisioterapeuta reconhecer os sinais de disreflexia para que suas consequências graves sejam evitadas. Sinais que podem acompanhar o aumento repentino da pressão arterial incluem bradicardia, dilatação pupilar, piloereção, dor de cabeça, falta de ar, alterações visuais, congestão nasal, sudorese e manchas avermelhadas acima do nível de lesão medular (face e tronco).

Em caso de disreflexia autonômica, para evitar o aumento descontrolado da pressão arterial, o indivíduo deve ser posicionado na postura sentada com apoio de tronco e o terapeuta deve tentar identificar e remover a causa enquanto monitora a pressão arterial e a frequência cardíaca. Se não houver redução da pressão e melhora dos sintomas, deve-se procurar atenção médica.

A longo prazo, a paralisia e redução da mobilidade levam ao sedentarismo e à perda de condicionamento cardiovascular e da capacidade física,[12] tornando os indivíduos mais suscetíveis a doenças cardiovasculares, hipertensão, obesidade, diabetes e hipercolesterolemia.[13-15] Outras comorbidades comuns associadas ao envelhecimento após o TRM são doenças renais, lesões musculoesqueléticas (geralmente em membros superiores), dor e osteoporose.[16]

Avaliação

Classificação funcional, gravidade e prognóstico

A avaliação clínica para classificação e definição do prognóstico funcional após um TRM é realizada pela escala ISNCSCI (International Standards for Neurological Classification of Spinal Cord Injury – Padrões Internacionais de Classificação Neurológica da Lesão Medular), desenvolvida em 1992 e atualizada em 2019 pela ASIA – American Spinal Injury Association). Para mais informações, visite o site https://asia-spinalinjury.org/international-standards-neurological-classification-sci-isncsci-worksheet/.

A escala ISNCSCI (anteriormente conhecida como escala ASIA) envolve a avaliação da função motora através do teste de força muscular manual, avaliação da sensibilidade superficial (dor e toque), e avaliação do reflexo e motricidade anal. O objetivo é determinar o nível neurológico e a gravidade da lesão (completa ou incompleta), conforme as definições descritas na Tabela 12.2.

Tabela 12.2. Classificação neurológica do TRM de acordo com os Padrões Internacionais de classificação Neurológica da Lesão Medular (ISNCSCI)

Classificação neurológica	Descrição
A) Lesão completa	Ausência de função motora ou sensitiva nos segmentos sacrais S4-S5
B) Lesão incompleta	Preservação da sensibilidade e perda da função motora abaixo do nível neurológico, estendendo-se até os segmentos sacrais S4-S5 (tato fino e dor em S4-S5) + ausência de função motora por mais de 3 níveis abaixo do nível motor da lesão em um dos lados do corpo
C) Lesão incompleta	Preservação da função motora abaixo do nível neurológico com a maioria dos músculos chaves abaixo do nível neurológico possuindo grau de força menor ou igual a 3
D) Lesão incompleta	Preservação da função motora abaixo do nível neurológico com a maioria dos músculos chaves abaixo do nível neurológico possuindo grau maior ou igual a 3
E) Normal	Sensibilidade e força motora normal. Recuperação completa dos déficits iniciais

Fonte: https://asia-spinalinjury.org/international-standards-neurological-classification-sci-isncsci-worksheet/

A avaliação neurológica ISNCSCI também permite determinar os níveis neurológico, motor e sensitivo da medula espinal, além da presença ou ausência de zonas de preservação parciais. Esses elementos, juntamente com a classificação neurológica (A-E), não apenas definem o quadro clínico, mas também influenciam o prognóstico após o TRM. Além disso, auxiliam os profissionais de reabilitação na definição de objetivos funcionais para cada indivíduo. Consulte a Tabela 12.1 para mais definições.

Avaliações e instrumentos de acordo com a CIF

A avaliação clínica após um TRM utiliza uma vasta gama de instrumentos validados para monitorar o estado de saúde, capacidade funcional e aspectos psicológicos e sociais.[18] Em 2001, a Classificação Internacional de Funcionalidade, Incapacidade e Saúde (CIF) foi adotada por 191 países como a norma internacional para descrever e avaliar saúde e deficiência, incluindo a LM, tornando-se essencial na avaliação de desfechos de reabilitação.[19]

Os aspectos **estruturais e funcionais** da CIF devem ser avaliados para melhor compreensão do quadro clínico e gravidade da lesão, complementando a avaliação da ISNCSCI. A força muscular deve ser testada não apenas nos músculos-chave, mas em todos os grupos musculares importantes para as atividades funcionais a serem treinadas. Para isso, pode-se utilizar a graduação de 0 a 5 (Medical Research Council)[20] ou realizar testes com dinamômetro. Quanto à sensibilidade, embora os dados da ISNCSCI sejam frequentemente utilizados como referência, o profissional pode avaliar qualitativamente outros tipos de sensibilidade não contemplados na ISNCSCI, como temperatura, nocicepção, propriocepção e sensibilidade tátil profunda. A amplitude de movimento deve ser avaliada quando reduzida e mensurada com goniometria. O tônus muscular normalmente se apresenta alterado nas áreas abaixo da lesão, enquanto a espasticidade pode ser avaliada por meio das escalas de Ashworth modificada ou Escala de Tardieu.[21,22]

Indivíduos com TRM comumente apresentam dor de origem neuropática e/ou musculoesquelética, sendo esta última geralmente associada à sobrecarga muscular e articular. Ao lidar com queixas de dor, é importante não apenas quantificá-la usando a escala visual analógica de dor (EVA),[23] mas também explorar suas características detalhadas: localização, frequência, duração, e fatores agravantes e aliviantes. Mais de 75% dos cadeirantes com lesão medular apresentarão dor no ombro em algum momento da vida; para esses casos, a escala Wheelchair User's Shoulder Pain Index (WUSPI) é específica e amplamente utilizada internacionalmente, embora não tenha sido até o momento validada no Brasil.

Para avaliar o domínio da **atividade**, é importante que o profissional selecione instrumentos de acordo com os objetivos do paciente e as demandas de incapacidades apresentadas nestes domínios, como avaliações de equilíbrio (escalas Berg e MiniBest Test), controle de tronco (teste de alcance funcional e escala de controle de tronco), marcha (teste de caminhada de 10 metros, *Timed up and Go*, Teste de Caminhada de 6 minutos), função manual (Teste de capacidade do membro superior) e atividades de vida diária (Escala de Medida de Independência Funcional específica para Lesão Medular – SCIM).

Finalmente, para avaliar o domínio de **participação** da CIF, é recomendado o uso de escalas de qualidade de vida como a Escala de Qualidade de Vida da Organização Mundial da Saúde – WHOQOL) e o Questionário de Qualidade de Vida -SF-36. Embora existam escalas específicas para integração comunitária (Community Integration Questionnaire and Reintegration to Normal Living Index) e satisfação com a vida (Satisfaction with Life Scale) validadas para lesão medular, até o momento não foram validadas no Brasil. Ainda assim, é de extrema importância que o profissional compreenda o *status* de participação e reintegração social, assim como os fatores ambientais e pessoais que influenciam no processo de reabilitação do paciente.[24]

Reabilitação

Indivíduos com LM requerem não somente cuidados médicos iniciais e reabilitação, mas também acesso contínuo a ambientes acessíveis, cuidados domiciliares apropriados, equipamentos, transporte, emprego e apoio financeiro. A gestão de pessoas com LM é, portanto, complexa, envolvendo diversos serviços de saúde, profissionais e organizações governamentais e não governamentais.[13,25]

A reabilitação de indivíduos com LM pode ser dividida em três fases: aguda, subaguda e crônica. O gerenciamento médico agudo se concentra na minimização de danos neurológicos adicionais à medula espinal e na otimização da recuperação funcional.[25] Durante a fase aguda no ambiente hospitalar, fisioterapeutas especializados iniciam o trabalho com foco na estabilidade clínica, como reabilitação da função respiratória e prevenção de complicações secundárias, como úlceras por pressão e encurtamentos musculares. Essas complicações podem ser evitadas através de posicionamento adequado, mudanças frequentes de posição, mobilização precoce e educação do paciente e familiares sobre o quadro clínico.

A reabilitação física ambulatorial e/ou domiciliar após a LM começa após a alta hospitalar, quando o paciente está clinicamente estável. Esse período pode variar de alguns dias a várias semanas, dependendo da evolução clínica do paciente e da presença de outras lesões, como politraumatismos, ou complicações associadas à LM pelo período prolongado de inatividade e restrição ao leito.[13]

Os principais objetivos durante a reabilitação incluem a redução dos déficits sensório-motores, aquisição de independência nas atividades da vida diária, deambulação e transferências, reintegração social e melhoria da qualidade de vida. Além disso, a reabilitação visa minimizar complicações secundárias, reduzindo os índices de mortalidade e re-hospitalização. Até o momento, há poucos estudos comparativos sobre os efeitos da reabilitação precoce versus tardia; no entanto, estudos de coorte retrospectivos indicam que um intervalo maior entre a lesão e o início da reabilitação está associado a menor recuperação funcional e qualidade de vida. A reabilitação precoce pode reduzir eventos adversos e transtornos psicológicos.[26]

O treinamento neuroreabilitativo, como o exercício, é um tratamento não invasivo baseado na execução repetitiva de tarefas físicas, proporcionando estímulo sensorial às regiões afetadas da medula espinal. Em pacientes com LM, a perda parcial ou total da percepção somatossensorial e/ou do controle motor voluntário são as principais causas de instabilidade postural. Isso, associado à perda súbita do controle das vias aferentes dos segmentos corporais abaixo do nível neurológico da lesão, exige adaptação da representação interna e aquisição de novas estratégias de movimento para controle da postura e domínio das funções motoras.[27]

Além disso, é fundamental adaptar e treinar o manuseio da cadeira de rodas. Em geral, cadeiras mais largas e longas oferecem maior estabilidade e segurança, sendo mais adequadas no início da reabilitação. Cadeiras motorizadas são recomendadas para lesões cervicais mais altas, enquanto as cadeiras manuais são indicadas para lesões abaixo de C6, uma vez que o movimento da cadeira depende da força muscular do ombro e cotovelo. Portanto, diferentes componentes devem ser ajustados individualmente para promover estabilidade e independência de movimento, melhorando a mobilidade do indivíduo.[28]

A transferência independente é um elemento essencial na vida de pacientes com lesão medular. Quando esses pacientes não conseguem realizar transferências ou enfrentam dificuldades devido a fatores como ergonomia da cadeira, dor e possíveis lesões musculoesqueléticas, sua atividade funcional e autonomia são significativamente comprometidas. Por isso, terapeutas concentram-se em capacitar o indivíduo a realizar transferências em pivô com o mínimo ou nenhuma assistência externa (humana ou equipamentos), especialmente durante o período inicial de reabilitação. O treino de transferência deve ser realizado em diferentes contextos, incluindo da cadeira de rodas para a cama, assento do carro e cadeira de banho, além das atividades de vida diária. Recomenda-se que o treino seja feito de 15 a 20 vezes ao dia, no mínimo. Indivíduos com lesão medular abaixo do nível C6 devem ser treinados para realizar transferências independentes, utilizando a musculatura preservada dos MMSS e alavancas de movimento, ou com auxílio de equipamentos como prancha de transferência.

O treino de controle postural na posição ortostática e em posturas verticais altas, como sentar-se, ficar em pé e até mesmo caminhar, é fundamental e deve ser iniciado o mais precocemente possível e com alta frequência. Dependendo do nível e da gravidade da lesão (lesões completas cervicais e torácicas), alguns indivíduos podem não serão capazes de ficar em pé e caminhar sem dispositivos de assistência. Nestes casos, o objetivo primário é utilizar estruturas como barras paralelas ou instrumentos que permitam ao indivíduo adotar posturas altas de forma passiva ou com assistência ativa (sistema de suspensão parcial de peso). O objetivo terapêutico pode não ser necessariamente atingir a independência na ortostasia ou deambulação, mas sim reduzir a espasticidade, prevenir contraturas e melhorar circulação e respiração.[28]

Equipamentos como pranchas ortostáticas e *standing tables* são frequentemente utilizados para facilitar a ortostasia, enquanto órteses podem ser empregadas tanto para suporte postural quanto para marcha. As órteses são dispositivos externos aplicados em segmentos do corpo para ajudar na prevenção de deformidades, manter a amplitude articular e melhorar a função dos membros. Órteses de membros inferiores como de quadril-joelho-tornozelos (HKAFOs), de marcha avançada (ARGOs), de marcha alternada (IRGOs), assim como as órteses Walkabout e a Primewalk são mecanismos utilizados para facilitar a marcha em indivíduos com LM, adaptando-se ao nível funcional de cada paciente. As órteses mais comuns são as ARGOs e IRGOs, que oferecem velocidades de caminhada mais altas, maior comprimento de passos e cadência aumentada, reduzindo o gasto energético durante a marcha para paraplégicos.[29]

Durante a reabilitação, a recuperação da capacidade de caminhar é frequentemente um dos principais objetivos para o paciente.[30] No entanto, o terapeuta deve avaliar se o indivíduo será capaz de alcançar uma marcha funcional ou apenas terapêutica. A marcha funcional envolve a capacidade de deambular de forma independente na comunidade, com ou sem o uso de dispositivos e aparelhos, geralmente alcançada por indivíduos com lesões incompletas e preservação parcial da função motora abaixo do nível de lesão. Já a marcha terapêutica é aquela em que o indivíduo pode recuperar a capacidade de caminhar apenas por alguns metros com assistência, uso de auxiliares e órteses, ou realizar a marcha exclusivamente com assistência de profissionais e equipamentos, como sistemas de suspensão parcial de peso em esteira e dispositivos robóticos.[31]

Independentemente do dispositivo, o ganho gradativo de posturas mais altas, como ortostatismo e marcha, é fundamental e pode ser conquistado de diferentes maneiras. Primeiramente, deve-se avaliar o nível da lesão e a extensão dos déficits para saber se o ortostatismo e a marcha funcionais são objetivos realistas para o paciente. Geralmente, o treino de marcha com objetivo funcional é indicado para indivíduos com lesões cervicais e torácicas incompletas (ISNCSCI C ou D) ou para indivíduos com lesões completas a partir do nível L3. Nesses casos, o treino de marcha convencional é primordial e tão eficaz quanto o treino baseado em recursos tecnológicos, como o treino locomotor com suporte de peso corporal (TLSP) e o uso de robótica.[32]

O TLSP tem sido proposto como uma alternativa para a reabilitação de pessoas com lesão medular (LM), pois atua diminuindo a carga sobre a estrutura musculoesquelética, facilitando a troca de passos. Outras vantagens do TLSP são: menor necessidade de controle de tronco durante a marcha, a possibilidade de realizar o treino em esteira (promovendo maior número e constância de passos), e a permissão para que o terapeuta efetue facilitações manuais para correção da marcha.[33]

Estudos mostram que a estabilidade e a linearidade da esteira, assim como a repetição das passadas, estimulam os circuitos neurais de controle da locomoção, que compõem o chamado gerador central de padrão de nível medular, podendo ser um importante aliado na reabilitação motora. Acredita-se que a estimulação contínua dos geradores centrais de padrão da medula espinal pode desencadear plasticidade neural, proporcionando o aprendizado de um novo padrão de marcha. Outros benefícios verificados após o treino de marcha em esteira são: aumento da força muscular, manutenção ou aumento da densidade óssea, diminuição da frequência cardíaca e aumento do condicionamento físico.[34]

O treino de marcha funcional convencional ou em esteira pode ser associado a outras técnicas para potencializar seus efeitos, como a eletroestimulação. A Estimulação Elétrica Funcional (FES) é uma modalidade terapêutica não invasiva na qual eletrodos aplicados sobre a pele geram um trem de estímulos elétricos que desencadeiam potenciais de ação nos nervos periféricos intactos, ativando contrações musculares em músculos paralisados ou parcialmente inervados. O terapeuta controla os parâmetros aumentando ou diminuindo a intensidade do estímulo. A FES tem sido aplicada em contextos variados, como treinamento de marcha, musculação, reeducação do movimento, treinamento cardiovascular e supressão da espasticidade.[35,36]

Recentemente, estudos que empregaram a estimulação transcutânea da medula espinal (tSCS) têm mostrado resultados promissores na recuperação dos déficits motores e sensitivos após LM, além da melhora da função autonômica. Esse tipo de eletroestimulação não invasiva tem como objetivo estimular os circuitos neuronais da medula, amplificando a atividade elétrica e a excitabilidade neuronal das vias remanescentes após a LM. Os eletrodos são colocados na pele e usados para estimular os circuitos espinais através de uma corrente elétrica.[37]

Outra ferramenta complementar que vem se mostrando um facilitador do desempenho musculoesquelético, até mesmo em indivíduos sem lesão e em atletas, é a plataforma vibratória. Neste aparelho, um dispositivo gera uma vibração sinusoidal e transmite a estimulação mecânica através dos pés para todo o corpo do sujeito. Ajustes adequados nos parâmetros são fundamentais para que estímulos de vibração repetidos e rápidos provoquem contrações reflexas e facilitem a atividade contrátil voluntária dos músculos. O aumento da força é presumível devido ao recrutamento de unidades motoras e contrações evocadas por intervenção vibratória prolongada. Além disso, a vibração aumenta o fluxo de aferências sensoriais, o que pode melhorar a sensibilidade e a percepção nos segmentos abaixo do nível da LM, bem como atuar na adequação dos espasmos e reflexos durante as atividades realizadas na plataforma, sendo os efeitos posteriores ao estímulo ainda uma questão na literatura.[38]

A associação de técnicas terapêuticas convencionais com recursos tecnológicos potencializa os efeitos da reabilitação fisioterapêutica. Inovações como o uso de robótica e exoesqueleto permitem repetições de movimento de alta qualidade, promovem a recuperação funcional e podem potencialmente facilitar a plasticidade adaptativa. Ambos também têm a capacidade de reduzir a carga e o custo dos cuidados terapêuticos.[39]

Geralmente, o uso de uma única forma intervenção pode resultar em recuperação apenas modesta, pois visa somente um aspecto do dano, enquanto os fatores restantes, que impedem ou prejudicam o restabelecimento, não são tratados. Devido à natureza complexa das lesões, várias estratégias terapêuticas são combinadas para tratar os muitos e variados aspectos do TRM.[27]

Tradicionalmente, a reabilitação fisioterapêutica após o TRM utiliza estratégias compensatórias para ensinar o indivíduo a se mover utilizando a musculatura preservada, alavancas e momento para auxiliá-lo a atingir mobilidade e independência, sem focar na recuperação dos movimentos e sensibilidade perdidos. Tal conduta é devida à antiga crença de que, diferentemente do cérebro, a medula espinal seria incapaz de sofrer alterações neuroplásticas que pudessem resultar na recuperação da função motora e sensitiva.[40]

No entanto, nos últimos 30 anos, novos achados científicos demonstraram que a medula espinal possui uma rede neuronal complexa capaz de sofrer modificações fisiológicas em resposta a estímulos sensoriais combinados com o treinamento motor repetitivo e específico.[41]

Com base nessas novas descobertas, surgiram novas terapias com o objetivo de maximizar a recuperação após um TRM. Essa abordagem recebeu o nome de Activity-based therapy (ABT) e se diferencia da abordagem tradicional de reabilitação pós-TRM, uma vez que seu foco é a recuperação sensório-motora das partes corporais paralisadas ou parcialmente paralisadas abaixo do nível de lesão medular. As ABTs se baseiam na evidência científica de que a medula espinal tem a capacidade de aprender e se modificar após lesão em resposta ao treino motor específico e de alta intensidade.[42]

O termo ABT inclui múltiplas intervenções terapêuticas que visam otimizar a função do sistema nervoso, promover a melhora do estado geral de saúde e aumentar a independência e participação após o TRM. Algumas intervenções utilizadas na abordagem ABT são: o treino locomotor em esteira com descarga parcial de peso nos membros inferiores; a estimulação elétrica funcional; o fortalecimento muscular global (dos músculos acima e abaixo do nível de lesão); e atividades que envolvam descarga de peso corporal sobre as extremidades paralisadas ou parcialmente paralisadas em diferentes posturas como "gato", ajoelhada e em pé.[43]

Traumatismo craniano

Definição

O traumatismo craniano (TC) ou traumatismo cranioencefálico (TCE) é definido como um trauma estrutural e/ou interrupção fisiológica da função cerebral devido a uma força externa.[44]

É uma das principais etiologias que compõem o grupo das lesões encefálicas adquiridas (LEA),[45] denominação utilizada para todas as lesões cerebrais que ocorrem após o nascimento. Embora não exista consenso sobre o limite de idade para classificação de uma lesão encefálica após o nascimento, de forma geral, lesões cerebrais ocorridas antes dos dois anos de vida, independentemente da etiologia, são classificadas como paralisia cerebral e, após os dois anos, como lesão encefálica adquirida.

É importante compreender que um traumatismo craniano não é suficiente para considerarmos a ocorrência de uma lesão encefálica. Deve haver o surgimento de pelo menos um dos sinais clínicos após o evento traumático, como: período de perda ou diminuição do nível de consciência, perda de memória, alteração do estado mental, déficits neurológicos ou lesão intracraniana.[46]

A gravidade e a extensão desses sinais determinarão a classificação da gravidade do TCE, conforme ilustrado na Tabela 12.3.

Assim como outras etiologias de LEA, o TCE é considerado um grande problema de saúde, sendo uma das principais causas de incapacidade no mundo. Alguns autores a consideram uma epidemia silenciosa, uma vez que grande parte das ocorrências, classificadas como leves, não são registradas pelos sistemas de saúde devido à não procura de atendimento médico. As lesões classificadas como leves, também denominadas

Tabela 12.3. Descrição dos níveis de gravidade do TCE considerando: exame de imagem, perda e estado de consciência, amnésia pós-traumática e pontuação total na Escala de Coma de Glasgow

Sinal clínico	Leve	Moderado	Grave
Imagem estrutural	Normal	Normal ou anormal	Normal ou anormal
Perda de consciência	0 a 30 min	> 30 min e < 24 h	> 24 h
Alteração de consciência/estado mental	até 24 horas	> 24 h	> 24 h
Amnésia pós-traumática	0 a 1 dia	> 1 dia e < 7 dias	> 7 dias
Escala de Coma de Glasgow	13 a 15	9 a 12	< 9

Fonte: https://www.glasgowcomascale.org

concussões, são comumente subdiagnosticadas, podendo resultar em complicações secundárias importantes que afetam diretamente a qualidade de vida do indivíduo.[46]

Além da classificação pela gravidade, as lesões também podem ser classificadas de acordo com o momento e o tipo de lesão:

- Momento: a lesão que ocorre no momento do trauma devido às forças de impacto sobre o cérebro é denominada *primária*. A sequência de fatores posteriores, decorrentes das alterações estruturais, vasculares e inflamatórias, que resultam em edema, hemorragia, hipertensão intracraniana e morte neural, é denominada *lesão secundária*.
- Tipo de trauma: a lesão pode ser classificada como aberta, quando ocorre penetração do conteúdo neural (p. ex., lesões por projéteis), ou fechada, quando não ocorre penetração (p. ex., queda). Ainda pode ser classificada como direta, quando há contusão e contato com o crânio, ou indireta, quando a lesão é resultante do choque da massa encefálica com o crânio após movimento de aceleração/desaceleração do cérebro. As lesões indiretas leves são causas comuns das concussões; movimentos bruscos geralmente resultam em lesões axonais difusas, que são comumente mais graves.

Epidemiologia

O TCE pode ocorrer em qualquer idade, sendo sua maior incidência e causa de mortalidade em pessoas com menos de 45 anos. Dados globais estimam aproximadamente 1,7 milhão de novos casos por ano, com mais 5,3 milhões de pessoas vivendo com deficiência devido ao TCE somente nos EUA. Globalmente, a incidência de TCE leve é cerca de 100-300 casos por 100.000 indivíduos, enquanto a de TCE grave e moderado é de 12-14 casos e 15-20 casos por 100.000 indivíduos, respectivamente.

Quanto à etiologia, a principal causa de TCE são os acidentes automobilísticos, seguidos das quedas (principal causa em idosos) e traumatismos por causa "violenta", como armas de fogo ou armas brancas. A ocorrência de TCE por atividades esportivas ou de lazer também é relevante, especialmente entre os traumatismos classificados como leves.

No Brasil, de acordo com os dados disponíveis no DATASUS entre 2008 e 2019, ocorreram 1.572.178,00 internações hospitalares relacionadas ao TCE, com uma média anual de 131.014,83 internações e uma incidência de 65,54 por 100 mil habitantes, a qual, em comparação às estimativas globais previamente citadas, pode estar subestimada.[47] Em relação à faixa etária, a maior incidência encontra-se nos adultos acima de 70 anos e adultos jovens, de 20 a 39 anos, sendo as etiologias mais comuns nessas faixas etárias quedas e acidentes automobilísticos, respectivamente, com maior taxa de mortalidade em adultos idosos. A proporção de incidência é de 3,6 para os sexos masculino/feminino em ambas as faixas etárias.

Assim como na lesão medular traumática, o contexto socioeconômico é um fator relevante, uma vez que a incidência de ambos é maior em países subdesenvolvidos. Além disso, os custos relacionados às necessidades de pessoas após um TCE (atendimento médico especializado, medicação, reabilitação multidisciplinar, adaptações domiciliares, auxiliares de marcha, cadeira de rodas, tecnologia assistiva, entre outros) são elevados e muitas vezes incompatíveis com a realidade. Em países desenvolvidos, como a Austrália, esses custos chegam a 8,6 bilhões de dólares, com um custo vitalício de 2,5 milhões a 4,8 milhões de dólares por caso de TCE moderado e grave, respectivamente.[48,49]

Nesse cenário, centros de pesquisa e reabilitação buscam cada vez mais a aplicação das melhores evidências da avaliação ao tratamento, a fim de estabelecer consensos e diretrizes para atuações mais assertivas para essa população, considerando a redução de custos, promoção de saúde e prevenção de comorbidades, apostando na longevidade e reinserção dessas pessoas na sociedade.

Déficits primários e complicações secundárias

Considerando as diferentes classificações e, em especial, as diferentes estruturas que podem ser afetadas após o TCE, existe uma gama de disfunções que podem ocorrer, interferindo na funcionalidade do indivíduo acometido. Neste capítulo, vamos abordar as principais complicações relacionadas à reabilitação física. Contudo, é de extrema importância que os profissionais conheçam as possíveis disfunções associadas ao TCE, bem como as influências de tais alterações na evolução física durante a reabilitação.[50]

Nas concussões ou TCE classificados como leves, as complicações mais comuns são confusão e perda de memória, visão dupla e sensibilidade à luz, tontura, incoordenação, problemas de equilíbrio, dor de cabeça, náusea e vômito, zumbido, entre outras. Tais complicações são geralmente temporárias, com retorno das funções normais após horas ou dias. Contudo, a síndrome pós-concussão pode ocorrer, com persistência desses e outros sintomas por semanas ou meses, como dificuldade em dormir, fadiga, dificuldade de concentração e alterações de personalidade e humor.

Nos casos moderados ou graves, as complicações são persistentes e algumas permanentes. São comuns as alterações físicas (motoras, sensoriais, de coordenação, equilíbrio, espasticidade), cognitivas, comportamentais, autonômicas, alterações de fala e compreensão da linguagem, do sono, ocorrência de convulsões, tonturas e vertigens, dor neuropática, entre outras.

Assim como após o AVC, podemos classificar os déficits motores e/ou sensoriais pela topografia do comprometimento de acordo com as nomenclaturas: tetraparesia, hemiparesia/plegia, dupla hemiparesia, sendo menos comuns a paraparesia/plegia e monoparesia/plegia.

A gravidade dos déficits motores e sensoriais apresenta relação direta com a gravidade do TCE. Tais comprometimentos resultam em alterações funcionais como dificuldade ou inabilidade de andar, manter-se em ortostase ou sentado sem auxílio, dificuldade no alcance e manipulação de objetos, entre outros, que acabam por impactar negativamente as atividades de vida diária, bem como a participação social em atividades rotineiras, de lazer e ocupacionais. Em muitos casos, o indivíduo pode depender parcial ou completamente da ajuda de terceiros para realização das tarefas básicas de sua rotina, bem como necessitar de adaptações em seu contexto, sendo importante que o profissional da reabilitação estenda sua visão para além do ambiente clínico.

Os déficits motores e não motores previamente citados reduzem a mobilidade e o nível de atividade física geral da pessoa pós-TCE. O quadro de inatividade ou estado de sedentarismo resulta em complicações secundárias, como mudanças na composição física (atrofia muscular, aumento do tecido adiposo, osteopenia/osteoporose, sobrepeso/obesidade), que podem estar associadas a alterações metabólicas (diabetes tipo 2, resistência à insulina, dislipidemia), cardiovasculares (hipertensão arterial sistêmica, edemas, trombose venosa profunda, cardiopatias) e musculoesqueléticas (encurtamentos musculares, deformidades, ossificação heterotópica). Essas complicações aumentam a incidência de comorbidades e o custo do tratamento. Além disso, dificultam o engajamento do indivíduo no programa de reabilitação e reduzem a autonomia e independências nas atividades diárias, o que pode resultar em alterações psicossociais importantes.[51-53]

Avaliação

Assim como para as demais populações, no TCE a avaliação inicial deve ser abrangente, específica para o quadro clínico apresentado e individualizada. O fisioterapeuta deve se basear na Classificação Internacional de Funcionalidade (CIF) para a avaliação e prescrição de condutas, selecionando testes, instrumentos e escalas validados que contemplem o indivíduo de forma global, conforme descrito anteriormente neste capítulo e no Capítulo 3.

Classificação funcional, gravidade e prognóstico

Para melhor compreensão do quadro clínico, considerando a gravidade do TCE, extensão dos déficits e possíveis prognósticos, algumas escalas são consideradas padrão-ouro e estão presentes nas avaliações iniciais e no histórico clínico do paciente desde a abordagem hospitalar na fase aguda. Exemplos incluem a *Escala de Coma de Glasgow e a Escala de Níveis Cognitivos Rancho Los Amigos.*

A Escala de Coma de Glasgow, como já citado, está entre os critérios para classificação da gravidade da lesão. É comumente utilizada na fase aguda, desde o primeiro atendimento, para identificação do nível de consciência do indivíduo com danos cerebrais. Na escala, são utilizados quatro indicadores: abertura ocular, resposta verbal, resposta motora e reatividade pupilar. A pontuação total vai de 3 a 15, e quanto menor a pontuação, menor o estado de consciência, com uma nota de corte de 8 considerada como ponto crítico. A escala foi atualizada em 2018, com pequenas modificações, entre elas a adição da opção NT (Não Testável), a alteração da pontuação mínima para 1 e a inclusão da avaliação da reação pupilar, conforme ilustrado na Tabela 12.4.[50]

A *Escala de Níveis Cognitivos do Rancho Los Amigos* é utilizada para descrever os padrões cognitivos e comportamentais encontrados em pacientes com lesão cerebral. Normalmente, é associada à Escala de Coma de Glasgow durante a avaliação inicial e fase aguda, mas também é amplamente utilizada ao longo de todo o processo de recuperação. A escala considera o estado de consciência, bem como a dependência de assistência do indivíduo para realizar suas funções diárias.

A escala é composta de 10 níveis que descrevem a progressão e o avanço para uma maior independência: I a III – despertar, IV a VI – adequar e VII a X – reorganizar, como descrito na Tabela 12.5. É importante esclarecer que a quantidade de tempo gasto em cada nível e o nível máximo alcançado variam entre os indivíduos, podendo haver sobreposição de comportamentos entre dois níveis ou saltos de níveis durante o processo de recuperação.[54]

Tabela 12.4. Descrição das pontuações da Escala de Coma de Glasgow

Indicadores	Resposta observada	Escore
Abertura ocular	Espontânea	4
	Ao comando verbal	3
	À dor (pressão no forame supraorbital ou ponta do dedo)	2
	Nenhuma	1
	NT	NT
Resposta verbal	Orientado e conversando	5
	Desorientado	4
	Palavras	3
	Sons	2
	Nenhuma	1
	NT	NT
Resposta motora	Ao comando	6
	Localiza dor	5
	Flexão normal	4
	Flexão anormal	3
	Extensão	2
	Nenhuma	1
	NT	NT

A ECG pode ser complementada pelo exame de reação pupilar, a fim de fornecer informações sobre a integridade do tronco encefálico, gerando o escore ECG-P

Inexistente = 2: nenhuma pupila reage ao estímulo de luz.

Parcial = 1: apenas uma pupila reage ao estímulo de luz.

Completa = 0: as duas pupilas reagem ao estímulo de luz.

Para calcular o ECG-P, subtrai-se o valor da avaliação pupilar do valor da ECG:

ECG-P = Valor da ECG – Valor da avaliação P

Pupilar = Valor da escala a partir da atualização de 2018

ECG: pontuação mínima: 3 pontuação máxima: 15

ECG-P: pontuação mínima: 1 pontuação máxima: 15

Fonte: https://www.glasgowcomascale.org

Tabela 12.5. Descrição dos níveis da escala Rancho Los Amigos

Nível	Descrição
I	Sem resposta: assistência total. Sem resposta a estímulos externos
II	Resposta generalizada: assistência total
III	Resposta localizada: assistência total
IV	Confuso/agitado: assistência máxima
V	Confuso, inapropriado, não agitado: assistência máxima
VI	Confuso, apropriado: assistência moderada
VII	Automático, apropriado: assistência mínima para habilidades da vida diária
VIII	Com propósito, apropriado: assistência mínima e supervisão
IX	Com propósito, apropriado: assistência mínima e supervisão quando solicitado
X	Com propósito, apropriado: independência modificada

Fonte: https://www.ncbi.nlm.nih.gov/books/NBK448151/

Avaliações e instrumentos de acordo com a CIF

Outros aspectos das **estruturas e funções** devem ser avaliados para melhor compreensão do quadro clínico, de acordo com as complicações físicas apresentadas. A força muscular deve ser testada nos segmentos afetados, utilizando-se a graduação de 0 a 5 (Medical Research Council); a sensibilidade deve ser avaliada segundo dermátomos, de acordo com diferentes tipos de sensibilidade (tátil, discriminativa, proprioceptiva, nociceptiva, temperatura). A amplitude de movimento deve ser avaliada quando se apresenta reduzida, sendo mensurada através de goniometria. O tônus muscular normalmente apresenta-se alterado nos segmentos afetados, e a espasticidade pode ser mensurada através da Escala de Ashworth Modificada ou Escala de Tardieu.

Quando houver queixa de dor, é importante não somente quantificá-la utilizando a Escala Visual Analógica de Dor, mas também compreender suas características, como local, frequência, duração e peculiaridades. Em pacientes com fadiga persistente, pode-se utilizar a Escala Modificada de Impacto de Fadiga (MIFS). Ainda que não seja um aspecto físico, compreender a deficiência cognitiva é essencial para o raciocínio do programa de reabilitação; neste caso, o profissional pode utilizar as escalas Miniexame do Estado Mental (MEEM) ou Montreal Cognitive Assessment (MoCA).

Para avaliação da **atividade e participação**, o profissional deve selecionar escalas e instrumentos de acordo com as incapacidades apresentadas nestes domínios, como: avaliação de equilíbrio (Escalas de Berg e MiniBest Test), controle de tronco (teste de alcance funcional e escala de controle de tronco), marcha (teste de caminhada de 10 metros, Timed up and Go, Teste de Caminhada de 6 minutos), atividades de vida diária (Escala de Medida de Independência Funcional), qualidade de vida (Qualidade de Vida da Organização Mundial da Saúde – WHOQOL) e participação geral (Escala de Classificação de Deficiência).[55-57]

Reabilitação

Considerando as alterações motoras e cognitivas decorrentes de um TCE, várias diretrizes de prática clínica foram desenvolvidas para simplificar a interpretação das evidências científicas existentes e facilitar a compreensão das recomendações para ações multidisciplinares, visando melhorar a saúde e o cuidado da pessoa pós-TCE. Com base nessas diferentes diretrizes, serão apresentadas a seguir as principais recomendações para a prática clínica efetiva no tratamento desses pacientes.[50]

Na fase aguda, ainda no contexto hospitalar, assim como descrito para a LM, o fisioterapeuta deve focar na estabilidade clínica, mobilização precoce para prevenir complicações associadas ao imobilismo, e educar o paciente, familiares e cuidadores sobre o quadro clínico e o processo de reabilitação.

Na fase crônica, além de promover a recuperação física e funcional, o fisioterapeuta deve trabalhar para alcançar a autonomia do paciente nas atividades de vida diária de maneira individualizada, através da prática repetitiva dessas atividades para maximizar a independência e segurança. É essencial também atuar constantemente na prevenção de comorbidades e na promoção de saúde, incentivando a prática regular de exercícios físicos orientados por profissionais especializados.

O trabalho multidisciplinar é fortemente recomendado para organizar um programa de tratamento eficaz, com metas focadas no manejo do TCE e suas consequências. Todas as diretrizes recomendam a importância da educação do paciente sobre as dificuldades fisiológicas e mudanças na vida diária. Nesse aspecto, as medidas educacionais devem incluir informações básicas sobre o cérebro e os efeitos do TCE, a necessidade de reabilitação, serviços de apoio social, prognóstico, possíveis resultados a curto/longo prazo e casos interdisciplinares formais. É importante que o fisioterapeuta esteja apto a atuar na educação em saúde com esses pacientes e seus familiares.

A reabilitação física é recomendada para pessoas com TCE moderado a grave em todas as diretrizes nacionais e internacionais. Inicialmente, é importante enfatizar que as preferências do paciente, quando compreendidas, devem direcionar o programa de reabilitação. Considerar o paciente como indivíduo ativo no processo de reabilitação é essencial para obtenção de melhores resultados. De forma geral, os pacientes participam do programa de reabilitação física com o objetivo de melhorar a força, resistência, mobilidade, equilíbrio e coordenação, em busca de maior independência e autonomia nas atividades de vida diária e ocupacionais.

Associada à centralidade do papel do paciente está a prática baseada em evidências pelos fisioterapeutas e demais profissionais que compõem a equipe multidisciplinar de reabilitação. Para selecionar as intervenções, o fisioterapeuta, além de seguir as diretrizes específicas, deve considerar os dados das avaliações quanto a estruturas e funções, atividade e participação, elaborando um programa de reabilitação individualizado e completo. Existem vários tipos de intervenções terapêuticas, mas a reabilitação funcional específica para a tarefa, baseada na prática de habilidade motoras, segue sendo a intervenção mais efetiva.[58]

Um objetivo comum dos pacientes pós-TCE é voltar a andar o mais precocemente possível.[59] Nesse caso, o terapeuta, a partir de uma avaliação funcional criteriosa, poderá determinar se este é um objetivo factível no momento e, assim, direcionar a reabilitação da marcha de acordo com os objetivos e potencialidades do paciente. Quando a marcha é um objetivo terapêutico, o fisioterapeuta deve focar na recuperação das ações motoras e dos parâmetros temporais e espaciais fundamentais para que o indivíduo possa atingir uma marcha funcional. É importante enfatizar que, além dos benefícios funcionais, o treino de marcha pode beneficiar o estado geral de saúde, reduzindo complicações associadas ao sedentarismo, devendo ser utilizado sempre que possível como estratégia terapêutica.

A falta de atividade física prolongada pode afetar negativamente os sistemas cardiovascular, musculoesquelético, respiratório, psicológico e imunológico de pessoas pós-TCE. Por esse motivo, recomenda-se utilizar uma abordagem de reabilitação mais ativa com retorno gradual à prática de exercícios físicos o mais cedo possível após a lesão.[60] Atividades com parâmetros e dosagem adequados, com objetivo de ganho de força muscular e condicionamento cardiorrespiratório, são importantes. Embora haja poucas evidências na literatura sobre protocolos específicos com descrição de dosagem adequada para essas práticas, os dados reforçam a importância do uso desses exercícios no programa de reabilitação, não apenas para melhora funcional, mas também para prevenção de complicações secundárias.[61]

É importante enfatizar que, em pacientes moderados e graves, é necessária maior atenção no início da reabilitação física, pois alguns pacientes não apresentam autorregulação cerebral e do sistema nervoso autônomo; desta forma, o aumento súbito da pressão arterial durante o exercício pode predispor à ocorrência de hemorragia cerebral e edema. Por este motivo, é importante um monitoramento adequado e decisões multidisciplinares antes do início da reabilitação física.

Além disso, vale reforçar que as melhoras motoras pós-TCE podem ser atribuídas à aprendizagem motora e neuroplasticidade adaptativa com a prática de repetições precisas do movimento desejado. Diretrizes recentes enfatizam a aplicação de tarefas específicas e prática repetitiva intensiva de exercícios funcionais com atividades de transferência e locomoção.[62]

De acordo com uma revisão sistemática sobre reabilitação de membros superiores em pessoas pós TCE,[63] algumas intervenções apresentam destaque. A Terapia por Movimento Induzido por Restrição, que utiliza luvas ou órteses fixadoras colocadas no membro superior menos afetado (o que exige a utilização do membro mais afetado para realizar tarefas funcionais no dia a dia) apresentou resultados positivos, promovendo melhora da funcionalidade e diminuição do comprometimento motor dos membros superiores, com aumento na quantidade e qualidade de uso autopercebido, bem como melhora na coordenação motora fina das mãos.

Outra abordagem que apresentou benefícios foi o uso de jogos em ambientes virtuais, em posição sentada e ortostatismo. Os resultados demonstraram melhora no tempo de movimento, no direcionamento e na execução motora em atividades de alcance, equilíbrio e coordenação.[63] Uma intervenção que surge com grande potencial é o uso da estimulação transcraniana por corrente contínua,[64] a qual tem demonstrado efetividade em diminuir o tempo de reação em tarefas computacionais, aumentar a velocidade para realizar tarefas de alcance e aumentar a amplitude de movimento em cotovelos e punhos.

A reabilitação dos membros inferiores é um foco importante para pessoas pós-TCE não somente por melhorar a funcionalidade estrutural, mas principalmente por viabilizar locomoção e melhorar o desempenho cardiovascular.

A capacidade de manter a estabilidade postural e o equilíbrio durante tarefas estáticas ou dinâmicas é um déficit frequente após lesões encefálicas e está fortemente associada ao risco de quedas e diminuição da participação social. O equilíbrio é fundamental para a função locomotora; atividades de treinamento direcionadas para melhorar o controle postural são objetivos dos programas de reabilitação.[62] Intervenções direcionadas para estabilidade do tronco durante exercícios na postura sentada, progredindo para a postura em pé, são essenciais e devem focar no suporte de peso simétrico, usando várias técnicas de mudança de peso e perturbações posturais: alcançar objetos fora da base de apoio, alternar a base de apoio e treino em superfícies irregulares. Exercícios de equilíbrio estático e estratégias de equilíbrio dinâmico são benéficos, principalmente se associados ao *feedback* visual (informações intrínsecas e extrínsecas do meio ambiente). Outras recomendações para o treino de equilíbrio incluem o uso de objetos em posições mais distantes, mudanças no assento (altura e tamanho da base de suporte ao treinar equilíbrio sentado) e a inclusão de tarefas motivacionais.[59]

Após lesões encefálicas, a capacidade de suportar o peso do corpo durante a caminhada e atividades do dia a dia é prejudicada. Este comprometimento muitas vezes limita o treinamento de caminhada, o que direcionou o desenvolvimento de sistemas de suporte corporal durante o treino de marcha. Esses sistemas são muitas vezes acoplados a uma esteira motorizada para permitir a prática de passos repetitivos e têm sido amplamente utilizados em pessoas pós-TCE.[66] Além disso, os terapeutas muitas vezes fornecem assistência física para permitir passos contínuos e facilitar padrões de passos "típicos" durante o exercício de caminhada. Apesar de evidências não diferenciarem benefícios na utilização de suporte de peso quando comparada à caminhada no solo, a segurança do paciente e a possibilidade de aumentar a frequência cardíaca e obter benefícios cardiovasculares são fatores positivos para a utilização desses suportes como parte do programa de treinamento físico.

A maioria das pesquisas em reabilitação de pessoas pós-TCE fornecem evidências de que a intensidade, frequência e duração da terapia são variáveis importantes, mas o volume e dosagem específicas ainda não foram estabelecidos. No entanto, estudos que empregaram exercícios terapêuticos em alta dosagem (frequência e intensidade) apresentaram resultados superiores aos de intervenções de baixa dosagem. Acredita-se que o volume de prática seja fundamental para neuroplasticidade e recuperação motora após lesões encefálicas.[59-62]

A reabilitação no TCE provavelmente desenvolverá uma compreensão mais refinada do mecanismo de lesão e recuperação, permitindo lidar com a heterogeneidade dessa deficiência de forma mais lógica. Mais importante, é provável que o uso de intervenções combinadas com ênfase em tecnologias como a realidade virtual e estimulação elétrica transcraniana robótica seja o futuro da reabilitação. A tecnologia robótica é uma estratégia promissora, trazendo inovações para os programas de reabilitação, possibilitando uma série de vantagens sobre as abordagens convencionais, como padronização do ambiente de treinamento, suporte adaptável, capacidade de aumentar a intensidade e a dose da terapia, redução da sobrecarga física dos terapeutas, facilitação das terapias e segurança nas atividades.[67]

Considerações finais

Esse capítulo abordou a importância de um programa de reabilitação personalizado, coerente com os objetivos de cada paciente, com base nas evidências científicas atuais. Dessa forma, terapeuta e paciente podem, juntos, alcançar os objetivos estabelecidos no início do programa, independentemente do tipo de lesão neurológica traumática. A alta prevalência das lesões neurológicas resultantes de traumatismos medulares e encefálicos faz com que pacientes com esse tipo de lesão se encontrem constantemente presentes em hospitais, centros de saúde e clínicas especializadas em reabilitação neurológica. De modo geral, as sequelas de ambas resultam em inatividade e restrição da participação social de forma multifacetada, exigindo um trabalho multidisciplinar que aborde todas as necessidades e demandas do paciente com LM ou TCE a curto e longo prazo.

Embora os estudos indiquem o aumento da longevidade nas populações com ambas as formas de traumatismo, as sequelas após as lesões neurológicas comumente levam a comorbidades importantes que prejudicam não apenas o processo de reabilitação, mas podem resultar em doenças crônicas graves (urinárias, cardiovasculares, metabólicas etc.) ou mortalidade precoce. Além disso, a maior incidência de lesões em adultos jovens, cuja etiologia da lesão, na maioria dos casos, é decorrente de acidentes automobilísticos ou quedas, poderia ser evitada. Portanto, o papel do fisioterapeuta, como profissional integrante da equipe de saúde, não se restringe ao programa de reabilitação física, mas se faz importante na educação em saúde. Juntamente com a equipe multidisciplinar, o fisioterapeuta visa à prevenção e à promoção de saúde da população.

Referências

1. Nandoe Tewarie RD, Hurtado A, Bartels RH, Grotenhuis JA, Oudega M. A clinical perspective of spinal cord injury. NeuroRehabilitation. 2010;27(2):129-39.
2. Thurman D, Sniezek J, Johnson D, Greenspan A, Smith S. Guidelines for surveillance of central nervous system injury. US Department of Health and Human Services. Atlanta, GA: Centers for Disease Control and Prevention; 1995.
3. Maynard FM Jr., Bracken MB, Creasey G, Ditunno JF Jr., Donovan WH, Ducker TB, et al. International Standards for Neurological and Functional Classification of Spinal Cord Injury. American Spinal Injury Association. Spinal Cord. 1997;35(5):266-74.
4. Sekhon LH, Fehlings MG. Epidemiology, demographics, and pathophysiology of acute spinal cord injury. Spine (Phila Pa 1976). 2001;26(24 Suppl):S2-12.
5. Krause JS. Factors associated with risk for subsequent injuries after traumatic spinal cord injury. Arch Phys Med Rehabil. 2004;85(9):1503-8.
6. Wyndaele M, Wyndaele JJ. Incidence, prevalence and epidemiology of spinal cord injury: what learns a worldwide literature survey? Spinal Cord. 2006;44(9):523-9.
7. Faleiros F, Marcossi M, Ribeiro O, Tholl A, Freitas G, RibeiroM. Epidemiological profile of spinal cord injury in Brazil. J Spinal Cord Med. (2022; doi: 10.1080/10790268.2021.1947679.
8. Barker RN, Kendall MD, Amsters DI, Pershouse KJ, Haines TP, Kuipers P. The relationship between quality of life and disability across the lifespan for people with spinal cord injury. Spinal Cord. 2009;47(2):149-55.
9. Wirth B, van Hedel HJ, Kometer B, Dietz V, Curt A. Changes in activity after a complete spinal cord injury as measured by the Spinal Cord Independence Measure II (SCIM II). [Erratum appears in Neurorehabil Neural Repair. 2008 Nov-Dec;22(6):769]. Neurorehabil Neural Repair. 2008;22(3):279-87.
10. Zampa A, Zacquini S, Rosin C, Bizzarini E, Magrin P, Saccavini M. Relationship between neurological level and functional recovery in spinal cord injury patients after rehabilitation. Europa Medicophysica. 2003;39(2):69-78.
11. Sousa EPD de, Araujo OF de, Sousa CLM, Muniz MV, Oliveira IR, Neto NGF. Principais complicações do Traumatismo Raquimedular nos pacientes internados na unidade de neurocirurgia do Hospital de Base do Distrito Federal. Comun Ciênc Saúde. 2013;24(4):321-30.

12. Haisma JA, Post MW, van der Woude LH, Stam HJ, Bergen MP, Sluis TA, et al. Functional independence and health-related functional status following spinal cord injury: a prospective study of the association with physical capacity. J Rehabil Med. 2008;40(10):812-8.
13. Harvey LA. Physiotherapy rehabilitation for people with spinal cord injuries. J Physiother. 2016 Jan 1;62(1):4-11.
14. Bauman WA, Spungen AM. Metabolic changes in persons after spinal cord injury. Phys Med Rehabil Clin N Am. 2000;11(1):109-40.
15. Galea MP. Spinal cord injury and physical activity: preservation of the body. Spinal Cord. 2012;50(5):344-51.
16. Bauman WA, Spungen AM. Body composition in aging: Adverse changes in able-bodied persons and in those with spinal cord injury. Top Spinal Cord Inj Rehabil. 2001;6(3):22-36.
17. American Spinal Injury Association (ASIA). International Standards for Neurological Classification of SCI (ISNCSCI) Worksheet. 2019 Disponível em: https://asia-spinalinjury.org/international-standards-neurological-classification-sci-isncsci-worksheet/
18. Meyers AR, Andresen EM, Hagglund KJ. A model of outcomes research: spinal cord injury. Arch Phys Med Rehabil.81(12 Suppl 2):S81-90.
19. Biering-Sorensen F, Scheuringer M, Baumberger M, Charlifue SW, Post MWM, Montero F, et al. Developing core sets for persons with spinal cord injuries based on the International Classification of Functioning, Disability and Health as a way to specify functioning. Spinal Cord. 2006;44(9):541-6.
20. Peek K. Muscle strength in adults with spinal cord injury: a systematic review of manual muscle testing, isokinetic and hand held dynamometry clinimetrics, The JBI Database of Systematic Reviews and Implementation Reports. 2014 May;12(5):349-429. doi: 10.11124/jbisrir-2014-1503.
21. Benz EN, Hornby TG, Bode RK, Scheidt RA, Schmit BD. A physiologically based clinical measure for spastic reflexes in spinal cord injury. Arch Phys Med Rehabil. 2005;86:52-59. http://www.ncbi.nlm.nih.gov/pubmed/15640989
22. Patrick E, Ada L. The Tardieu Scale differentiates contracture from spasticity whereas the Ashworth Scale is confounded by it. Clin Rehabil. 2006 Feb;20(2):173-82. doi: 10.1191/0269215506cr922oa. PMID: 16541938.
23. Delgado DA, Lambert BS, Boutris N, et al. Validation of Digital Visual Analog Scale Pain Scoring With a Traditional Paper-based Visual Analog Scale in Adults. J Am Acad Orthop Surg Glob Res Rev. 2018;2(3):e088. Published 2018 Mar 23. doi: 10.5435/JAAOSGlobal-D-17-00088.
24. Steeves JD, Lammertse D, Curt A, Fawcett JW, Tuszynski MH, Ditunno JF, et al.; International Campaign for Cures of Spinal Cord Injury Paralysis. Guidelines for the conduct of clinical trials for spinal cord injury (SCI) as developed by the ICCP panel: clinical trial outcome measures. Spinal Cord. 2007 Mar;45(3):206-21. doi: 10.1038/sj.sc.3102008. Epub 2006 Dec 19. PMID: 17179972.

25. Zlotolow DA, Lipa B, Pahys JM. Team Approach: Treatment and Rehabilitation of Patients with Spinal Cord Injury Resulting in Tetraplegia. JBJS Reviews. 2019 Apr 1;7(4):e2.

26. Fehlings MG, Tetreault LA, Aarabi B, Anderson P, Arnold PM, Brodke DS, Burns AS. A clinical practice guideline for the management of patients with acute spinal cord injury: recommendations on the type and timing of rehabilitation. Global Spine J. 2017;7(3 Suppl):231S-238S.

27. Sandrow-Feinberg HR, Houlé JD. Exercise after spinal cord injury as an agent for neuroprotection, regeneration and rehabilitation. Brain Res. 2015 Sep 4;1619:12-21.

28. Wirz M, van Hedel HJ. Balance, gait, and falls in spinal cord injury. Handb Clin Neurol, 2018;159:367-84.

29. Karimi MT, Amiri P, Esrafilian A, Sedigh J, Fatoye F. Performance of spinal cord injury individuals while standing with the Mohammad Taghi Karimi reciprocal gait orthosis (MTK-RGO). Australas Phys Eng Sci Med. 2013;36(1):35-42.

30. Ditunno PL, Patrick M, Stineman M, Ditunno JF. Who wants to walk? Preferences for recovery after SCI: a longitudinal and cross-sectional study. Spinal Cord. 2008 Jul;46(7):500-6.

31. Scivoletto G, Di Donna V. Prediction of walking recovery after spinal cord injury. Brain Res Bull. 2009 Jan 15;78(1):43-51.

32. Burns AS, Marino RJ, Kalsi-Ryan S, Middleton JW, Tetreault LA, Dettori JR, Mihalovich KE, et al. Type and timing of rehabilitation following acute and subacute spinal cord injury: a systematic review. Global Spine J. 2017 Sep;7(3_suppl):175S-94S.

33. Borin JS, Capelari TV, Goldhardt MG, Issa MC, Santos DA, Cechetti F. Advantage in muscle activation in gait with support of body weight in spinal cord injury. Fisioterapia em Movimento. 2018;31.

34. Dutra CM, Dutra CM, Moser AD, Manffra EF. Locomotor training with partial body weight support in spinal cord injury rehabilitation: literature review. Fisioterapia em Movimento. 2013;26:907-20.

35. Rattay F, Resatz S, Lutter P, Minassian K, Jilge B, Dimitrijevic MR. Mechanisms of electrical stimulation with neural prostheses. Neuromodulation: Technology at the Neural Interface. 2003 Jan;6(1):42-56.

36. Sivaramakrishnan A, Solomon JM, Manikandan N. Comparison of transcutaneous electrical nerve stimulation (TENS) and functional electrical stimulation (FES) for spasticity in spinal cord injury-A pilot randomized cross-over trial. J Spinal Cord Med. 2018 Jul 4;41(4):397-406.

37. Megia Garcia A, Serrano-Muñoz D, Taylor J, Avendaño-Coy J, Gómez-Soriano J. Transcutaneous spinal cord stimulation and motor rehabilitation in spinal cord injury: a systematic review. Neurorehabil Neural Repair. 2020 Jan;34(1):3-12.

38. Ji Q, He H, Zhang C, Lu C, Zheng Y, Luo XT, He C. Effects of whole-body vibration on neuromuscular performance in individuals with spinal cord injury: A systematic review. Clin Rehabil. 2017 Oct;31(10):1279-91.

39. Mekki M, Delgado AD, Fry A, Putrino D, Huang V. Robotic rehabilitation and spinal cord injury: a narrative review. Neurotherapeutics. 2018;15(3):604-17.
40. Brown JM, Deriso DM, Tansey KE. From contemporary rehabilitation to restorative neurology. Clin Neurol Neurosurg. 2012;114(5):471-4.
41. Edgerton VR, Tillakaratne NJ, Bigbee AJ, de Leon RD, Roy RR. Plasticity of the spinal neural circuitry after injury. Annu Rev Neurosci. 2004;27:145-67.
42. Behrman AL, Ardolino EM, Harkema SJ. Activity-Based Therapy: From Basic Science to Clinical Application for Recovery After Spinal Cord Injury. J Neurol Phys Ther. 2017;41 Suppl 3 Supplement, IV STEP Special Issue:S39-S45.
43. Backus D, Apple D, Hudson L. Systematic Review of Activity-Based Interventions to Improve Neurological Outcomes after SCI January 1998 – March 2009. In: Disability Research Right to Know:. (n.d.);
44. Lee SY, Amatya B, Judson R, Truesdale M, Reinhardt JD, Uddin T, et al. Clinical practice guidelines for rehabilitation in traumatic brain injury: a critical appraisal. Brain Inj. 2019;33(10):1263-71. doi: 10.1080/02699052.2019.1641747.
45. Jolliffe L, Lannin NA, Cadilhac DA, et al. Systematic review of clinical practice guidelines to identify recommendations for rehabilitation after stroke and other acquired brain injuries. BMJ Open. 2018;8:e018791. doi: 10.1136/bmjopen-2017-018791.
46. Van Baalen B, Odding E, Maas AI, Ribbers GM, Bergen MP, Stam HJ. Traumatic brain injury: classification of initial severity and determination of functional outcome. Disabil Rehabil. 2003 Jan 7;25(1):9-18. doi: 10.1080/dre.25.1.9.18. PMID: 12554388.
47. Randhall Bruce Kreismann Carteri, Ricardo Azevedo da Silva. Incidência hospitalar de traumatismo craniencefálico no Brasil: uma análise dos últimos 10 anos. Rev Bras Ter Intensiva. 2021;33(2):282-9.
48. Humphreys I, Wood RL, Phillips CJ, Macey S. The costs of traumatic brain injury: a literature review. Clinicoecon Outcomes Res. 2013;5:281-7. doi: 10.2147/CEOR.S44625.
49. Tuck D Traumatic brain injury [Internet]. Brain Foundation. 2014. [accessed 2018 Mar 21]. http://brainfoundation.org.au/wp-content/uploads/2015/05/Tuck-David-Traumatic-BrainInjury.pd.
50. Iaccarino MA, Bhatnagar S, Zafonte R. Rehabilitation after traumatic brain injury. Handb Clin Neurol. 2015;127:411-22. doi: 10.1016/B978-0-444-52892-6.00026-X. PMID: 25702231.
51. Dizdar D, Tiftik T, Kara M et al. Risk factors for developing heterotopic ossification in patients with traumatic brain injury. Brain Inj. 2013;27:807-11.
52. Hamel RN, Smoliga JM. Physical Activity Intolerance and Cardiorespiratory Dysfunction in Patients with Moderate-to-Severe Traumatic Brain Injury. Sports Med. 2019 Aug;49(8):1183-98. doi: 10.1007/s40279-019-01122-9. PMID: 31098990.
53. Fann JR, Hart T, Schomer KG. Treatment for depression after traumatic brain injury: a systematic review. J Neurotrauma. 2009 Dec;26(12):2383-402. doi: 10.1089/neu.2009.1091. PMID: 19698070; PMCID: PMC2864457.

54. Lin K, Wroten M. Ranchos Los Amigos. [Updated 2022 Aug 22]. In: StatPearls [Internet]. Treasure Island (FL): StatPearls Publishing; 2022 Jan-. Disponível em: https://www.ncbi.nlm.nih.gov/books/NBK448151/

55. Lee SY, Amatya B, Judson R, Truesdale M, Reinhardt JD, Uddin T, et al.Clinical practice guidelines for rehabilitation in traumatic brain injury: a critical appraisal. Brain Inj. (2019;33(10):1263-71. doi: 10.1080/02699052.2019.1641747.

56. Al-Hassani A, Strandvik GF, El-Menyar A, Dhumale AR, Asim M, Ajaj A, et al. Functional Outcomes in Moderate-to-Severe Traumatic Brain Injury Survivors. J Emerg Trauma Shock. 2018 Jul-Sep;11(3):197-204. doi: 10.4103/JETS.JETS_6_18. PMID: 30429628; PMCID: PMC6182963.

57. McCulloch KL, de Joya AL, Hays K, Donnelly E, Johnson TK, Nirider CD, et al. Outcome Measures for Persons with Moderate to Severe Traumatic Brain Injury: Recommendations From the American Physical Therapy Association Academy of Neurologic Physical Therapy TBI EDGE Task Force. J Neurol Phys Ther. 2016 Oct;40(4):269-80.

58. Malá H, Rasmussen CP. The effect of combined therapies on recovery after acquired brain injury: Systematic review of preclinical studies combining enriched environment, exercise, or task-specific training with other therapies. Restor Neurol Neurosci. 2017;35(1):25-64. doi: 10.3233/RNN-160682. PMID: 27858724.

59. Bland DC, Zampieri C. Damiano DL. Effectiveness of physical therapy for improving gait and balance in individuals with traumatic brain injury: a systematic review. Brain Inj. 2011;25(7-8):664-79.

60. Königs M, Beurskens EA, Snoep L, Scherder EJ, Oosterlaan J. Effects of Timing and Intensity of Neurorehabilitation on Functional Outcome After Traumatic Brain Injury: A Systematic Review and Meta-Analysis. Arch Phys Med Rehabil. 2018 Jun;99(6):1149-59.e1. doi: 10.1016/j.apmr.2018.01.013. Epub 2018 Feb 8. PMID: 29428344.

61. Hassett L, Moseley AM, Harmer AR. Fitness training for cardiorespiratory conditioning after traumatic brain injury. Cochrane Database Syst Rev. 2017 Dec 29;12(12):CD006123. doi: 10.1002/14651858.CD006123.pub3. PMID: 29286534; PMCID: PMC6486048.

62. McMilla A, Baer G, Beattie A, Carson A, Edwards M, Evans J, , et al. Brain injury rehabilitation in adults: a national clinical guideline [Internet]. Edinburgh: SIGN Guidelines, 2013. http://www.sign.ac.uk.

63. Subramanian SK, Fountain MK, Hood AF, Verduzco-Gutierrez M. Upper Limb Motor Improvement after Traumatic Brain Injury: Systematic Review of Interventions. Neurorehabil Neural Repair. 2022 Jan;36(1):17-37. doi: 10.1177/15459683211056662. Epub 2021 Nov 12. PMID: 34766518.

64. Syed UE, Kamal A. Video game-based and conventional therapies in patients of neurological deficits: an experimental study. Disabil Rehabil Assist Technol. 2021;16:332-9.

65. Kang EK, Kim DY, Paik NJ. Transcranial direct current stimulation of the left prefrontal cortex improves attention in patients with traumatic brain injury: a pilot study. J Rehabil Med. 2012;44:346-50.

66. Hornby TG, Reisman DS, Ward IG, Scheets PL, Miller A, Haddad D, et al; and the Locomotor CPG Appraisal Team. Clinical Practice Guideline to Improve Locomotor Function Following Chronic Stroke, Incomplete Spinal Cord Injury, and Brain Injury. J Neurol Phys Ther. 2020 Jan;44(1):49-100. doi: 10.1097/NPT.0000000000000303. PMID: 31834165.

67. Gassert R, Dietz V. Rehabilitation robots for the treatment of sensorimotor deficits: a neurophysiological perspective. J Neuroeng Rehabil. 2018 Jun 5;15(1):46. doi: 10.1186/s12984-018-0383-x. PMID: 29866106; PMCID: PMC5987585.

Capítulo 13

Doenças Neurodegenerativas

Vivian Farahte Giangiardi
Luciano Alves Leandro
Sheila de Melo Borges

Introdução

As doenças neurodegenerativas são distúrbios caracterizados por um declínio progressivo da função motora e/ou cognitiva, causadas por perdas de neurônios do Sistema Nervoso Central (SNC). Essas perdas podem ocorrer devido a distúrbios genéticos, metabólicos e/ou tóxicos.[1,2] Essas doenças podem ser classificadas de acordo com as características clínicas primárias (p. ex., demência, parkinsonismo ou doença do neurônio motor), pela distribuição anatômica da neurodegeneração (p. ex., degenerações frontotemporais, distúrbios extrapiramidais ou degenerações espinocerebelares) ou pela principal anormalidade molecular.[1]

Os distúrbios neurodegenerativos mais comuns são causados por amiloidoses, tauopatias, α-sinucleinopatias e proteinopatias TDP-43.[1] As anormalidades proteicas nesses distúrbios geralmente causam modificações nas estruturas onde estão instaladas. Evidências experimentais crescentes sugerem que conformadores de proteínas anormais podem se espalhar de célula para célula ao longo de caminhos anatomicamente conectados, o que pode, em parte, explicar padrões anatômicos específicos observados em autópsias.[1] Avanços recentes nas pesquisas moleculares facilitaram o esclarecimento da fisiopatologia das doenças neurodegenerativas. Esses avanços demonstram que alterações patológicas em níveis moleculares e celulares precedem o início clínico dos distúrbios neurodegenerativos em vários anos, ressaltando a necessidade de iniciar intervenções antes do surgimento dos sintomas neurológicos.[1,2]

O diagnóstico das doenças neurodegenerativas é um desafio. Estudos epidemiológicos no Brasil sobre condições como demências, parkinsonismos e doenças cerebelares são escassos e a maioria deles está concentrada na região Sudeste do país, o que dificulta um panorama completo da situação no resto do país.[3,4] A falta de homogeneidade dos critérios diagnósticos nos estudos epidemiológicos é um tema que precisa ser mais bem explorado. Além disso, o diagnóstico adequado é importante para as intervenções, incluindo políticas de prevenção e tratamento da doença.[5] Tudo isso está associado a um melhor estabelecimento de estratégias para intervenções e prioridades de pesquisa com foco nos pacientes, familiares e cuidadores.[5]

As intervenções mais comuns estão subdivididas em medicamentosas, algumas vezes cirúrgica, e, em sua grande maioria, no tratamento conservador, caracterizado por intervenções da área de reabilitação, composta pela fonoaudiologia, terapia ocupacional e fisioterapia.[2] Está bem documentado na literatura que os exercícios melhoram a produção de fatores neurotróficos, neurotransmissores e hormônios em pessoas com doenças neurodegenerativas. Os exercícios físicos sensibilizam o sistema nervoso parassimpático (SNP), Sistema Nervoso Autônomo (SNA) e SNC, promovendo processos como a plasticidade sináptica, neurogênese, angiogênese e autofagia, além de otimizar as respostas neuroendócrinas e fisiológicas ao estresse psicossocial e físico.[2] Esses efeitos são conhecidos por gerar fatores de neuroproteção, com benefícios nos aspectos cognitivos (incluindo a memória), sono e humor; crescimento de novos vasos sanguíneos no sistema nervoso, e a redução do estresse, ansiedade, neuroinflamação e resistência à insulina.[2]

A fisioterapia utiliza a cinesioterapia, que é a terapia baseada em movimentos, através de exercícios ou atividades físicas. Esse processo terapêutico contribui para a reabilitação de pacientes com doenças neurodegenerativas. Sua atuação demanda processos que facilitam o movimento à medida que as perdas são verificadas, acentuadas ou quando ocorre a desorganização desse movimento. Assim, a melhoria do movimento e da segurança são, geralmente, os focos principais no cuidado a pacientes com doenças neurodegenerativas e nas deficiências e restrições de participação que isso acarreta.[6] Por se tratar de mecanismos relacionados ao movimento, profissionais fisioterapeutas encontram um cenário desafiador e, ao mesmo tempo, inovador, diante de possibilidades de avaliação e tratamento na construção de novos rumos para a reabilitação neurológica.

Este capítulo está estruturado de maneira a possibilitar a compreensão das características das principais doenças neurodegenerativas que acometem adultos e idosos, das principais formas de avaliação disponíveis na literatura, além das particularidades e similaridades das estratégias fisioterapêuticas utilizadas para cada condição degenerativa.

Demência

Demência ou Transtorno Neurocognitivo Maior (TNM) é um termo genérico para designar um prejuízo da capacidade de memória, raciocínio e tomada de decisões, que interfere nas atividades cotidianas.[7,8] As demências apresentam como característica a degeneração difusa do córtex cerebral.[9] O diagnóstico de demência é caracterizado pela existência de *déficit* de pelo menos dois domínios cognitivos, como memória, linguagem, função executiva, atenção, praxia, habilidade visuoespacial, entre outros, ou de alterações cognitivas e comportamentais associadas que tenham impacto negativo sobre a funcionalidade do indivíduo.[8] A incidência acumulada das demências estimada para pessoas com mais de 60 anos é de 52,8 por 1.000, e a taxa de incidência é de 17,1 por 1.000 pessoas/ano.[10] A doença de Alzheimer (DA) é o subtipo mais frequente e representa 60%-80% de todos os casos, seguida pela demência vascular (DV) e outras demências neurodegenerativas, como a demência com corpos de Lewy (DCL) e a demência frontotemporal (DFT). Outros subtipos de demências apresentam frequências abaixo de 1%, e os indicadores epidemiológicos disponíveis não são muito robustos.[3]

Em relação às demências neurodegenerativas, foco deste capítulo, o fisioterapeuta deve identificar as diferenças clínicas, bem como as limitações e as potencialidades funcionais do paciente. A seguir, destacamos algumas condições clínicas das principais demências neurodegenerativas. A atuação fisioterapêutica deve considerar os diferentes tipos de demência, sendo essencial a distinção das demências potencialmente reversíveis daquelas de caráter irreversível, como as demências neurodegenerativas.[11]

A DA é o tipo de demência mais comum na população idosa, caracterizada pela presença de *déficit* cognitivo, especialmente associado à perda de memória (na sua forma típica), sendo este um importante fator de risco para alterações no desempenho motor.[12] Além disso, sinais motores precoces estão relacionados a um declínio rápido e de mau prognóstico da doença.[13] A perda progressiva da memória, a desorientação temporal e espacial, o prejuízo da função executiva, da atenção, da linguagem, a dificuldade de reconhecimento das pessoas, as alterações de comportamento e o prejuízo funcional são características clínicas marcantes desta demência. Embora o declínio cognitivo seja o principal marcador clínico da demência,[14]nas últimas décadas, vários estudos indicam que as alterações de mobilidade, marcha e força de preensão palmar estão presentes desde os estágios iniciais de DA.[11] Assim, o tratamento fisioterapêutico, discutido mais adiante nesse capítulo, deve estimular atividades motoras e cognitivas, especialmente nas fases mais leves e moderadas da doença.[11] Na fase avançada, o paciente apresenta sinais extrapiramidais (rigidez, alterações posturais e da marcha), mioclonias e reflexos primitivos, que trazem como consequência prejuízos funcionais importantes e a síndrome do imobilismo.

A DCL é inicialmente identificada pela presença de parkinsonismo e, em seguida, diferencia-se clinicamente da demência pela doença de Parkinson (DP) pela chamada "regra de 1 ano". Essa regra baseia-se no início temporal dos sintomas motores em relação aos cognitivos; ou seja, na demência da DP, os sintomas motores precedem o início da demência em até pelo menos um ano,[16] diferentemente da DCL. Trata-se de uma demência com prejuízo cognitivo (atenção, função executiva e visuoperceptual), que apresenta sintomas neuropsiquiátricos (alucinações visuais e em outras modalidades sensoriais, delírios sistematizados, apatia, agressão, ansiedade e depressão), além de alterações motoras associadas ao parkinsonismo, quedas e hipotensão postural.[17]

A DFT engloba distúrbios clínicos como mudanças no comportamento, linguagem, função executiva e, muitas vezes, sintomas motores.[18] Os tipos de DFT estão relacionados à linguagem, como na afasia progressiva primária (APP), bem como aos distúrbios da função motora (movimento ou músculo) associados ou não ao distúrbio do comportamento, ou de linguagem, sendo elas: a Esclerose Lateral Amiotrófica (ELA), Síndrome Corticobasal (SCB) e Paralisia Supranuclear Progressiva (PSP).[9,19]

Dentre os sintomas motores, estão incluídos comportamentos repetitivos simples (p. ex., bater palmas, estalar os lábios), comportamentos mais complexos (p. ex., percorrer rotas fixas ou idas repetitivas ao banheiro), apatia motora (diminuição do impulso para se mover), dificuldade de execução de atividade funcional (pela dificuldade de função executiva)[18]. Tais sintomas podem estar associados à doença do neurônio motor (Sinais do Neurônio Motor Superior: hiperreflexia, resposta plantar extensora, espasticidade; Sinais do Neurônio Motor Inferior: fraqueza, atrofia muscular, fasciculações) e parkinsonismo.[19]

Por fim, apesar de não ser muito comum, abordaremos nesta seção, a demência associada à Doença de Huntington (DH), especialmente pelas alterações cognitivas e emocionais/comportamentais que se manifestam no início desta doença e por ser uma condição neurodegenerativa que costuma se beneficiar do tratamento fisioterapêutico em virtude dos distúrbios cinéticos evidentes em seu diagnóstico. A DH é uma doença genética, que apresenta deficiências físicas, cognitivas e comportamentais que afetam negativamente a mobilidade e participação nas atividades cotidianas. A mobilidade é afetada negativamente por comprometimentos importantes de coreia, distonia e bradicinesia (pouco mais tarde).[20] Esta doença costuma ser diagnosticada em decorrência do prejuízo do controle dos movimentos, entretanto, sintomas emocionais e comportamentais (depressão severa, apatia, irritabilidade e comportamento obsessivo-compulsivo) precedem as alterações motoras. Diferente da DA, na DH o diagnóstico costuma ocorrer em pessoas mais jovens – entre 35 e 45 anos, mas os sintomas iniciais podem surgir na infância e adolescência; além disso, a alteração cognitiva costuma ter um padrão mais precoce de prejuízo da memória de procedimentos (esquecer como fazer as coisas), com uma boa memória episódica (eventos recentes) e manutenção de reconhecimento de pessoas e lugares até estágios mais avançados da doença.[21] Durante os estágios finais da DH, a pessoa pode ter muita dificuldade para se locomover, comer ou falar, assim como os pacientes com outros tipos de demências discutidos neste capítulo; esses pacientes ficarão acamados e precisarão de cuidados paliativos.

As demências neurodegenerativas apresentadas nesta seção são, muitas vezes, de difícil diferenciação do início de sua apresentação, com as alterações cognitivas e funcionais consideradas comuns na velhice. Há uma fase intermediária entre o início da demência e o envelhecimento normal, conhecida como Comprometimento Cognitivo Leve (CCL),[22] ou Transtorno Neurocognitivo Leve (TNL),[23] que pode ser classificado como: CCL amnéstico ou não amnéstico, único ou múltiplos domínios cognitivos.[22]. O que diferencia o CCL de um TNM (demência) é a funcionalidade que estará prejudicada no TNM e preservada no CCL/TNL.[22,23] Pacientes com CCL apresentam grande chance de conversão para demências, a depender de sua classificação. O CCL amnéstico, por exemplo, tende a converter para DA, enquanto o CCL não amnéstico com prejuízo de função executiva tem maior taxa de conversão para DFT. Além das demências destacadas neste capítulo, outras condições também devem ser consideradas, tais como a demência mista e outras.[8]

Considerações para a avaliação

A avaliação de pacientes com quadros demenciais deve levar em consideração aspectos físicos, bem como outros componentes relevantes no processo demencial, como o cognitivo e emocional/comportamental.[11]. Em geral, são necessárias avaliações de força muscular, testes de equilíbrio, mobilidade e funcionalidade, abordados no Capítulo 3 deste livro. Além disso, o fisioterapeuta, como profissional da saúde, pode aplicar testes de rastreamento cognitivo (p. ex., Miniexame do Estado Mental, Fluência verbal e outros), teste de função executiva (p. ex., Exit-25), bem como testes de mobilidade funcional com demanda cognitiva, como o Timed Up and Go (TUG) simples e associado à dupla tarefa. Em relação aos testes de funcionalidade, os mais utilizados pelos fisioterapeutas são: a Medida de independência Funcional (MIF), a Escala de Pfeffer e a Avaliação de Atividades Instrumentais de Vida

Diária de Lawton & Brody. Além disso, é essencial a promoção de um ambiente seguro e funcional, uma vez que fatores ambientais contribuem diretamente para a funcionalidade e para o risco de quedas.

Doenças cerebelares degenerativas

O cerebelo é a estrutura do sistema nervoso com funções sensoriomotoras que auxiliam no planejamento, no aprendizado e na execução dos movimentos.[24] Sem a integridade dessa estrutura, o movimento pode ocorrer, mas de forma extremamente inadequada. Lesões na estrutura cerebelar comprometem toda a funcionalidade do sistema de coordenação do movimento voluntário. As doenças cerebelares apresentam como característica principal o sinal neurológico conhecido como "*ataxia*".[25] Esta palavra grega significa "fora de ordem" e corresponde à perda de harmonia, precisão e sincronia do movimento voluntário.[25] Tal desordem se traduz em incoordenação motora e instabilidade postural.[25] Esse sinal neurológico pode estar presente em distúrbios das estruturas que levam informação sensorial ao cerebelo, como o sistema vestibular, o sistema somatossensorial e o córtex cerebral (área frontal e pré-motora),[26] além de estar presente devido a alterações na própria estrutura cerebelar.[26] Quando um indivíduo apresenta ataxia, a investigação clínica e a atuação fisioterapêutica devem se basear na causa principal, definindo se está ou não diretamente relacionada ao cerebelo.[26] Na Figura 13.1, está a representação de um fluxograma que permeia tal investigação.

As ataxias cerebelares decorrentes de alterações na estrutura cerebelar, podem ser classificadas como primárias ou adquiridas.[27] As ataxias adquiridas podem ser subdivididas, considerando a etiologia da degeneração cerebelar, em fatores natais, vasculares, infecciosos, tóxicos, advindos de neoplasias, de origem autoimune (p. ex., esclerose múltipla) e fatores provenientes de síndromes carenciais (hipotireoidismo, déficit de vitamina E, B12 e B1).[27].

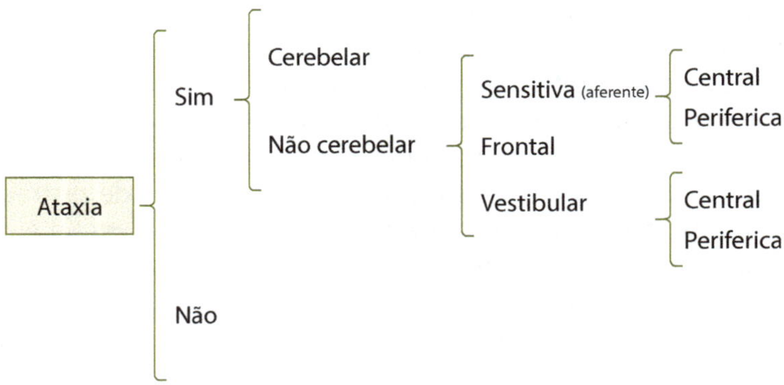

Figura 13.1. Fluxograma para início da investigação diagnóstica. Fonte: Adaptada de Mutarelli, 2014.

As ataxias adquiridas também são subdivididas conforme a idade de início, sendo classificadas dessa forma em ataxias hereditárias e esporádicas.[28]

As ataxias cerebelares primárias são hereditárias, incluindo algumas formas congênitas, com herança autossômica dominante, herança autossômica recessiva, ligadas ao cromossomo X e ataxias mitocondriais.[29] As ataxias hereditárias correspondem a um extenso grupo de doenças neurodegenerativas heterogêneas.[29] É comum que outras estruturas do sistema nervoso sejam acometidas, incluindo núcleos da base, núcleos do tronco encefálico, tratos corticospinais, colunas posteriores e corno anterior da medula espinal.[30] As ataxias autossômicas recessivas são um grupo de distúrbios neurológicos que apresentam degeneração ou desenvolvimento anormal do cerebelo e medula espinal.[31,32] As ataxias autossômicas dominantes, também conhecidas por ataxias espinocerebelares, atualmente incluem 47 doenças diferentes com caráter progressivo, tendo a ataxia como característica comum a todas.[33]

A classificação das ataxias hereditárias dominantes também pode ser realizada de acordo com características clínicas, dividindo-as em quatro tipos:[34] o Tipo 1 apresenta ataxia e sinais variados associados à oftalmoparesia, atrofia óptica, demência, sinais extrapiramidais e amiotrofia; o Tipo 2 corresponde a uma associação de ataxia e distrofia muscular; o Tipo 3 corresponde a uma forma pura de ataxia; e o Tipo 4 é a associação de ataxia, atraso mental, polineuropatia e epilepsia.

A etiologia das ataxias hereditárias degenerativas ainda é muito discutida.[30,35] O diagnóstico é baseado em exames clínicos, seguindo a história natural da doença e sendo complementado por exames de imagem (tomografia computadorizada e ressonância magnética), exames eletrofisiológicos, mapeamento genético, entre outros.[35,36] Na Figura 13.2, foi adaptado um fluxograma que melhor representa o processo de diagnóstico médico, de acordo com a evolução e o surgimento dos sinais e sintomas.

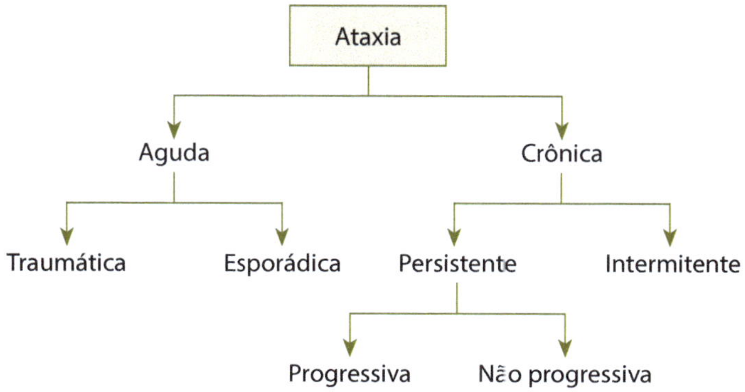

Figura 13.2. Fluxograma que permeia o processo de diagnóstico clínico. Fonte: Adaptada de Pavone *et al.*, 2017.

As ataxias hereditárias degenerativas estão espalhadas pelo mundo com diferentes prevalências. No Brasil, sua ocorrência é de 5 para cada 100.000 habitantes.[37] As ataxias não hereditárias, representadas pelas ataxias adquiridas, são mais difíceis de quantificar devido à extensa variabilidade regional e à ausência de dados precisos com diagnósticos conclusivos.[4]

Os sinais e sintomas das doenças cerebelares estão relacionados à topografia da lesão, uma vez que o cerebelo apresenta divisão morfológica e funcional.[26] De forma geral, pode ocorrer a síndrome cerebelar axial, quando as zonas cerebelares mediais são comprometidas, com sinais e sintomas relacionados à manutenção da postura, equilíbrio e marcha;[25] a síndrome cerebelar apendicular, quando os hemisférios cerebelares são afetados, causando incoordenação dos membros (apendiculares);[25] ou a síndrome cerebelar mista, com comprometimento cerebelar difuso.[25] À medida que a função cerebelar é melhor compreendida, o contexto da síndrome cerebelar vem se ampliando do âmbito motor para a associação de sintomas e sinais cognitivos e comportamentais.[27] De uma forma geral, as principais manifestações clínicas motoras correspondentes à degeneração cerebelar estão descritas a seguir:[38]

- Postura: há um aumento da oscilação corporal quando o indivíduo está com os pés juntos, diminuindo a base de apoio. O tronco tende a movimentar-se para ambos os lados (titubeação). Com a progressão da doença, a oscilação tende a aumentar, mesmo com o aumento da base de apoio, resultando na incapacidade de manter-se em pé sem apoio.
- Marcha: há um aumento da base de suporte, sendo a marcha realizada em menor velocidade para manutenção do equilíbrio (abasia). Os passos são irregulares e o paciente tende a caminhar com impulsões laterais bilaterais. A progressão da doença resulta na incapacidade de deambular devido à incoordenação.
- Tônus muscular: apresenta-se, em geral, diminuído, porém pode haver aumento de tônus em alguns tipos de ataxias (devido ao comprometimento do córtex cerebral e medula espinal).
- Força muscular: no início, não apresenta alterações importantes, mas com a progressão da doença tende a diminuir como consequência do imobilismo.
- Distúrbios oculomotores: há incapacidade de coordenar os movimentos da cabeça e dos olhos (apraxia oculomotora), com presença de nistagmo e lentificação dos movimentos oculares. Pode ocorrer oftalmoplegia quando a degeneração evolui e atinge o tronco encefálico.

- Fala e função bulbar: a fala apresenta-se lentificada, com dificuldade para articular as palavras (disartria), levando a pausas e hesitações desnecessárias. Ocorrem alterações no controle do tom e volume associado ao inadequado controle respiratório necessário à fala. Pode também estar associado à incoordenação para deglutição (disfagia).
- Ataxia dos membros: há incoordenação motora com perda da uniformidade dos movimentos, evidenciada pela observação dos movimentos voluntários. Os seguintes sinais podem ser observados: dismetria; disdiadococinesia; decomposição dos movimentos: diminuição da harmonia e sincronização do movimento; alteração no controle de aspectos temporais da tarefa, levando ao fenômeno de rechaço (ou rebote); tremores de ação.

Além dos sinais motores das doenças cerebelares, muito se discute sobre seus sinais não motores, principalmente relacionados a alterações cognitivas e comportamentais.[39] Essas alterações levam a sinais e sintomas diversos que caracterizam a Síndrome Cognitivo-Afetiva Cerebelar ou Síndrome de Schmahmann.[40] A Síndrome Cognitivo-Afetiva Cerebelar corresponde a alterações na função executiva, perseveração cognitiva, déficits de atenção, desorganização visuoespacial, déficits de memória, além de alterações de personalidade e comportamentos frontalizados, entre outros.[40]

Considerações para a avaliação

O diagnóstico e a definição do subtipo de ataxia dependem principalmente da avaliação clínica, que inclui a análise da coordenação cinética (apendicular e axial), equilíbrio estático e equilíbrio dinâmico. Os principais aspectos observados nesta avaliação são as alterações de metria (dismetrias) conforme as mudanças de velocidade do movimento, as decomposições do movimento, as oscilações corporais que caracterizam as instabilidades e possíveis lateralizações. Dessa forma, o indivíduo deve ser avaliado em seus aspectos clínicos para que seja definido o tipo de comprometimento predominante (apendicular ou axial), além do nível de progressão da disfunção cerebelar.[41]

Para avaliar essa progressão, a literatura apresenta instrumentos que auxiliam na definição detalhada da disfunção cerebelar, analisando a coordenação axial e apendicular de tronco e membros, marcha, alterações visuais, equilíbrio estático e dinâmico, articulação da fala, entre outros aspectos.[41] Entre os instrumentos para avaliação da progressão das ataxias espinocerebelares, destacam-se questionários traduzidos e adaptados para o português-brasileiro, como a Scale for the Assessment and Rating of Ataxia (SARA), traduzida pelo grupo de Braga-Neto *et al.* (2010), que apresenta boa consistência interna.[42]

Mais recentemente, a tradução e validação da International Cooperative Ataxia Rating Scale (ICARS) foram realizadas por Maggi *et al.* (2018).[43]

O prognóstico das ataxias hereditárias não é favorável do ponto de vista funcional, devido à progressiva perda de independência funcional e mobilidade.[36] As consequências das alterações de independência apresentadas por indivíduos com ataxias hereditárias geram dificuldades de participação em diversas situações de vida.[44] Essas dificuldades fazem com que esses indivíduos necessitem de auxiliares para marcha (aditamentos), apoio em membros superiores durante transferências, entre outros tipos de auxílio para garantir o máximo possível de independência e funcionalidade.[45] A perda de independência é mais facilmente percebida quando o indivíduo com ataxias hereditárias começa a necessitar de aditamentos para deambulação. Com a progressão da doença, há necessidade de deambulação com cadeira de rodas, sinalizando um agravamento das limitações funcionais. Considerando o monitoramento da funcionalidade de indivíduos com ataxias espinocerebelares foi criada a SCA Functional Index (SCAFI), que avalia questões relacionadas à marcha, destreza motora e linguagem desses indivíduos à medida que a doença progride.[41]

Os sinais e sintomas advindos da doença cerebelar não se restringem a alterações motoras (coordenação dos movimentos); atualmente, alterações cognitivas, afetivas e comportamentais relacionadas às doenças cerebelares vêm sendo percebidas e diagnosticadas. Para melhor triar a síndrome cognitivo-afetiva cerebelar, a escala Cerebellar Cognitive affective/Schmahmann Syndrome Scale[46] é utilizada. Outra forma de qualificar ou até mesmo quantificar os sinais e sintomas não motores é o Inventário de Sinais Não Atáxicos (Inventory of Non-Ataxia Signs – INAS), desenvolvido em 2013 por Jacobi *et al.*[47] A somatória de todos os sinais e sintomas também faz com que a ocorrência de quedas seja frequente nessa população, além de ser considerada um marcador de fragilidade e declínio na saúde,[48] aumentando consequentemente a percepção individual relacionada ao risco de quedas.

Vale ressaltar que a progressão das ataxias hereditárias é organizada de acordo com o início dos sintomas[49]. Quando os sintomas ocorrem precocemente, antes dos 20 anos de idade, a progressão da doença e perda de funcionalidade são mais rápidas do que quando o início dos sintomas ocorre tardiamente, após os 30 anos de idade.[49,50] Outro fator importante a ser considerado está relacionado com a quantidade de alteração genética, caracterizada pelo número de expansões do gene específico; quanto maior o número de expansões (ou seja, quanto maior a quantidade de alteração genética), mais cedo os sinais e sintomas tenderão a aparecer e mais graves serão esses sinais e sintomas.[49,50] Subramony *et al.* criaram em 2005[51] uma forma de determinar o estágio de progressão da ataxia hereditária, levando-se em consideração a quantidade de sinais e sintomas, a instabilidade, a marcha e as incapacidades nas atividades de vida diária, chamado Estadiamento Funcional para Ataxia (Functional Staging for Ataxia – FSFA), com estágios de 0 a 5, onde quanto maior o estágio, maior a progressão da doença.[51]

Parkinsonismos e doença de Parkinson

Dentre as estruturas do SNC que podem sofrer um processo degenerativo, os núcleos da base também estão inclusos. Os núcleos da base correspondem a aglomerados de corpos de neurônios distribuídos pela substância branca no cérebro.[52] Dentre outras funções, são responsáveis por coordenar os movimentos voluntários, inibindo movimentos involuntários e facilitando a iniciação desses movimentos.[52] Quando ocorre uma disfunção, por um processo degenerativo, os distúrbios podem ser hipercinéticos ou hipocinéticos.[38] Os mais comumente encontrados são os distúrbios hipocinéticos, dentre eles o mais comum é o parkinsonismo.[38]

Parkinsonismo é um termo usado para descrever uma síndrome que corresponde a um conjunto de sinais e sintomas. Esses sinais e sintomas incluem os chamados sinais cardinais do parkinsonismo (ou síndrome parkinsoniana), que são: lentidão de movimento (bradicinesia), rigidez e tremor, os quais resultam em um profundo comprometimento no controle motor.[53] Vale a pena ressaltar que a instabilidade postural não está mais sendo considerada um sinal cardinal da síndrome parkinsoniana, uma vez que tende a aparecer em estágios mais avançados, de forma secundária, e não primária.[54] Além disso, a instabilidade postural, quando presente em estágios iniciais, é considerada um diagnóstico diferencial para paralisia supranuclear progressiva (PSP), discutida mais à frente.[55] A anosmia (perda do olfato), parece ser um dos possíveis sinais prodrômicos da síndrome parkinsoniana, embora ainda em classificação e esclarecimento.[55,56] Podemos classificar os parkinsonismos em parkinsonismos atípicos, que englobam distúrbios neurodegenerativos com alterações que se estendem a outras estruturas além de núcleos da base; parkinsonismo secundário (refere-se ao mecanismo de bloqueio ou interferência na ação da dopamina nos núcleos da base); e o primário (idiopático).[38]

Dentre os principais parkinsonismos atípicos, há a Atrofia de Múltiplos Sistemas (AMS), um termo que agrega vários distúrbios neurodegenerativos nos quais um ou mais sistemas do corpo se deterioram. A classificação mais atual proposta engloba dois subtipos principais: AMS-P, no qual predomina o parkinsonismo, e AMS-C, no qual predomina a ataxia cerebelar (incoordenação).[57] Os sintomas de AMS incluem incoordenação (ataxia), disfunção no

SNA que controla automaticamente a pressão sanguínea e função da bexiga. Inicialmente, pode ser difícil distinguir a AMS da DP; progressão mais rápida, uma resposta fraca aos medicamentos comuns para a DP e o desenvolvimento de outros sintomas além do parkinsonismo, podem ser indicativos, já que o diagnóstico de AMS é feito com base em características clínicas e não há um teste específico que forneça um diagnóstico definitivo. Também não existe um tratamento específico para a AMS, porém, o tratamento se concentra em aliviar os sintomas. Indivíduos com AMS geralmente respondem mal aos medicamentos para DP e podem requerer doses mais altas do que a pessoa com diagnóstico estabelecido de DP, muitas vezes com apenas um modesto benefício.[58]

A PSP é o tipo degenerativo mais comum de parkinsonismo atípico, e a média de idade para acometimento abrange meados da quinta década de vida. Os sintomas tendem a progredir mais rapidamente do que na DP, e as pessoas com PSP podem cair mais frequentemente no início do curso da doença, já que os sintomas posteriores incluem limitações nos movimentos dos olhos, visto como preditor de quedas. Portadores de PSP também têm frequentemente problemas de deglutição (disfagia), dificuldade em articular a fala (disartria), problemas de sono, problemas de memória e distúrbios cognitivos (demência). O diagnóstico da PSP é feito com base nas características clínicas, já que também não há um teste específico que forneça um diagnóstico definitivo. Em relação ao tratamento, não há uma proposta específica para a PSP, mas o tratamento se concentra na atenuação dos sintomas.[59]

A SCB é a menos comum das causas atípicas de parkinsonismo e começa normalmente com sintomas que afetam apenas um membro. Além do parkinsonismo, outros sintomas podem incluir postura anormal do membro afetado (distonia), movimentos rápidos e bruscos (mioclonia), dificuldade com algumas tarefas motoras apesar da força muscular normal (apraxia), dificuldade com a linguagem (afasia), entre outros. Tipicamente, inicia-se após os 60 anos de idade, progride mais rapidamente do que a DP, e não há nenhum teste específico para diagnóstico. O tratamento se concentra nos sintomas, com tratamentos de apoio, como a toxina botulínica (Botox®) para distonia, antidepressivos, e a fisioterapia pode ser útil. Levodopa e agonistas de dopamina (medicamentos comuns para a DP) raramente ajudam.[60]

Como uma das principais doenças neurodegenerativas conhecidas, a DP Idiopática é realmente a causa mais comum do parkinsonismo, caracterizada por déficits dopaminérgicos responsáveis por um distúrbio gradualmente progressivo que se manifesta de forma assimétrica, afetando 1% da população acima dos 60 anos e 4% da população acima dos 80 anos.[63] O tratamento dopaminérgico reduz os sintomas motores da DP; no entanto, ele deve ser apoiado pela constante reabilitação motora ativa para manter a aptidão física dos pacientes, necessária para sua independência.[64-66]

A dificuldade de marcha é uma das principais alterações, e diferentes padrões de distúrbios de marcha podem ser detectados ao longo da progressão da doença:[67] amplitude reduzida do balanço do braço, redução na suavidade da locomoção, aumento da assimetria intramembros,[68] baixa velocidade, redução do comprimento do passo,[58]embaralhamento destes passos, aumento do suporte de dupla altura, aumento da cadência,[67] desfragmentação de voltas (ou seja, giro em bloco), problemas com a iniciação da marcha,[69] congelamento da marcha (*freezing of gait – FOG*) e redução do equilíbrio e controle postural.[67] Algumas características de marcha na DP são específicas e pioram durante o curso da doença. Um objetivo sistema de análise quantitativa da marcha poderia, portanto, potencialmente melhorar a prática atual, ajudando no diagnóstico, monitoramento de sintomas, terapia, gestão, reabilitação e avaliação e prevenção de riscos de queda em pacientes com DP.

Além do que já se sabe sobre as alterações de marcha e equilíbrio, os distúrbios motores nos membros superiores causados pela DP podem levar a mudanças no padrão de destreza e perda no controle do movimento, como o alcance. Desta forma, o resultado pode ser uma velocidade de execução decrescente de tarefas sequenciais, bimanuais e, principalmente, assimétricas, que demanda maior complexidade do controle motor,[70] já que a força do punho pode ser reduzida na DP, resultando em declínio funcional significativo para os membros superiores.[71] Em um estudo recente com indivíduos com DP e indivíduos controle, com o objetivo de definir os sinais iniciais e sua progressão, foi observado que as manifestações motoras da DP se iniciam distalmente em um membro superior.[72] Sendo assim, a avaliação dos membros superiores, recuperação e acompanhamento também devem ser considerados.

Considerações para a avaliação

Tendo em vista a variedade de parkinsonismos, aqui abordaremos os principais instrumentos de avaliação que podem auxiliar na avaliação fisioterapêutica de indivíduos com DP, por ser mais frequente. Os graus de estadiamento são estabelecidos através da Hoehn and Yahr Degree of Disability Scale – Escala de Hoehn e Yahr, originalmente desenvolvida em 1967 e posteriormente modificada, que tem como objetivo indicar de forma rápida e prática o estado geral do paciente (gravidade da doença). Essa escala abrange, essencialmente, medidas globais de sinais e sintomas que permitem classificar o indivíduo quanto ao nível de incapacidade. Os pacientes classificados no estágio 0 não apresentam nenhum sinal da doença; já aqueles classificados nos estágios 1 a 2 apresentam incapacidade leve, no estágio 3 apresentam incapacidade moderada, enquanto os que estão nos estágios 4 e 5 apresentam incapacidade mais grave.[73]

A classificação fenotípica é feita com base na relação entre a pontuação do tremor, a instabilidade postural e a pontuação dos itens de dificuldade de marcha, calculada a partir dos critérios da Escala Unificada de Classificação da Doença de Parkinson (UPDRS),[74,75] altamente recomendada para avaliação pelo Guideline Europeu de Fisioterapia para DP.[76,77]

Como dito anteriormente, não só as alterações de marcha e equilíbrio devem ser consideradas durante a avaliação desses indivíduos. Os membros superiores podem e devem ser avaliados, e questões de coordenação e presença ou não de tremores de repouso estão contemplados em alguns itens da UPDRS. Além desse instrumento, dois outros de avaliação de membros superiores são frequentemente utilizados e de fácil acesso.[78] Um deles é o 9 Hole Pegboard Test, composto por uma placa com 9 furos e 9 pinos, utilizado para avaliação da destreza manual de forma temporal.[78] Outro instrumento muito utilizado, especialmente para avaliação do tremor, da progressão da DP, e como possível marcador prognóstico, é a Espiral de Arquimedes.[79] Tal avaliação é realizada através do desenho de uma espiral, e inclusive é correlacionada com o efeito de congelamento da marcha (*freezing of gait)*.[80]

A avaliação fisioterapêutica, de uma forma geral, considera formas pelas quais a condição está afetando o indivíduo com DP, ao mesmo tempo em que está ciente do impacto sobre os cuidadores próximos e familiares, especialmente quando alguém é diagnosticado recentemente. Levando-se em consideração toda a complexidade do quadro de indivíduos com DP e os impactos na sua qualidade de vida, um questionário específico para tal levantamento foi criado, o *Parkinson's Disease Questionnaire* (PDQ-39), composto por 39 questões que avaliam com que frequência os pacientes experimentam dificuldades em 8 dimensões da vida diária, incluindo relacionamentos, situações sociais e comunicação,[81] além de avaliar o impacto da DP em dimensões específicas de funcionamento e bem-estar.[81]

Nos estágios iniciais da condição patológica, a avaliação fisioterapêutica deve apoiar as necessidades educacionais, por exemplo, sobre manter a forma ativa e saudável, e sobre minimizar o impacto da DP na vida das pessoas. À medida que a doença progride e o indivíduo experimenta problemas com sua mobilidade física, o foco da avaliação se move para uma revisão da atividade física e da hipomobilidade, amplitude de movimento ideal e as estratégias cognitivas que também contribuem para a funcionalidade. Nos estágios mais avançados, à medida que a condição progride, muitos dos sintomas da DP têm um impacto maior na atividade de vida diária (AVD), muitas vezes sobrepondo-se a outras condições médicas. A avaliação fisioterapêutica se concentra nas decisões sobre como lidar com essas mudanças, com ênfase em uma rede de apoio para melhor manter a pessoa ativa e segura no desempenho das suas atividades.

Intervenção fisioterapêutica nas doenças degenerativas

Características gerais

A atuação fisioterapêutica em indivíduos com doenças neurodegenerativas é complexa. Estratégias fundamentadas na prática baseada em evidências precisam ser melhor desenvolvidas,[82] além da necessidade de se considerar todos os papéis que as estruturas lesionadas desempenham no controle motor, aprendizado motor, integração de informações sensoriais, planejamento e execução de movimentos, controle postural e funções cognitivas complexas.[82] A fisioterapia deve ser iniciada logo após o diagnóstico e mantida ao longo da progressão da doença, visto que complicações motoras e respiratórias poderão ser minimizadas com intervenção contínua.[83]

A manutenção da função motora em indivíduos com doenças neurodegenerativas representa um desfecho clínico importante do treinamento físico, pois o curso natural dessas doenças é marcado por um declínio progressivo. Intervenções de exercícios destinadas à melhora de aspectos motores e cognitivos podem impactar a progressão da doença.[84] A base da intervenção está intimamente ligada aos princípios da cinesioterapia, ou seja, na terapia baseada no movimento humano. A intervenção para doenças neurodegenerativas busca caracterizar as disfunções estabelecidas pelos sinais de cada doença, que são desafiadores devido aos mais variados mecanismos de ação. As estratégias fisioterapêuticas inicialmente consideram a queixa funcional do indivíduo, emergindo da interação complexa de suas características individuais, o ambiente em que está inserido e as características da tarefa que deseja executar.[85]

Além disso, considerando o controle motor e todos os seus estágios (mobilidade, estabilidade, mobilidade controlada e habilidade), os indivíduos com doenças neurodegenerativas necessitam primariamente de estabilidade.[85] O estágio de controle motor referente à estabilidade está relacionado à capacidade do indivíduo em manter uma postura/posição e controlá-la, mesmo na presença de forças externas que tendem a modificá-la. Nesse estágio, o indivíduo deve ser capaz de promover um alicerce estável a partir do qual é possível se movimentar, caracterizado pelos ajustes tônicos do controle motor.[85]

Vale ressaltar que a estabilidade não se refere apenas ao controle postural, mas também à estabilidade de regiões proximais dos membros, que correspondem à base para o movimento distal. Por exemplo, a estabilidade do ombro e cotovelo para o posicionamento da mão no espaço ou a estabilidade da região ulnar da mão que dá suporte à região radial durante a escrita. Esse treino de estabilidade pode ser desenvolvido através de diferentes posturas (quatro apoios, ajoelhado, semiajoelhado, sedestação e ortostatismo) em diferentes condições, considerando o controle postural normal (com olhos abertos, com olhos fechados, com bases estáveis, instáveis, com maior utilização de informação somatossensorial ou vestibular). Uma boa abordagem cinesioterapêutica também deve enfatizar exercícios aeróbicos (esteira, bicicleta, caminhada), alongamento, fortalecimento muscular, equilíbrio estático e dinâmico, além de coordenação motora ampla e fina.

Exercícios funcionais, como caminhar associado a tarefas cognitivas (como cálculos progressivos em série de dois em dois, de trás para frente em série de três em três) ou inclusão de fluência verbal (falar uma categoria semântica, como animais), mostraram-se eficazes para a melhora do desempenho de dupla tarefa em pacientes com doenças degenerativas.[86] Além das funções cognitivas envolvidas em atividades de dupla tarefa, como atenção, linguagem e função executiva, é necessário compreender o papel da memória implícita, conhecida como memória de procedimento (cognitivo-motor), relacionada à atividade motora.[11]

Para estimular a memória envolvendo habilidades motoras, é importante conhecer as experiências já vividas pelo paciente, suas preferências e estimular informações sensoriais agradáveis durante a execução da atividade desejada. É essencial estimular a fase cognitiva do aprendizado motor no início da proposição de novos exercícios com estímulo visual (orientação do exercício a partir do exemplo ou com pistas visuais) e/ou sensitivo (com o toque do fisioterapeuta) associado ao auditivo (comando de voz do fisioterapeuta), sempre com orientações precisas do exercício que o paciente deverá realizar, fornecendo um *feedback* extrínseco (informação sensorial indicativa de movimento) e favorecendo o *feedback* intrínseco ao longo da evolução das sessões de fisioterapia.[11,87]

Na Figura 13.3A, o paciente é orientado a fazer o movimento da ponta dos pés tocando a cor vermelha (flexão plantar) toda vez que for falada a palavra "vermelha", se aparecer uma placa com a cor vermelha ou de acordo com outro comando que envolva o estímulo cognitivo (p. ex., toda

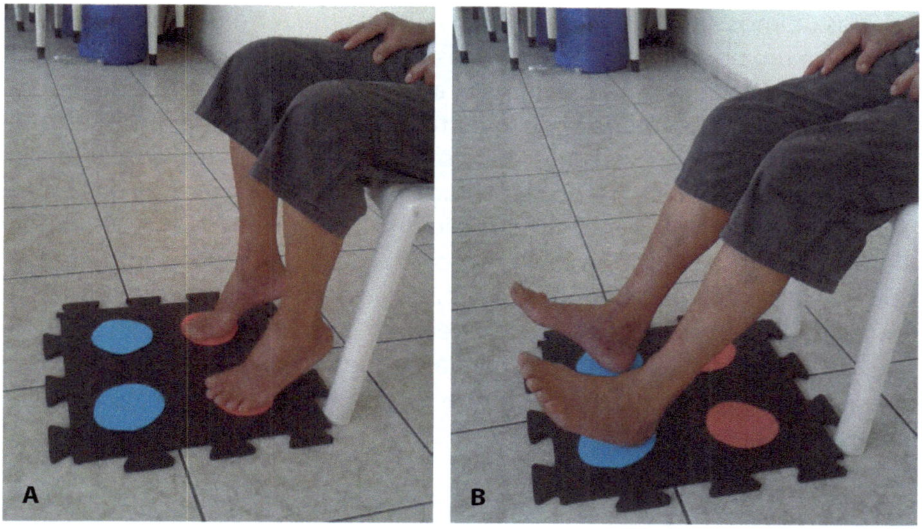

Figura 13.3. (**A**) Movimento de ponta dos pés (flexão plantar) com estímulo cognitivo visual e/ou auditivo. (**B**) Movimento de calcanhares (dorsiflexão) com estímulo cognitivo visual e/ou auditivo. Fonte: Arquivo pessoal dos autores.

vez que o fisioterapeuta falar algum objeto, animal, flor etc., que comece com a mesma letra, ou seja, "V", como violeta, vento, vaso). Na Figura 13.3B, o paciente é orientado a fazer o movimento com os calcanhares tocando a cor azul (dorsiflexão) toda vez que for falada a cor "azul", se aparecer uma placa com a cor azul ou de acordo com um comando que envolva outro estímulo cognitivo (p. ex., toda vez que o fisioterapeuta falar algum objeto, animal, flor etc., que comece com a mesma letra, ou seja, "A", como avestruz, armário).

A repetição do movimento (prática) em diferentes contextos, iniciando do mais simples e evoluindo para o mais complexo, avaliando a retenção da tarefa orientada (capacidade de demonstrar o que aprendeu depois de um tempo, seja a curto ou longo prazo em que a tarefa não é praticada), atividades com foco interno de atenção (orientar que levante o braço até a altura do ombro e estenda o cotovelo) e foco externo da atenção (solicitar que ligue o interruptor de luz), com estímulo de acerto do movimento (*"Muito bom!),* bem como o erro do movimento ("Vamos *melhorar?!*"), podem contribuir para a efetividade do aprendizado motor,[88] mesmo em pacientes com demência. Além desses estímulos, a literatura apresenta outros recursos terapêuticos, como terapia assistida por animais (especialmente cães), realidade virtual e, terapia aquática, tanto no que diz respeito ao estímulo físico e funcional, mas especialmente ao estímulo cognitivo, emocional e social.

Nos últimos anos, a realidade virtual (RV) como ferramenta terapêutica tornou-se um novo tópico na pesquisa de neurorreabilitação.[66] Numa perspectiva de aprendizagem cinemática, a RV oferece a possibilidade de um treinamento de alta intensidade, orientado a tarefas e multissensorial, que pode promover o *input* visual, auditivo e tátil dos pacientes, aumentando seu interesse no processo de reabilitação. Isso permite que os pacientes experimentem um ambiente virtual de imersão ou não imersão, melhorando efetivamente sua adesão ao tratamento.[89] Ao oferecer *feedback* aumentado sobre o desempenho, permitindo a prática repetitiva individualizada da função motora e estimulando simultaneamente os processos motor e cognitivo, a RV oferece oportunidades para aprender novas estratégias motoras e reaprender habilidades motoras que foram perdidas como resultado de lesões ou doenças.[90]

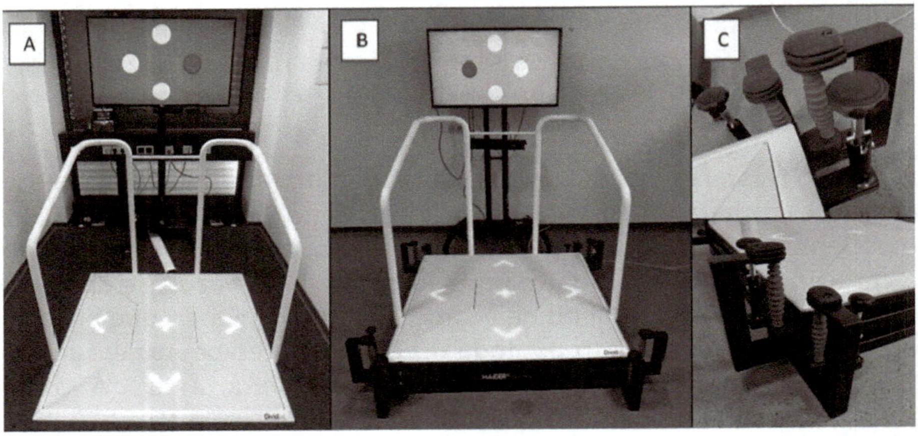

Figura 13.4. Plataforma de equilíbrio utilizando realidade virtual. Fonte: Bakker J, Donath L, Rein R. Balance training monitoring and individual response during unstable vs. stable balance Exergaming in elderly adults: Findings from a randomized controlled trial. Exp Gerontol. 2020 Oct 1;139:111037.

O exercício físico aquático, ou hidroterapia, é cada vez mais utilizado como coadjuvante na prática de atividade física e reabilitação.[91] A compreensão das propriedades físicas da água e dos princípios de biomecânica no meio líquido é essencial para a programação e o desenvolvimento de um programa de intervenção aquática em indivíduos com doenças neurodegenerativas.[92] Há evidências que indicam que os exercícios físicos aquáticos influenciam o equilíbrio e a marcha desses indivíduos,[93] tendo em vista suas propriedades físicas e o efeito térmico da água aquecida, que desempenham um papel relevante no aumento e manutenção da mobilidade física e da amplitude de movimento (ADM) das articulações, na redução da tensão muscular e também como um fator analgésico.[94] Os benefícios também são relatados em aspectos mais amplos, como a melhora da autoestima, socialização, comunicação e qualidade de vida, pois permitem o atendimento individual e em grupo, promovendo modificações de caráter biopsicossocial.[95]

Adicionalmente, para todas as doenças neurodegenerativas aqui descritas, paradigmas da Dupla Tarefa também podem ser empregados, tendo em vista a função de todas as estruturas lesionadas em aspectos complexos da cognição, além dos aspectos motores. Tais paradigmas abrangem uma ampla gama de abordagens para medir a carga cognitiva em ambientes instrucionais. Como característica comum, uma tarefa adicional é implementada juntamente com uma tarefa de aprendizagem para capturar as capacidades cognitivas não comprometidas do indivíduo durante o processo de aprendizagem.

Na Figura 13.5, é apresentado um estímulo cognitivo e motor que utiliza materiais simples. Neste caso, ao invés de um tapete específico, o quadrado com números pode ser desenhado no chão utilizando um giz ou fita crepe. Este estímulo tem um custo financeiro baixo e é mais acessível para a realidade de diferentes níveis de atenção à saúde, diferentemente da realidade virtual apresentada na Figura 13.4.

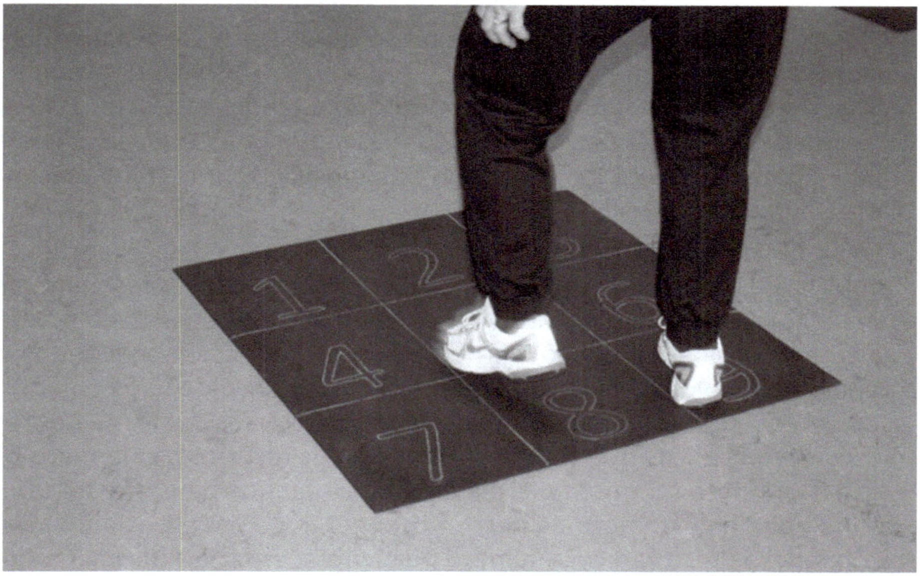

Figura 13.5. Estimulação cognitiva associada a exercícios utilizando um tapete com números. Fonte: Giannouli E, Morat T, Zijlstra W. A Novel Square-Stepping Exercise Program for Older Adults (StepIt): Rationale and Implications for Falls Prevention. Front Med (Lausanne). 2020 Jan 14;6:318.

Utilizar as mesmas modalidades em tarefas primárias e secundárias pode contribuir para uma medição de carga cognitiva mais elevada porque a informação ainda não é distinguida simplesmente por sua entrada sensorial. Outras influências podem ser encontradas na diferente estrutura temporal de tarefas duplas, em particular a frequência com a qual a tarefa secundária deve ser usada. Até agora, mesmo estudos empíricos que descrevem sua tarefa como contínua acabam sendo tarefas de alto intervalo ou tarefas que não podem ser feitas por um período mais longo devido à exaustão física, por exemplo, zumbido constante ou batidas.[96,97] Isto levanta a questão de como promover a disponibilidade de tarefas duplas contínuas, já que essa habilidade particular a torna uma medida notável para a carga cognitiva.

Além disso, a tarefa dupla não só precisa ser utilizável por um período mais longo, mas também ter mais variações para ser aplicável em diferentes ambientes. Para isso, é aconselhável olhar para as modalidades e as restrições que elas contêm, uma vez que a tensão física e a execução interferem em uma tarefa dupla contínua. Por exemplo, cantarolar uma melodia pode influenciar uma reação emocional,[98] mas também simplesmente colocar uma tensão física durante um período mais longo. Tarefas visuais duplas seriam difíceis de serem mantidas em um ambiente contínuo, pois seria difícil dividir o foco dos olhos em duas tarefas diferentes (efeito de atenção dividida).[97] Uma solução poderia ser o uso do rastreamento ocular para adaptar a tarefa secundária a um método menos intrusivo, por exemplo, mudando as cores e símbolos no fundo do ambiente instrucional para observar o movimento dos olhos. Em tarefas motoras, as tarefas primárias geralmente não podem ser físicas, pois tendem a perturbar a tarefa secundária e aumentam a tensão física.

Vale ressaltar a importância também de atividades de prevenção de complicações, como a ocorrência de quedas, complicações respiratórias por engasgos e da imobilidade. Dispositivos de auxílio à marcha também devem ser considerados, caso seja necessário, entretanto, dependendo do prejuízo cognitivo, devemos estar mais atentos à dificuldade de aprendizado sobre o uso desses recursos. Outro aspecto são as queixas de dores musculoesqueléticas, que podem se beneficiar de recursos não farmacológicos, como eletrotermoterapia, massoterapia e alongamento. Neste caso, os sinais de demonstração de desconforto por meio de resposta motora, como reflexo de retirada do membro ou expressões faciais de incômodo, devem ser cuidadosamente avaliados durante o uso de tais recursos, uma vez que esses pacientes poderão ter dificuldade em verbalizar o que estão sentindo.[11,99,100]

Outro ponto de destaque para o cuidado com esses pacientes é a orientação ao cuidador para a otimização da funcionalidade.[11] Muitas vezes, por falta de conhecimento, o cuidador tende a realizar a atividade pelo paciente, o que pode contribuir para uma acelerada perda de independência e autonomia. Neste momento, enfatiza-se a prevenção de úlceras de pressão e complicações respiratórias, bem como o cuidado ao cuidador, uma vez que o cuidador com estresse e com dores provavelmente terá dificuldade em cuidar de maneira adequada do paciente, dificultando a continuidade do cuidado.

Atualmente, a neuromodulação não invasiva também vem emergindo para auxiliar nas condutas fisioterapêuticas.[101] Entretanto, ainda há necessidade de maior padronização de protocolos de intervenção e de maiores estudos que investiguem esses protocolos considerando toda a complexidade desses indivíduos.

Particularidades

Demência

Ao considerar indivíduos com demências ou TNM, existem particularidades relacionadas principalmente ao tipo de demência e ao estágio em que o indivíduo se encontra. Os idosos com CCL são independentes e ativos, tanto em relação ao estado cognitivo quanto funcional. Os benefícios dos exercícios físicos, especialmente os aeróbicos (caminhada) e os resistidos (musculação), nesta população são bem documentados, uma vez que estas atividades praticadas de forma regular (duas a três vezes por semana) melhoram a irrigação de áreas cerebrais e a ativação neuronal, contribuindo para a manutenção da funcionalidade e a estimulação cognitiva.[83] Além disso, o exercício físico reduz a conversão de CCL para a demência, sendo necessária a continuidade ao longo da vida, uma vez que a interrupção pode cessar o efeito protetor do exercício.[99]

Na fase inicial da demência, um dos principais objetivos é a promoção da capacidade física, por meio do estímulo da força muscular e da flexibilidade. Portanto, os exercícios devem ser realizados de forma ativa e com resistência.[83] Neste momento, o treino de marcha, os exercícios psicomotores, incluindo atividades de equilíbrio, consciência corporal e coordenação motora global e fina, são muito importantes.

Exercícios multicomponentes demonstram eficácia na melhora do desempenho funcional em pessoas com demência tanto na fase leve quanto na moderada, especialmente quando realizados a longo prazo.[102]. Além disso, o exercício coreografado mostra-se uma abordagem terapêutica promissora em comparação com exercícios multicomponentes em pacientes com CCL amnéstico, em aspectos físicos e cognitivos.[103] De acordo com uma revisão sistemática, há evidências de que a dança promove mudanças estruturais (aumento do volume do hipocampo, volume da substância cinzenta no giro pré-central e para-hipocampal esquerdo, e integridade da substância branca), funcionais (equilíbrio corporal), na função cognitiva (memória e atenção), em parâmetros psicossociais e na alteração do fator neurotrófico periférico, o que corrobora a integração de áreas do cérebro para melhorar a neuroplasticidade.[104]

Na fase moderada da demência, devemos manter as atividades que ainda são possíveis de serem realizadas na fase inicial. Entretanto, nesta fase, as limitações físicas e funcionais podem estar consideravelmente aumentadas em virtude do declínio cognitivo progressivo. Além disso, na fase moderada para a avançada, a depender do grau de comprometimento cognitivo, muitos idosos podem não se interessar mais em realizar os exercícios propostos pelo fisioterapeuta. Assim, as atividades devem ser contextualizadas com ações mais funcionais, como orientar o paciente a levantar as pernas para que o fisioterapeuta possa "varrer o chão,"[11,100] solicitar que o paciente "nos ajude" a organizar alguns objetos no ambiente, orientando-o a transferir tais objetos de uma mesa para outra (trabalhando a dissociação de cinturas e/ou alcance funcional) ou de um ambiente para outro (treino de marcha). Atividades mais funcionais e com significado podem ainda ser acessadas pela memória de longo prazo, a depender do comprometimento cognitivo do paciente.[87].

Na Figura 13.6A, é possível verificar que o paciente foi orientado a realizar a extensão de joelhos segurando uma bola, mas este movimento poderia ser realizado utilizando caneleiras, com o objetivo de fortalecimento muscular. Entretanto, em fases mais avançadas de quadros demenciais, essas atividades podem não fazer tanto sentido, e os pacientes podem se recusar a realizá-las. Desta maneira, movimentos com significado, como na Figura 13.6B, em que o fisioterapeuta solicita *"que o paciente dê licença e levante as pernas"* para que o fisioterapeuta possa *"limpar o chão"*, podem favorecer a execução do exercício e fazer o paciente compreender melhor o que o fisioterapeuta deseja naquele momento do atendimento.

Em fases mais avançadas, os pacientes estarão com síndrome da imobilidade instalada e incontinência esfincteriana dupla, sendo importante a mobilização das articulações, exercícios passivos, alongamentos e posicionamento para evitar deformidades que impeçam cuidados diários como transferências e troca de fralda etc.[11]

A orientação e o estímulo do equilíbrio do tronco devem ser feitos de diferentes maneiras. O estímulo de sair da cama e sentar, mesmo que por

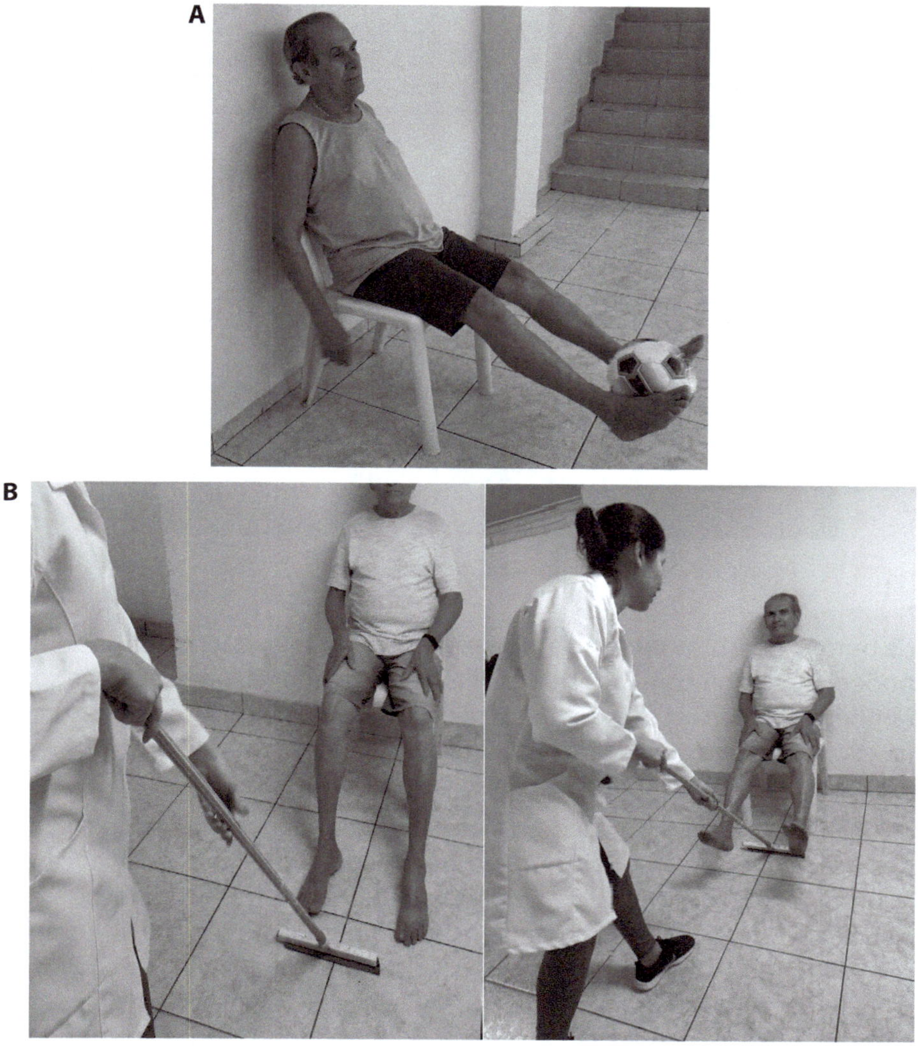

Figura 13.6. (**A**) Atividades funcionais com estímulos para atividades do dia a dia, utilizando uma bola. (**B**) Atividades funcionais com estímulos para atividades do dia a dia, utilizando um rodo. Fonte: Arquivo pessoal dos autores.

pouco tempo, em uma cadeira de rodas, poltrona ou sofá pode contribuir para a manutenção do equilíbrio e preservação de diferentes atividades funcionais, como alimentação, vestir-se da cintura para cima, escovar os dentes e pentear os cabelos. Na Figura 13.7, observamos que o paciente está sentado em uma poltrona sem braços (tipo sofá-cama), mas são colocadas almofadas que contribuem para um bom posicionamento dos membros superiores. Desta forma, ao invés de estar na cama, muitas vezes isolados

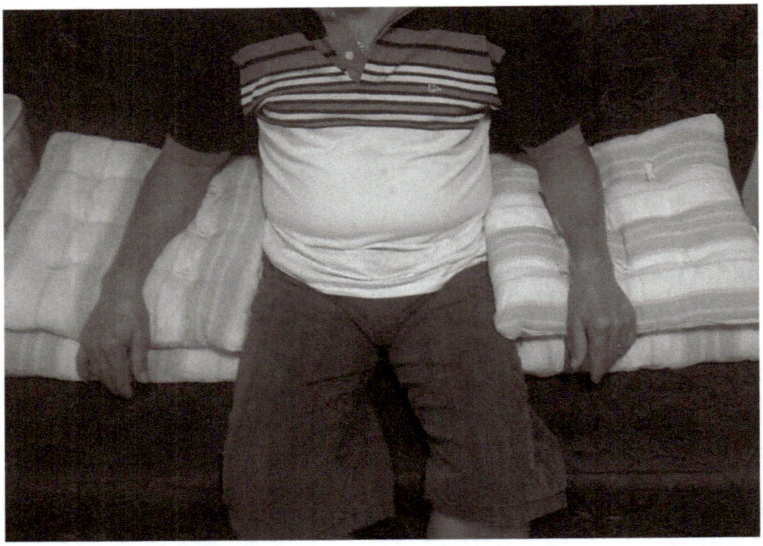

Figura 13.7. Posicionamento sentado. Fonte: Arquivo pessoal dos autores.

de outros membros da família, apenas assistindo televisão, esses pacientes poderão interagir com todos da casa e, dependendo da localização do sofá, também poderão receber estímulos diversos, como de vizinhos, da natureza (p. ex., ver pássaros pela janela, a chuva, tomar um banho de sol etc.) e da rua (p. ex., ver carros, motos, pessoas etc.).

Na DFT, além das atividades fisioterapêuticas para o parkinsonismo (já destacadas neste capítulo) e para o tratamento dos sinais da doença do neurônio motor, o fisioterapeuta pode orientar atividades cognitivas associadas aos exercícios físicos para o estímulo de função executiva, como o planejamento. A fisioterapia deve atuar no treino de marcha, de equilíbrio e na avaliação de segurança em casa.[105] Além disso, por ser uma demência com distúrbios do comportamento, exercícios físicos e musicoterapia podem reduzir sintomas de ansiedade, irritabilidade, inquietação e agressividade nesses pacientes, contribuindo para a melhora de sintomas não motores.[106]

Doenças cerebelares degenerativas

Em um levantamento bibliográfico realizado por Milne *et al.* em 2017, verificou-se que intervenções fisioterapêuticas convencionais para indivíduos com doenças cerebelares degenerativas são capazes de melhorar a funcionalidade, mobilidade, equilíbrio e o grau de comprometimento pela ataxia cerebelar (SARA).[107] Além disso, promovem um importante ganho de força muscular, melhorando o recrutamento muscular nessa população.[107]

Adicionalmente, sabe-se que o treino com ciclo ergométrico por 15 minutos, 1× ao dia por 4 semanas, auxilia na melhora de parâmetros da marcha desses indivíduos, como o tamanho do passo, a cadência e a coordenação de membros inferiores.[108]

A falha na sequência temporal de ativação muscular agonista e antagonista, a dificuldade no planejamento e na iniciação dos movimentos,[109] o aumento da oscilação corporal,[110] e a diminuição ou ausência dos ajustes posturais antecipatórios[110] caracterizam as alterações motoras dos indivíduos com ataxias hereditárias degenerativas, promovendo a necessidade de mais estabilidade para que o movimento ocorra. Sendo assim, estratégias para o ganho de tal estabilidade devem ser implantadas. Essas estratégias podem ser desenvolvidas através de diferentes posturas (quatro apoios, ajoelhado, semiajoelhado, sedestação e ortostatismo) e em diferentes condições, considerando o controle postural normal (com olhos abertos, olhos fechados, bases estáveis, instáveis, com maior utilização de informações somatossensoriais e vestibulares).

Levando em consideração o importante papel de integração de informações sensoriais desempenhadas pelo cerebelo, a maior aferentação sensorial também pode ser uma estratégia para compor o plano terapêutico. A investigação científica relacionada às alterações sensoriais nesses indivíduos ainda é escassa, mas sabe-se que apresentam alterações de informações somatossensoriais dinâmicas, especialmente proprioceptivas[111]. Além disso, existem alterações de organização e estimulação vestibular associadas aos movimentos cervicais nesses indivíduos, o que representa alterações no funcionamento do sistema vestibular e, consequentemente, contribui para maiores alterações no controle postural[111]. Sendo assim, estratégias para maior aferentação sensorial, através do uso de tapetes sensoriais (Figura 13.8), bandagens e até mesmo o uso de

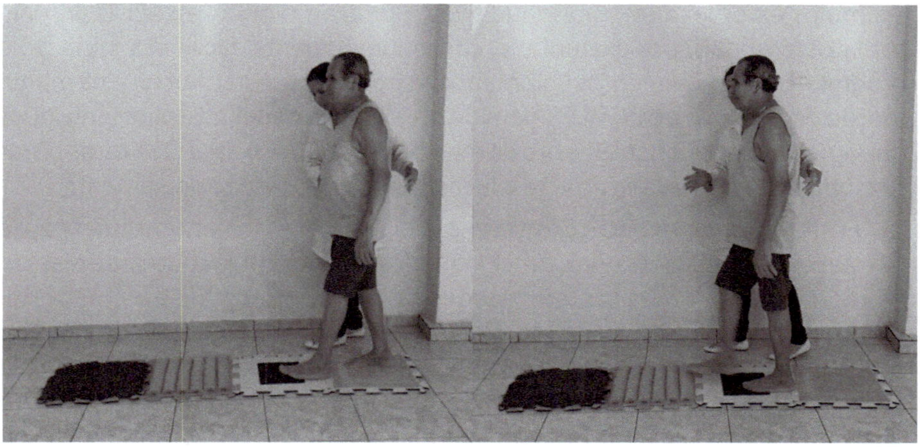

Figura 13.8. Tapete sensorial. Fonte: Arquivo pessoal dos autores.

ambiente aquático podem ser formuladas. Adicionalmente, a maior estimulação vestibular com diferentes condutas que envolvam a movimentação cefálica, ocular e de tronco também pode ser utilizada.

Doença de Parkinson e Parkinsonismos

Em relação ao tratamento fisioterapêutico, o treino de equilíbrio e mobilidade, fortalecimento muscular e exercícios de flexibilidade podem diminuir o risco de quedas e melhorar a independência funcional. Orientações quanto a mudanças posturais (como levantar mais devagar) associadas a outros cuidados gerais de saúde, como o aumento da ingestão de líquidos e o uso de meias de compressão, podem contribuir para evitar ou minimizar a hipotensão postural nesta população.[17]

Uma forma específica de intervenção que vem sendo aplicada é a Marcha Nórdica (MN), que consiste em uma atividade de caminhada esportiva que combina o uso ativo do tronco e dos membros superiores com a caminhada tradicional. É fácil de aprender, simples de executar, econômica e de baixo risco como intervenção para a DP.[112] O uso de bastões e movimentos rítmicos da parte superior do corpo atuam como pistas externas para restaurar o controle dos movimentos, acionando circuitos intactos e contornando os núcleos da base defeituosos.[113,114] Os pacientes podem trabalhar para melhorar o comprimento dos passos, a variabilidade da marcha, a velocidade máxima de marcha, e o equilíbrio, sendo todas essas limitações específicas da DP.[115] Além disso, a MN pode ser praticada em quase todos os locais e em grupos, promovendo assim um estilo de vida ativo e engajamento social nos pacientes com DP.[112,116,117]

O uso de pistas sensoriais é amplamente divulgado e difundido entre os profissionais que trabalham com pacientes com DP.[118] Tal uso consiste em fornecer estímulos externos temporais (auditivos, por exemplo) ou espaciais (visuais, somatossensoriais, por exemplo) e, consequentemente, facilitar a iniciação e progressão dos movimentos voluntários, especialmente na marcha e na manutenção do controle postural.[118] Além de seus efeitos benéficos, para indivíduos que apresentam o congelamento da marcha (*Freezing of gait – FOG)*, essas pistas sensoriais facilitam a "saída" ou resolução desse estado de congelamento.

Entretanto, as explicações para auxiliar no melhor entendimento do porquê essas pistas sensoriais funcionam nesses pacientes ainda são escassas. As teorias mais aceitas são embasadas na neurofisiologia e no comportamento motor. Sabe-se que o movimento pode ser internamente guiado ou externamente guiado.[85,119] Isso significa que os movimentos podem ocorrer exclusivamente através do desejo do indivíduo, sem algum fator externo que o direcione, ou podem ocorrer através de um fator/estímulo externo sensorial que o direciona. Os núcleos da base são as estruturas responsáveis pelos movimentos internamente guiados, enquanto o cerebelo é responsável pelos movimentos externamente guiados.[85,119] Assim, quando pacientes com DP são submetidos ao uso de pistas sensoriais, o que ocorre é uma mudança de circuitaria, com a circuitaria cerebelar estando mais ativa, pois está intacta ou menos lesionada nesses indivíduos. Dessa forma, o paciente consegue acionar seus movimentos voluntários ou até mesmo sair de um estado de congelamento.[120]

Considerações finais

Há uma grande complexidade na atuação fisioterapêutica de indivíduos com doenças neurodegenerativas, sendo necessário que estratégias fundamentadas na prática baseada em evidências sejam melhor desenvolvidas. A atuação fisioterapêutica deve ser iniciada logo após o diagnóstico e mantida ao longo da progressão da doença, devido às complicações motoras e respiratórias que poderão ser minimizadas com a intervenção contínua. Um dos desfechos clínicos mais importantes é a preservação da função motora desses indivíduos, uma vez que o trajeto natural das doenças é marcado pelo declínio progressivo.

A base da intervenção é intimamente ligada aos princípios da terapia baseada no movimento humano. Além disso, é importante orientar o cuidador para a otimização da funcionalidade do paciente, além da promover o cuidado ao próprio cuidador.

Referências

1. Dugger BN, Dickson DW. Pathology of Neurodegenerative Diseases. Cold Spring Harb Perspect Biol. 2017;9(7).
2. Katsuno M, Sahashi K, Iguchi Y, Hashizume A. Preclinical progression of neurodegenerative diseases. Nagoya J Med Sci. 2018;80(3):289-98.
3. Garre-Olmo J. Epidemiology of Alzheimer's disease and other dementias. Rev Neurol. 2018;66(11):377-86.
4. Salman MS. Epidemiology of Cerebellar Diseases and Therapeutic Approaches. Cerebellum. 2018;17(1):4-11.
5. Borrell-Carrio F, Suchman AL, Epstein RM. The biopsychosocial model 25 years later: principles, practice, and scientific inquiry. Ann Fam Med. 2004;2(6):576-82.
6. McDougall J, Wright V, Rosenbaum P. The ICF model of functioning and disability: Incorporating quality of life and human development. Developmental Neurorehabilitation. 2010;13(3):204-11.
7. (CDC) CodcaP. What Is Dementia? [cited 09 de Set. 2021]. Disponível em: https://www.cdc.gov/aging/dementia/index.html.

8. Sachdev PS, Blacker D, Blazer DG, Ganguli M, Jeste DV, Paulsen JS, et al. Classifying neurocognitive disorders: the DSM-5 approach. Nat Rev Neurol. 2014;10(11):634-42.
9. Association As. Frontotemporal Dementia [cited 10 de out. 2021]. Disponível em: https://www.alz.org/alzheimers-dementia/what-is-dementia/types-of-dementia/frontotemporal-dementia.
10. Fiest KM, Jette N, Roberts JI, Maxwell CJ, Smith EE, Black SE, et al. The Prevalence and Incidence of Dementia: A Systematic Review and Meta-analysis. Can J Neurol Sci. 2016;43 Suppl 1:S3-S50.
11. Borges SM. Fisioterapia. In: Forlenza OV, Radanovic M, Aprahamian I. Neuropsiquiatria geriátrica. 2. ed. Rio de Janeiro: Editora Atheneu; 2018. p. 527-32.
12. Schmidt C, Wolff M, Weitz M, Bartlau T, Korth C, Zerr I. Rapidly progressive Alzheimer disease. Arch Neurol. 2011;68(9):1124-30.
13. Portet F, Scarmeas N, Cosentino S, Helzner EP, Stern Y. Extrapyramidal signs before and after diagnosis of incident Alzheimer disease in a prospective population study. Arch Neurol. 2009;66(9):1120-6.
14. Beauchet O, Dubost V, Aminian K, Gonthier R, Kressig RW. Dual-task-related gait changes in the elderly: does the type of cognitive task matter? J Mot Behav. 2005;37(4):259-64.
15. Association As. Vascular Dementia. [cited 10 de out. 2021]. Available from: https://www.alz.org/alzheimers-dementia/what-is-dementia/types-of-dementia/vascular-dementia.
16. McKeith IG, Boeve BF, Dickson DW, Halliday G, Taylor J-P, Weintraub D, et al. Diagnosis and management of dementia with Lewy bodies. Fourth consensus report of the DLB Consortium. 2017;89(1):88-100.
17. Taylor JP, McKeith IG, Burn DJ, Boeve BF, Weintraub D, Bamford C, et al. New evidence on the management of Lewy body dementia. Lancet Neurol. 2020;19(2):157-69.
18. Olney NT, Spina S, Miller BL. Frontotemporal Dementia. Neurol Clin. 2017;35(2):339-74.
19. Bang J, Spina S, Miller BL. Frontotemporal dementia. Lancet. 2015;386(10004):1672-82.
20. Quinn L, Kegelmeyer D, Kloos A, Rao AK, Busse M, Fritz NE. Clinical recommendations to guide physical therapy practice for Huntington disease. Neurology. 2020;94(5):217-28.
21. Association As. Huntington's disease. [cited 25 de nov. 2021]. Available from: https://www.alzheimers.org.uk/about-dementia/types-dementia/huntingtons-disease.
22. Petersen RC. Mild cognitive impairment as a diagnostic entity. J Intern Med. 2004;256(3):183-94.
23. Hugo J, Ganguli M. Dementia and cognitive impairment: epidemiology, diagnosis, and treatment. Clin Geriatr Med. 2014;30(3):421-42.

24. Rothwell JC. Control of Human Voluntary Movement. Springer Netherlands; 2012.
25. Bodranghien F, Bastian A, Casali C, Hallett M, Louis ED, Manto M, et al. Consensus Paper: Revisiting the Symptoms and Signs of Cerebellar Syndrome. Cerebellum. 2016;15(3):369-91.
26. Lundy-Ekman L. Neurosciense: Fundaments for Rehabilitation. Elsevier Health Sciences Brazil; 2011.
27. de Silva R, Greenfield J, Cook A, Bonney H, Vallortigara J, Hunt B, et al. Guidelines on the diagnosis and management of the progressive ataxias. Orphanet J Rare Dis. 2019;14(1):51.
28. Klockgether T. Sporadic ataxia with adult onset: classification and diagnostic criteria. Lancet Neurol. 2010;9(1):94-104.
29. Manto MU. Cerebellar ataxias. Handbook of Clinical Neurophysiology. 2003;1:491-520.
30. Matilla-Duenas A, Ashizawa T, Brice A, Magri S, McFarland KN, Pandolfo M, et al. Consensus paper: pathological mechanisms underlying neurodegeneration in spinocerebellar ataxias. Cerebellum. 2014;13(2):269-302.
31. Espinos-Armero C, Gonzalez-Cabo P, Palau-Martinez F. Autosomal recessive cerebellar ataxias. Their classification, genetic features and pathophysiology. Rev Neurol. 2005;41(7):409-22.
32. Palau F, Espinos C. Autosomal recessive cerebellar ataxias. Orphanet J Rare Dis. 2006;1:47.
33. Schols L, Bauer P, Schmidt T, Schulte T, Riess O. Autosomal dominant cerebellar ataxias: clinical features, genetics, and pathogenesis. Lancet Neurol. 2004;3(5):291-304.
34. Harding AE. The clinical features and classification of the late onset autosomal dominant cerebellar ataxias. A study of 11 families, including descendants of the 'the Drew family of Walworth'. Brain. 1982;105(Pt 1):1-28.
35. Mitoma H, Adhikari K, Aeschlimann D, Chattopadhyay P, Hadjivassiliou M, Hampe CS, et al. Consensus Paper: Neuroimmune Mechanisms of Cerebellar Ataxias. Cerebellum. 2016;15(2):213-32.
36. Mariotti C, Fancellu R, Di Donato S. An overview of the patient with ataxia. J Neurol. 2005;252(5):511-8.
37. de Castilhos RM, Furtado GV, Gheno TC, Schaeffer P, Russo A, Barsottini O, et al. Spinocerebellar Ataxias in Brazil—Frequencies and Modulating Effects of Related Genes. The Cerebellum. 2014;13(1):17-28.
38. Camargos S, Costa M, Filogônio I, Cardoso F. Manual para o diagnóstico de Distúrbios do Movimento. Omnifarma; 2012.
39. Koziol LF, Budding D, Andreasen N, D'Arrigo S, Bulgheroni S, Imamizu H, et al. Consensus paper: the cerebellum's role in movement and cognition. Cerebellum. 2014;13(1):151-77.
40. Schmahmann JD, Sherman JC. The cerebellar cognitive affective syndrome. Brain. 1998;121(Pt 4):561-79.

41. Schmitz-Hubsch T, du Montcel ST, Baliko L, Berciano J, Boesch S, Depondt C, et al. Scale for the assessment and rating of ataxia: development of a new clinical scale. Neurology. 2006;66(11):1717-20.

42. Braga-Neto P, Godeiro-Junior C, Dutra LA, Pedroso JL, Barsottini OGP. Translation and validation into Brazilian version of the Scale of the Assessment and Rating of Ataxia (SARA). Arq Neuropsiquiatr. 2010;68:228-30.

43. Maggi FA, Braga-Neto P, Chien HF, Gama MTD, Rezende Filho FM, Saraiva-Pereira ML, et al. Cross-cultural adaptation and validation of the International Cooperative Ataxia Rating Scale (ICARS) to Brazilian Portuguese. Arq Neuropsiquiatr. 2018;76(10):674-84.

44. Smith DC, Greenberg LJ, Bryer A. The hereditary ataxias: Where are we now? Four decades of local research. S Afr Med J. 2016;106(6 Suppl 1):S38-41.

45. Chan E, Charles P, Ribai P, Goizet C, Marelli C, Vincitorio CM, et al. Quantitative assessment of the evolution of cerebellar signs in spinocerebellar ataxias. Mov Disord. 2011;26(3):534-8.

46. Hoche F, Guell X, Vangel MG, Sherman JC, Schmahmann JD. The cerebellar cognitive affective/Schmahmann syndrome scale. Brain. 2018;141(1):248-70.

47. Jacobi H, Rakowicz M, Rola R, Fancellu R, Mariotti C, Charles P, et al. Inventory of Non-Ataxia Signs (INAS): validation of a new clinical assessment instrument. Cerebellum. 2013;12(3):418-28.

48. Perracini MR, Ramos LR. Factors associated with falls in a cohort of elderly residents in the community. Revista de Saúde Pública. 2002;36:709-16.

49. Amarante TRP, Takeda SYM, Teive HAG, Zonta MB. Impact of disease duration on functional status of patients with spinocerebellar ataxia type 2. Arquivos de Neuro-Psiquiatria. 2017;75:773-7.

50. Falsarella GR, Gasparotto LPR, Coimbra AMV. Quedas: conceitos, frequências e aplicações à assistência ao idoso. Revisão da literatura. Revista Brasileira de Geriatria e Gerontologia. 2014;17:897-910.

51. Subramony SH, May W, Lynch D, Gomez C, Fischbeck K, Hallett M, et al. Measuring Friedreich ataxia: Interrater reliability of a neurologic rating scale. Neurology. 2005;64(7):1261-2.

52. Kandel E, Schwartz J, Jessell T, Siegelbaum S, Hudspeth AJ. Principles of Neuroscience: AMGH Editora; 2014.

53. Keener AM, Bordelon YM. Parkinsonism. Semin Neurol. 2016;36(4):330-4.

54. Jankovic J, Tan EK. Parkinson's disease: etiopathogenesis and treatment. J Neurol Neurosurg Psychiatry. 2020;91(8):795-808.

55. Hayes MT. Parkinson's Disease and Parkinsonism. Am J Med. 2019;132(7):802-7.

56. Fullard ME, Morley JF, Duda JE. Olfactory Dysfunction as an Early Biomarker in Parkinson's Disease. Neurosci Bull. 2017;33(5):515-25.

57. Wenning GK, Ben-Shlomo Y, Magalhaes M, Daniel SE, Quinn NP. Clinicopathological study of 35 cases of multiple system atrophy. J Neurol Neurosurg Psychiatry. 1995;58(2):160-6.

58. Krismer F, Wenning GK. Multiple system atrophy: insights into a rare and debilitating movement disorder. Nat Rev Neurol. 2017;13(4):232-43.

59. Hoglinger GU, Respondek G, Stamelou M, Kurz C, Josephs KA, Lang AE, et al. Clinical diagnosis of progressive supranuclear palsy: The movement disorder society criteria. Mov Disord. 2017;32(6):853-64.

60. Armstrong MJ, Litvan I, Lang AE, Bak TH, Bhatia KP, Borroni B, et al. Criteria for the diagnosis of corticobasal degeneration. Neurology. 2013;80(5):496-503.

61. Lopez-Sendon J, Mena MA, de Yebenes JG. Drug-induced parkinsonism. Expert Opin Drug Saf. 2013;12(4):487-96.

62. Mehanna R, Jankovic J. Movement disorders in cerebrovascular disease. Lancet Neurol. 2013;12(6):597-608.

63. Hamza TH, Chen H, Hill-Burns EM, Rhodes SL, Montimurro J, Kay DM, et al. Genome-wide gene-environment study identifies glutamate receptor gene GRIN2A as a Parkinson's disease modifier gene via interaction with coffee. PLoS Genet. 2011;7(8):e1002237.

64. Cholewa J, Cholewa J, Gorzkowska A, Malecki A, Stanula A. Can Rehabilitation Influence the Efficiency of Control Signals in Complex Motion Strategies? BioMed Research International. 2017;2017:3631624.

65. Intzandt B, Beck EN, Silveira CRA. The effects of exercise on cognition and gait in Parkinson's disease: A scoping review. Neurosci Biobehav Rev. 2018;95:136-69.

66. Lauze M, Daneault JF, Duval C. The Effects of Physical Activity in Parkinson's Disease: A Review. J Parkinsons Dis. 2016;6(4):685-98.

67. Mirelman A, Bonato P, Camicioli R, Ellis TD, Giladi N, Hamilton JL, et al. Gait impairments in Parkinson's disease. Lancet Neurol. 2019;18(7):697-708.

68. Pistacchi M, Gioulis M, Sanson F, De Giovannini E, Filippi G, Rossetto F, et al. Gait analysis and clinical correlations in early Parkinson's disease. Funct Neurol. 2017;32(1):28-34.

69. Son M, Youm C, Cheon S, Kim J, Lee M, Kim Y, et al. Evaluation of the turning characteristics according to the severity of Parkinson disease during the timed up and go test. Aging Clin Exp Res. 2017;29(6):1191-9.

70. Gorniak SL, Alberts JL. Effects of task complexity on grip-to-load coordination in bimanual actions. Exp Brain Res. 2013;225(4):559-67.

71. Fellows SJ, Noth J, Schwarz M. Precision grip and Parkinson's disease. Brain. 1998;121(Pt 9):1771-84.

72. Monje MHG, Sanchez-Ferro A, Pineda-Pardo JA, Vela-Desojo L, Alonso-Frech F, Obeso JA. Motor Onset Topography and Progression in Parkinson's Disease: the Upper Limb Is First. Mov Disord. 2021;36(4):905-15.

73. Hoehn MM, Yahr MD. Parkinsonism: onset, progression and mortality. Neurology. 1967;17(5):427-42.

74. Lee SW, Cho KH, Lee WH. Effect of a local vibration stimulus training programme on postural sway and gait in chronic stroke patients: a randomized controlled trial. Clin Rehabil. 2013;27(10):921-31.

75. Marras C, Lang A. Parkinson's disease subtypes: lost in translation? J Neurol Neurosurg Psychiatry. 2013;84(4):409-15.

76. Domingos J, Keus SHJ, Dean J, de Vries NM, Ferreira JJ, Bloem BR. The European Physiotherapy Guideline for Parkinson's Disease: Implications for Neurologists. J Parkinsons Dis. 2018;8(4):499-502.

77. Keus S, Munneke M, Graziano M, Paltamaa J, Pelosin E, Domingos J, et al. European Physiotherapy Guideline for Parkinson's Disease. 2014.

78. Proud E, Morris ME, Bilney B, Miller KJ, Nijkrake MJ, Munneke M, et al. Hand dexterity assessment in Parkinson's disease: construct validity of the 9-Hole peg test for the more affected hand. Disability and Rehabilitation. 2021;43(26):3834-8.

79. Stanley K, Hagenah J, Bruggemann N, Reetz K, Severt L, Klein C, et al. Digitized spiral analysis is a promising early motor marker for Parkinson Disease. Parkinsonism Relat Disord. 2010;16(3):233-4.

80. Pillai L, Glover A, Syeda HB, Virmani T. Archimedes Spiral Drawing in Idiopathic Parkinson's Disease Patients Showed More Variability in Jerkiness in Patients with Freezing of Gait (4882). Neurology. 2020;94(15 Supplement):4882.

81. Souza RG, Borges V, Silva SM, Ferraz HB. Quality of life scale in Parkinson's disease PDQ-39 – (Brazilian Portuguese version) to assess patients with and without levodopa motor fluctuation. Arq Neuropsiquiatr. 2007;65(3B):787-91.

82. Ilg W, Branscheidt M, Butala A, Celnik P, de Paola L, Horak FB, et al. Consensus Paper: Neurophysiological Assessments of Ataxias in Daily Practice. Cerebellum. 2018;17(5):628-53.

83. Narita EM, Gazzola JM. Intervenção fisioterapêutica na saúde do idoso. In: Fisioterapia clínica: enfoque em cognição e comportamento. Rio de Janeiro: Atheneu; 2019. p. 171-85.

84. Fritz NE, Rao AK, Kegelmeyer D, Kloos A, Busse M, Hartel L, et al. Physical Therapy and Exercise Interventions in Huntington's Disease: A Mixed Methods Systematic Review. J Huntingtons Dis. 2017;6(3):217-35.

85. Shumway-Cook A, Woollacott MH. Motor Control: Translating Research into Clinical Practice. 5th ed. 2016.

86. Schwenk M, Zieschang T, Oster P, Hauer K. Dual-task performances can be improved in patients with dementia: a randomized controlled trial. Neurology. 2010;74(24):1961-8.

87. Borges SM, Banjai RM, Radanovic M. Aspectos cognitivos do controle e aprendizado motor. In: Fisioterapia clínica: enfoque em cognição e comportamento. Rio de Janeiro: Atheneu; 2019. p. 81–93.

88. Muratori LM, Lamberg EM, Quinn L, Duff SV. Applying principles of motor learning and control to upper extremity rehabilitation. J Hand Ther. 2013;26(2):94-102; quiz 3.

89. Gallagher R, Damodaran H, Werner WG, Powell W, Deutsch JE. Auditory and visual cueing modulate cycling speed of older adults and persons with Parkinson's disease in a Virtual Cycling (V-Cycle) system. J Neuroeng Rehabil. 2016;13(1):77.

90. Goble DJ, Cone BL, Fling BW. Using the Wii Fit as a tool for balance assessment and neurorehabilitation: the first half decade of "Wii-search". J Neuroeng Rehabil. 2014;11:12.
91. Schaefer SY, Louder TJ, Foster S, Bressel E. Effect of Water Immersion on Dual--task Performance: Implications for Aquatic Therapy. Physiother Res Int. 2016;21(3):147-54.
92. Becker BE. Aquatic Therapy in Contemporary Neurorehabilitation: An Update. PM R. 2020;12(12):1251-9.
93. Volpe D, Giantin MG, Maestri R, Frazzitta G. Comparing the effects of hydrotherapy and land-based therapy on balance in patients with Parkinson's disease: a randomized controlled pilot study. Clin Rehabil. 2014;28(12):1210-7.
94. Plecash AR, Leavitt BR. Aquatherapy for neurodegenerative disorders. J Huntingtons Dis. 2014;3(1):5-11.
95. Carroll LM, Volpe D, Morris ME, Saunders J, Clifford AM. Aquatic Exercise Therapy for People with Parkinson Disease: A Randomized Controlled Trial. Arch Phys Med Rehabil. 2017;98(4):631-8.
96. Park B, Brünken R. Secondary task as a measure of cognitive load. Cognitive load measurement and application: A theoretical framework for meaningful research and practice. New York, NY, US: Routledge/Taylor & Francis Group; 2018. p. 75-92.
97. Sun R, Shea JB. Probing attention prioritization during dual-task step initiation: A novel method. Experimental Brain Research. 2016;234(4):1047-56.
98. Schellenberg E, Weiss M. Music and Cognitive Abilities. In: Deutsch D. Psychology of Music. Elsevier; 2013. p. 499-550.
99. Kim YJ, Han KD, Baek MS, Cho H, Lee EJ, Lyoo CH. Association between physical activity and conversion from mild cognitive impairment to dementia. Alzheimers Res Ther. 2020;12(1):136.
100. Kato EM, Radanovic M. Fisioterapia nas demências. Rio de Janeiro: Atheneu; 2007.
101. van Dun K, Manto M. Non-invasive Cerebellar Stimulation: Moving Towards Clinical Applications for Cerebellar and Extra-Cerebellar Disorders. The Cerebellum. 2018;17(3):259-63.
102. Borges-Machado F, Silva N, Farinatti P, Poton R, Ribeiro O, Carvalho J. Effectiveness of Multicomponent Exercise Interventions in Older Adults With Dementia: A Meta-Analysis. Gerontologist. 2021;61(8):e449-e62.
103. Bisbe M, Fuente-Vidal A, Lopez E, Moreno M, Naya M, de Benetti C, et al. Comparative Cognitive Effects of Choreographed Exercise and Multimodal Physical Therapy in Older Adults with Amnestic Mild Cognitive Impairment: Randomized Clinical Trial. J Alzheimers Dis. 2020;73(2):769-83.
104. Klimova B, Valis M, Kuca K. Dancing as an Intervention Tool for People with Dementia: A Mini-Review Dancing and Dementia. Curr Alzheimer Res. 2017;14(12):1264-9.
105. Tsai RM, Boxer AL. Therapy and clinical trials in frontotemporal dementia: past, present, and future. J Neurochem. 2016;138 Suppl 1:211-21.

106. Langhammer B, Sagbakken M, Kvaal K, Ulstein I, Naden D, Rognstad MK. Music Therapy and Physical Activity to Ease Anxiety, Restlessness, Irritability, and Aggression in Individuals With Dementia With Signs of Frontotemporal Lobe Degeneration. J Psychosoc Nurs Ment Health Serv. 2019;57(5):29-37.

107. Milne SC, Corben LA, Georgiou-Karistianis N, Delatycki MB, Yiu EM. Rehabilitation for Individuals With Genetic Degenerative Ataxia: A Systematic Review. Neurorehabil Neural Repair. 2017 Jul;31(7):609-622. doi: 10.1177/1545968317712469. Epub 2017 Jun 9. PMID: 28595509.

108. Chang YJ, Chou CC, Huang WT, Lu CS, Wong AM, Hsu MJ. Cycling regimen induces spinal circuitry plasticity and improves leg muscle coordination in individuals with spinocerebellar ataxia. Arch Phys Med Rehabil. 2015;96(6):1006-13.

109. Giangiardi VF, Freitas SMSF, Silva FPP, Banjai RM, Alouche SR. Functional Capacity and Motor Performance of Upper Limbs in Individuals with Cerebellar Disorders: A Pilot Study. Behav Neurol. 2017;2017:8980103.

110. Morton SM, Bastian AJ. Cerebellar control of balance and locomotion. Neuroscientist. 2004;10(3):247-59.

111. Weeks HM, Therrien AS, Bastian AJ. Proprioceptive Localization Deficits in People With Cerebellar Damage. Cerebellum. 2017;16(2):427-37.

112. Cugusi L, Manca A, Dragone D, Deriu F, Solla P, Secci C, et al. Nordic Walking for the Management of People With Parkinson Disease: A Systematic Review. PM R. 2017;9(11):1157-66.

113. Lim I, van Wegen E, de Goede C, Deutekom M, Nieuwboer A, Willems A, et al. Effects of external rhythmical cueing on gait in patients with Parkinson's disease: a systematic review. Clin Rehabil. 2005;19(7):695-713.

114. Warlop T, Detrembleur C, Buxes Lopez M, Stoquart G, Lejeune T, Jeanjean A. Does Nordic Walking restore the temporal organization of gait variability in Parkinson's disease? J Neuroeng Rehabil. 2017;14(1):17.

115. Reuter I, Mehnert S, Leone P, Kaps M, Oechsner M, Engelhardt M. Effects of a flexibility and relaxation programme, walking, and nordic walking on Parkinson's disease. J Aging Res. 2011;2011:232473.

116. Franzoni LT, Monteiro EP, Oliveira HB, da Rosa RG, Costa RR, Rieder C, et al. A 9-Week Nordic and Free Walking Improve Postural Balance in Parkinson's Disease. Sports Med Int Open. 2018;2(2):E28-E34.

117. Zhou L, Gougeon M-A, Nantel J. Nordic Walking Improves Gait Power Profiles at the Knee Joint in Parkinson's Disease. J Aging Phys Act. 2018 Jan 1;26(1):84-8.

118. Muthukrishnan N, Abbas JJ, Shill HA, Krishnamurthi N. Cueing Paradigms to Improve Gait and Posture in Parkinson's Disease: A Narrative Review. Sensors (Basel). 2019;19(24).

119. Magill RA. Aprendizagem motora: conceitos e aplicações. Edgard Blücher; 2000.

120. Gowen E, Miall RC. Differentiation between external and internal cuing: an fMRI study comparing tracing with drawing. Neuroimage. 2007;36(2):396-410.

Capítulo 14

Deficiências da Infância: Manutenção dos Cuidados ao Longo da Vida

Rebeca de Barros Santos Rehder
Carla Gomes Zanardi
Aline Souza Gonçalves Gomes da Conceição

Introdução

As pessoas com deficiência estão vivendo cada vez mais e melhor, graças aos avanços da medicina especializada e dos serviços de saúde disponíveis atualmente, gerando uma nova população de pessoas que envelhecem de forma particular. O envelhecimento em pessoas com deficiência é acompanhado por um declínio do estado de saúde e função em todos os sistemas, incluindo o sistema nervoso central (SNC), de início precoce, por volta dos 20 anos de idade. Compreender a fisiopatologia do envelhecimento, estudar suas principais comorbidades e seus impactos na longevidade de adultos com deficiências, bem como conhecer as diferentes estratégias terapêuticas podem tornar seu envelhecimento mais saudável. Apesar de serem condições de saúde adquiridas antes, durante ou após o nascimento, de caráter não progressivo, paralisia cerebral (PC), síndrome de Down (SD) e outras deficiências podem implicar diversas mudanças ao longo de toda a vida do indivíduo.

Aspectos neurológicos, funcionais, metabólicos e psicossociais podem-se manifestar de várias maneiras em crianças com deficiência e, coletivamente, aumentar o risco de diversas comorbidades à medida que essas crianças se tornam adultos.[1] Indivíduos com PC e outras deficiências apresentam desordens de movimento e postura, muitas vezes acompanhadas de comprometimentos cognitivos, comportamentais ou outros, e as habilidades motoras grossas dessas pessoas tendem a apresentar declínio ao longo do tempo.[2-4]

A heterogeneidade dos aspectos clínicos e a complexidade das funções afetadas determinam um desenvolvimento neuromotor multifacetado de habilidades em indivíduos com PC e outras deficiências comuns à infância. Assistência e cuidados adequados em longo prazo, considerando aspectos médicos e sociais, bem como de reabilitação, educação, assistência e acesso à tecnologia assistiva são necessários para essa população. Esse cuidado a longo prazo deve estar de acordo com a fase de vida do indivíduo e seu desenvolvimento físico, psicológico e social, dentro dos seus contextos de vida. A reabilitação é um processo complexo visando garantir às crianças e suas famílias a melhor qualidade de vida possível e, principalmente, o aumento da participação na sociedade durante todas as fases da vida.[5]

Essa abordagem holística é apoiada pela CIF, onde a multidisciplinaridade na reabilitação do indivíduo depende dos conhecimentos dos vários profissionais da equipe (neurologista, fisiatra, oftalmologista, pediatra, fisioterapeuta, terapeuta ocupacional, psicólogo, fonoaudiólogo, educador físico, pedagogo etc.), cada um atuando dentro de seu próprio campo de competência, visto que a interdisciplinaridade integra as conexões entre as diferentes especialidades de forma a apoiar o desenvolvimento ao longo da vida para pessoas com deficiência.[6-8]

Entre os anos 2013-2017, o grupo de Stevens *et al.*[9] constatou que a doença cardíaca foi a principal causa de mortalidade para adultos com e sem PC. No entanto, naquelas com PC, a probabilidade de morte por complicações respiratórias que podem ser prevenidas foi significativamente maior.[9] Num estudo recente foram analisados dados de 16.728 adultos com PC (acima de 18 anos de idade), onde foram observadas, mais comumente, as seguintes combinações de comorbidades: doenças cardiorrespiratórias, disfagia e distúrbios hidroeletrolíticos; distúrbios metabólicos (diabetes, doença renal, hipertensão arterial); distúrbios neurológicos (demência, doença cerebrovascular); problemas gastrointestinais; e distúrbios relacionados ao sistema musculoesquelético (ortopédicos). Os principais componentes dessas combinações das comorbidades foram associados a uma elevada taxa de mortalidade, especialmente no caso das doenças cardiorrespiratórias.[1]

Na população com SD, a maior causa de mortalidade no final de vida associa-se ao envelhecimento prematuro, sendo esta considerada uma síndrome progeroide. Nas últimas décadas, as melhorias na assistência médica, educação e apoio para crianças e adultos dessa população levaram a aumento da sua expectativa média de vida, que dobrou nos últimos 30 anos.[10,12] A sobrevida da pessoa com SD, atualmente, é de 61,1 anos para homens e 57,8 para mulheres,[10] tendo aumentado de 25 anos, em 1983, para 60 anos em 2020.[11] Como consequência, em adultos com SD até a idade de 35 anos, as taxas de mortalidade são comparáveis a indivíduos com deficiência intelectual (DI) por outras etiologias. No entanto, após os 35 anos, as taxas de mortalidade dobram a cada 6,4 anos na SD em comparação a cada 9,6 anos para pessoas sem SD, mas com DI.[12] Ainda assim, mesmo com o avanço nas técnicas de cirurgia para reversão da cardiopatia congênita e com histórico de baixa mortalidade no pós-cirúrgico, a mortalidade específica por idade ainda é maior em pessoas com SD em comparação com pessoas com DI por outras etiologias.[10]

Doenças da infância: expectativa e qualidade de vida

Cada vez mais crianças com deficiência estão atingindo a idade adulta,[13] e essa transição tem despertado um interesse cada vez maior nos cuidados pediátricos.[14] Existe uma grande heterogeneidade na forma como os serviços para adultos com deficiência adquirida na infância são fornecidos ao redor do mundo.[15]

Complicações e comorbidades relacionadas com deficiência podem afetar a participação e a qualidade de vida destas pessoas, sendo um fator prioritário na abordagem de jovens e adultos.[15] O desempenho funcional de uma criança é diretamente influenciado pelas características dos contextos físico e social. Mensurar o impacto que a deficiência ocasiona na vida da criança, do adolescente e de sua família tem sido um desafio para os profissionais que lidam com este indivíduo. A implicação da limitação funcional parece ser proporcional ao impacto da deficiência durante toda sua vida.[16] Dessa maneira, os profissionais das equipes multidisciplinares devem estar atentos às estratégias terapêuticas tendo em vista, desde sempre, o envelhecimento dessa população: uma criança com deficiência se tornará um adulto e, provavelmente, um idoso com deficiência. A equipe multidisciplinar e os serviços de saúde devem promover a participação desse indivíduo em todas as esferas sociais durante toda sua vida.

A multimorbidade, definida como a coexistência de diversas comorbidades, tem alta incidência nos adultos com PC:[17] 1 em cada 4 indivíduos com idade entre 18 e 30 anos tem multimorbidade, o que corresponde a 3 vezes mais do que a prevalência na população geral de adultos jovens,[18] e continua a aumentar com o avançar da idade.[19] Trabalhos recentes sugerem que a multimorbidade em adultos com PC é um fator de risco alto para mortalidade prematura. É importante ressaltar que muitas comorbidades podem ser prevenidas, desaceleradas ou mais bem manejadas clinicamente; no entanto, o tema ainda carece de abordagens baseadas em evidências para monitorar comorbidades de adultos com PC e outras deficiências adquiridas na infância.

Adultos com PC e outras deficiências, como as síndromes raras, apresentam chances significativamente mais altas de desenvolver doenças crônicas quando comparados com adultos sem deficiência, levantando questões importantes sobre complicações de saúde que podem ser evitadas nessa população.[1,20] Osteoporose e alto risco de fraturas são algumas das principais comorbidades relatadas na literatura, principalmente em indivíduos com mobilidade reduzida. A baixa densidade mineral óssea é comum em adultos com PC, tendo prevalência de 10% entre 31 e 40 anos; os distúrbios ósseos e articulares são também frequentes, com a osteoartrite ocorrendo em 13% dos indivíduos nesse mesmo grupo.[18]

Deficiências físicas com dificuldade de comunicação podem afetar o bem-estar emocional e a saúde mental de pessoas com PC. Há evidências de aumento do risco de desenvolver depressão e ansiedade neste grupo.[22]

Dificuldades com alimentação e nutrição são fatores relevantes na população adulta com PC, com taxas de obesidade variando de 5% a 41%, o que prejudica sua mobilidade e independência.[15,23] Por outro lado, os riscos de desnutrição na PC também são bem conhecidos: 58% dos adultos institucionalizados apresentam-se desnutridos,[24] atualmente sendo esta comorbidade parcialmente abordada e minimizada por alimentação via gastrostomia e suplementação das dietas.[15] Esses riscos também são achados em outras deficiências comuns à infância.

Outra comorbidade importante diz respeito às alterações do sistema respiratório, como pneumonia por aspiração, distúrbios cardiorrespiratórios crônicos, doença pulmonar supurativa crônica, cifoescoliose, déficit do controle da salivação e infecções torácicas recorrentes. A disfagia é uma causa comum de infecções respiratórias recorrentes em adultos com deficiência.[15]

A dor crônica é uma comorbidade frequente na fase adulta de indivíduos com PC. Tendo em vista que alguns indivíduos têm dificuldade ou não conseguem se comunicar, a identificação desse problema pelos próprios terapeutas é, muitas vezes, fundamental.[15]

Na população com SD, as comorbidades encontradas são variadas e ocorrem de forma precoce. Pessoas com SD apresentam baixa estatura, hipotonia muscular, densidade neuronal reduzida, hipoplasia cerebelar, deficiência intelectual e defeitos cardíacos congênitos (particularmente defeitos do septo atrioventricular – AVSD). Outros problemas de saúde a que essa população está mais propensa são:

- Doenças endocrinológicas (hipotireoidismo e diabetes *mellitus* tipo 1).
- Doenças autoimunes (particularmente doença celíaca).
- Alopecia *areata*.

- Apneia obstrutiva do sono.
- Doenças infecciosas (especialmente do trato respiratório).
- Epilepsia.
- Alterações de audição e visão.
- Distúrbios hematológicos: leucemia aguda e distúrbio mieloproliferativo transitório (DTM, também conhecido como leucemia transitória da SD). O DTM é observado em 5% a 30% dos indivíduos com SD antes dos 3 meses de vida. Exames laboratoriais devem ser realizados dentro de 3 dias após o nascimento para permitir a identificação e o monitoramento deste transtorno. Embora a DTM geralmente se resolva sem tratamento nos primeiros meses de vida, o risco do desenvolvimento de leucemia mieloide se torna aumentado e esta pode surgir em torno dos 5 anos de idade (em cerca de 20% a 30% dos indivíduos).[25]
- Distúrbios musculoesqueléticos: subluxação atlantoaxial (desalinhamento das primeira e segunda vértebras cervicais) pode se desenvolver em cerca de 1% a 2% das crianças com SD. Se a condição for diagnosticada, os pais devem ser informados de que a prática de esportes aumenta o risco de lesão da medula espinal na criança. A presença de sintomas como dor cervical, paresia, espasticidade, dificuldades de marcha e hiper-reflexia profunda demandam avaliação radiológica.[25]
- Distúrbios neuropsiquiátricos: transtorno de ansiedade e doença de Alzheimer (DA) de início precoce.[25]

A principal causa de mortalidade na pessoa com SD tem sido atribuída ao envelhecimento prematuro ou acelerado. Estudos recentes mostram sinais de envelhecimento precoce em vários sistemas do corpo, sendo eles: no sistema tegumentar (pele e seus anexos), refletido pelo enrugamento da pele e alopecia; no sistema endócrino (refletido pela menopausa precoce em mulheres) e nos sistemas imunológicos, sensorial, musculoesquelético e neurológico (crises convulsivas).[10] Uma das consequências do envelhecimento em pessoas com SD é o surgimento da DA devido à hiperexpressão do gene que codifica a proteína precursora de β-amiloide (APP) localizado na parte longa do cromossomo 21, que leva ao acúmulo de placas senis, uma das características neuropatológicas da DA.[12] O envelhecimento prematuro das pessoas com SD é caracterizado, ainda, por maior incidência de alterações de personalidade, deterioração no autocuidado, declínio nas capacidades adaptativas e de socialização. Essas perdas funcionais ocorrem pela presença de disfunções executivas e apraxias, interferindo no planejamento e na elaboração das atividades, no sequenciamento dos movimentos, bem como em sua execução.[26]

A DA na SD é descrita como tendo alta prevalência de excessiva agitação, distúrbios do sono, inquietação e alucinações auditivas. Resultados de estudos transversais e longitudinais sugerem que mudanças na personalidade e no comportamento de pessoas com SD (como desinibição) podem indicar os estágios iniciais da demência, juntamente, ou antes, do aparecimento de declínio cognitivo.[27] A apresentação atípica da DA na SD está relacionada com anormalidades no desenvolvimento cerebral que causam hipoplasia do córtex frontal,[28] bem como do sistema límbico e tronco encefálico;[29] há também desenvolvimento alterado do corpo caloso e diminuição da densidade celular nas suas áreas de projeção frontais.[29] Desinibição, apatia e disfunção executiva (relacionados com o lobo frontal) explicam o declínio funcional em indivíduos com SD acima dos 30 anos de idade.[30] Assim, o declínio gradual na função executiva e a falta de motivação para comportamentos direcionados a um objetivo (como as atividades de vida diária) podem gerar perda de força muscular e equilíbrio, aumentando o risco de quedas.[31]

Avaliação e abordagem fisioterapêutica ao longo da vida

No Brasil, os instrumentos para avaliação fisioterapêutica para a população adulta e idosa com SD ainda são escassos.

O CAMDEX-DS é uma versão da entrevista CAMDEX (*The Cambridge Examination of Mental Disorders of the Elderly*[32]) modificada e adaptada para indivíduos adultos com SD.[28] O CAMDEX-DS é o único instrumento de avaliação estruturada utilizado especificamente para pessoas com SD e DI que utiliza critérios diagnósticos de demência estabelecidos internacionalmente (DSM-V e CID-10). O protocolo inclui entrevista com informante e com o sujeito, além de uma subescala de avaliação cognitiva objetiva (CAMCOG-DS). Por ser não somente um instrumento diagnóstico, mas um roteiro mais amplo de investigação sobre fatores de risco relacionados com sintomas neuropsiquiátricos, o CAMDEX-DS permite análise dos diversos fatores próprios do envelhecimento e doenças relacionadas. Uma revisão recente mostrou que o CAMDEX-DS foi um dos instrumentos mais utilizados nas pesquisas em SD publicadas nos últimos 10 anos.[30]

Entre os instrumentos utilizados para avaliar as condições vestibulares e da marcha, o POMA (*Tinetti Performance–Oriented Mobility Assessment*), proposto em 1986 por Mary Tinetti, geriatra da Universidade de Yale, tem sido largamente utilizado para avaliar a marcha e estimar risco de quedas em idosos, destacando-se por sua validade e confiabilidade. Estudos preliminares demonstram que o desempenho do equilíbrio e da marcha avaliados pelo POMA está inversamente associado ao nível de deterioração cognitiva, isto é, indivíduos cognitivamente estáveis apresentam desempenho melhor do que aqueles com demência, que, por sua vez, têm desempenho melhor do que aqueles com diagnóstico de demência na SD. Os resultados no teste POMA apresentaram correlação com a pontuação total do CAMDEX-DS em 4 dos seus 7 domínios (linguagem, memória, atenção e praxia). Um estudo preliminar com a utilização do POMA na população brasileira com SD mostrou que este instrumento pode contribuir para a identificação do risco de quedas e adoção de intervenções gerontológicas focadas na melhoria da mobilidade funcional nessa população.[33]

Existem inúmeros estudos mostrando que a reabilitação precoce em fisioterapia e demais áreas da reabilitação é eficaz para melhor desenvolvimento neuropsicomotor na pessoa com SD e DI. Um estudo realizado na França, em indivíduos com idades entre 4 e 20 anos que foram submetidas a um programa de intervenção precoce e perene, mostrou que o mesmo foi útil para o desenvolvimento geral das crianças até a fase adulta. No entanto, o estudo identificou que apenas 20% das crianças frequentaram as sessões de fisioterapia, sendo que essa interrupção se deu após a aquisição da marcha, embora as habilidades motoras diminuam com o avançar da idade.[34] Esse estudo representa um pouco da realidade que os profissionais da fisioterapia observam na prática clínica, em que pais e cuidadores da pessoa com SD na primeira infância aderem às intervenções de reabilitação com assiduidade; porém, na fase adulta, o início das alterações nas atividades motoras e declínio funcional passa despercebido ou é até mesmo negligenciado. O cuidado das complicações que ocorrem com o avançar da idade é pouco frequente e pode resultar na incapacidade funcional, acelerando as comorbidades preexistentes nessa população.

Os avanços nas diversas áreas de saúde como serviços de ortopedia pediátrica, programas de reabilitação com equipe multidisciplinar e acesso a equipamentos de tecnologia assistiva podem melhorar a mobilidade e a função de crianças e jovens com PC. Sabemos que à medida que a mobilidade diminui da adolescência para a idade adulta, complicações como dor, depressão, osteoporose, úlceras de pressão e distúrbios gastrointestinais e respiratórios tornam-se frequentes. Adultos com PC relatam deterioração da marcha mais cedo do que seus pares, sendo que aqueles com maior comprometimento sofrem essa deterioração mais precocemente.[35] Andersson e Mattsson[36] verificaram que 35% dos indivíduos adultos com PC entrevistados relataram deterioração na marcha (antes dos 35 anos de idade em 63% deles). Essa deterioração foi associada a aumento de frequência, intensidade e locais de aparecimento de dores, com maior impacto na vida diária e maior fadiga física. Algumas mudanças de níveis observadas através do Sistema de Classificação da Função Motora Grossa (GMFCS) na população adulta com PC podem ser resultado dessa deterioração; no entanto, em alguns casos, pode se tratar de uma escolha do indivíduo, pois alguns jovens e adultos começam a usar cadeira de rodas como forma de locomoção para economizar gasto energético em distâncias maiores. O manejo da dor é, portanto, um elemento importante a ser considerado ao se pensar na preservação da função de marcha em adultos com PC.[35,36]

Considerações finais

Tendo em vista a heterogeneidade de assistência e recursos para o tratamento de pessoas com deficiência no território brasileiro, pesquisas direcionadas ao envelhecimento e expectativa de vida de jovens e adultos com PC, SD e outras deficiências são escassas. Frente ao constante aumento da expectativa de vida dessa população, questiona-se: o quanto os profissionais de reabilitação estão preparados para atender com excelência esses indivíduos também durante seu envelhecimento? Quais recursos atuais podem influenciar na qualidade de vida destas pessoas em longo prazo? Na literatura, muitos avanços nos cuidados de intervenção precoce em bebês e crianças com SD são descritos, porém, há um grande aumento nos problemas de saúde em pacientes adultos com SD e DI. Muitos desses problemas não são diagnosticados e os cuidados de saúde para essa população podem ser melhorados com avaliações periódicas de saúde mais estruturadas.[37] O desenvolvimento de orientações baseadas em evidências pode contribuir para determinar os cuidados da pessoa com deficiências e seu processo de envelhecimento.

O conhecimento das complicações e comorbidades que impactam as diferentes fases da vida de pessoas com deficiência deve auxiliar nas escolhas das melhores intervenções desde a infância, com vistas às fases adultas. Conhecer a trajetória provável de cada condição de saúde pode orientar melhor as intervenções e contribuir na melhora da funcionalidade, qualidade de vida e participação desses indivíduos durante toda sua jornada de vida, estando mais bem acolhidos desde a infância até seu envelhecimento.

Referências

1. Whitney DG, Schmidt M, Hurvitz EA. Shared physiologic pathways among comorbidities for adults with cerebral palsy. Front Neurol. 2021 Oct 4;12:742179. doi: 10.3389/fneur.2021.742179. Erratum in: Front Neurol. 2022 Jan 18;12:830052. PMID: 34671312; PMCID: PMC8520916.
2. Rosenbaum P, Paneth N, Leviton A, et al. A report: the definition and classification of cerebral palsy April 2006. Dev Med Child Neurol Suppl. 2007;109:8-14.

3. Stadskleiv K. Cognitive functioning in children with cerebral palsy. Dev Med Child Neurol. 2020;62(3):283-9. doi:–10.1111/dmcn.14463.
4. Bax M, Goldstein M, Rosenbaum P, et al. Proposed definition and classification of cerebral palsy, April 2005. Dev Med Child Neurol. 2005;47(8):571-6.
5. Fazzi E, Castelli E. Presentation of recommendations for the rehabilitation of children with cerebral palsy. Eur J Phys Rehabil Med. Epub 2015 Dec 1.
6. Trabacca A, Moro G, Gennaro L, Russo L. When one plus one equals three: the ICF perspective of health and disability in the third millennium. Eur J Phys Rehabil Med. 2012;48(4):709-10.
7. Choi BC, Pak AW. Multidisciplinarity, interdisciplinarity and transdisciplinarity in health research, services, education and policy: 1. definitions, objectives, and evidence of effectiveness. Clin Invest Med. 2006;29(6):351-64.
8. Law M, Hanna S, King G, Hurley P, King S, Kertoy M, Rosenbaum P. Factors affecting family-centred service delivery for children with disabilities. Child Care Health Dev. 2003;29(5):357-66.
9. Stevens JD, Turk MA, Landes SD. Cause of death trends among adults with and without cerebral palsy in the United States, 2013-2017. Ann Phys Rehabil Med. 2021 Nov 15;65(2):101553. doi: 10.1016/j.rehab.2021.101553. Epub ahead of print. PMID: 34273570.
10. Zigman WB. Atypical aging in Down syndrome. Dev Disabil Res Rev. 2013;18(1):51-67.
11. Buracchio T, Dodge HH, Howieson D, Wasserman D, Kaye J. The trajectory of gait speed preceding mild cognitive impairment. Arch Neurol. 2010;67(8):980-6.
12. Head E, Lott IT, Wilcock DM, Lemere CA. Aging in Down syndrome and the development of Alzheimer's disease neuropathology. Curr Alzheimer Res. 2016;13(1):18-29.
13. Brooks JC, Strauss DJ, Shavelle RM, Tran LM, Rosenbloom L, Wu YW. Recent trends in cerebral palsy survival. Part I: period and cohort effects. Dev Med Child Neurol. 2014;56:1059-64.
14. Zhang-Jiang S, Gorter JW. The use of the Rotterdam Transition Profile: 10 years in review. J Transit Med. 2018;110:1307-14.
15. Bromham N, Dworzynski K, Eunson P, Fairhurst C; Guideline Committee. Cerebral palsy in adults: summary of NICE guidance. BMJ. 2019;364:l806. Published 2019 Mar 19. doi: 10.1136/bmj.l806.
16. Mancini MC. Gravidade da paralisia cerebral e desempenho funcional. Rev Bras Fisioter. 2004;8(3):253-60.
17. Whitney DG, Kamdar NS, Ng S, Hurvitz EA, Peterson MD. Prevalence of high-burden medical conditions and health care resource utilization and costs among adults with cerebral palsy. Clin Epidemiol. 2019;11:469-81. doi: 10.2147/CLEP.S205839.
18. Whitney DG, Hurvitz EA, Ryan JM, Devlin MJ, Caird MS, French ZP, et al. Noncommunicable disease and multimorbidity in young adults with cerebral palsy. Clin Epidemiol. 2018;10:511–9. doi: 10.2147/CLEP.S159405.

19. Cremer N, Hurvitz EA, Peterson MD. Multimorbidity in middle- aged adults with cerebral palsy. Am J Med. 2017;130:744.e9-15. doi: 10.1016/j.amjmed.2016.11.044.
20. Peterson MD, Ryan JM, Hurvitz EA, Mahmoudi E. Chronic Conditions in Adults With Cerebral Palsy. JAMA. 2015;314(21):2303-05. doi: 10.1001/jama.2015.11025.
21. National Clinical Guideline Centre (UK). Osteoporosis: Fragility Fracture Risk: Osteoporosis: Assessing the Risk of Fragility Fracture. London: Royal College of Physicians (UK); 2012 Aug. PMID: 23285503.
22. Smith KJ, Peterson MD, O'Connell NE, et al. Risk of depression and anxiety in adults with cerebral palsy. JAMA Neurol. 2018;30592485.
23. McPhee PG, Claridge EA, Noorduyn SG, Gorter JW. Cardiovascular disease and related risk factors in adults with cerebral palsy: a systematic review. Dev Med Child Neurol. 2019 Aug;61(8):915-923. doi: 10.1111/dmcn.14028. Epub 2018 Sep 17. PMID: 30221763.
24. Benigni I, Devos P, Rofidal T, Seguy D. The CP-MST, a malnutrition screening tool for institutionalized adult cerebral palsy patients. Clin Nutr. 2011;30:769-73. doi: 10.1016/j.clnu.2011.06.008.
25. Antonarakis SE, Skotko BG, Rafii MS, Strydom A, Pape SE, Bianchi DW, et al. Down syndrome. Nat Rev Dis Primers. 2020;6(1):9.
26. Hon J, Huppert FA, Holland AJ, Watson P. Neuropsychological assessment of older adults with Down's syndrome: an epidemiological study using the Cambridge Cognitive Examination (CAMCOG). Br J Clin Psychol. 1999;38(Pt 2):155-65.
27. Anderson-Mooney AJ, Schmitt FA, Head E, Lott IT, Heilman KM. Gait dyspraxia as a clinical marker of cognitive decline in Down syndrome: A review of theory and proposed mechanisms. Brain Cogn. 2016;104:48-57.
28. Ball SL, Holland AJ, Huppert FA, Treppner P, Watson P, Hon J. The modified CAMDEX informant interview is a valid and reliable tool for use in the diagnosis of dementia in adults with Down's syndrome. J Intellect Disabil Res. 2004;48(Pt 6):611-20.
29. Raz N, Torres IJ, Briggs SD, Spencer WD, Thornton AE, Loken WJ, et al. Selective neuroanatomic abnormalities in Down's syndrome and their cognitive correlates: evidence from MRI morphometry. Neurology. 1995;45(2):356-66.
30. Fonseca LM, Mattar GP, Haddad GG, Gonçalves AS, Miguel AQC, Guilhoto LM, et al. Frontal-subcortical behaviors during Alzheimer's disease in individuals with Down syndrome. Neurobiol Aging. 2019;78:186-94.
31. Zhang W, Low LF, Schwenk M, Mills N, Gwynn JD, Clemson L. Review of Gait, Cognition, and Fall Risks with Implications for Fall Prevention in Older Adults with Dementia. Dement Geriatr Cogn Disord. 2019;48(1-2):17-29.
32. Roth M CAMDEX: The Cambridge examination for mental disorders of the elderly (CAMBEX): Cambridge University Press; 1988.

33. Gonçalves AS, et al. Role of gait and speed performance in predicting cognitive decline and dementia in people with Down syndrome. Preliminary findings: Developing topics. In: Fonseca LM, Forlenza OV, editors. Alzheimer's & Dementia. 2020;16. DOI: 10.1002/alz.047466.

34. Roux-Levy PH, Sanlaville D, De Freminville B, Touraine R, Masurel A, Gueneau I, et al. Care management in a French cohort with Down syndrome from the AnDDI-Rares/CNSA study. Eur J Med Genet. 2021;64(10):104290.

35. Opheim A, Jahnsen R, Olsson E, Stanghelle JK. Walking function, pain, and fatigue in adults with cerebral palsy: a 7-year follow-up study. Dev Med Child Neurol. 2009;51(5):381-8.

36. Andersson C, Mattsson E. Adults with cerebral palsy: a survey describing problems, needs, and resources, with special emphasis on locomotion. Dev Med Child Neurol. 2001;43:76-82.

37. Henderson A, Lynch SA, Wilkinson S, Hunter M. Adults with Down's syndrome: the prevalence of complications and health care in the community. Br J Gen Pract. 2007;57(534):50-5.

SEÇÃO 4

Intervenções Fisioterapêuticas Complementares Aplicadas à Neurologia

Capítulo 15

Cuidados em Urologia e Disfunção Intestinal

Cláudia de Oliveira
Alessandra Fernandes Loureiro Orefice
Silvana Maria de Macêdo Uchôa

Introdução

As doenças neurológicas podem afetar as vias do sistema nervoso que controlam a micção. As disfunções decorrentes dessas doenças podem estar localizadas desde o cérebro, coluna, até os nervos que vão para a bexiga. Problemas urinários são bastante frequentes neste grupo e geralmente se manifestam por incontinência (perdas urinárias involuntárias), polaciúria (necessidade de urinar com frequência), urgência miccional, retenção urinária (dificuldade em esvaziar a bexiga), dificuldade para iniciar a micção, perda da sensibilidade vesical ou infecções urinárias de repetição.[1]

Diferentes doenças neurológicas podem gerar disfunção do trato urinário com ou sem perda de urina. Problemas urinários ocorrem em até 61% dos pacientes com doenças neurológicas, em mais de 50% dos portadores de demência, em 1/3 dos portadores de depressão, e em 25% das pessoas que sofreram acidente vascular cerebral (AVC), ou que tenham Doença de Parkinson (DP).[2]

O termo "bexiga neurogênica" (BN) é utilizado para definir o acometimento do trato urinário secundário a causas neurológicas. Várias classificações diferentes são utilizadas para categorizar a BN, cada uma possuindo suas próprias vantagens e potencial utilidade clínica. As classificações podem ser baseadas em achados urodinâmicos, critérios neurológicos ou na função do trato urinário inferior. Qualquer sistema de classificação bem-aceito com base na localização da lesão neurológica da BN pode ser empregado para orientar as terapias farmacológicas e outras intervenções, como a fisioterapêutica.[3]

As lesões neurológicas que levam à ocorrência de BN podem ser classificadas da seguinte forma:

- **Lesões acima do tronco encefálico:** ocorre perda da inibição normal da contração reflexa da bexiga exercida pelo lobo frontal, resultando em hiperatividade do músculo detrusor (contrações involuntárias da bexiga). Os sintomas mais comuns incluem polaciúria, urgência miccional e incontinência urinária. A sensação vesical pode estar normal ou diminuída. A arreflexia detrusora (bexiga com perda da sua capacidade de contração) pode ocorrer em alguns pacientes, tanto inicial quanto temporariamente, ou manifestando-se como disfunção permanente.
- **Lesões completas da medula espinal suprassacrais:** os esfíncteres uretrais interno (composto por musculatura lisa) e externo (composto por musculatura estriada) devem ser sinérgicos com a bexiga (ou seja, relaxar quando a bexiga se contrai), prevenindo a ocorrência de aumento excessivo da pressão vesical. Esta sinergia decorre da ação conjunta do sistema parassimpático (vias colinérgicas), que comanda a contração do músculo detrusor; e do sistema simpático (vias adrenérgicas), que comanda o relaxamento do esfíncter interno da uretra; além disso, deve haver relaxamento voluntário do esfíncter externo da uretra e dos músculos do assoalho pélvico para auxiliar a micção. Pacientes com lesões medulares acima do nível T12 apresentam a BN do tipo *espástica,* caracterizada por hiperatividade do detrusor, que pode levar à incontinência urinária. Além disso, a dissinergia do esfíncter externo da uretra (ausência de relaxamento) pode ser encontrada, levando à dificuldade de micção *obstrutiva* e ao esvaziamento incompleto da bexiga. A sensação de plenitude vesical pode ser normal ou diminuída. Caso a lesão esteja localizada acima de T6, o paciente pode apresentar *disreflexia autonômica* (ver adiante).
- **Lesões da medula espinal sacral:** pacientes com lesões sacrais apresentam BN do tipo *flácida, com* arreflexia do detrusor, e geralmente não apresentam contrações involuntárias da bexiga. Dependendo do tipo e da extensão da lesão, pode ocorrer diminuição da complacência da bexiga durante o enchimento. Pode ocorrer hipotonia do esfíncter liso, mas o esfíncter estriado pode exibir vários tipos de disfunção, embora, geralmente, mantenha um tônus de repouso e não possa ser controlado voluntariamente. A sensação de plenitude vesical pode ser normal ou diminuída.
- **Interrupção do arco reflexo periférico (lesão distal à medula espinal):** a disfunção da BN também é do tipo flácida, como nas lesões distais da medula espinal distal ou das raízes nervosas. Arreflexia do

detrusor geralmente está presente e pode levar à baixa complacência vesical. O esfíncter liso, em geral, é hipotônico, e o esfíncter estriado pode exibir tônus residual fixo que não pode ser relaxado voluntariamente. A sensação de plenitude vesical pode ser normal ou diminuída.

A BN pode decorrer de doenças do sistema nervoso central como lesão medular por trauma, AVC, mielomeningocele e esclerose múltipla. As neuropatias periféricas também podem acarretar tais disfunções como no caso do diabetes, compressão de raízes nervosas por hérnias de disco, danos resultantes de cirurgia pélvica. Além da neuropatia, pacientes com BN podem apresentar doenças associadas como obstrução da drenagem da bexiga por hiperplasia prostática.[3] Tendo em vista as diversas complicações urológicas que a doença neurológica pode acarretar, neste capítulo abordaremos como a fisioterapia pode contribuir no tratamento da BN.

Principais complicações em urologia no paciente neurológico

Como vimos, a BN pode se apresentar de duas formas: com arreflexia e armazenamento vesical contínuo de grandes volumes de urina sob baixa pressão, em que o paciente não consegue urinar, e com hiperatividade detrusora, ou seja, o paciente armazena baixos volumes de urina sob alta pressão.[3]

Em lesões da medula acima da região sacral, além da hiperatividade, desenvolve-se falha de relaxamento do músculo detrusor, levando à dissinergia detrusor-esfincteriana (perda de coordenação entre a contração da bexiga e o relaxamento do esfíncter urinário externo). A dissinergia geralmente decorre de lesão da medula espinal que interrompe as vias de projeção para o centro miccional na ponte, que coordena o relaxamento do esfíncter e a contração vesical. Assim, quando a bexiga se contrai, o esfíncter se contrai juntamente, obstruindo o colo vesical. A dissinergia causa trabeculação intensa, divertículos, deformação da bexiga em "árvore de Natal" observada na cistografia, com hidronefrose e insuficiência renal.[4]

Os sintomas específicos variam de acordo com o local e a gravidade da lesão. Normalmente pacientes com lesões cerebrais conseguem urinar e seu sintoma principal é o aumento da frequência miccional e a incontinência urinária. Em pacientes com dissinergia, além das perdas urinárias, o paciente não consegue realizar esvaziamento completo da bexiga, e podem ocorrer infecções urinárias de repetição e dilatação do trato urinário.[3,5]

As complicações urológicas mais comuns em BN incluem infecções do trato urinário recorrentes e cálculos urinários. Pacientes com lesões medulares cervicais ou torácicas altas podem apresentar disreflexia autonômica (hiperatividade do sistema simpático) desencadeada pela distensão vesical aguda (e também intestinal), que cursa com picos de hipertensão arterial, bradicardia ou taquicardia, cefaleia, piloereção e sudorese, que, de acordo com sua intensidade, pode colocar em risco a vida do paciente.[3,5]

A literatura relata a ocorrência de disfunção intestinal em cerca de 0,7%-29,6% das crianças e adolescentes, com essas disfunções podendo estar relacionadas com distúrbios funcionais, malformações anatômicas congênitas do trato digestivo e causas neurológicas.[1,3] Constipação crônica e incontinência fecal frequentemente podem coexistir, às vezes com diarreia por "transbordamento": as fezes sólidas causam obstrução no reto ou cólon, permitindo apenas a passagem de fezes aquosas, o que torna difícil a retenção do material fecal mesmo com o esfíncter anal neurologicamente intacto. Esta é uma situação frustrante para pacientes e cuidadores, principalmente em se tratando de um quadro neurogênico, e é comumente definido como disfunção intestinal neurogênica ou neuropática (DIN).

Considerações sobre a disfunção intestinal neurogênica/ neuropática (DIN)

A disfunção intestinal neurogênica/neuropática (DIN) é comum em crianças afetadas por doença neurológica congênita e adquirida, e impacta negativamente na sua qualidade de vida. No passado, a DIN recebeu menos atenção do que a BN, sendo geralmente considerada apenas na espinha bífida (a causa mais comum na faixa pediátrica). Muitos métodos de tratamento conservadores e médicos de DIN são relatados, incluindo uma técnica relativamente recente, que é a irrigação transanal (TAI).[6-8] Com base na literatura e na experiência pessoal, um grupo de especialistas incluindo urologistas pediátricos/cirurgiões/gastroenterologistas com experiência em DIN, com foco em crianças e adolescentes, relataram várias abordagens terapêuticas para melhorar o manejo clínico.[7,8]

A população de crianças e adolescentes com DIN está aumentando, tanto pela maior taxa de sobrevida em doenças neurológicas, como pela maior precisão no diagnóstico. A DIN causa constipação, incontinência fecal, ou ambos, e seu curso clínico em cada paciente está condicionado à sua causa, comorbidades associadas e ampla gama de fatores subjacentes.[9] Assim, o tratamento da DIN deve ser adaptado individualmente ao paciente afetado e cuidadores através de terapia multidisciplinar apropriada. A finalidade da reeducação intestinal é aliviar a constipação intestinal e contribuir para o bem-estar do paciente. Vale ressaltar a importância da avaliação intestinal, uma vez que os pacientes com BN também apresentam intestino neurogênico e, para tal, utilizam-se da escala de fezes de Bristol[10] e os critérios de Roma IV[11] que estão demonstrados nos Quadros 15.1 e 15.2.

Quadro 15.1. Escala de Bristol

TIPO 1 Caroços duros separados, como nozes	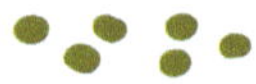	1. Pedaços separados, duros como amendoim
TIPO 2 Na forma de salsicha, mas com caroços		2. Forma de salsicha, mas segmentada
TIPO 3 Na forma de salsicha ou cobra, mas com rachas na superfície	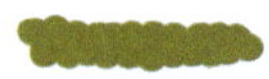	3. Forma de salsicha, mas com fendas na superfície
TIPO 4 Como uma salsicha ou cobra, regular e macio		4. Forma de salsicha ou cobra, lisa e mole
TIPO 5 Caroços macios com cantos bem demarcados	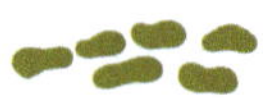	5. Pedaços moles, mas com contornos nítidos
TIPO 6 Caroços macios com cantos rasgados		6. Pedaços aerados, contornos esgarçados
TIPO 7 Totalmente líquido	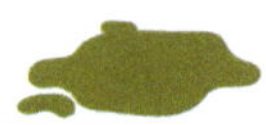	7. Aquosa, sem peças sólidas

Fonte: Martinez AP, Azevedo GR de. The Bristol Stool Form Scale: its translation to Portuguese, cultural adaptation and validation. Rev Latino-Am Enfermagem [Internet]. 2012May;20(3):583–9.

Quadro 15.2. Critérios de Roma IV

Critérios de ROMA IV para síndrome do intestino irritável
Paciente tem dor abdominal recorrente (21 dias por semana, em média, nos 3 meses anteriores), com início ≥ 6 meses antes do diagnóstico.
A dor abdominal está associada a pelo menos dois dos seguintes sintomas:
- Dor relacionada com a defecação.
- Mudança na frequência das fezes.
- Mudança na forma (aparência) das fezes.
O paciente não possui nenhum dos seguintes sinais de alerta:
- Idade ≥ 50 anos, nenhuma triagem prévia do câncer de cólon e presença de sintomas.
- Mudanças recentes no hábito intestinal.
- Evidência de sangramento gastrointestinal oculto (melena ou hematoquezia).
- Dor noturna ou na passagem das fezes.
- Perda de peso involuntária.
- História familiar de câncer colorretal ou doença inflamatória intestinal.
- Massa abdominal palpável ou lipofenopatia.
- Evidência de anemia ferropriva em exames de sangue.
- Teste positivo para sangue oculto nas fezes.

Fonte: https://theromefoundation.org/rome-iv/rome-iv-criteria/

O tratamento fisioterapêutico inclui a terapia comportamental e a neuromodulação periférica. Na terapia comportamental temos: aumento da ingestão hídrica; dieta rica em fibras; no caso de intolerância alimentar, evitar consumir alimentos que causem desconforto abdominal; ajustar o horário do cateterismo e troca de fralda; fazer micção programada; reeducar o hábito intestinal; adotar posição correta no vaso sanitário para facilitar a eliminação das fezes (sentar-se com apoio de um banco sob os pés). Além disso, a ativação do músculo transverso do abdome e do diafragma é importante, uma vez que estimula o mecanismo de propulsão fecal e a atividade dos músculos do assoalho pélvico (MAP).

Apesar da insuficiência de artigos que demonstrem evidência científica, pode-se mencionar a massagem abdominal, pois ela tem como objetivo estimular os movimentos colônicos, aumentar os níveis de serotonina, o fluxo sanguíneo e linfático e diminuir o estímulo doloroso. A adição de movimentos de flexão e extensão do quadril também contribui para melhorar o peristaltismo intestinal. A respiração é extremamente importante, uma vez que o modo como a mesma ocorre modifica a atividade do músculo diafragma e pode promover repercussão nos MAP. Portanto, a liberação diafragmática pode ser incluída no tratamento. Deve-se considerar, também, a reeducação postural, pois além da sinergia do músculo transverso abdominal-MAP, alguns estudos mostram que outros músculos, como o glúteo máximo e adutores do quadril, exercem influência sobre a cocontração dessa musculatura. A cinesioterapia pode ser de grande valia como recurso fisioterapêutico baseado na avaliação postural global do paciente.[12,13]

Por fim, pode ser realizado o estímulo do reflexo da evacuação através da estimulação digital anorretal a fim de aumentar o peristaltismo, a pressão retal e promover o relaxamento do esfíncter anal externo, favorecendo a saída das fezes.

Avaliação específica utilizada pelo fisioterapeuta

A avaliação clínica cinético-funcional fisioterapêutica é composta por: anamnese, análise dos exames complementares, avaliação postural global e dos músculos do assoalho pélvico. Na avaliação postural global devemos analisar as principais compensações musculoesqueléticas que podem impactar, principalmente na estabilidade da pelve e dos MAP.

Na avaliação dos MAP, iniciamos pela inspeção, onde observamos a coloração do órgão genital; no caso das mulheres, se há presença de corrimento vaginal, lesão vaginal superficial, varizes pélvicas e/ou hemorroidas, cicatrizes e prolapsos genitais. O próximo passo é a avaliação dos reflexos bulboesponjosos, cutâneo-anal e de tosse, seguida da avaliação da sensibilidade dos dermátomos correspondentes a L1-S4. O exame dos MAP tem como objetivo avaliar o tônus, a força e a resistência muscular com a visualização da contração desses músculos. A correta capacidade de contração dos MAP envolve: compressão dos orifícios vaginal e anal, elevação do MAP, ausência de movimentos da pelve, ausência de contrações intensas dos músculos abdominais, glúteos e adutores do quadril e ausência de bloqueio respiratório.

A capacidade de contração dos MAP deve ser registrada como:

- Contração realizada corretamente.
- Sem contração.
- Inconclusivo.
- Movimento dos MAP para fora (expulsão).
- Uso excessivo de músculos acessórios.

A avaliação do tônus é realizada por meio da palpação digital dos dois lados (direito e esquerdo) do músculo puborretal. A paciente deve estar em decúbito supino com os membros inferiores fletidos e coluna lombar relaxada na maca para que o fisioterapeuta realize a inspeção e a palpação dos MAP.

Dietz e Shek[14] propuseram uma escala para a avaliação do tônus do músculo puborretal da seguinte forma:

- 0 = músculo não palpável.
- 1 = músculo palpável, mas muito flácido, hiato vaginal largo, músculos oferecem mínima resistência à palpação.
- 2 = hiato vaginal largo, mas os músculos oferecem alguma resistência à palpação.
- 3 = hiato vaginal levemente estreito, músculos oferecem leve resistência, mas ainda cedem facilmente à palpação.
- 4 = hiato vaginal estreito, músculos oferecem alta resistência, mas cedem à palpação, sem dor.
- 5 = hiato vaginal muito estreito, músculos oferecem resistência muito alta à palpação, dor pode estar presente.

O sistema PERFECT (sigla em inglês) é empregado para a avaliação vaginal ou anal por meio da palpação.[14] Laycock *et al.* descreveram a escala PERFECT como um teste de força (*Power*), resistência (*Endurance*), capacidade da fibra de contração lenta (*Repetiton*), capacidade da fibra de contração rápida (*Fast*), padrão de contração sustentada do MAP (*Elevation*), cocontração dos músculos acessórios durante uma contração voluntária máxima (C) e contração involuntária dos MAP quando a pressão abdominal aumenta durante a tosse (T).[16] A força do MAP é avaliada utilizando-se conjuntamente a escala Oxford modificada, em que são atribuídos de 0 a 5 pontos, onde 0 significa nenhuma contração e 5 significa forte contração contra resistência.[17] Atualmente, essa tabela é denominada de New Perfect após adaptação de Driusso & Beleza.[15] Uma descrição detalhada do esquema de teste New PERFECT é fornecida na Tabela 15.1.

Tabela 15.1. Esquema New PERFECT adaptada por Driusso & Beleza

P	*Power*	Contração voluntária máxima	Oxford 0 a 5
E	*Endurance*	Resistência: refere-se ao tempo em que se consegue manter o grau de função muscular alcançado em P	Até 10 segundos
R	*Repetitions*	Número de repetições em que se consegue manter o grau em P durante o tempo registrado em E. Com intervalos de 4 s de repouso entre cada contração	Até 10 repetições
F	*Fast*	Contrair e relaxar MAP de maneira vigorosa e rápida com o grau em P	Até 10 contrações
E	*Elevation*	Elevação da parede vaginal durante uma contração voluntária máxima	Presente/ausente
C	*Cocontraction*	Cocontração dos músculos acessórios durante uma contração voluntária máxima	Presente/ausente
T	*Timing*	Contração involuntária MAP durante a tosse	Presente/ausente

Fonte: Driusso & Beleza.[15]

Vale ressaltar que a avaliação dos MAP em crianças deve ser realizada sempre com a presença de um familiar e métodos não invasivos são recomendados, como o uso do *biofeedback* eletromiográfico de superfície. Existem vários aparelhos de *biofeedback* no mercado e alguns possuem dispositivos lúdicos para incentivar as crianças a realizarem a contração e o relaxamento corretos desses músculos.

Abordagem fisioterapêutica (bases teóricas e práticas)

São poucos os estudos sobre a utilização dos recursos fisioterapêuticos no tratamento das disfunções urológicas em pacientes neurológicos. A seguir serão citadas as principais evidências em algumas doenças descritas na literatura.

Mielomeningocele

Dombek *et al.*[18] avaliaram a resposta imediata da estimulação elétrica, por meio do estudo urodinâmico (EUD), em um trabalho de intervenção não randomizado com 26 crianças com bexiga hiperativa neurogênica e baixa complacência vesical por mielomeningocele, com idades entre 5 e 15 anos. Cada criança realizou um EUD basal e um segundo exame durante o qual a estimulação elétrica foi aplicada na região parassacral (Figura 15.1). O principal desfecho foi a diferença da pressão vesical máxima observada entre os dois EUD. Os autores verificaram que 77% dos pacientes apresentaram menor pressão máxima vesical no teste com eletroestimulação em comparação aos sem eletroestimulação. Em média, a redução da pressão após a estimulação foi de 7,24 cmH_2O. A redução foi ainda maior em crianças com menos de 12 anos. O uso da estimulação elétrica nervosa transcutânea teve efeito imediato significativo na redução da pressão máxima da bexiga durante os EUD entre os pacientes pediátricos. Parâmetros utilizados: 10 Hz, 500 μs e intensidade que não causasse desconforto para o paciente. Os eletrodos de superfície foram posicionados na região sacral (S2 e S3), abaixo das espinhas ilíacas posterossuperiores (EIPS) (Figura 15.1). Nesse estudo a intensidade da estimulação não ultrapassou 20 mA.

Silva *et al.*[19] realizaram uma revisão sistemática para investigar os efeitos da eletroestimulação isolada ou associada a outras intervenções para o tratamento da BN na mielomeningocele. Os autores concluíram que há poucas

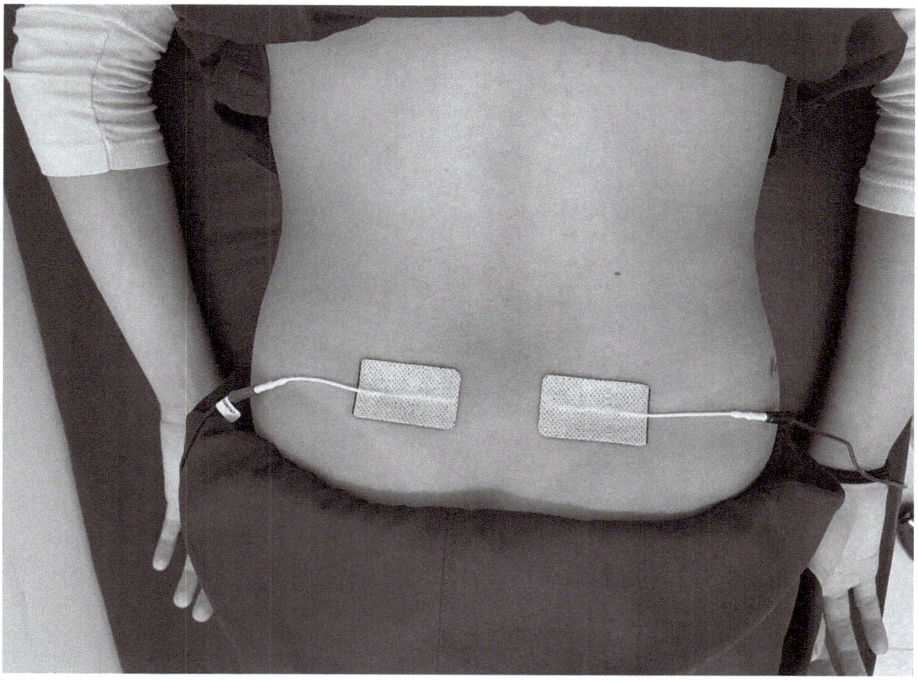

Figura 15.1. Posição dos eletrodos de superfície na região sacral (S2 e S3), abaixo das espinhas ilíacas posterossuperiores (EIPS). Fonte: Arquivo pessoal das autoras.

evidências de efetividade, e de baixa qualidade metodológica. Entretanto, o pequeno número da amostra e o grande intervalo de confiança devem ser considerados visto que em alguns estudos houve melhora dos pacientes. Os autores recomendam que estudos com maior rigor metodológico sejam realizados para validar a aplicação na prática clínica.

Lesão medular

Kamboonlert *et al.*[20] estudaram o efeito a curto prazo da estimulação transcutânea do nervo tibial bilateral (ETNTB) nos parâmetros de EUD em pacientes com hiperatividade neurogênica do detrusor (HND) após lesão medular.

O EUD foi realizado por 3 vezes. O primeiro exame foi realizado 1 hora após os pacientes receberem a medicação anticolinérgica, para avaliar seus efeitos. Após a interrupção dos anticolinérgicos, o segundo EUD foi realizado imediatamente após a ETNTB, simulado em 20 minutos (ligado por 30 s no início, desligado por 20 min e ligado por 30 s antes ao final). O terceiro EUD foi realizado imediatamente após 20 minutos de ETNTB em região maleolar (um eletrodo atrás do maléolo interno e o outro cerca de 10 cm acima) (Figura 15.2).

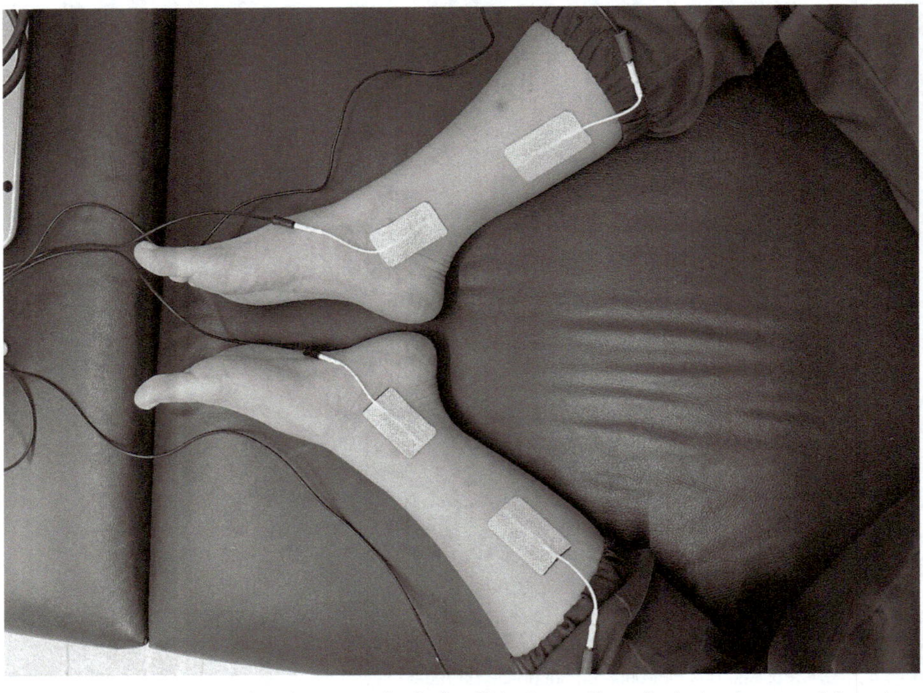

Figura 15.2. Colocação dos eletrodos para estimulação elétrica transcutânea. Fonte: Arquivo pessoal das autoras.

Não foram encontradas diferenças significativas no volume, capacidade cistométrica ou complacência entre o uso da ETNTB e anticolinérgicos ($P > 0{,}05$). A pressão máxima do detrusor não foi significativamente diferente entre os grupos ($P > 0{,}05$). Contudo, quando foram comparados os efeitos da ETNTB e dos anticolinérgicos, estes produziram maiores aumentos no volume (136,1/99,88, 212,2/112,82 e 226,3/111,52 mL; $P < 0{,}001$), capacidade cistométrica (218,3/137,66, 319,1/143,74 e 350,7/63,43 mL; $P < 0{,}001$) e conformidade (5,8/6,81, 7,9/6,74, 9,7/8,12 mL/cmH_2O; $P = 0{,}02$). Portanto, a curto prazo, a ETNTB pode ser uma opção efetiva no tratamento desses pacientes; no entanto, mais estudos devem ser realizados para analisar os efeitos a longo prazo, bem como uso combinado da ETNTB e anticolinégicos em pacientes com HND pós-lesão medular.

Elmelund *et al.*[21] estudaram o efeito do treinamento dos músculos do assoalho pélvico (TMAP) e a eletroestimulação intravaginal (EEIV) (isolado e associados) em mulheres com lesão medular incompleta e queixas de incontinência urinária (IU). O estudo foi um ensaio clínico randomizado de forma aleatória, cego ao examinador e composto por 27 mulheres divididas em dois grupos: o grupo de TMAP (13 mulheres) e o grupo de TMAP associado à EEIV (14 mulheres). O tratamento foi realizado por 12 semanas, diariamente e em domicílio (antes do início do tratamento, todas as participantes foram orientadas por uma fisioterapeuta especialista na área). Como resultado, os autores observaram que a associação entre as duas técnicas fisioterapêuticas não se mostrou superior à realização isolada do TMAP na redução da IU nas mulheres estudadas, sendo o TMAP, portanto, recomendado como primeira linha de tratamento conservador da IU para este grupo.

Esclerose múltipla

A constipação funcional é comum na esclerose múltipla (EM) e os tratamentos de primeira linha são frequentemente ineficazes. Alguns estudos em crianças exploraram o uso da estimulação elétrica funcional abdominal (EEFA) para o tratamento da constipação na EM.[22,23] Street *et al.*[9] estudaram um grupo de 20 pessoas com EM e constipação utilizando os critérios ROMA IV. Para a avaliação dos pacientes foi administrado um questionário de qualidade de vida relacionada com a constipação, no início e após 6 semanas de tratamento com EEFA, juntamente com entrevistas sem estruturadas. Os autores mostraram benefícios aferidos em todas as subescalas do questionário de forma significativa: satisfação ($p = 0{,}003$), desconforto psicossocial ($p = 0{,}008$), desconforto físico ($p = 0{,}001$) e preocupações ($p = 0{,}003$). Efeito terapêutico a longo prazo, redução do uso de laxantes e melhora do funcionamento sexual também foram relatados. Diante disso, os autores concluíram que a EEFA se mostra como uma potencial alternativa de intervenção no tratamento para pessoas com EM e constipação.

Os parâmetros da estimulação foram os seguintes: 40 Hz de frequência, largura de pulso de 300 µs e 40-50 mA de intensidade, com os pulsos entregues da seguinte forma: tempo de contração de 8 s com rampas de subida e descida de 2 s e período desligado de 3 s para ambos os canais. Os participantes foram instruídos sobre a colocação dos eletrodos, um par sobre o oblíquo externo e o outro sobre o transverso do abdome (Figura 15.3) e o nível de estimulação foi definido para alcançar a contração visível dos músculos abdominais. Os participantes realizaram 6 semanas de estimulação administrada em domicílio com duas sessões diárias de 30 minutos cada.[9]

Além do tratamento fisioterapêutico, no insucesso do mesmo ou na baixa resposta ao tratamento conservador nas disfunções urológicas neurogênicas, o último recurso indicado é o implante do marca-passo sacral, também chamado de neuromodulação sacral (SNM).[24] Este recurso mais invasivo é praticado há mais de 20 anos, e é realizado por meio de uma pequena cirurgia, para casos de hiperatividade neurogênica do detrusor, retenção urinária não obstrutiva ou uma combinação de ambos.

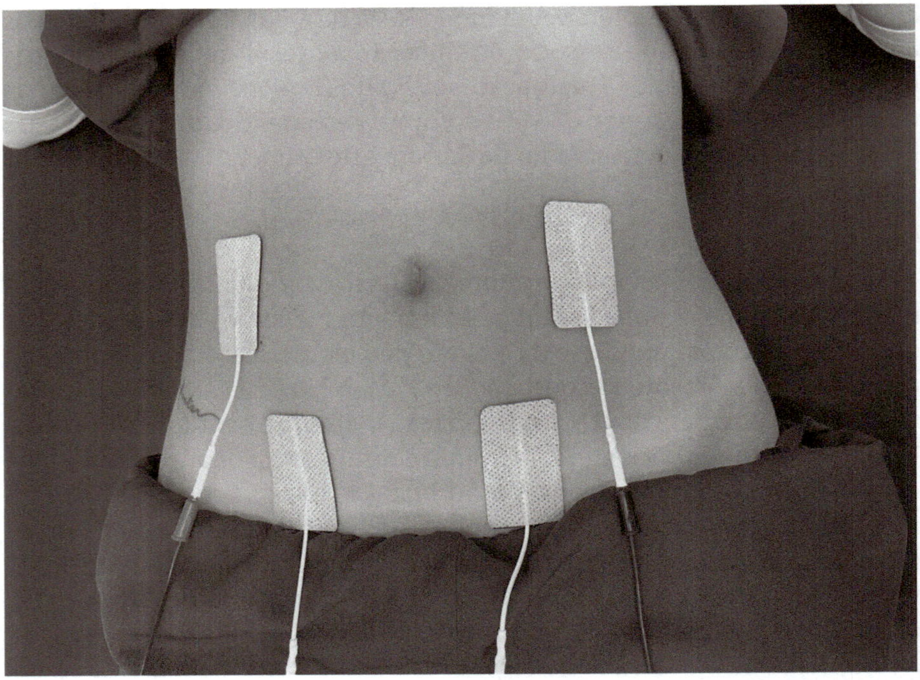

Figura 15.3. Eletrodos sobre o oblíquo externo e transverso do abdome. Fonte: Arquivo pessoal das autoras.

De acordo com a revisão sistemática realizada por Van Ophoven *et al.*[24], as taxas de sucesso permanente dessa técnica variam de 66,2% a 84,2%, semelhantes às taxas gerais de sucesso em pacientes com disfunção urinária de origem idiopática, mostrando, portanto, ser uma técnica segura. Entretanto, vale ressaltar que ainda de acordo com os autores supracitados, eventos adversos podem ocorrer na aplicação dessa técnica, como infecção, dor no local do implante e perda de sua eficácia.

Considerações finais

A fisioterapia para o tratamento das disfunções urológicas e anorretais neurogênicas ainda é carente em protocolos definidos e demonstração de resultados a longo prazo, mas os poucos estudos encontrados sinalizaram que a mesma pode ser um recurso para minimizar as sequelas da BN. Como ilustrado nesse capítulo, quando indicada, a fisioterapia pode proporcionar melhora na qualidade de vida dos pacientes, tornando-se uma forma de intervenção importante dentro da equipe multidisciplinar.

Referências

1. Burney TL, Senapatis M, Desai S, Choudhary ST, Badlani GH. Effects of cerebrovascular accident on micturition. Urol Clin North Am. 1996;23:3.
2. Wein AJ. Neuromuscular dysfunction of the lower urinary tract. In: Walsh R, Stamey V. (Eds.). Campbell's Urology. Philadelphia: WB Saunders; 1992. p. 573.
3. Ginsberg D. The epidemiology and pathophysiology of neurogenic bladder. Am J Manag Care. 2013;19:S191-S196.
4. Lightner DJ, Gomelsky A, Souter L, et al. Diagnosis and treatment of overactive bladder (non-neurogenic) in adults: AUA/SUFU Guideline Amendment 2019. J Urol. 2019;202(3):558-63.
5. Dorsher PT, McIntosh PM. Neurogenic bladder. Adv Urol. 2012;2012:816274. doi: 10.1155/2012/816274. Epub 2012 Feb 8. PMID: 22400020; PMCID: PMC3287034.
6. Rajindrajith S, Devanarayana NM, Benninga MA. Review article: Faecal incontinence in children: Epidemiology, pathophysiology, clinical evaluation and management. Aliment Pharmacol Ther. 2013;37:37-48.
7. Mosiello G, Safder S, Marshall D, Rolle U, Benninga MA. Neurogenic bowel dysfunction in children and adolescents. Neurogenic bowel dysfunction in children and adolescents. J Clin Med. 2021;10:1669. https://doi.org/ 10.3390/jcm10081669.
8. Emmanuel A. Neurogenic bowel dysfunction. F1000Res. 2019 Oct 28;8:F1000 Faculty Rev-1800. doi: 10.12688/f1000research.20529.1. PMID: 31700610; PMCID: PMC6820819.

9. Street T, Peace C, Padfield E, Singleton C. Electrical stimulation for bowel management in multiple sclerosis. Short Cominication. Neurodegenerative Disease Managment. 2018.
10. Lewis SJ, Heaton KW. Stool form scale as a useful guide to intestinal transit time. Scand J Gastroenterol. 1997;32(9):920-4.
11. Drossman DA. Functional gastrointestinal disorders: history, pathophysiology, clinical features and Rome IV. Gastroenterology. 2016;150:1262-79.
12. Bø K, Stien R. Needle EMG registration of striated urethral wall and pelvic floor muscle activity patterns during cough, valsalva, abdominal, hip adductor, and gluteal muscles contractions in nulliparous healthy females. Neurourol Urodyn. 1994;13:35-41.
13. Soljanik, et al. Functional interactions between the fossa ischioanalis, levator ani and gluteus maximus muscles of the female pelvic floor: a prospective study in nulliparous women. Arch Gynecol Obstet. 2012;286:931-8.
14. Dietz HP, Shek KL. The quantification of levator muscle resting tone by digital assessment. Int Urogynecol J Pelvic Floor Dysfunct. 2008 Nov;19(11):1489-93.
15. Driusso P, Beleza ACS. Avaliação funcional da musculatura do assoalho pélvico feminino. São Paulo: Manole; 2018.
16. Laycock J, Jerwood D. Pelvic floor muscle assessment: The PERFECT Scheme. Physiotherapy. 2001;87:631-42.
17. Slieker-Ten Hove M, Pool-Goudzwaard A, Eijkemans M, Steegers-Theunissen R, Burger C, Vierhout M. Face validity and reliability of the first digital assessment scheme of pelvic floor muscle function conform the new standardized terminology of the international continence society. Neurourol Urodyn. 2009;28:295-300.
18. Dombek K, Costa Monteiro LM, Fontes JM, Ramos EG. Immediate effect of transcutaneous electrical nerve stimulation on urodynamic parameters of children with myelomeningocele. Neurourology and Urodynamics. 2019;38:2351-8. https://doi.org/10.1002/nau.24155.
19. Silva TT, Horliana ACR, Malavazzi TCS, et al. Efficacy and safety of electrical stimulation in the treatment of neurogenic bladder dysfunction in myelomeningocele —Systematic review of randomized clinical trials. Neurourol Urodyn. 2022 Jan;41(1):91-101.https://doi.org/10.1002/nau.24792.
20. Kamboonlert K, Panyasriwanit S, Tantisiriwat N, Kitisomprayoonkul W. Effects of Bilateral Transcutaneous Tibial Nerve Stimulation on Neurogenic Detrusor Overactivity in Spinal Cord Injury: A Urodynamic Study. Arch Phys Med Rehabil. 2021 Jun;102(6):1165-1169. doi: 10.1016/j.apmr.2020.10.130. Epub 2020 Nov 25. PMID: 33245938.
21. Elmelund M, Biering-Sørensen F, Due U, et al. The effect of pelvic floor muscle training and intravaginal electrical stimulation on urinary incontinence in women with incomplete spinal cord injury: an investigator-blinded parallel randomized clinical trial. Int Urogynecol J. 2018;29:1597-606. https://doi.org/10.1007/s00192-018-3630-6.

22. Chase J, Robertson VJ, Southwell B, Hutson J, Gibb S. Pilot study using transcutaneous electrical stimulation (interferential current) to treat chronic treatment-resistant constipation and soiling in children. J Gastroenterol Hepatol. 2005;20(7):1054-61.

23. Clarke MCC, Chase JW, Gibb S, et al. Decreased colonic transit time after transcutaneous interferential electrical stimulation in children with slow transit constipation. J Pediatr Surg. 2009;44(2):408-12.

24. Van Ophoven A, Engelberg S, Lilley H, et al. Systematic literature review and meta-analysis of sacral neuromodulation (SNM) in patients with neurogenic lower urinary tract dysfunction (nLUTD): over 20 years' experience and future directions. Adv Ther. 2021;38:1987-2006. https://doi.org/10.1007/s12325-021-01650-9.

Capítulo 16

Fisioterapia Cardiopulmonar nas Doenças Neuromusculares

Luiz Ricardo Nemoto de Barcellos Ferreira
Ivan dos Santos Vivas
Marcos Vinícius Monteiro Bezerra

Este capítulo abordará as principais complicações respiratórias e cardiovasculares em indivíduos com doença neurológica ou neuromuscular, assim como propostas de tratamento fisioterapêutico.

A insuficiência respiratória nos pacientes com doença neuromuscular

As doenças neuromusculares, quando atingem a musculatura respiratória, geram hipoventilação alveolar e, consequentemente, insuficiência respiratória. Essa insuficiência respiratória é causa frequente de óbito nesse grupo de pacientes. O fisioterapeuta que trabalha com doenças neuromusculares precisa estar atento a essas alterações, garantindo tratamento precoce e prevenção dessa complicação grave.

O termo *insuficiência respiratória* está relacionado com a incapacidade do sistema respiratório em realizar as trocas gasosas de modo adequado. Existem dois tipos de insuficiência respiratória:

- Insuficiência respiratória do tipo I (hipoxêmica), causada por alteração na difusão do oxigênio, típica de doenças pulmonares.
- Insuficiência respiratória tipo II (hipercápnica), causada por alteração da ventilação, causando aumento na pressão arterial de gás carbônico ($PaCO_2$), detectada na gasometria.

Quando se fala de insuficiência respiratória no paciente neuromuscular, estamos nos referindo à insuficiência respiratória do tipo II, onde a fraqueza da musculatura respiratória irá diminuir a ventilação alveolar, causando retenção de gás carbônico (CO_2) e, consequentemente, acidemia no pH sanguíneo. Também é esperada uma queda da pressão arterial de oxigênio (PaO_2), assim como na insuficiência respiratória do tipo I, porém, sem alteração da difusão, ocorrendo somente pelo fato de a ventilação ter diminuído. Tanto a acidemia no pH sanguíneo quanto a hipoxemia podem ser responsáveis pela parada cardíaca na insuficiência respiratória do tipo II.[1]

Fatores agravantes da insuficiência respiratória em pacientes com doença neuromuscular

Além da fraqueza respiratória, algumas alterações comuns a esse grupo de pacientes podem contribuir na gênese e na piora da insuficiência respiratória. Dentre essas alterações ressaltamos:

- Rigidez articular.
- Deformidades torácicas (principalmente cifoescolioses).
- Disfagia.
- Déficit na tosse e retenção de secreção.

Essas duas últimas alterações (disfagia e ineficácia da tosse) podem precipitar uma complicação grave: a pneumonia. Sendo assim, tratar e prevenir as deformidades torácicas e evitar a retenção de secreção, com manobras e recursos que serão discutidos nesse capítulo, auxiliará a evitar ou retardará o surgimento da insuficiência respiratória.[2]

Como reconhecer a insuficiência respiratória em pacientes com doença neuromuscular?

Durante as sessões de fisioterapia, sejam elas domiciliares ou ambulatoriais, o fisioterapeuta deve estar atento a sinais e sintomas típicos de hipoventilação. Precisamos entender que a hipoventilação, inicialmente, se dará no período noturno, devido à posição ortostática que prejudica mais a ventilação pulmonar.

Geralmente os sinais de hipoventilação noturna são:[3]

- Fadiga.
- Dispneia/ortopneia.
- Cefaleia matinal.
- Sonolência diurna.
- Déficit de concentração.
- Pesadelos.
- Irritabilidade/ansiedade.

- Enurese noturna.
- Queda do rendimento escolar.
- Depressão.
- Diminuição da libido.
- Alteração de peso.
- Prejuízo da memória.

Vale ressaltar que muitos desses sintomas são decorrentes de um sono não restaurador (uma noite maldormida). Tanto o aumento da $PaCO_2$ quanto a diminuição da PaO_2 estão ligados a despertares frequentes durante a noite, mesmo que o paciente não tenha consciência deles. Os pesadelos costumam estar associados à asfixia ou afogamento, devido à sensação de dispneia. A ortopneia (dispneia na posição deitada) é um sintoma bem comum em pacientes com fraqueza da musculatura diafragmática e pode estar presente ainda antes da hipoventilação propriamente dita. Esse sintoma pode ser tratado com ventilação mecânica não invasiva, assim como a hipoventilação noturna, conforme veremos a seguir.

O diagnóstico definitivo da hipoventilação noturna virá com o estudo gasométrico (coleta de gasometria arterial) ao despertar. Nesse caso será confirmado pelo aumento da $PaCO_2$, podendo ser acompanhada por diminuição da PaO_2.

Tratamento da insuficiência respiratória noturna

A melhor opção terapêutica para esse quadro é o uso de ventilação mecânica não invasiva durante a noite. Esse recurso consegue manter os valores de PaO_2 e $PaCO_2$ estáveis, garantindo um sono reparador.

Neste caso é indicado o uso de ventilação não invasiva que utilize dois níveis de pressão (Bi-level, como a BIPAP) diferentes na inspiração e expiração, uma pressão maior na inspiração, chamada de pressão positiva inspiratória nas vias aéreas (IPAP), e uma pressão menor na expiração, chamada de pressão positiva expiratória nas vias aéreas (EPAP). A variação dessas pressões durante o ciclo respiratório garante o fornecimento de melhor volume corrente inspirado, auxiliando, dessa forma, a musculatura respiratória, enfraquecida e prejudicada pela posição deitada, a ventilar o paciente de forma adequada durante o período noturno.[4]

Os ajustes dos valores de pressão devem levar em conta alguns critérios: 1) Pacientes com doença neuromuscular não costumam apresentar problemas respiratórios que causem colabamento alveolar, portanto, o valor da EPAP não precisa ser alto; 2) o valor da IPAP deve ser ajustado até que se consiga atingir um volume corrente satisfatório.

Porém, espera-se que durante a noite o paciente varie a força de contração da musculatura respiratória conforme as fases do sono, podendo ocorrer que valores fixos de IPAP sejam altos em alguns momentos e baixos em outros. Pensando nesse problema, existem modalidades de ventilação, como a AVAPS, onde determinamos o volume corrente alvo e o próprio ventilador irá variar gradualmente a IPAP (aumentando ou diminuindo) para manutenção desse volume predeterminado.[5]

Em alguns casos, a lesão neurológica pode causar dano ao comando central da ventilação, localizado no tronco encefálico, podendo gerar alterações no ritmo respiratório durante o sono (principalmente em estágios mais profundos). Esses pacientes podem apresentar apneias de origem central durante o sono, provocadas pela ausência de estímulo à musculatura respiratória. Essa alteração leva à elevação dos níveis de $PaCO_2$ e diminuição da PaO_2, causando despertares ou microdespertares que irão acontecer de forma rotineira durante o sono. Aqui a ventilação em Bi-level, em modalidades espontâneas/controladas (normalmente com as siglas E/T ou S/T), deve ser considerada como forma de tratamento. Nela a variação de IPAP e EPAP irá acontecer de acordo com a vontade do paciente e, no momento da apneia, o ventilador irá intercalar IPAP e EPAP conforme os ajustes de frequência respiratória e tempo inspiratório pré-programados. Dessa forma o ventilador consegue suprir a falta de contração muscular respiratória do paciente, garantindo boa ventilação durante o sono.[6]

Hipoxemia e dessaturação de oxigênio do paciente com doença neuromuscular

Como discutido anteriormente, a insuficiência respiratória causada pela hipoventilação (característica do paciente com doença neuromuscular), além de levar à retenção de CO_2, também pode causar queda na PaO_2. Esse fenômeno se dá por alteração na ventilação: quem ventila mal, não consegue absorver quantidade satisfatória de oxigênio. Sendo assim, seria um erro tratar essa forma de hipoxemia administrando oxigenoterapia em lugar de tratar sua causa: a hipoventilação.[7]

A administração de oxigênio para esses pacientes pode afetar ainda mais a ventilação porque a hipoxemia pode ser benéfica pelo fato de estimular a ventilação por meio da excitação dos receptores periféricos existentes na aorta e artérias carótidas. Corrigir a hipoxemia, somente, tende a causar uma elevação maior da $PaCO_2$ e piora da insuficiência respiratória.

Dessa forma, é desaconselhável aumentar a fração inspirada de oxigênio nesse grupo de pacientes tendo como única avaliação a oximetria de pulso.

É importante a coleta da gasometria arterial e, sempre que possível, calcular a diferença alveolocapilar de oxigênio, a fim de confirmar a causa da hipoxemia. Quando a causa é a hipoventilação, é necessário o uso de ventilação mecânica não invasiva, nas modalidades Bi-level, com EPAP baixa e IPAP satisfatória para garantir bom volume corrente. Esse tema foi discutido no tratamento da hipoventilação noturna e deve ser a estratégia de escolha em unidades de emergência ou ambulatórios ao detectar essa modalidade de alteração nos níveis de oxigênio.

Insuficiência respiratória permanente

Com a evolução do comprometimento da musculatura respiratória, espera-se que a hipoventilação atinja outros momentos do dia, além da noite. Nesse caso o uso contínuo da ventilação mecânica não invasiva pode não ser tolerado pelo paciente. Assim, algumas opções terapêuticas podem ser implementadas.

Para aqueles indivíduos que evoluírem com franco comprometimento da musculatura respiratória e necessidade de assistência ventilatória mecânica permanente, devem ser levados em conta a possibilidade de traqueostomia e a utilização de aparelhos de ventilação mecânica portáteis e microprocessados (como os Bi-levels). Porém, em algumas situações, esse tipo de terapia pode levar a uma baixa qualidade de vida e o paciente deve opinar sobre essa intervenção. A ortotanásia pode ser uma opção em pacientes com doenças neuromusculares progressivas e irreversíveis, como a esclerose lateral amiotrófica (ELA).[8]

A fim de evitar a traqueostomia, ou a decanulação de pacientes que já estão traqueostomizados, existe a opção da ventilação com peça de boca (MPV – *mouthpiece ventilation*). Nesse tipo de ventilação o aparelho se mantém em *stand-by*, com um bocal próximo à boca do paciente, mantendo um fluxo de ar leve e contínuo. Sempre que o paciente desejar realizar uma inspiração mais profunda, ele somente encosta os lábios nesse bocal e o aparelho, automaticamente, oferta uma pressão inspiratória predeterminada. A vantagem desse tipo de ventilação é que o uso fica a cargo do paciente, conforme a demanda ventilatória imposta no momento. Por exemplo: durante uma conversa mais prolongada, ele pode realizar várias ventilações pela MPV durante o discurso e não necessitar de nenhuma ventilação quando estiver calado, somente ouvindo. Essa opção não exclui a necessidade de ventilação não invasiva ao longo do dia. Possivelmente o paciente necessitará de ventilação não invasiva para dormir ou para fazer alguma atividade, como durante a fisioterapia ambulatorial/domiciliar.[9]

Retenção de secreção brônquica e deficiência na tosse

Como vimos anteriormente, a insuficiência respiratória pode ser agravada pela retenção de secreção, causada principalmente pela deficiência no mecanismo de tosse, o que pode levar a pneumonias com maior facilidade, sendo este um fator importante de piora clínica do paciente. Isso se dá tanto pela fraqueza da musculatura inspiratória quanto expiratória.

Para uma tosse eficaz é necessária a realização de três fases mecânicas que compreendem a inspiração profunda, a compressão e a expulsão. A inspiração profunda pode estar prejudicada pela fraqueza da musculatura inspiratória e as fases de compressão e expulsão pela fraqueza da musculatura expiratória.

Um bom avaliador da eficácia da tosse é a mensuração do pico de fluxo inspiratório e expiratório da tosse. Ambos são realizados com aparelhos portáteis e facilmente adquiridos. Pacientes com pico de fluxo expiratório da tosse inferior a 270 L/min são considerados com maior risco para o desenvolvimento de pneumonia, e valores abaixo de 160 L/min são indicativos de necessidade de aspiração traqueal ou aplicação de técnicas para melhorar a eficácia da tosse.[10]

Existem manobras, como a tosse assistida e a tosse dirigida, que podem melhorar a eficácia da tosse, embora esse objetivo nem sempre seja atingido. Uma alternativa antes do uso de aspiração são os aparelhos de assistência à tosse, que trabalham com insuflação/exsuflação. Estes dispositivos enviam uma pressão positiva durante a inspiração, a fim de reproduzir a fase da inspiração profunda e, ao final da inspiração, adicionam uma pressão negativa, reproduzindo, dessa maneira, a fase da compressão e expulsão. Essa diferença de pressão pode ser capaz de provocar a expectoração do muco das vias aéreas inferiores, assim como acontece naturalmente na tosse.

Avaliação da força muscular inspiratória e expiratória

Pressão inspiratória máxima

A medida da pressão inspiratória máxima (PImáx) é o teste mais utilizado na prática clínica para mensurar a força inspiratória,[11] pois usa um equipamento portátil e de baixo custo, é fácil de realizar e conta com valores de referência preestabelecidos para diferentes populações.[12-14] A PImáx consiste na maior pressão gerada na inspiração máxima voluntária contra uma via aérea ocluída.[2] O paciente deve conseguir compreender perfeitamente as etapas de realização do teste, para que a pressão gerada seja verdadeira e não resultado de uma falta de colaboração e/ou entendimento do indivíduo avaliado. Além de ser um importante instrumento para investigação da fraqueza muscular inspiratória, a PImáx é uma grande aliada para a avaliação de resposta à fisioterapia e treinamento muscular respiratório.[15,16]

As medidas de PImáx são feitas com um dispositivo conhecido como manovacuômetro. Com o paciente sentado, as narinas podendo estar ocluídas ou não (com clipe nasal), é solicitado ao paciente que expire até o volume residual e depois faça uma inspiração máxima, mantendo o esforço máximo por 1 a 2 segundos. Deve-se repetir a manobra no mínimo 3 e no máximo 8 vezes, sendo levado em consideração o maior valor obtido.[17]

Pressão inspiratória nasal durante o fungar

É um método não invasivo e complementar, ou seja, não substitui a PImáx. Consiste na mensuração da pressão inspiratória em uma narina na manobra inspiratória rápida e profunda. Ela avalia a ação do diafragma em conjunto com outros músculos inspiratórios.[18,19] Durante a manobra é possível observar, mediante estudos eletromiográficos, contração seletiva de músculos envolvidos na respiração, sobretudo de músculos acessórios, evidenciando a especificidade do instrumento.[20]

Existem, ainda, outros testes para avaliação da força muscular inspiratória como pressão inspiratória medida na boca, pressão transdiafragmática, estimulação elétrica e magnética do nervo frênico e ultrassonografia diafragmática, que fogem ao escopo deste capítulo.

Pressão expiratória máxima

A pressão expiratória máxima (PEmáx) é o método mais utilizado para mensurar a força expiratória.[11] A PEmáx faz uso dos mesmos equipamentos utilizados para a mensuração da PImáx e também depende de volição do paciente e coordenação entre o paciente e o avaliador. Esforços submáximos ou vazamento ao redor do bocal podem gerar um resultado falso-positivo para fraqueza muscular expiratória, como no caso de pacientes com fraqueza na musculatura facial.[7] O procedimento também é realizado com o uso de manovacuômetro e o paciente sentado, com narinas ocluídas ou não, com ou sem clipe nasal. O paciente faz uma expiração máxima e mantém o esforço por 1 a 2 segundos. Deve-se repetir a manobra no mínimo 3 e no máximo 8 vezes, sendo levado em consideração o maior valor obtido.[17]

Existem, ainda, outros métodos para avaliar a força muscular expiratória, como a pressão gástrica na manobra de tosse, pressão gástrica após estimulação magnética dos músculos da parede anterior do abdome, e eletromiografia, que fogem ao escopo deste capítulo.

Treinamento muscular inspiratório e expiratório

Existem incentivadores respiratórios (IR) e dispositivos respiratórios (DR) orientados a fluxo, volume ou pressão, que podem ser aplicados para treinamento da musculatura inspiratória ou expiratória como recurso terapêutico. Os IR a fluxo favorecem a expansão das estruturas do sistema respiratório, aumentam e melhoram o controle do fluxo de ar, porém, não permitem ganho substancial em volumes pulmonares e força da musculatura respiratória.[21] Aparelhos operados a volume favorecem ganho em volumes inspiratórios e expiratórios por trabalharem com volumes a serem atingidos previamente determinados. Normalmente são utilizados em pacientes com diminuição ou restrição nos volumes pulmonares.[22] Por fim, os IR e DR orientados à pressão são os dispositivos que permitem ganho de força da musculatura inspiratória e expiratória de forma efetiva.[23]

Reabilitação cardiovascular em pacientes com lesões neurológicas

O AVE (acidente vascular encefálico) e a doença coronariana têm muitos de seus fatores de risco em comum. Frequentemente, devido às sequelas do AVE, os pacientes tendem a permanecer sedentários, o que pode levar à disfunção cardíaca e respiratória, atrofia e fraqueza muscular, gerando deterioração da saúde cardiopulmonar, do metabolismo e capacidade funcional do paciente. Além disso, em pacientes pós-AVE, o risco acumulado de mortalidade por um episódio cardíaco é quase duas vezes maior do que por um evento neurológico, demonstrando que a reabilitação cardiovascular se faz necessária nesses indivíduos.[24]

Pacientes fisicamente inativos apresentam quase 5 vezes mais probabilidade de ter um AVE ou infarto do miocárdio, quando comparados aos fisicamente ativos. Pessoas com alto condicionamento físico possuem 29% e 31% menos probabilidade de sofrer um AVE isquêmico ou AVE hemorrágico, respectivamente. A cada 1 MET (equivalente metabólico) de aumento, o indivíduo terá uma probabilidade de 15% a menos.[24,25] Em um estudo de metanálise foi encontrado que o treinamento físico como intervenção em pessoas pós-AVE foi associado à maior redução nas chances de mortalidade do que intervenções medicamentosas (especificamente anticoagulantes e antiplaquetários).[26,27] A reabilitação cardiovascular não é praticada com frequência na maior parte dos programas de atendimento desses pacientes, devido a barreiras como o tempo disponível para terapia, a escassez de equipamentos para avaliação e a realização de exercícios, e pouco conhecimento do terapeuta sobre função cardiovascular (por se tratar de um sistema complexo e de introdução recente na área de fisioterapia). Construir uma parceria entre os programas tradicionais e a reabilitação cardíaca vem sendo um desafio para um atendimento mais completo do paciente, já que a reabilitação cardíaca é bastante eficaz e necessária no pós-AVE.[28]

O padrão da marcha do paciente pós-AVE muitas vezes provoca um desgaste físico maior, que pode resultar em uma vida fisicamente inativa que leva a um ciclo vicioso, onde "não se faz atividade, pois se cansa, e se cansa, pois não realiza atividade". Portanto, o atendimento focado na melhora cardiovascular e metabólica, introduzindo a atividade física, traz ganhos na eficiência funcional desses indivíduos.[29]

Atividade física aeróbica no paciente neurológico

O exercício aeróbico é aquele onde a predominância na produção de ATP durante sua execução se dá pelo consumo de oxigênio (VO_2). A cinética do VO_2 no início do exercício é mais lenta em pacientes com AVE do que em adultos saudáveis, implicando em uma dificuldade em seu desempenho. O VO_2 é um produto da capacidade do sistema cardiovascular em fornecer oxigênio (débito cardíaco) e da capacidade dos músculos esqueléticos em utilizarem esse oxigênio (diferença arteriovenosa de oxigênio).[30]

Pacientes com lesões neurológicas centrais apresentam redução do fluxo sanguíneo nas extremidades em decorrência de paresias. As modificações musculoesqueléticas após o AVE, como a atrofia muscular e a mudança das fibras musculares oxidativas para glicolíticas, resultam na utilização prejudicada do oxigênio. Tal alteração faz com que haja diminuição no consumo máximo de oxigênio (VO_2).[31]

Revisões sistemáticas nos últimos anos têm mostrado que exercícios aeróbicos podem aumentar a elasticidade do coração e pulmão, e que são eficazes na melhora do VO_2 de pico, do desempenho no teste de caminhada de 6 minutos, da capacidade vital forçada e de outras funções cardiopulmonares. Portanto, é necessário que o treino aeróbico seja implementado na prática clínica, sendo ele orientado e bem prescrito por um fisioterapeuta. A utilização de um protocolo descrito por Han *et al.* promoveu a melhora de pacientes que sofreram AVE leve a moderado, de acordo com a seguinte prescrição: treinamento aeróbico por pelo menos 8-12 semanas com intensidade de 50%–80% da frequência cardíaca máxima (FCmáx), com frequência de 3-5 dias por semana, por um período de 20-40 minutos. Os resultados obtidos no estudo mostraram melhoras significativas em carga de trabalho e aumento do VO_2 de pico.[29]

Um estudo Bang e Son, com 4 semanas de duração, comparou o grupo experimental – exercício aeróbico intenso (cicloergômetro) por 30 min/dia, 5 vezes/semana mais a fisioterapia tradicional que ocorreu 1 vez/dia durante 5 dias/semana – com o grupo-controle que realizou o mesmo protocolo, porém, com exercício aeróbico em intensidade escolhida pelo paciente. Após a intervenção foram comparados a capacidade vital forçada (CVF), o volume expiratório forçado no primeiro segundo (VEF1), e o desempenho no teste de caminhada de 10 metros (TC10) e de 6 minutos (TC6) entre os dois grupos; o grupo experimental alcançou mais benefícios na CVF, VEF1 e TC6, indicando que o exercício aeróbico intenso teve papel positivo na capacidade respiratória e na resistência ao caminhar em pacientes pós-AVE.[32]

O Quadro 16.1 mostra as recomendações para exercícios aeróbicos *Aerobic Exercise Recommendations to Optimize Best Practices In Care after Stroke* (AEROBICS), que teve sua primeira publicação em 2013 e foi atualizado em 2019.[33]

Quadro 16.1. Recomendações para exercícios aeróbicos (Canadian Stroke Best Practice Recommendations)

Quem deve ser escolhido para participação em treino aeróbico?	Todos os pacientes após um AVE devem ser considerados para participação.
Quem deve determinar se um indivíduo pós-AVE está pronto para começar o treinamento?	Antes de iniciar o treinamento aeróbico, todos os indivíduos pós-AVE devem passar por triagem e avaliação para identificar condições médicas que requeiram consideração especial ou constituam contraindicação ao exercício. Antes de tudo, os pacientes devem apresentar um quadro clinicamente estável em termos do estado cardiovascular, hemodinâmico e neurológico. Informações para a triagem devem incluir: I. Informações gerais do paciente: dados demográficos, histórico médico, medicamentos, histórico de doenças cardíacas, histórico de convulsões, controle de diabetes, presença de anemia, hábitos de vida (tabagismo, atividade física). II. Avaliação das contraindicações para exercício e treinamento III. Avaliação do nível motor, mobilidade, equilíbrio, estado de deglutição e capacidade de expressar dor ou angústia e seguir as instruções para prescrição segura em um programa de exercícios.
Quando é indicado um teste de esforço pré-participação para treino?	Um teste de esforço físico deve ser parte integrante da triagem pré-participação para treinamento aeróbico. Contudo, se a intensidade desejada do treinamento for leve (p. ex., < 45% da FC de reserva) e o participante for assintomático ou sem histórico conhecido de doenças cardíacas e tiver um ECG de repouso normal, um teste submáximo que demonstra a tolerância cardiopulmonar na intensidade planejada da terapia, como o TC6 ou teste graduado de caminhada, pode ser uma opção. Em intensidades maiores, é necessário teste máximo: teste ergométrico.

Continua...

Quadro 16.1. Recomendações para exercícios aeróbicos (Canadian Stroke Best Practice Recommendations) – continuação

O que deve ser monitorado durante o teste?	No teste ergométrico – FC e ECG devem ser monitorados continuamente. O monitoramento da PA e a avaliação do esforço percebido devem ser feitos de forma intermitente ao longo do teste. O monitoramento deve continuar após o término do teste.
Prescrição de exercício aeróbico – intervenções após o AVE	
Como introduzir o treinamento aeróbico na terapia?	O treino deve ser implementado como parte de um programa de tratamento, além do tratamento tradicional para alterações musculoesqueléticas.
Onde os exercícios aeróbicos devem ser feitos?	Podem ser realizados em uma variedade de locais acessíveis e sem barreiras: hospital, ambulatórios e domicílio. O treinamento de indivíduos de alto risco deve ser feito em um ambiente com acesso imediato ao desfibrilador e atendimento médico de emergência.
Quem deve orientar e supervisionar o exercício aeróbico?	O treino deve ser prescrito de forma adequada por profissionais qualificados, como fisioterapeutas. O nível de supervisão é determinado pelo profissional de saúde com base na condição de saúde individual do participante. Indivíduos de alto risco requerem supervisão constante, os de baixo risco podem requerer apenas supervisão intermitente. A progressão do programa de exercícios deve ser monitorada pelo profissional de saúde.
Qual tipo de exercício deve ser realizado?	Uma variedade de tipos de exercícios pode ser utilizada. Utilizar exercícios que ativem grandes massas musculares é recomendado. Exemplo: bicicleta ergométrica.
Qual o período de tempo?	Um mínimo de 8 semanas é recomendado para alcançar um efeito significativo. No entanto, a atividade física deve ser mantida para garantir a manutenção dos benefícios para a saúde.
Com que frequência?	Exercícios aeróbicos devem ser realizados no mínimo 3 dias/semana.
Quanto tempo cada sessão?	≥ 20 minutos de exercícios aeróbicos por sessão são recomendados, dependendo da frequência e da intensidade. Além disso, aquecimento e relaxamento, com períodos de 3-5 minutos, são recomendados. Uma progressão gradual na duração pode ser necessária, começando com sessões de 5 minutos ou menos, alternando intervalos de descanso ou exercícios de menor intensidade, como for necessário para adaptação.

Continua...

Quadro 16.1. Recomendações para exercícios aeróbicos (Canadian Stroke Best Practice Recommendations) – continuação

Qual intensidade?	Determinada individualmente, dependendo da resposta ao teste de esforço ergométrico, estado de saúde (neurológico, cardíaco e outras comorbidades), e frequência e duração planejadas dos exercícios. Monitoramento frequente da FC e PA é recomendado para segurança e garantia de que o exercício está sendo realizado na intensidade planejada. Marcadores de intensidade, como classificação de esforço percebido (PSE), devem ser usados, particularmente quando a relação linear entre esforço cardiopulmonar e FC é comprometida por medicação ou desregulação autonômica. • Exercício de baixa intensidade: < 45% da HRR* ou PSE 0-10 < 4 ou PSE 6-20 de < 10. • Exercício de intensidade moderada: 45-60% de HRR ou PSE 0-10 de 4-5 ou PSE 6-20 de 11-13. • Exercício de alta intensidade: > 60% da HRR ou PSE 0-10 > 6 ou PSE 6-20 de > 14. *** HRR – HEART RATE RESERVE (Frequência Cardíaca de Reserva)**. A intensidade do exercício deve progredir de acordo com a tolerância do participante.
Quais parâmetros devo mensurar para avaliar o efeito do exercício aeróbico?	Resultados das intervenções em função dos objetivos devem ser medidos periodicamente para monitorar mudanças na prescrição do tempo, intensidade e tipo de intervenção ou atividades físicas. Medidas a considerar nas avaliações: PA, perfil lipídico, glicose plasmática, circunferência da cintura, medicações, uso de cigarros, resistência cardiovascular/capacidade funcional (teste de caminhada de 6 minutos, teste graduado de caminhada, FC com teste máximo, contagens diárias de passos) e outros domínios da saúde (p. ex., mobilidade, bem-estar emocional, qualidade de sono e qualidade de vida).

Fonte: Teasell R, et al. "Canadian Stroke Best Practice Recommendations: Rehabilitation, Recovery, and Community Participation following Stroke. Part One: Rehabilitation and Recovery Following Stroke; 6th ed. Update 2019." Int J Stroke. 2020;15(7):789-806. doi: 10.1177/1747493019897843.

A reabilitação cardiovascular deve ser iniciada o quanto antes, sendo adicionada ao programa de atendimento tradicional.[35] No entanto, algumas contraindicações devem ser ressaltadas, como: angina instável; hipertensão arterial não adequadamente controlada; valvopatias graves sintomáticas com indicação cirúrgica; doença sistêmica aguda com febre; arritmias ventriculares complexas/graves; bloqueio atrioventricular total sem marca-passo; embolia recente; e diabetes *mellitus* não controlado.[34]

Considerações finais

O atendimento fisioterapêutico nos indivíduos com algum acometimento neurológico vem sendo modificado e atualizado com o passar do tempo para uma abordagem mais complexa e extensa, tendo em vista que estes, além da alteração musculoesquelética e neurológica, podem apresentar déficits cardiovasculares, respiratórios e metabólicos. A partir dos conceitos e práticas descritos neste capítulo, propomos uma intervenção fisioterapêutica com uma visão mais ampla, trazendo assim uma evolução clínica mais satisfatória para os pacientes.

Referências

1. Racca F, Vianello A, Mongini T, Ruggeri P, Versaci A, Vita GL, Vita G. Practical approach to respiratory emergencies in neurological diseases. Neurol Sci. 2020 Mar;41(3):497-508.
2. Chen TH, Hsu JH. Noninvasive ventilation and mechanical insufflator-exsufflator for acute respiratory failure in children with neuromuscular disorders. Front Pediatr. 2020 Oct 30;8:593282.
3. Arens R, Muzumdar H. Sleep, sleep disordered breathing, and nocturnal hypoventilation in children with neuromuscular diseases. Paediatr Respir Rev. 2010 Mar;11(1):24-30.
4. Selim BJ, Junna MR, Morgenthaler TI. Therapy for sleep hypoventilation and central apnea syndromes. Curr Treat Options Neurol. 2012 Oct;14(5):427-37.
5. Annane D, Orlikowski D, Chevret S. Nocturnal mechanical ventilation for chronic hypoventilation in patients with neuromuscular and chest wall disorders. Cochrane Database Syst Rev. 2014 Dec 13;2014(12):CD001941.
6. Ozsancak A, D'Ambrosio C, Hill NS. Nocturnal noninvasive ventilation. Chest. 2008 May;133(5):1275-86.
7. Singh TD, Wijdicks EFM. Neuromuscular respiratory failure. Neurol Clin. 2021 May;39(2):333-53.
8. Luo F, Annane D, Orlikowski D, He L, Yang M, Zhou M, Liu GJ. Invasive versus non-invasive ventilation for acute respiratory failure in neuromuscular disease and chest wall disorders. Cochrane Database Syst Rev. 2017 Dec 4;12(12):CD008380.
9. Toussaint M, Chatwin M, Gonçalves MR, Gonzalez-Bermejo J, Benditt JO, McKim D, et al. Mouthpiece ventilation in neuromuscular disorders: narrative review of technical issues important for clinical success. Respir Med. 2021 Apr-May;180:106373.
10. Boitano LJ. Management of airway clearance in neuromuscular disease. Respir Care. 2006 Aug;51(8):913-22.

11. American Thoracic Society/European Respiratory Society. ATS/ERS Statement on respiratory muscle testing. Am J Respir Crit Care Med. 2002;166(4):518-624.
12. Neder JA, Andreoni S, Lerario MC, Nery LE. Reference values for lung function tests. II. Maximal respiratory pressures and voluntary ventilation. Braz J Med Biol Res. 1999;32(6):719-27.
13. Black LF, Hyatt RE. Maximal respiratory pressures: normal values and relationship to age and sex. Am Rev Respir Dis. 1969;99(5):696-702.
14. Black LF, Hyatt RE. Maximal static respiratory pressures in generalized neuromuscular disease. Am Rev Respir Dis. 1971;103(5):641-50.
15. Caruso P, Denari SD, Ruiz SA, et al. Inspiratory muscle training is ineffective in mechanically ventilated critically ill patient. Clinics (São Paulo). 2005;60(6):479-84.
16. Martin AD, Smith BK, Davenport PD et al. Inspiratory muscle strength training improves weaning outcome in failure to wean patients: a randomized trial. Crit Care. 2011;15(2):R84.
17. Caruso P, et al. Diagnostic methods to assess inspiratory and expiratory muscle strength. Study carried out in the Department of Pulmonology, Instituto do Coração – Incor, Heart Institute – USP. School of Medicine Hospital das Clínicas, São Paulo, Brazil. Jornal Brasileiro de Pneumologia. 2015;41(2):110-23.
18. Koulouris N, Vianna LG, Mulvey DA, Green M, Moxham J. Maximal relaxation rates of esophageal, nose, and mouth pressures during a sniff reflect inspiratory muscle fatigue. Am Rev Respir Dis. 1989;139(5):1213-7.
19. Héritier F, Rahm F, Pasche P, Fitting JW. Sniff nasal inspiratory pressure. A noninvasive assessment of inspiratory muscle strength. Am J Respir Crit Care Med. 1994;150(6 Pt 1):1678-83.
20. Katagiri M, Abe T, Yokoba M, et al. Neck and abdominal muscle activity during a sniff. Respir Med. 2003;97(9):1027-35.
21. Oliveira M, et al. Efeitos da técnica expansiva e incentivador respiratório na força da musculatura respiratória em idosos institucionalizados. Fisioterapia em Movimento. 2013;26(1)133-40.
22. Reis IMM, Pessoa-Santos BV, Basso-Vanelli RP, Di Lorenzo VAP, Jamami M. Efeitos do treinamento com espirômetros de incentivo a fluxo e a volume em indivíduos saudáveis. R Bras Ci e Mov. 2015;23(2):104-12.
23. Cordeiro ALL, et al. Inspiratory muscle training based on anaerobic threshold on the functional capacity of patients after coronary artery bypass grafting: clinical trial. Brazilian Journal of Cardiovascular Surgery. 2020;35(6):942-49.
24. Marzolini S. Integrating individuals with stroke into cardiac rehabilitation following traditional stroke rehabilitation: promoting a continuum of care. Can J Cardiol. 2018 Oct;34(10 Suppl 2):S240-S246. doi: 10.1016/j.cjca.2018.06.017. Epub 2018 Jul 11. PMID: 30201255.
25. Apor P. Stroke és a cardiorespiratoricus fittség [Stroke and cardiorespiratory fitness]. Orv Hetil. 2021 Sep 26;162(39):1567-72. Hungarian. doi: 10.1556/650.2021.32123. PMID: 34570719.

26. Naci H, Ioannidis JP. Comparative effectiveness of exercise and drug interventions on mortality outcomes: Metaepidemiological study. BMJ. 2013;347:f5577.
27. Hasan SM, Rancourt SN, Austin MW, Ploughman M. Defining optimal aerobic exercise parameters to affect complex motor and cognitive outcomes after stroke: a systematic review and synthesis. Neural Plast. 2016;2016:2961573. doi: 10.1155/2016/2961573. Epub 2016 Jan 10. PMID: 26881101; PMCID: PMC4736968.
28. Marzolini S, Kin. Incluindo Pacientes com AVC em Reabilitação Cardíaca. J Cardiopulm Rehabil Prev. 2020 Sep;40(5);294-301. doi: 10.1097/HCR.0000000000000540.
29. Han P, Zhang W, Kang L, Ma Y, Fu L, Jia L, et al. Clinical evidence of exercise benefits for stroke. Adv Exp Med Biol. 2017;1000:131-51. doi: 10.1007/978-981-10-4304-8_9. PMID: 29098620.
30. Oyake K, Baba Y, Suda Y, Murayama J, Mochida A, Kondo K, Otaka Y, Momose K. Cardiorespiratory mechanisms underlying the impaired oxygen uptake kinetics at exercise onset after stroke. Ann Phys Rehabil Med. 2021 Mar;64(2):101465. doi: 10.1016/j.rehab.2020.101465. Epub 2021 Feb 8. PMID: 33285294.
31. Billinger SA, Coughenour E, Mackay-Lyons MJ, Ivey FM. Reduced cardiorespiratory fitness after stroke: biological consequences and exercise-induced adaptations. Stroke Res Treat. 2012;2012:959120. doi: 10.1155/2012/959120. Epub 2011 Aug 14. PMID: 21876848; PMCID: PMC3159380.
32. Bang DH, Son YL. Effect of intensive aerobic exercise on respiratory capacity and walking ability with chronic stroke patients: a randomized controlled pilot trial. J Phys Ther Sci. 2016 Aug;28(8):2381-4. doi: 10.1589/jpts.28.2381. Epub 2016 Aug 31. PMID: 27630438; PMCID: PMC5011602.
33. Teasell R, Salbach NM, Foley N, Mountain A, Cameron JI, Jong A, et al.. Canadian Stroke Best Practice Recommendations: Rehabilitation, Recovery, and Community Participation following Stroke. Part One: Rehabilitation and Recovery Following Stroke; 6th Edition Update 2019. Int J Stroke. 2020 Oct;15(7):763-88. doi: 10.1177/1747493019897843. Epub 2020 Jan 27. PMID: 31983296.
34. Herdy AH, López-Jiménez F, Terzic CP, Milani M, Stein R, Carvalho T, et al. South American guidelines for cardiovascular disease prevention and rehabilitation. Arq Bras Cardiol. 2014 Aug;103(2 Suppl 1):1-31. English, Portuguese. doi: 10.5935/abc.2014s003. PMID: 25387466.
35. Marzolini S. Including patients with stroke in cardiac rehabilitation: barriers and facilitators. J Cardiopulm Rehabil Prev. 2020 Sep;40(5):294-301. doi: 10.1097/HCR.0000000000000540. PMID: 32868656.

Capítulo 17

Cuidados Ortopédicos

José Luiz Marinho Portolez
Nathalia Hupsel Silva de Castro
Ivo Koedel Filho

Introdução

A expressão *cuidados ortopédicos* designa o tratamento especializado, ou seja, o trabalho ponderado, refletido, planejado, atento às especificidades do sistema locomotor de pacientes com afecções neurológicas.

A Organização Mundial de Saúde estima que as afecções neurológicas e suas sequelas afetem em torno de um bilhão de pessoas em todo o mundo.[1] Essas afecções incluem os traumatismos e as doenças congênitas ou adquiridas do sistema nervoso (SN): genéticas, degenerativas, vasculares, tóxicas, metabólicas, neoplásicas, inflamatórias, psicogênicas, iatrogênicas etc.[2]

Independentemente da etiologia, os comprometimentos oriundos das lesões do SN encerram, em seu quadro clínico, uma grande quantidade de sinais e sintomas sensoriais, perceptuais, cognitivos, comportamentais, autonômicos e motores, que provocam dependência funcional e prejuízo na autonomia do paciente neurológico.

Sinais são sempre achados objetivos, passíveis de observação clínica, verificáveis à avaliação neurofuncional, como a espasticidade e a dismetria. Já os *sintomas* são subjetivos, pois expressam a interpretação pessoal do paciente sobre seu comprometimento. Na prática clínica é comum, por exemplo, o paciente relatar que "sua perna está pesada", quando, na realidade, seu membro inferior está parético.

Os efeitos que estão diretamente relacionados com as lesões do SN são chamados de primários (quadro clínico primário). Já os efeitos secundários decorrem dos primários, ou seja, são complicações secundárias que resultam do quadro clínico originário da doença. Para ilustrar, tomemos como exemplo uma paraplegia de membros inferiores decorrente de lesão medular completa de nível T12. Nesse caso a paraplegia impede o movimento voluntário dos membros inferiores e, por esse motivo, a amplitude de movimento articular, a extensibilidade e a elasticidade muscular só serão mantidas se houver mobilização (passiva) dos músculos e articulações envolvidos. Caso isso não ocorra, os efeitos secundários serão a rigidez muscular e a progressiva diminuição da amplitude de movimento articular.

O exemplo acima evidencia e sintetiza as ocorrências esperadas no paciente neurológico, ou seja, seus déficits comprometem e diminuem sua mobilidade e motilidade, acarretando complicações secundárias de ordem respiratória, circulatória, gastrointestinal, urinária, tegumentar e musculoesquelética, ou ortopédica. E é sobre esta última que iremos discorrer ao longo desse capítulo.

Principais complicações ortopédicas do paciente neurológico

Espasticidade, plegia, paresia, ataxia, hipercinesia, negligência, instabilidade postural, entre outros, são quadros clínicos primários que, em razão da diminuição ou perda da função sensório-motora, levam o paciente neurológico a complicações ortopédicas comuns: retração muscular, encurtamento muscular adaptativo, fibrose por desuso, diminuição da amplitude de movimento, instabilidade articular, rigidez articular, tendinite, redução da massa óssea e muscular, alterações posturais, deformidades e subluxações.

Muitas dessas complicações aparecem em razão de adaptações posturais, assumindo condições específicas impostas pela doença de base. As retrações musculares e os encurtamentos, por exemplo, aparecem, muitas vezes, em pacientes que fazem uso de cadeiras de rodas.

A imobilização decorrente das lesões neurológicas pode levar rapidamente à instalação de alterações tróficas musculares, alterações ósseas e articulares, provocando condições adaptativas e deformidades, piorando, de forma significativa, o prognóstico funcional desse paciente. As condições deformantes normalmente envolvidas são de membros superiores, onde há predomínio da posição de adução dos ombros, flexão de cotovelo e supinação de antebraço, como ocorre nos pacientes hemiplégicos. De membros inferiores tem-se predomínio da flexão-adução do quadril, flexão dos joelhos e pés equinos.[3] Essas condições são agravadas pela instalação, nesses pacientes, do quadro de espasticidade, que representa uma lesão do sistema nervoso central (SNC) causando alteração do tônus muscular pela hiperatividade do reflexo miotático. A gravidade das manifestações espásticas depende do local e da extensão da lesão neurológica.

Outra condição bastante comum em pacientes hemiplégicos, particularmente em indivíduos que sofreram acidente vascular encefálico (AVE), está relacionada com os desajustes do ombro e cintura escapular.[4] O ombro doloroso é uma complicação frequente, presente em até 80% dos pacientes acometidos por AVE, tanto na fase aguda como crônica da doença. Entre as causas destacamos a subluxação da articulação glenoumeral, imobilidade da articulação do ombro, perda do ritmo escapuloumeral, restrição na rotação externa e deslizamento inadequado da cabeça do úmero na cavidade glenoide em decorrência de hipertonia. A dor pode ser referida com exatidão pelo paciente no início, mas com o tempo ela torna-se difusa, comprometendo a capacidade funcional e piorando os aspectos das atividades de vida diária desse paciente.

Particularmente na fase inicial do AVE, a subluxação inferior da cabeça do úmero pode estar presente, devido, principalmente, à hipotonia muscular inicial desse paciente. Isso leva a um estiramento da cápsula articular gerando dor e desconforto, podendo levar a complicações maiores, principalmente com manuseios indevidos. Portanto, nesta fase, cuidados na mobilização e no posicionamento adequados devem ser enfatizados. Espera-se que a evolução da condição muscular do paciente, com aumento do tônus e, principalmente, o retorno, mesmo que parcial, da motricidade voluntária, possa auxiliar na redução da cabeça umeral, levando à melhora do quadro doloroso.

A perda de massa óssea pode estar presente nos pacientes neurológicos. A fraqueza muscular é um grande prejuízo e está associada à função física e à saúde óssea. Estudos recentes mostram forte correlação entre força e massa muscular com a densidade mineral óssea.[5] Estudos têm mostrado, também, aumento da taxa de reabsorção óssea em pessoas com AVE, correlacionando-se com a menor densidade do quadril. Portanto, força muscular e saúde óssea são importantes para a funcionalidade do paciente AVE e outros na mesma condição. A restrição de carga total ou parcial no paciente cadeirante ou com déficit de marcha[6] é um importante fator contribuinte para a perda de massa óssea. O ortostatismo proporciona maior carga, principalmente, em membros inferiores, além de ativação muscular para suporte. Essa situação contribui positivamente para melhor saúde óssea.

Indivíduos acometidos por traumatismo cranioencefálico (TCE) podem desenvolver padrões específicos de deformidades de membros superiores como flexão de cotovelo e punho, assim como mão em garra. Em membros inferiores normalmente apresentam adução de quadril, extensão de joelho e pé equino varo com garra dos dedos dos pés. Outras deformidades presentes nestes pacientes são as ossificações periarticulares (OPAS) e as fraturas de extremidades.[7] As OPAS estão presentes, normalmente, nos pacientes com

TCE grave. Podem estar relacionadas com longos períodos de imobilização, junto com o déficit motor e o aumento do tônus muscular. O tempo de aparecimento é de 2 a 4 meses após a lesão. Ocorre, principalmente, em indivíduos jovens que sofreram TCE grave e que permaneceram por tempo prolongado em coma, imobilizados. Normalmente o paciente apresenta sinais inflamatórios locais associados à rigidez articular. Aparece com maior frequência em ombros e quadril, podendo estar associado a fraturas de extremidades nestes pacientes.

As fraturas de extremidades podem causar deformidades e muitas vezes não são abordadas na urgência imediata nos pacientes com TCE. Sempre que possível é importante a correção e a fixação destas fraturas, pois uma fratura tratada de modo inadequado pode gerar situações compressivas maiores e, consequentemente, aumento do quadro de espasticidade e deformidades.

Deformidades, encurtamentos e adaptações tendem a permanecer devido às situações posturais dos pacientes. Correções e adaptações precoces podem contribuir para o não agravamento dessas condições e para maior suporte funcional e de conforto para este paciente. A identificação das anomalias posturais assim como sua repercussão funcional passam, inicialmente, por um processo avaliativo criterioso. A partir deste momento poderemos traçar as melhores estratégias de ação terapêutica entendendo a necessidade e a condição individual de cada paciente.

Avaliação específica utilizada pelo fisioterapeuta para estas condições

A avaliação fisioterapêutica é procedimento minucioso e individualizado, necessário para identificar possíveis comprometimentos neurológicos que necessitem da intervenção do terapeuta.[8] Especificamente, a avaliação ortopédica nos pacientes neurológicos é necessária para direcionar o planejamento do tratamento e acompanhar a evolução dos resultados esperados, ou seja, recuperar, da forma mais independente possível, a capacidade de realizar as tarefas diárias, mas sempre respeitando as limitações do paciente.[8,9]

Lesões no SN estão, muitas vezes, associadas às alterações ortopédicas. As disfunções tônicas são comprometimentos primários após as lesões neurológicas e podem variar desde o aumento tônico (hipertonia) até a sua redução (hipotonia), que quando não tratadas podem levar a comprometimentos secundários como contraturas, assimetrias posturais e deformidades. Também é comum a queixa de dor muscular e articular, assim como déficit de equilíbrio e de marcha; no entanto, a postura que se altera em razão do distúrbio tônico pode ser mais um fator causal das anormalidades de equilíbrio e movimento funcional dos pacientes neurológicos.[10]

A espasticidade afeta o desenvolvimento do sistema musculoesquelético e limita a função motora normal. Nas fases mais precoces da paralisia cerebral, por exemplo, a espasticidade leva ao posicionamento articular inadequado, acarretando contraturas musculares dinâmicas que, com o passar do tempo, tornam-se fixas, levando a deformidades articulares. Essas deformidades são comuns, principalmente, por conta do desequilíbrio muscular entre agonista e antagonista, e contração/tensão excessiva dos músculos espásticos que distendem e enfraquecem seus antagonistas.[9]

Para registrar as alterações ortopédicas, as avaliações devem conter os dados pessoais do paciente, quadro clínico, alterações ortopédicas de tronco, pelve, membros superiores e inferiores. Consistem em inspeção, palpação e mobilização de todas as articulações, e os pacientes devem ser avaliados em decúbito dorsal, ventral, sedestação, ortostatismo e marcha (dependendo da aquisição motora do paciente), a fim de verificar deformidades e alterações posturais como escoliose, cifose torácica, protrusão de ombros e escápula alada.[9] Também é importante a avaliação da dor através da escala visual analógica, da amplitude de movimento (ADM) passiva e ativa (através da goniometria), das funções musculares comprometidas pela alteração da força muscular através da escala de Oxford, da espasticidade pela escala de Ashworth e, por fim, realização de testes ortopédicos específicos.

Os testes mais importantes para esta última avaliação são: o teste de Thomas, que avalia a contratura de flexão de quadril; teste de Ely Duncan, que verifica a espasticidade do músculo reto femoral; teste de Ober, que observa a limitação do trato iliotibial; teste de Patte, que verifica a integridade do músculo infraespinhal e redondo menor; teste do "empurrão" ou *wall push-up*, importante para evidenciar a escápula alada ou a discinesia escapular, devido à fraqueza dos músculos serrátil anterior e trapézio médio; teste do sulco, que avalia a fraqueza e o grau de translação inferior da cabeça do úmero. Aliás, a presença da subluxação do ombro em pacientes hemiplégicos é algo que deve ser levado em consideração durante a avaliação do paciente hipotônico, pois envolve, comumente, alterações motoras e sensitivas que afetam a função física do ombro.[8,9]

É importante reiterar que a avaliação tem influência direta na recuperação física e funcional do paciente acometido por doenças do SN e é a primeira etapa de qualquer intervenção fisioterapêutica. É nesse momento que se deve detectar o real estado do paciente para, então, traçar os objetivos a serem alcançados mediante suas condições clínicas.[8]

Abordagem fisioterapêutica (bases teóricas e práticas)

Como vimos anteriormente, muitos são os efeitos primários e as complicações secundárias que estão diretamente relacionados com as afecções do SN. Estas podem ser classificadas, basicamente, em afecções progressivas (neurodegenerativas) e não progressivas (encefalopatias, doenças cerebrovasculares, lesões traumáticas, inflamatórias etc.). Mas, independentemente da causa, em todos os casos são esperadas complicações ortopédicas em razão da presença de restritores do movimento, como a plegia, a paresia, a espasticidade, entre outros, que juntos ou de forma isolada provocam diminuição na atividade muscular e na mobilidade articular – combinação que dá origem a todas as adaptações musculoesqueléticas – além de provocar a redução do fluxo sanguíneo local e do retorno venoso, complicação circulatória que potencializa as complicações ortopédicas.

Para ilustrar podemos citar, como exemplo, o pé equino, deformidade em flexão plantar, característica de pacientes com paralisia cerebral espástica (lesão central) e de pacientes com sequela de poliomielite (lesão periférica). Apesar de serem doenças distintas, ambas apresentam as mesmas complicações secundárias ortopédicas em razão da limitação do movimento da articulação do tornozelo: encurtamento muscular adaptativo e rigidez articular, além de edema linfático (complicação circulatória), que dificulta, ainda mais, a mobilidade articular, agravando a complicação ortopédica. E, caso não haja intervenção fisioterapêutica, a mesma deformidade (pé equino) poderá se apresentar na hemiplegia pós-AVE, na paraplegia pós-lesão medular, entre outras. Da mesma forma, ao observarmos as doenças degenerativas (doença de Alzheimer, esclerose múltipla, doenças do neurônio motor, ataxias espinocerebelares etc.), todas cursam com complicações ortopédicas semelhantes: alterações posturais (escoliose, cifoescoliose), encurtamento muscular adaptativo, dor, rigidez articular e deformidades, redução da massa óssea e muscular.

Então, pode-se depreender que a prática clínica dos cuidados ortopédicos no paciente neurológico deve se dirigir às consequências da diminuição da mobilidade do sistema musculoesquelético e se contrapor a essa redução na atividade muscular e na mobilidade articular, de forma eficiente e segura. Mas antes de discorrermos sobre como proceder, é importante destacar cada uma das referidas consequências.

A imobilidade articular prolongada promove alterações nas articulações sinoviais, levando à degeneração de suas células com consequente redução da produção de líquido sinovial e redução do suprimento nutricional à cartilagem. Essas alterações são progressivas e incluem a continuada perda de macromoléculas estruturais da matriz (colágenos, proteoglicanos e proteínas não colagênicas), a presença de aderências na superfície articular, ulcerações (que predispõem a necrose) e alterações do osso subcondral. Entretanto, essas alterações na cartilagem articular podem ser evitadas e até revertidas por meio de sua mobilização.[11]

Quanto à inatividade muscular, são inúmeros os seus efeitos: diminuição da área da fibra e do número de sarcômeros em série, acarretando em encurtamento; aumento do tecido conjuntivo (TC) intramuscular, principalmente no perimísio, levando, inicialmente, à diminuição da extensibilidade muscular e, posteriormente, à rigidez; indução de resistência à insulina e estado catabólico, com consequente redução no conteúdo do glicogênio muscular predispondo à fadiga e hipotrofia; diminuição da vascularização local, que também contribui para a hipotrofia muscular. Essas alterações levam à diminuição de força e resistência muscular e, consequentemente, reduzem a coordenação motora da região afetada.[12-14]

Quando a causa dessa inatividade muscular é a espasticidade, os efeitos são potencializados pela postura fixa anormal que o músculo adota em posição de encurtamento, fato que desencadeia maior proliferação de TC e diminuição do número de sarcômeros em série, levando à diminuição ainda maior da elasticidade e da extensibilidade muscular com consequente retração, encurtamento muscular e rigidez da articulação afetada. Essas e outras adaptações morfofuncionais – aumento no número de fibras do tipo I, de contração lenta; aumento da liberação de íons de cálcio; diminuição no volume e comprimento muscular e fraqueza – estão presentes no músculo espástico.[15,16]

Para que a abordagem fisioterapêutica seja eficiente e segura, ou melhor, seja capaz de alcançar êxito – deve-se evitar, postergar ou reverter os efeitos da imobilidade – sem colocar em risco a integridade muscular e articular, a mobilização (passiva, ativo-assistida, ativa) deve sempre considerar e respeitar:

- A presença de espasticidade (no caso de síndrome de neurônio motor superior), fato que impossibilita movimentação rápida e ou súbita, pois a hipertonia é velocidade-dependente; logo, a mobilização articular deve ser realizada de forma lenta e, preferencialmente, por meio de contato manual do tipo lumbrical nas articulações. Esse tipo de contato articular proporciona bom controle do movimento sem causar dor ou provocar reflexo miotático fásico (exacerbado em razão da espasticidade).
- A presença de hipercinesias (coreia, atetose, balismo, distonia), que são movimentos involuntários anormais que ocorrem mesmo ao repouso, gerando risco de lesão durante a mobilização.
- A fragilidade do músculo em desuso – em razão das adaptações morfofuncionais – e sua menor vascularização, fatores predisponentes à lesão muscular.

- A presença de degeneração pela imobilidade articular prolongada, que propicia quadros álgicos e inflamatórios em resposta à mobilização articular inadequada – causadora de compressão – como ocorre, por exemplo, na posição de ajuste máximo, ou de atrito articular.
- A presença de instabilidade articular, pela diminuição da ação muscular (lembrar que a estabilidade articular é garantida pela integridade do complexo cápsulo-ligamentar – estabilidade mecânica – e pela ação muscular – estabilidade funcional).[17] Essa instabilidade pode aumentar o risco de subluxação à mobilização.
- Os princípios da artrocinemática: a mobilização articular passiva ou ativo-assistida deve ser realizada, pelo fisioterapeuta, com contato manual e aplicação de forças proximais, ou seja, próximas da articulação que será mobilizada, de modo a promover o retorno e a manutenção dos movimentos intra-articulares (rolamento, deslizamento e rotação), os chamados movimentos artrocinemáticos. Lembramos que a aplicação de forças distais comprime a superfície articular proximal e estira a superfície articular oposta, gerando incongruência articular, atrito mecânico e dor. Além disso, é importante salientar que restrição dos movimentos artrocinemáticos acarreta consequente diminuição no movimento osteocinemático (movimentos angulares).
- A necessidade de recuperação e manutenção dos movimentos translatórios, os chamados movimentos acessórios, que possibilitam melhor função articular. Os movimentos acessórios (tração, deslizamento lateral, deslizamento anteroposterior e rotação) devem ser realizados (mobilizados) passivamente pelo fisioterapeuta. A perda desses movimentos causa disfunção articular.

Por fim, em sua prática clínica, logo após avaliação e montagem do plano terapêutico, o fisioterapeuta atento a todos os fatores supracitados deverá investir na orientação do paciente. É fundamental que ele entenda o porquê de cada um dos procedimentos realizados (durante a sessão) e exercícios e posicionamentos recomendados (para além da sessão) com a finalidade de colaborar e participar ativamente de seu processo terapêutico.

Considerações finais

Identificamos no paciente neurológico uma complexidade de sinais, sintomas, disfunções que comumente acarretam complicações ortopédicas, que são efeitos e não causas primárias destas. Entretanto, apesar de serem consequências, são tão ou mais limitantes que o quadro clínico originário da patologia do SN. É por essa razão que a intervenção fisioterapêutica neurofuncional não se limita às técnicas de facilitação, inibição, estimulação sensório-motora, consciência corporal, controle motor etc. Ela contempla recursos terapêuticos manuais, técnicas de mobilização articular e cinesioterapia que visam à recuperação e/ou manutenção da mobilidade e integridade do sistema musculoesquelético. Afinal, a fisioterapia não trata deste ou daquele sistema, ela atende o paciente enquanto ser integral.

Referências

1. World Health Organization. Neurological disorders: public health challenges. World Health Organization. 2006. https://apps.who.int/iris/handle/10665/4365.
2. Ropper AH, Samuels MA, Klein JP, Prasad S. Adams e Victor: Princípios de Neurologia. 11. ed. Rio de Janeiro: Di Livros; 2021.
3. Herbet S, de Barros Filho TEP, Xavier R, Pardini Jr AG. Ortopedia e traumatologia – Princípios e práticas, 4. ed. Porto Alegre: Artmed; 2009. p. 1043.
4. Silva ST, Marques MC, Palácio SG, Wittig DS. Efeitos da intervenção fisioterapêutica na síndrome do ombro doloroso em pacientes com acidente vascular encefálico (AVE) – Encontro internacional de produção científica – Centro Universitário Maringá; 2017 Out. p. 1–3.
5. Yang Z, Miller T, Xiang S, Pang MYC. Effects of different vibration frequencies on muscle strength, bone turnover and walking endurance in chronic stroke. Sci Rep. 2021 Jan 8;11(1):121. https://doi.org/10.1038/s41598-020-80526-4www.nature.com/scientificrepo.
6. Pin-Barre C, Laurin J. Physical exercise as a diagnostic, rehabilitation, and preventive tool: influence on neuroplasticity and motor recovery after stroke. Neural Plasticity. 2015;2015:608581.
7. Martinez Garre MC. Deformidades neuro-ortopédicas: valoración y tratamiento en el traumatismo craneoencefálico grave. Rehabilitación (Madr) 2002;36(6):403-7.
8. Gavim AEO, Oliveira IPL, Costa TV, Oliveira VR, Martins AL, Silva AM. A influência da avaliação fisioterapêutica na reabilitação neurológica. Saúde em Foco. 2013;06:71-7.
9. Amaral PP, Mazzitelli C. Alterações Ortopédicas em Crianças com Paralisia Cerebral da Clínica-Escola de Fisioterapia da Universidade Metodista de São Paulo (Umesp). Revista Neurociências. 2019;11(1):29-33.
10. Pereira BC, Medalha CC. Avaliação postural por fotometria em pacientes hemiplégicos. ConScientiae Saúde. 2008;7(1):35-42.
11. Brandt KD. Response of joint structures to inactivity and to reloading after immobilization. Arth e Rheum. 2003;49:267-71.
12. Caierão QM, Teodori RM, Minamoto VB. A influência da imobilização sobre o tecido conjuntivo muscular: Uma Revisão. Revista Fisioterapia em Movimento. 2007;20(3).

13. Hirose M, et al. Immobilization depresses insulin signaling in skeletal muscle. Am J Physiol Endocrinol Metab. 2000;279;1235-41.
14. Silva CA, Petermann C, Cancelliero KM, Durigan JL, Polacow ML. IGF-1 minimiza os efeitos deletérios do desuso no músculo sóleo de ratos. Acta Ortop Bras. [online]. 2011;19(3):137-40. Disponível em URL: http://www.scielo.br/aob.
15. Dias CP, et al. Adaptações morfológicas musculares na espasticidade. Scientia Medica (Porto Alegre). 2013;23(2):102-7.
16. Monte Alegre DC, Almeida JFS, Oliveira TVC, Cândido EAF. Plasticidade muscular: do músculo sadio ao espástico. Scire Salutis (Aquidabã). 2012;2(1):16-34.
17. Alencar MA, Rolla AF, Fonseca ST. Estabilidade articular mecânica e funcional. R Bras Ci e Mov. 2006;14(4):111-8.

SEÇÃO 5

Terapias Complementares Aplicadas no Tratamento Fisioterapêutico em Pacientes Neurológicos

Capítulo 18

Realidade Virtual

Michelle Didone dos Santos

Introdução

A realidade virtual (RV) é definida como uma realidade artificial que permite aos usuários experiências similares às da vida real por meio de um computador em um ambiente interativo e tridimensional que ocorre em tempo real.[1]

Com o acelerado desenvolvimento de *softwares* e *hardwares* que vem acontecendo nas últimas décadas, a tecnologia de RV está alcançando um nível de realismo quase natural, tornando suas aplicações cada vez mais populares, não apenas como um jogo interativo, mas se expandindo rapidamente em diversas áreas.[1,2]

Atualmente, a RV é uma ferramenta de treino indispensável em uma variedade de disciplinas de educação e saúde, onde médicos cirurgiões recebem treinamentos, pacientes recebem terapias cognitivas e soldados recebem terapia de transtorno de estresse pós-traumático.[3]

Na área de neurorreabilitação, a tecnologia de RV vem proporcionando uma sensação de realismo durante o treinamento que leva a maiores chances de adesão ao tratamento somado à aquisição e retenção de habilidades que levam à recuperação funcional.[2]

Bases conceituais

Com o avanço da tecnologia é comum encontrarmos diferenças na definição de RV entre disciplinas, porém, é consenso que para que uma tecnologia seja considerada RV é necessário que haja um dispositivo computadorizado, um ambiente tridimensional (3D) e um ser vivo, todos interagindo entre si.[4]

A interação é uma das características principais da RV e isso é o que a distingue de outros ambientes virtuais, como a televisão e o cinema 3D.[5] A interação pode acontecer de diversas maneiras e depende de cada sistema. Em alguns sistemas acontece através de um controle *joystick* ou através do botão do mouse/teclado de um computador; em outros, o sistema é capaz de captar o movimento através de dispositivos com sensores que ficam em posse do usuário durante a interação com o ambiente virtual e o representam na tela, como por exemplo, um controle *joystick* em suas mãos ou um monitor *head-mounted display* (HMD) em sua cabeça. Monitores HMD são conhecidos como uma espécie de capacete e/ou óculos que possuem um pequeno *display* óptico em frente de cada olho, tornando a interação mais natural. Já outros sistemas são compostos por uma plataforma com sensores de pressão, onde o sistema é capaz de calcular o centro de pressão do jogador e utilizar esta informação para controlar o avatar. Por fim, alguns sistemas utilizam sensores infravermelhos para captar os movimentos do usuário, sendo necessário apenas ficar no raio de alcance do mesmo.[5-7]

Esses sistemas, que de alguma maneira promovem a captura dos movimentos do jogador, são chamados de *exergames*. *Exergames* são videogames desenvolvidos com o intuito de promover atividade física durante o jogo e, consequentemente, demandam maiores habilidades cognitivas e motoras. Por isso são os mais utilizados na área da saúde.[8]

Outras duas características fundamentais relacionadas com a RV são a sensação de *presença* e *imersão*. A imersão se refere ao quanto os usuários percebem que estão no ambiente virtual em vez do real e está relacionada com o dispositivo utilizado, podendo variar entre imersivo e não imersivo.[4,9] Ambientes imersivos são aqueles em que se utilizam capacetes virtuais ou sala de projeções, proporcionando ao usuário maior contato com o ambiente virtual do que com o real. Já a RV não imersiva é aquela em que o usuário visualiza as imagens através de um monitor e interage com um controle *joystick* ou teclado, mantendo-se em maior contato com o ambiente real do que com o virtual.[4] O Quadro 18.1 traz um resumo das principais diferenças entre RV imersiva e não imersiva.

Já a presença é definida como uma experiência subjetiva relatada pelo usuário e depende das características do sistema e do próprio indivíduo. Um sistema é considerado com altas taxas de sensação de presença quando os usuários relatam a sensação de estar dentro do mundo virtual e quando se comportam de acordo com a situação que está sendo vivenciada dentro

Quadro 18.1. Diferenças entre realidade virtual imersiva e não imersiva

Realidade virtual imersiva	Realidade virtual não imersiva
O indivíduo sente-se dentro do ambiente, tem maior sensação de imersão.	O indivíduo tem menor sensação de imersão.
Uso de capacetes virtuais ou sala de projeções.	Visualização das imagens através de um monitor e interação através de um controle *joystick* ou teclado.
Maior contato com a realidade virtual do que com o ambiente real.	Maior contato com o ambiente real do que com a realidade virtual.
Exemplos de sistemas comerciais imersivos: Oculus Rift e Samsung Gear Vr.	Exemplos de sistemas comerciais não imersivos: Xbox, PlayStation 3 e 4 e Nintendo Wii.

Fonte: Perez-Marcos D. Virtual reality experiences, embodiment, videogames and their dimensions in neurorehabilitation. J Neuroeng Rehabil. 2018 Nov 26;15(1):113 e Laver KE, Lange B, George S, Deutsch JE, Saposnik G, Crotty M. Virtual reality for stroke rehabilitation. Cochrane Database Syst Rev. 2017 Nov 20;11(11):CD008349.

desse ambiente.[9] Geralmente, quanto maior a sensação de imersão, maior a sensação de presença.[4]

Em neurorreabilitação, a definição de terapia através da RV é focada na estimulação multissensorial, ou seja, é definida como um método de interação computadorizada que envolve a simulação em tempo real de um ambiente e/ou cenário, permitindo a interatividade do paciente através de diversos estímulos sensoriais (visuais, táteis, auditivos, olfativos e/ou proprioceptivos).[2] Com isso, a terapia por meio de RV pode fornecer estímulos significativos para o sistema nervoso do paciente, sendo considerado um método não invasivo que tira proveito das estratégias naturais de aprendizado para reforçar as vias neurais e, assim, promover a reabilitação cognitivo-motora através da neuroplasticidade.[5]

A princípio, os esforços para desenvolver *exergames* e/ou utilizar *exergames* comerciais na neurorreabilitação eram concentrados em sistemas não imersivos. Esses sistemas são vantajosos, porém, com o passar dos anos e o avanço da tecnologia, pesquisadores notaram que sistemas imersivos de RV podem ser ainda mais eficientes por criarem maior senso de realismo, ou seja, de presença e imersão no usuário. Essa sensação aumenta a validade ecológica dos sistemas, tornando-os ainda mais próximos do cotidiano do indivíduo.[10]

Com a RV é possível adicionar estímulos para prender a atenção do paciente e avaliar diversas habilidades básicas de processamento. Os estímulos podem ser manipulados para induzir comportamentos que o examinador queira treinar e também é viável aumentar ou reduzir os graus de liberdade para que o paciente se sinta livre para decidir como se comportar, correspondendo a contextos mais reais do seu dia a dia.[11]

Além disso, a RV fornece algumas outras vantagens, como maior controle dos parâmetros, isolando ou destacando os aspectos necessários com base no desempenho individual; permite que o terapeuta observe o que o paciente observa, sendo capaz de avaliar e controlar melhor o que acontece; e a tecnologia permite coletar dados durante a intervenção, sendo possível fornecer um *feedback* em tempo real aos pacientes, motivando-os.[12]

Avaliação específica utilizada pelo fisioterapeuta para condições que possam se beneficiar de uso de RV

Uma avaliação fisioterapêutica completa deve ser realizada antes da escolha do *exergame* que será utilizado, contemplando as habilidades motoras, cognitivas, funcionais e sensoriais do paciente. Assim, será selecionado um jogo com a demanda necessária, de forma eficaz e segura.[5]

Após a escolha do jogo, é necessário ajustar sua complexidade, pois essa influencia diretamente o desempenho da tarefa, devendo ser desafiadora o suficiente, mas não gerando uma frustração em decorrência do grau elevado de dificuldade.[5]

Reavaliações das habilidades do paciente também devem ser feitas constantemente durante o período de intervenção com a RV para que a terapia possa ser continuamente ajustada às necessidades do indivíduo, levando ao sucesso terapêutico[13] (Figura 18.1).

A sensibilidade à cinetose também deve ser avaliada antes de utilizar a RV como meio complementar e é um fator decisivo para sua inclusão na terapia. Alguns indivíduos podem apresentar *cybersickness*, ou seja, efeitos adversos

Sucesso terapêutico

4 Passos para o sucesso na escolha do *exergame*

Avaliação
A avaliação do sistema e das demandas motoras, cognitivas e sensoriais dos jogos é imprescindível, assim como uma avaliação completa do paciente.

Demonstração
A demonstração prévia do sistema e do jogo para que o paciente entenda o mecanismo de interação, as regras e os critérios de pontuação são fundamentais.

Familiarização
A familiarização com o sistema é fundamental para que o paciente compreenda na prática como interagir com as tarefas e quais são as estratégias motoras adequadas e eficazes.

Fisioterapeuta ativo
As correções da postura e do movimento durante a prática e as dicas verbais podem favorecer o desempenho correto do ato motor.

Figura 18.1. Dicas para o sucesso terapêutico utilizando realidade virtual. Fonte: Imagem elaborada pela autora com base em informações escritas por Lange B, Pompeu JE. Virtual rehabilitation: virtual reality and interactive gaming technologies in neurorehabilitation. In: Lennon S, Ramdharry G, Verheyden G, editors. Physical management for neurological conditions. 4th ed. Edinburgh: Elsevier; 2018. p. 397-410.

ocasionados pela interação com a RV, como enjoo ou tontura durante a utilização do sistema. Em sujeitos com maior sensibilidade, havendo benefícios da utilização da RV, deve-se optar por RV não imersiva, pois essa modalidade possui menor taxa de efeitos adversos; se mesmo com todas as precauções o paciente não se adapta, deve-se repensar se realmente é benéfico utilizar a RV com esses sujeitos.[14]

Por fim, a familiaridade com a tecnologia também deve ser avaliada, assim o terapeuta é capaz de reconhecer que um baixo desempenho na tarefa pode não significar uma alteração nas habilidades do paciente, mas falta de familiaridade com a tecnologia, sendo necessário maior tempo de demonstração prévia e familiarização com o sistema. O fisioterapeuta deve certificar-se de que o paciente entendeu o mecanismo de interação e suas regras.[5]

Abordagem fisioterapêutica (bases teóricas e práticas)

A RV é uma área em rápido desenvolvimento, com avanços tecnológicos que ultrapassam a pesquisa. Assim, quando as evidências científicas sobre um determinado *exergame* começam a ser fortalecidas, novos consoles são lançados e estes já se tornam ultrapassados. Desse modo, pesquisadores analisam a utilização dos *exergames* como ferramenta terapêutica sem focar em consoles específicos e o corpo de evidências de eficácia terapêutica abrange os jogos de prateleira, desenvolvidos e vendidos por grandes empresas, e os sistemas desenvolvidos de forma customizada pelos pesquisadores.[15]

A RV tem sido estudada por fisioterapeutas em uma ampla gama de aplicações distintas, incluindo função dos membros superiores e inferiores, equilíbrio, locomoção e cognição.[5]

Rohrbach *et al.*[16] publicaram uma revisão sistemática onde analisaram o impacto da aprendizagem motora através da RV em indivíduos pós-acidente vascular encefálico (AVE). Os autores observaram que o prazer, o engajamento, a imersão, a motivação e a sensação de presença proporcionados pela RV aumentam a intensidade do treinamento e influenciam na aprendizagem motora e na neuroplasticidade.[16] Além disso, a literatura científica relacionada com o AVE afirma que a prática regular de exercícios físico multimodais (quando em uma única sessão o indivíduo pratica várias modalidades de treino) pode promover melhora em aspectos físicos, cognitivos, psicológicos e comportamentais.[17] O ambiente virtual, por meio de jogos virtuais, proporciona exercícios com características multimodais de forma segura, desafiadora, motivadora e rica em estimulação cognitiva associada aos aspectos motores, gerando assim uma oportunidade de treinamento de múltiplas tarefas simultâneas.[18]

Ren *et al.*[19] realizaram uma revisão sobre os efeitos da RV nas habilidades motoras de crianças com paralisia cerebral (PC) e concluíram que um programa de intervenção com RV pode melhorar as habilidades motoras grossas dessas crianças, mas é necessário um espírito crítico em relação à qualidade dos estudos, que muitas vezes não são de fato conclusivos e carecem de metodologias confiáveis.[19]

De modo geral, atualmente temos evidências de que a RV pode ser utilizada como meio complementar na neurorreabilitação em diversas doenças.[20] Respeitando o limite do paciente e sua sensibilidade à cinetose, o treinamento com jogos virtuais promove elevado número de repetições, alta variabilidade e *feedback* visual e auditivo. Os jogos virtuais também estimulam funções cognitivas como a atenção, o planejamento e o tempo de reação. A oferta de realimentação visual e auditiva, a demonstração prévia do treino a ser realizado e a motivação podem facilitar o processo de aprendizagem. Ademais, devido à complexidade das tarefas virtuais, ricas em demandas cognitivas e motoras, estes jogos podem promover maior integração das habilidades, melhorando o equilíbrio, a velocidade para subir escadas, a força muscular do tornozelo, a amplitude de movimento e a velocidade da marcha, quando comparados com treinamentos convencionais.[2,21]

Ainda podemos destacar que o universo virtual promove sensação de realismo ao paciente, favorecendo ao mesmo a capacidade de explorar de forma independente sua autonomia e independência, e proporcionando outras vantagens, como: oferece cenários válidos que promovam movimentos e comportamentos naturais em um ambiente seguro, comportamentos que podem ser moldados e classificados de acordo com a necessidade do paciente para realizar a terapia; aumenta a efetividade cognitiva motora proporcionada pelos aspectos atentivos, contextualização e realimentação visual disponível nos jogos; aumenta a motivação em empreender em ambientes novos, o que melhora a participação do usuário/paciente; melhora a resolução temporal e espacial da visão e desempenho cognitivo observados na capacidade de rotação mental; e melhora a precisão nas tomadas de decisão perceptuais, ao determinar a orientação de pontos aleatórios inseridos numa tela.[10,13,22]

Por fim, cabe aqui ressaltar que as revisões sistemáticas existentes envolvendo as diversas neurológicas e utilização de RV criticam a falta de delineamento metodológico adequado, deixando a desejar na descrição dos protocolos, o que dificulta replicar estes jogos virtuais na prática clínica e científica. Ainda assim, os estudos destacam o quão importante é a imersão e a presença para estes pacientes, além do *feedback* multissensorial, que aumenta o envolvimento e a motivação, levando a melhores resultados de reabilitação.[2,8,13,20]

Considerações finais

A RV oferece novas oportunidades de desenvolvimento de ferramentas de reabilitação para indivíduos com alterações neurológicas, fornecendo flexibilidade para a criação de cenários que em um ambiente real poderiam ser muito perigosos, caros e difíceis de controlar. Além disso, permite salvar dados com precisão e analisá-los com facilidade, repetir tarefas modificando o tempo e/ou local, bem como proporciona maior motivação ao indivíduo, devido ao seu aspecto lúdico e aos *feedbacks* imediatos.

No entanto, apesar das nítidas vantagens em se utilizar a RV, é importante enxergá-la como mais um recurso que temos à disposição, devendo ser utilizada como um método auxiliar, integrado a um programa, e não substituindo um terapeuta. Por fim, cabe ressaltarmos que ainda são necessários mais estudos na área, principalmente ensaios clínicos controlados e aleatorizados com metodologia adequada para que os resultados possam ser mais esclarecedores.

Referências

1. Lin CS, Jeng MY, Yeh TM. The elderly perceived meanings and values of virtual reality leisure activities: a means-end chain approach. Int J Environ Res Public Health. 2018;15(4):663.
2. Teo WP, Muthalib M, Yamin S, Hendy AM, Bramstedt K, Kotsopoulos E, Perrey S, Ayaz H. Does a combination of virtual reality, neuromodulation and neuroimaging provide a comprehensive platform for neurorehabilitation? A narrative review of the literature. Front Hum Neurosci. 2016;10:284.
3. Sutherland J, Belec J, Sheikh A, Chepelev L, Althobaity W, Chow BJW, et al. Applying modern virtual and augmented reality technologies to medical images and models. J Digit Imaging. 2019;32(1):38-53.
4. Perez-Marcos D. Virtual reality experiences, embodiment, videogames and their dimensions in neurorehabilitation. J Neuroeng Rehabil. 2018;15(1):113.
5. Lange B, Pompeu JE. Virtual rehabilitation: virtual reality and interactive gaming technologies in neurorehabilitation. In: Lennon S, Ramdharry G, Verheyden G, editors. Physical management for neurological conditions. 4th ed. Edinburgh: Elesevier; 2018. p. 397-410.
6. Beheiry MEL, Doutreligne S, Caporal C, Ostertag C, Dahan M, Masson JB. Virtual reality: beyond visualization. Jour of Mol Bio. 2019;431(7):1315-21.
7. Stanica IC, Moldoveanu F, Portelli GP, Dascalu MI, Moldoveanu A, Ristea MG. Flexible virtual reality system for neurorehabilitation and quality of life improvement. Sensors (Basel). 2020;20(21):6045.
8. Mura G, Carta MG, Sancassiani F, Machado S, Prosperini L. Active exergames to improve cognitive functioning in neurological disabilities: a systematic review and meta-analysis. Eur J Phys Rehabil Med. 2018;54:450-62.

9. Laver KE, Lange B, George S, Deutsch JE, Saposnik G, Crotty M. Virtual reality for stroke rehabilitation. Cochrane Database Syst Rev. 2017;11(11):CD008349.

10. Costa RQM, Pompeu J, Moretto EG, Silva JM, Santos MD, Nitrini R, Brucki S. Two immersive virtual reality tasks for the assessment of spatial orientation in older adults with and without cognitive impairment: concurrent validity, group comparison, and accuracy results. Jour of the Intern Neuro Soc. 2021;1-13.

11. Costa MTS, Vieira LP, Barbosa EO, Mendes Oliveira L, Maillot P, Ottero Vaghetti CA, et al. Virtual reality-based exercise with exergames as medicine in different contexts: a short review. Clin Pract Epidemiol Ment Health. 2019;15:15-20.

12. Tobaigy A, Alshehri MA, Timmons S, Helal OF. The feasibility of using exergames as a rehabilitation tool: the attitudes, awareness, opinions and experiences of physiotherapists, and older people towards exergames. J Phys Ther Sci. 2018;30(4):555-62.

13. Domínguez-Téllez P, Moral-Muñoz JA, Casado-Fernández E, Salazar A, Lucena--Antón D. Efectos de la realidad virtual sobre el equilibrio y la marcha en el ictus: revisión sistemática y metaanálisis. Rev Neurol. 2019;69(06):223-34.

14. da Costa RQM, Pompeu JE, de Mello DD, Moretto E, Rodrigues FZ, Dos Santos MD, et al. Two new virtual reality tasks for the assessment of spatial orientation Preliminary results of tolerability, sense of presence and usability. Dement Neuropsychol. 2018;12(2):196-204.

15. Deutsch JE, Westcott McCoy S. Virtual reality and serious games in neurorehabilitation of children and adults: prevention, plasticity, and participation. Pediatr Phys Ther. 2017;S23-S36.

16. Rohrbach N, Chicklis E & Levac DE. What is the impact of user affect on motor learning in virtual environments after stroke? A scoping review. J Neuro Engineering Rehabil. 2019;16.

17. Saunders DH, Sanderson M, Hayes S, Kilrane M, Greig CA, Brazzelli M, Mead GE. Physical fitness training for stroke patients. Cochrane Database Syst Rev. 2016;24;3(3):CD003316.

18. Maggio MG, Latella D, Maresca G, Sciarrone F, Manuli A, Naro A, et al. Virtual reality and cognitive rehabilitation in people with stroke: an overview. J Neurosci Nurs. 2019;51(2):101-5.

19. Ren Z, Wu J. The effect of virtual reality games on the gross motor skills of children with cerebral palsy: a meta-analysis of randomized controlled trials. Int J Environ Res Public Health. 2019;16(20):3885.

20. de Araújo AVL, Neiva JFO, Monteiro CBM, Magalhães FH. Efficacy of virtual reality rehabilitation after spinal cord injury: a systematic review. Biomed Res Int. 2019;7106951.

21. Lee HS, Park YJ, Park SW. The effects of virtual reality training on function in chronic stroke patients: a systematic review and meta-analysis. Biomed Res Int. 2019;7595639.

22. Choi YH, Paik NJ. Mobile game-based virtual reality program for upper extremity stroke rehabilitation. J Vis Exp. 2018;(133):56241.

Capítulo 19

Terapia Aquática

Nathalia Hupsel Silva de Castro

Introdução

Durante a última década, a terapia aquática, que consiste na imersão do corpo em uma piscina aquecida como auxiliar na prevenção de alterações funcionais por meio dos efeitos físicos, fisiológicos e cinesiológicos da água, se espalhou em um campo de reabilitação muito heterogêneo.[1,2]

O ambiente aquático tem propriedades únicas, como flutuação, turbulência, pressão hidrostática e resistência, que podem ser usadas para obter uma série de benefícios durante o exercício.[1] As propriedades físicas da água proporcionam um ambiente ideal para a recuperação de indivíduos que necessitam de uma menor descarga de peso nas articulações ou possuem limitações na terapia em solo.[2]

Para o paciente neurológico, a imersão na água, além de proporcionar benefícios terapêuticos, psicológicos e sociais, também oferece uma independência que ele não vivencia em solo, somada à capacidade de se mover livremente com confiança.[3] O ambiente aquático também pode permitir a realização de exercícios de maior intensidade com menor estresse cardiovascular do que em solo, além de facilitar a amplitude de movimento e a melhora da força.[4]

Bases conceituais

A compreensão das propriedades físicas da água e das respostas fisiológicas à imersão, associada ao uso de movimentos e exercícios, pode favorecer a atuação em terapia aquática e potencializar o processo de intervenção fisioterapêutica.[5] Entre as principais propriedades físicas da água encontram-se a densidade relativa, o empuxo, a pressão hidrostática, a viscosidade, a temperatura, a turbulência e o efeito metacêntrico.

Densidade relativa

A densidade de uma substância é caracterizada pela relação entre sua massa e volume (D = M/V),[3-5] sendo a densidade relativa o que determina a capacidade de um objeto ou corpo de flutuar.[6] A água possui uma densidade de 1 g/cm³ a uma temperatura de 4°C, enquanto a densidade média do corpo humano é de 0,97 g/cm³ e a do ar é de 0,001 g/cm³. Um objeto ou corpo com densidade relativa menor que 1 (um) flutuará; um objeto ou corpo com densidade relativa maior que 1 (um) afundará; e um objeto ou corpo com densidade relativa igual a 1 (um) ficará logo abaixo da superfície.[3] A aplicação clínica deste fenômeno mostra que indivíduos com mais massa magra na composição corporal, ou com membros espásticos, tendem a afundar, quando comparados a indivíduos com membros plégicos ou com maior índice de gordura corporal.

Flutuabilidade ou força de empuxo

A flutuabilidade ou força de empuxo é representada pela força que se opõe à gravidade e, quando o corpo está parcialmente ou totalmente imerso, ocasiona uma menor descarga de peso. Esta relação é dada de acordo com o Princípio de Arquimedes, que diz que "qualquer objeto, total ou parcialmente imerso em um fluido ou líquido, é impulsionado por uma força igual ao peso do fluido deslocado pelo objeto.".[3,5,7] Isto leva a uma melhora na capacidade de realizar o exercício devido à redução do estresse ou da aplicação de peso em partes específicas do corpo.[7] A flutuação determina a porcentagem de descarga de peso corporal, sendo diretamente proporcional à profundidade da água, ou seja, quanto mais profunda, menor a sensação de descarga de peso corporal.[5] A porcentagem de descarga de peso em relação à profundidade da água na altura de joelhos, quadris, processo xifoide e pescoço (C7) são, respectivamente, 75%, 50%, 35% e 10%.

Pressão hidrostática

De acordo com a Lei de Pascal, cada tipo de massa recebe e transmite uma pressão determinada, dependendo da profundidade de imersão, de forma que um corpo em imersão sofrerá a ação de uma pressão horizontal em todas as direções, sendo esta pressão proporcional à profundidade; consequentemente, quanto maior a profundidade, maior a pressão exercida no corpo submerso.[5,6]

A pressão hidrostática, acompanhada da viscosidade, fornece uma força de apoio nas articulações e um *feedback* proprioceptivo e sensorial diferente daquele experimentado em solo, o que pode facilitar o controle postural e o equilíbrio. Além disso, exerce compressão nos vasos sanguíneos, o que estimula a circulação periférica e melhora o retorno venoso, promovendo aumento do débito cardíaco, da pressão pleural, da diurese e fortalecimento da musculatura respiratória.[5,6,8]

Viscosidade

A viscosidade refere-se à resistência ao movimento; em outras palavras, é o atrito que o líquido exerce em um corpo ao se movimentar.[5] Cria-se uma resistência aos movimentos devido ao atrito das moléculas da água em nosso corpo, sendo essa extremamente importante para o fortalecimento da musculatura.[3] A resistência aumenta conforme a velocidade do movimento; se a velocidade cai a zero, a resistência do movimento cessa. Isso permite o aumento do tempo de resposta para as reações de equilíbrio do paciente.[9]

Temperatura da água

Os benefícios obtidos com a imersão em água aquecida (32-33°C) incluem relaxamento muscular e analgesia, bem como a redução de espasmos musculares e a diminuição da espasticidade.[2-6] A água aquecida causa vasodilatação, o que reduz o estresse de cisalhamento e pode minimizar o dano endotelial dos vasos sanguíneos, reduzindo suas alterações patológicas, melhorando o fluxo sanguíneo, e, consequentemente, a oxigenação dos tecidos.[7] Portanto, a imersão em água aquecida contribui para melhorias na função cardiovascular, promove relaxamento muscular devido ao aumento de fluxo sanguíneo e oxigenação dos tecidos, com consequente redução da espasticidade e alívio da dor musculoesquelética.[7]

Turbulência

A turbulência é explicada pelo Efeito de Bernoulli, que indica que a pressão interna de um fluido é inversamente proporcional à velocidade deste fluido.[9] Quando um objeto se move através da água, desenvolve uma diferença de pressão entre a parte da frente e a traseira, ocasionando o efeito de esteira ou arrasto. Por exemplo, ao caminhar dentro da água, atrás de uma pessoa, pode-se perceber a formação de redemoinhos, que apresentam efeito de sucção e podem ser utilizados para puxar o corpo através da água (força de arrasto).[5-9] Os benefícios clínicos da turbulência no paciente neurológico incluem o aumento da resistência ao movimento durante os exercícios, fortalecimento e resistência muscular, aumento da capacidade de mover o corpo na água (área de pressão reduzida), bem como treino de equilíbrio e estabilização, além do aumento do *feedback* proprioceptivo.[9]

Efeito metacêntrico

Um corpo em um ambiente aquático sofre a interação de duas forças: o centro de gravidade (CG) e o centro de flutuação (CF). Isso implica que alterações do posicionamento deste corpo que modifiquem a interação entre o CG e o CF podem ocasionar movimentos rotacionais (eixo longitudinal, transversal ou combinação dos dois) e alterar a dinâmica da flutuação.[5-9] A Teoria de Bougier complementa que um objeto ou corpo alcançará um equilíbrio estável quando o CG e o CF estiverem alinhados na vertical.[9]

Avaliação específica para a terapia aquática

A avaliação é uma prática comum na rotina do fisioterapeuta. Para um programa fisioterapêutico efetivo, é necessária a coleta de informações sobre o paciente, de modo a avaliar a disfunção apresentada, assim como determinar se ele será beneficiado com os exercícios aquáticos terapêuticos.[10] É composta por duas etapas: avaliação em solo e avaliação aquática.[11]

A avaliação em solo é importante não só para a coleta de dados pessoais, como também para a coleta de informações como história da moléstia atual (HMA) e atividades aquáticas prévias, além de evidenciar as contraindicações relativas e absolutas em relação à terapia aquática.[11] No entanto, a avaliação em solo não inclui a natureza do meio aquático ou os efeitos especiais que resultam de o corpo estar sujeito à gravidade e ao empuxo. Deve-se ter em mente que programas aquáticos necessitam de metas reais que estejam relacionados ao meio.[11]

Na avaliação aquática, é necessário avaliar os efeitos da flutuação e da temperatura da água.[10] Os pontos específicos a serem verificados são a forma e densidade corporal, goniometria, Escala de Oxford adaptada para água, tônus muscular (Escala de Ashworth) e controle da respiração (capacidade do paciente de respirar debaixo da água).[11] A forma refere-se à alteração postural que o paciente apresenta e a densidade está relacionada ao tônus, que influenciem a atitude deste paciente em ambiente aquático. Por exemplo, um paciente pós-acidente vascular encefálico (AVE) tende a apresentar uma deformidade em flexão do membro superior afetado e adução com rotação interna do membro inferior; este indivíduo, quando em supino, adotará rotação para o mesmo lado da espasticidade, pois o hemicorpo espástico apresenta uma densidade relativa maior que 1.

A goniometria deve ser realizada no solo e na água, com fins comparativos, pois a força de empuxo pode favorecer a amplitude de movimento quando comparada com o solo. O tônus muscular é outro item que deve ser avaliado de forma comparativa através da Escala de Ashworth, já que a temperatura da água pode modificá-lo, deixando o músculo mais relaxado em comparação ao seu estado no solo.

A Escala de Oxford adaptada para água é limitada na avaliação dos músculos que conservam pouca potência, mas têm grande amplitude de movimento.[11] É graduada de 1 a 5, diferentemente do que ocorre no solo, onde é graduada de 0 a 5. A graduação da escala adaptada está representada na Tabela 19.1.

Tabela 19.1. Escala de Oxford adaptada para água[11]

1	Contração com assistência da flutuabilidade
2	Contração com flutuabilidade contrabalançada
2+	Contração contra flutuabilidade
3	Contração contra flutuabilidade em velocidade
4	Contração contra flutuabilidade e boias leves
5	Contração contra flutuabilidade e boias pesadas

Após uma avaliação criteriosa, é possível adequar a terapia aquática ao paciente neurológico, desde a estratégia de entrada e saída deste paciente na piscina, incluindo seu controle respiratório e sua atitude postural quando em imersão. O exame físico, a análise de exames complementares e a avaliação dos movimentos funcionais são indispensáveis para estabelecer os objetivos do tratamento e o prognóstico ideal. Dessa forma, determinam-se os procedimentos hidrocinesioterapêuticos e a adaptação para o meio líquido.[6]

Abordagem fisioterapêutica na terapia aquática

Diversas abordagens na terapia aquática podem ser utilizadas para o tratamento do paciente neurológico. Esses pacientes possuem lesões restritas e complexas; assim, a terapia aquática oferece uma abordagem única e versátil para o tratamento dessas lesões.[3]

A hidrocinesioterapia constitui um conjunto de técnicas terapêuticas caracterizadas pela prática de exercícios em piscinas, associada ou não aos manuseios e mobilizações específicos para cada paciente.[6]. Dentre esses, encontram-se os exercícios com o uso da flutuação para ganho de amplitude de movimento e mobilização articular, sustentação (dar suporte ao movimento), resistência fornecida pela flutuação para maximizar a função muscular e exercícios com ação simultânea de equilíbrio, turbulência e flutuação (exercícios hidrodinâmicos).[11]

Kargarfard et al.[12] evidenciaram que o exercício aquático não é comumente utilizado em pacientes com esclerose múltipla (EM), porém estudos relacionando a terapia aquática à melhora da fadiga tem encontrado bons resultados também na diminuição da temperatura corporal. Os pacientes com EM apresentam uma síndrome clínica específica (Síndrome de Uhthoff) caracterizada por mudanças nas propriedades elétricas dos axônios desmielinizados que provocam um aumento da temperatura corporal. Os pacientes com EM são orientados a evitar situações que provoquem o aumento da temperatura do corpo; logo, a água a uma temperatura mais baixa, entre 28ºC e 30ºC, torna-se um ambiente favorável a esses pacientes, promovendo relaxamento muscular, diminuindo espasmos e dor, e melhorando a mobilidade articular e a circulação periférica.[12]

A eficácia dos exercícios aquáticos depende da natureza da doença ou deficiência subjacente. O emprego de programas de exercícios aquáticos oferece, a curto prazo, benefícios no equilíbrio em indivíduos com EM e hemiplegia. Em pacientes hemiplégicos, o exercício aquático é superior ao exercício terrestre na melhora do equilíbrio.[8] Além disso, uma redução nos déficits de marcha foi demonstrada em indivíduos com EM após participarem de exercícios aquáticos por pelo menos 5 semanas.[8] Pacientes com Doença de Parkinson (DP) são vulneráveis e apresentam alto risco de queda; assim, a terapia aquática, principalmente através do Método Halliwick, torna-se um tratamento viável e seguro, no qual a intervenção é focada na rotação do tronco e estabilização.[13]

O Método Halliwick, atualmente denominado "Conceito Halliwick" foi originalmente projetado para ensinar pessoas com deficiência a nadar. No entanto, é uma abordagem eficaz para ensinar qualquer pessoa, independentemente da idade, habilidade/deficiência ou medo de água.[14] Foi desenvolvido por James McMillan com o objetivo de integração e independência na água. McMillan desenvolveu o "Programa dos 10 pontos", conceito central do ensino Halliwick, com foco na habilidade, sendo o efeito metacêntrico o mais importante.[6-9-14] Este programa é constituído por adaptação mental (ponto 1), restauração do equilíbrio (pontos 2, 3, 4 e 5), inibição (pontos 6,7 e 8) e facilitação (pontos 9 e 10).[6-9]

Outra técnica bastante difundida e utilizada em pacientes neurológicos, principalmente pós-AVE, é o Bad Ragaz, cujo objetivo é promover a estabilização do tronco e das extremidades através de padrões de movimentos básicos. O paciente é posicionado em decúbito dorsal ou supino, com auxílio de flutuadores no pescoço, pelve e tornozelo.[3-6] Além da estabilidade, fortalecimento muscular e preparação para a descarga de peso em membros inferiores, promovidos pela técnica ativa, o Bad Ragaz também induz relaxamento muscular, aumento da amplitude de movimento e, consequentemente, redução do tônus muscular e espasticidade através da técnica passiva.[3] Atualmente, o Bad Ragaz é constituído de técnicas de movimentos com padrões em planos anatômicos e diagonais, com resistência e estabilização fornecidos pelo terapeuta.[6]

A técnica de Watsu, também conhecida por "Water Shiatsu", foi criada por Harold Dull em 1980 e implica na flutuação em água morna, aplicando alongamentos e movimentos do Shiatzu zen na água, alongamentos passivos, mobilizações de articulações, associada a conceitos filosóficos de "equilíbrio de energia".[6-9] Há dois tipos de posições no Watsu: as simples e as complexas. O paciente permanece completamente passivo e experimenta o relaxamento profundo a partir da sustentação de peso na água.[9] O Watsu auxilia na reabilitação motora e funcionalidade em pacientes com PC, principalmente na integração sensorial, tátil, vestibular e práxica, assim como em aspectos comportamentais e também na redução do tônus.[2] Gimenez[2] utilizou o Índice de Qualidade de Sono de Pittsburgh (PSQI) e a Escala de Ashworth Modificada para avaliar o efeito do *Watsu* em adolescentes com PC, e concluiu que os pacientes responderam de forma positiva à técnica, com benefícios na qualidade do sono e redução da espasticidade em 8 sessões.

A terapia aquática na PC tem como objetivo principal a funcionalidade de acordo com as capacidades físicas e cognitivas do indivíduo, sendo que as habilidades funcionais adquiridas no meio líquido aprimoram o desempenho da função no ambiente natural, proporcionando um meio lúdico, prazeroso e que fornece experiências não vividas no solo.[15]

Nas doenças neuromusculares, a terapia aquática possui outro foco, sendo este a prevenção de retrações musculares, bem como ênfase em transferências, trocas posturais, movimentação ativa e independência, não tendo como foco principal a marcha. As entradas e saídas da piscina devem ser cautelosas, proporcionando maior suporte ao paciente, e é de extrema importância a adaptação ao meio líquido.[15] A técnica de Halliwick é a mais utilizada para ativação e fortalecimento muscular, empregando apenas a resistência contra a água e as rotações, proporcionando um treino de equilíbrio estático e dinâmico.

A terapia aquática nas lesões medulares gera benefícios como fortalecimento muscular, facilitação de ortostatismo e marcha, melhora do retorno venoso e facilitação das posturas devido ao meio líquido. Nestes casos, é preciso precaução para com pacientes que apresentam incontinência esfincteriana anal e vesical, e os traqueostomizados. As contraindicações relativas nesse grupo são: disreflexia autonômica, hipotensão postural e desconforto respiratório (apresentados em pacientes com capacidade vital menor que 1.500 mL). Já as contraindicações absolutas são: doenças dermatológicas, úlcera por pressão e infecção urinária.[15]

Considerações finais

A terapia aquática pode ser uma técnica eficaz para o tratamento do paciente neurológico, principalmente por sua eficácia na redução da espasticidade, melhora do ganho de amplitude de movimento e força muscular. É fundamental que o terapeuta compreenda a importância de uma avaliação minuciosa e defina claramente os desfechos clínicos desejados, a fim de monitorar a evolução do quadro clínico ou de disfunções específicas.

O conhecimento das propriedades físicas da água e dos efeitos fisiológicos da imersão é essencial no processo de reabilitação do paciente neurológico. A vivência no meio líquido oferece ao paciente a liberdade de movimento e a capacidade de realizar funções ou atividades que não são possíveis em solo.

Referências

1. Amedoro A, Berardi A, Conte A, Pelosin E, Valente D, Maggi G, Tofani M, Galeoto G. The effect of aquatic physical therapy on patients with multiple sclerosis: A systematic review and meta-analysis. Mult Scler Relat Disord. 2020 Jun;41:102022.
2. Gimenez MF; de Castro NHS. Efeito da técnica de watsu na qualidade do sono e espasticidade em adolescentes com paralisia cerebral: série de casos. Unisanta Health Science. 2018;2(1):42-50.
3. Miranda MR, Bueno GCR, Ribeiro LC, Matos JFS, Fonseca CF. Benefícios da hidroterapia em pacientes pós acidente vascular cerebral (AVC). Rev Inic Cient e Ext. 2018;1(Esp 5):465-71.
4. Barker AL, Talevski J, Morello RT, Brand CA, Rahmann AE, Urquhart DM. Effectiveness of aquatic exercise for musculoskeletal conditions: a meta-analysis. Arch Phys Med Rehabil. 2014 Sep;95(9):1776-86.
5. Carregaro RL, de Toledo AM. Efeitos fisiológicos e evidências científicas da eficácia da fisioterapia aquática. Revista Movimenta; 2008;1(1):23-7.
6. Biasoli MC, Machado CMC. Hidroterapia: aplicabilidades clínicas. Rev Bas Med. 2006;63(5):225-37.
7. An J, Lee I, Yi Y.The Thermal Effects of Water Immersion on Health Outcomes: An Integrative Review. Int J Environ Res Public Health. 2019 Apr 10;16(7):1280.

8. Methajarunon P, Eitivipart C, Diver CJ, Foongchomcheay A.Sistematic review of published studies on aquatic exercises for balance in patients with multiple sclerosis, Parkinson´s diseases, and hemiplegia. Hong Kong Physiother J. 2016 Jul 7;35:12-20.
9. Ruoti RG, Morris D, Cole AJ. Reabilitação aquática. São Paulo: Manole; 2000.
10. Barbosa AD, Camargo CR, Arruda ES, Israel VL. Avaliação fisioterapêutica aquática. Fisioterapia em Movimento. Curitiba, abril/jun 2006;19(2):135-47.
11. Campion MR. Hidroterapia – Princípios e Prática. São Paulo: Manole; 2000.
12. Kargarfard M, Etemadifar M, Baker P, Mehrabi M, Hayatbakhsh R. Effect of Aquatic Exercise Training on Fatigue and Health-Related Quality of Life in Patients with Multiple Sclerosis. Arch Phys Med Rehabil. October 2012;93(10):1701-8.
13. Terrens AF, Soh SE, Morgan P. The safety and feasibility of a Halliwick style of aquatic physiotherapy for falls and balance dysfunction in people with Parkinson´s Disease: A single blind pilot trial. Plos One. 2020 Jul 30;15(7):e0236391.
14. Gresswell A. The Halliwick Concept: An approach to teaching swimming. Palaestra. 2015;29(1). Disponível em: https://js.sagamorepub.com/palaestra/article/view/6382. Acesso em: 6 de nov. 2021.
15. da Silva JB, Branco FR. Fisioterapia aquática funcional. Porto Alegre: ArtMed; 2010.

Capítulo 20

Terapia Assistida por Animais

Rebeca de Barros Santos Rehder
Alessandra Torri de Araújo

Introdução

Profissionais da reabilitação física, intelectual e emocional buscam constantemente métodos e estratégias para auxiliar o tratamento de pessoas com transtornos neurológicos. Nesse contexto, a variação de estímulos e meios utilizados para alcançar objetivos específicos tem sido cada vez mais valorizada na reabilitação por meio das terapias complementares.

Os efeitos positivos da relação entre o ser humano e os animais são bem conhecidos há muitas décadas. Interagir, conviver, tocar e lidar com animais transforma situações, tornando-as mais prazerosas e agradáveis. Brincar, acariciar ou até mesmo apenas observar as atividades dos animais diminui o nível de cortisol e aumenta a produção de serotonina, tornando-nos menos estressados.[1,2]

Muitas terminologias foram utilizadas nas décadas de 1960 a 1980 para descrever atividades com animais, e vários nomes foram dados à interação entre seres humanos e animais. Diante desse quadro, surgiu a necessidade de estabelecer definições para certos termos que nem sempre eram usados corretamente para identificar a ação exercida, o que exige profissionalismo e credibilidade.

As intervenções assistidas por animais (IAA) são programas nos quais os animais são empregados para ajudar um grupo de pessoas a se beneficiar de forma predeterminada. Existem três tipos de IAA: terapias assistidas por animais (TAA), atividades assistidas por animais (AAA) e educação assistida por animais (EAA). Na década de 1990, mais precisamente em 1996, a "Delta Society", atualmente denominada de "Pet Partners", uma ONG internacional sem fins lucrativos criada em 1977 com o objetivo de promover a melhoria da saúde humana, sua independência e qualidade de vida com a ajuda dos animais, definiu da forma mais objetiva possível a interação entre seres humanos e animais nas seguintes bases:[3]

Atividade Assistida por Animais – (AAA)

Conceito que envolve a visitação, recreação e distração por meio do contato dos animais com a pessoa. São atividades desenvolvidas por profissionais treinados e/ou com proprietários ou condutores que levam seus animais às instituições, para uma visita de aproximadamente uma hora a uma hora e meia, semanalmente ou esporadicamente, sem um objetivo claro, sem um resultado de análise dos pacientes, seu histórico, seu perfil. Esta atividade tem grande potencial para se transformarem em Terapia Assistida por Animais (TAA).

Terapia Assistida por Animais (TAA)

Envolve serviços profissionais da área médica e outras, que utilizam o animal como parte do trabalho e do tratamento. Tem acompanhamento do proprietário ou condutor, com objetivos claros e dirigidos, critérios estabelecidos, no qual o animal é parte integrante do tratamento. A TAA é dirigida e desenhada para promover a saúde física, social, emocional e/ou funções cognitivas. É um processo terapêutico formal com procedimentos e metodologia, amplamente documentado, planejado, tabulado, medido e com resultados avaliados. Pode ser desenvolvido em grupos ou de forma individual.

A TAA é muito ampla em suas possibilidades de intervenções. Quando nos referimos ao animal que terá a função de coterapeuta nessa tríade de atuação (terapeuta/animal/paciente), podemos citar desde os animais mais comuns do nosso dia a dia, como cavalos, cães, gatos, peixes, golfinhos e pássaros, até animais peçonhentos, como aranhas, cobras e baratas africanas, e animais exóticos, como escargots, entre outros.[1]

Neste capítulo, iremos nos concentrar nos conceitos, estudos e experiências práticas das terapias com a utilização de cavalos e cães, sendo elas a Equoterapia e a Terapia Assistida por Cães, sob o olhar da Fisioterapia e da Terapia Ocupacional em reabilitação neurofuncional pediátrica, de adultos e idosos. A TAA utiliza o vínculo humano-animal em intervenções direcionadas a objetivos específicos como parte integrante do processo de tratamento e reabilitação neurofuncional.

Equoterapia

Durante séculos, o cavalo tem sido associado à saúde, bem-estar e poder. O cavalo como mediador e agente terapêutico vem se mostrando cada vez mais eficaz como complemento e facilitador nos programas de reabilitação motora e cognitiva. É amplamente reconhecido que a interação entre as pessoas e os cavalos promove benefícios poderosos e variados, abrangendo os âmbitos físico, mental, emocional e intelectual. Entre as diversas formas de terapias complementares na reabilitação neurofuncional, a equoterapia representa uma das principais intervenções terapêuticas em todo o mundo.[4]

Não se consideram apenas as numerosas estimulações e funções motoras que o montar a cavalo solicita, mas também o componente relacional que se estabelece entre a pessoa e o animal, que enriquece esse tipo de terapia, tornando-o um agente facilitador e motivacional para uma intervenção psicoterapêutica.

Equoterapia é um termo bastante amplo, referindo-se às várias áreas que empregam o cavalo através de equipes multidisciplinares, com objetivos terapêuticos variados. Podem compor a equipe de equoterapia profissionais da área da saúde, como médicos, fisioterapeutas, terapeutas ocupacionais, fonoaudiólogos e psicólogos. Profissionais da área da educação são representados por pedagogos, psicopedagogos e educadores físicos. A área da equitação tem importante atuação com instrutores capacitados para orientar e treinar pacientes e atletas paraequestres. A atuação desses profissionais varia conforme o perfil clínico e os objetivos terapêuticos determinados após avaliação específica. Todos os profissionais que atuam na terapia assistida por equinos devem ter formação específica com cursos de equoterapia e noções de equitação, garantindo a segurança e a eficácia do tratamento.

Equoterapia significa tratamento com auxílio do cavalo, sobre o qual o paciente realiza movimentos orientados por terapeutas especializados, aproveitando ao máximo os estímulos do cavalo e do ambiente. O paciente montado responde ativamente aos movimentos do animal, tendo suas respostas analisadas para que o tratamento seja direcionado de acordo com a finalidade de cada terapia. A equoterapia é definida pela Associação Nacional de Equoterapia (ANDE Brasil) como um método terapêutico e educacional que utiliza o cavalo dentro de uma abordagem interdisciplinar, nas áreas de saúde, educação e equitação, buscando o desenvolvimento biopsicossocial de pessoas com deficiência.[5-7]

Segundo a ANDE Brasil, a Equoterapia divide-se em quatro programas, sendo eles:[7] hipoterapia, educação e reeducação, pré-esportivo e esportivo.

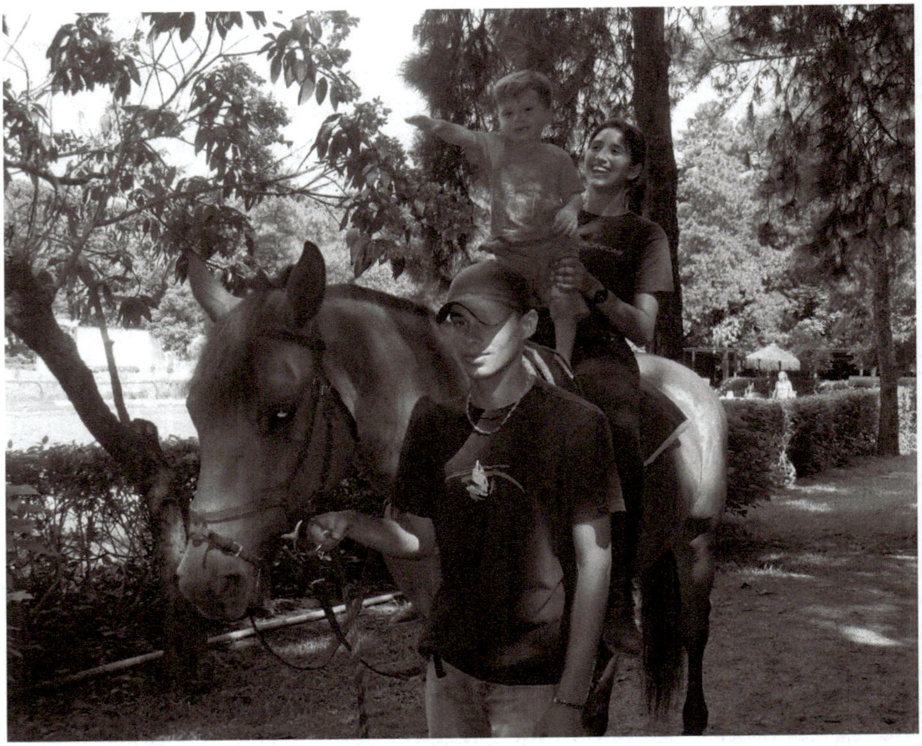

Figura 20.1. Paciente em pé com auxílio da fisioterapia, em montaria dupla, onde o cavalo é guiado por condutor.

Hipoterapia

Na hipoterapia, o fisioterapeuta utiliza o movimento do cavalo como uma estratégia de tratamento para melhorar a função neuromuscular. A Associação Americana de Hipoterapia (American Hippotherapy Association) define hipoterapia como o uso do movimento do cavalo por fisioterapeutas, terapeutas ocupacionais e fonoaudiólogos para tratar deficiências e limitações funcionais em pacientes com disfunção neuromusculoesquelética.[8]

Na hipoterapia, o cavalo influencia o paciente (em lugar de o paciente controlar o cavalo), e o foco é principalmente na restauração e aquisição de movimento, e não em metas equestres e esportivas. O paciente está posicionado sobre o cavalo e responde de forma ativa ao movimento gerado pelo passo do animal. O terapeuta dirige o movimento do cavalo orientando o condutor do animal, analisa as respostas do paciente e ajusta o tratamento e as intervenções de acordo com cada caso. Essa estratégia é usada como parte de um programa de tratamento integrado para alcançar resultados funcionais.[8]

A equoterapia representa uma intervenção em amplo crescimento na reabilitação neurofuncional, sendo usada como abordagem complementar. Estudos mostram melhorias significativas na função motora grossa, aprendizado motor, equilíbrio e espasticidade, além de demonstrar que os pacientes são capazes de transferir os padrões de movimento aprendidos na terapia sobre o cavalo para outros ambientes usuais.[1,9-14]

Educação/reeducação

Crianças, adolescentes e adultos com diversas deficiências ou transtornos podem se beneficiar das abordagens educacionais, de reabilitação e sócio-integrativas realizadas por psicológicos, psicoterapeutas, terapeutas ocupacionais, com a ajuda do cavalo.

Lidar com o cavalo treinado fortalece a autoconfiança e o senso de responsabilidade e auxilia crianças, adolescentes e adultos a lidar com medos e frustrações. Neste programa, o cavalo continua propiciando benefícios pelo seu movimento tridimensional, e o paciente passa a interagir mais ativamente com o animal, sendo que, nesta fase, o cavalo atua como "instrumento" pedagógico.

Pré-esportivo

Nesta área, os pacientes são mais independentes e iniciam noções de equitação, o que propicia a exploração de áreas desconhecidas com grande sensação de aventura, liberdade e autonomia. Condução de rédeas e trabalho na sela com estribos são algumas das estratégias terapêuticas utilizadas. A ação do profissional de equitação é mais presente, necessitando, contudo, da orientação dos profissionais das áreas de saúde e educação.

Prática esportiva paraequestre

Este programa tem como finalidade preparar a pessoa com deficiência para competições paraequestres, como hipismo adaptado, paraolimpíadas e volteio equestre adaptado, gerando prazer através do esporte e preparando atletas de alta performance.

A escolha do cavalo

O cavalo para a equoterapia deve ser um animal dócil, sendo preferível trabalhar com animais adultos, por serem mais mansos, maduros e calmos. Não existe uma raça específica para o cavalo de terapia, mas há traços que formam o cavalo ideal para os atendimentos. Quanto à altura, deve ter cerca de 1,50 metros, com o objetivo de facilitar a assistência terapêutica ao paciente, não intimidar em um contato inicial e permitir que o terapeuta que caminha ao lado do animal esteja em contato direto com o paciente, podendo ajustar a postura e dar comandos se necessário. O cavalo deve ter uma boa conformação e aprumos simétricos, passadas largas, transpistar e não mancar ou tropeçar. É indispensável que tenha boa índole, resultando em um animal de fácil manejo.

O cavalo deverá ser treinado e condicionado ao comando de voz e gestos realizados pelo terapeuta durante os exercícios, uma vez que, durante a sessão, os pacientes podem manifestar reações inesperadas, como movimentos bruscos, gritos e mordidas. O cavalo de terapia deve ser acostumado com brinquedos, bolas e outros objetos lúdicos usados para facilitar alguns exercícios, o que varia de acordo com o ambiente e o público atendido por cada centro de equoterapia.[5,15]

Indicações e contraindicações

A equoterapia é indicada para um amplo espectro de condições de saúde de etiologias variadas, incluindo AVE, PC, traumatismo cranienceféfálico, EM, mielomeningocele, lesões medulares, síndromes diversas como a síndrome de Down, deficiência visual e auditiva, transtorno do espectro autista (TEA), esquizofrenia, distúrbios de aprendizagem, transtorno do déficit de atenção e hiperatividade (TDAH), alterações comportamentais, distrofia muscular e atrasos de desenvolvimento nas áreas de percepção, habilidades motoras, sociais, de comunicação e linguagem, coordenação e cognição.[6,7,15,16] A indicação da equoterapia relativa à idade varia desde crianças a partir de 18 meses até adultos e idosos, devendo sempre haver atestado de liberação médica para início das terapias.[5,6]

A NARHA (Associação Norte Americana de Equitação Terapêutica) estabeleceu contraindicações e precauções para pacientes com determinadas incapacidades ou comportamentos, como convulsões de difícil controle, instabilidade vertebral (incluindo subluxação cervical), fase aguda de processos inflamatórios, agitação moderada e grave que provoque risco de queda, fraturas patológicas, osteoporose severa, úlceras de pressão ou feridas abertas, hemofilia, espondilolistese, instabilidade atlantoaxial e escoliose estrutural acima de 30º.[7,16]

A equoterapia aplicada à reabilitação neurofuncional

O terapeuta na equoterapia utiliza o dorso do cavalo como um valioso estímulo tridimensional de vibração, que produz forças centrífugas, de aceleração e de frenagem, agindo constante e simultaneamente sobre o paciente montado. O movimento do cavalo é transferido para o corpo do paciente sentado a uma frequência de cerca de 90-110 passos por minuto, comparável à frequência média de movimentos da marcha de um adulto. As 2.700 a 3.300 repetições do passo do cavalo em uma sessão de 30 minutos, combinadas à alta motivação do paciente, proporcionam o ambiente ideal para a prática de novas estratégias de aprendizagem motora, disponibilizando-as para as tarefas funcionais da vida diária. Esta terapia proporciona movimentos em todos os planos, provenientes da elevação alternada do dorso do cavalo, que origina anteversão/retroversão, elevação/abaixamento e movimento lateral com rotação. Além disso, a equoterapia fornece informações sensoriais e induz maior controle postural e respostas motoras.[8,15,17]

A equoterapia é realizada em sessões, uma ou duas vezes por semana. A duração do tratamento depende da capacidade e do desempenho do paciente, com cada sessão tendo duração de 20 a 30 minutos, em média. O paciente é acompanhado constantemente pelo terapeuta, e além da montaria são adicionados estímulos motores e cognitivos às tarefas.

Rampas e plataformas podem ser utilizadas para facilitar o acesso à montaria, principalmente para cadeirantes, pacientes grandes e para facilitar o contato inicial com o cavalo. Após avaliação física, o terapeuta deve determinar a indicação de montaria dupla (quando o fisioterapeuta monta atrás do paciente, utilizando manta terapêutica em lugar de sela) ou independente (podendo esta modalidade ser sobre manta ou sela, variando de acordo com os objetivos traçados).

A meta principal da equoterapia é a estabilidade postural automática em alinhamento com o centro da gravidade. Por meio de constantes desequilíbrios causados pela marcha, o cavalo desencadeia no paciente diversas reações de endireitamento postural para a manutenção da postura sentada. Os ajustes tônicos posturais, somados à estimulação vestibular, facilitam a percepção de simetria corporal, o fortalecimento muscular, a mobilização e o alinhamento corporal.[6,7,11,18]

Os benefícios desta terapia se estabelecem pela simultaneidade das informações sensoriais advindas do cavalo, do ambiente, da interação com o terapeuta e dos exercícios propostos, atuando diretamente no processo de formação de esquemas corporais e na integração sensorial.[11,18] A equoterapia é uma modalidade terapêutica cuja eficácia tem sido comprovada em um grande grupo de pacientes com variadas condições de saúde, quando aplicada por um terapeuta experiente. Em contraste com ambientes como clínicas e consultórios de terapia tradicionais, a equoterapia oferece uma oportunidade única de se sentar sobre uma superfície dinâmica em um ambiente ao ar livre, o que aumenta o interesse do paciente pela terapia, além de adicionar benefícios psicológicos, sociais e motivacionais aos indivíduos com deficiência.

Terapia assistida por cães

Nos últimos anos, o cão tem sido objeto de muitos estudos, com diversos livros escritos sobre seu comportamento e aptidões. Sua presença na sociedade moderna como animal de estimação é indiscutível, promovendo uma maior consciência e responsabilidade de seus tutores pela saúde e integridade dos animais, assim como uma maior receptividade para o olhar terapêutico. Isso ocorre devido aos adjetivos positivos embutidos no imaginário popular referentes ao cão, como sendo um animal fiel, amigo, protetor e companheiro.

Há registros do século IX a.C. nos quais Homero escreveu sobre Asklepios, o deus grego da saúde. Asklepios possuía um poder divino que era estendido a cães sagrados. A crença era que uma pessoa cega poderia voltar a enxergar imediatamente depois de ser lambida por um cão sagrado. Na época medieval, também havia a crença de que, se uma pessoa corresse risco de ficar louca, ela deveria carregar um cão para se prevenir desse acontecimento.[19]

Em 1962, o Dr. Boris Levinson descreveu o uso de animais na prática da psicologia, quando descobriu os efeitos benéficos da terapia com cães. Um dia, Jingles, seu cão, entrou no consultório onde havia uma criança com sérios problemas psíquicos que não se comunicava com ninguém. Levinson notou que a criança se interessou pelo cão e conversou com ele. Desde então, o Dr. Boris Levinson é considerado, em toda a literatura sobre o assunto, como o precursor da TAA. Ele escreveu um livro e documentou todas as suas pesquisas na área.[19]

Hoje em dia, há uma enorme quantidade de animais que trabalham em atividades diferentes daquelas conhecidas nos séculos passados. Depois da revolução industrial, muitos animais tiveram suas atividades alteradas e começaram a ser utilizados em outras funções. Um exemplo disso são os animais de serviço. Os cães de serviço são conhecidos por muitos nomes diferentes, como cães de assistência, cães-guia, cães de alerta, cães para deficientes auditivos, cães de resgate e cães farejadores.[19]

A lei federal americana usa o termo "animal de serviço" definindo-o como "qualquer animal que é individualmente treinado para trabalhar ou executar tarefas para o benefício de pessoas com deficiência."[19]

A atividade ou terapia assistida por cães aplicada à reabilitação

Nas sessões de Atividade Assistida por Cães ou Terapia Assistida por Cães (TAC), é sempre necessária a presença do tutor ou condutor do cão que estará em serviço. Este condutor deve ser devidamente certificado, possuindo expertise para possibilitar e promover estratégias terapêuticas dentro do potencial do cão, de forma adequada e segura para o paciente, para os terapeutas envolvidos e para o próprio cão, seja em atendimentos uni ou interdisciplinares.

A exigência da dupla cão-tutor como atuantes na sessão se justifica por lidarmos com um ser vivo, dotado de sentimentos, sensibilidade e reações voluntárias. Estudos do comportamento canino mostram a força e importância do vínculo existente nessa relação. Uma sessão de terapia ou atividade assistida por cães só faz sentido se também trouxer satisfação para os animais.

Benefícios fisiológicos

A pesquisadora Érika Friedmann e seus colaboradores, grupo que estuda há cerca de 40 anos os efeitos dessa modalidade terapêutica, relataram os primeiros benefícios cardiológicos da interação com cães, como a redução de pressão arterial, frequência cardíaca, colesterol e triglicerídeos.[19-21] Em 2001, os pesquisadores Johannes Odendaal e Susan lehmann reportaram no Journal of American Association of Human-Animal Bond Veterinarian (AAHABV) a liberação de neurotransmissores e hormônios que proporcionam bem-estar ao indivíduo em decorrência da interação com os animais.[19] A liberação hormonal está diretamente relacionada aos benefícios psicológicos da interação com os animais devido à relação entre as emoções e a neurofisiologia. O estresse é a prova mais evidente disso: pessoas sob pressão ou com estresse crônico sofrem diversas alterações fisiológicas; por outro lado, pessoas felizes, amorosas e sociáveis também sofrem alterações fisiológicas positivas.

Os benefícios constatados na TAC incluem:

- Facilitação da socialização.
- Redução da pressão arterial, frequência cardíaca, triglicerídeos e colesterol.
- Melhora da depressão.
- Favorecimento da integração.
- Diminuição da ansiedade.
- Redução da dor.
- Diminuição do estresse.
- Redução do uso de medicação psicotrópica e analgésica.
- Estímulo à prática da atividade física.
- Diminuição do tempo de internação hospitalar.

Diversos efeitos benéficos têm continuidade mesmo após o término da interação com o cão.

O cão ideal para reabilitação neurofuncional

A TAC, quando aplicada à reabilitação neurofuncional, não exige uma raça específica, mas sim um cão sociabilizado com aptidão de se tornar, através de treinamentos específicos, um cão-terapeuta devidamente preparado para exercer tal função.

O cão-terapeuta precisa ter um comportamento sociável e gostar do contato com as pessoas. Deve apreciar ser acariciado por estranhos, sem apresentar receio de se aproximar de pessoas que encontra pela primeira vez. Não deve exibir reações de estranhamento a barulhos ou a equipamentos comuns no ambiente terapêutico, como esteira, plataformas vibratórias, cadeiras de rodas, andadores, bengalas, balanços, pisos lisos ou macios demais, gritos, movimentos bruscos do paciente, choros, entre outras circunstâncias que podem ocorrer em uma sessão. Precisa ser um cão controlável e calmo, com capacidade para ficar concentrado em uma mesma posição, de forma tranquila (deitado ou sentado ao lado do paciente), durante a ação terapêutica. Além disso, deve ser treinado para pular, pegar objetos com a boca, lamber ou latir somente quando solicitado pelo tutor.

O que é exigido do cão-terapeuta em uma sessão neurofuncional

- Concentração e plena conexão com seu condutor.
- Boas respostas a comandos simples (senta, deita, fica, dá a pata).
- Foco na sessão com energia equilibrada.
- Tolerância a movimentos inesperados do paciente.
- Tolerância a sons inesperados como gritos ou choro do paciente.
- Tolerância a sons de aparelhos que possam causar ruído.
- Estar calmo e ambientado com equipamentos do espaço clínico (cadeira de rodas, andadores, muletas, tirolesa, esteira, plataforma vibratória, dispositivo de auxílio à marcha, entre outros).
- Não ser reativo a qualquer ação de forma agressiva.

Para garantir a segurança tanto do paciente quanto do animal, é necessário que o terapeuta faça uma avaliação prévia do espaço físico e do estado emocional do cão-terapeuta no dia da intervenção. O cão-terapeuta deve estar com a vacinação e vermifugação em dia, assim como com sua saúde física e emocional plena, para atuar de forma eficaz e segura. Ainda existem poucos estudos focados em analisar as características dos cães envolvidos na TAC.[22]

Áreas de atuação da TAC

- Médico/hospitalar: a TAC pode tornar o ambiente hospitalar menos hostil, facilitando procedimentos e reduzindo o estresse dos pacientes.

- Psicologia: facilita o processo terapeuta-paciente, promovendo um relacionamento transacional e não julgador.
- Terapia ocupacional: contribui para a socialização, motivação para a independência pessoal, e reabilitação motora fina, cognitiva, emocional e sensorial.
- Fisioterapia: estimula a prática da reabilitação motora global, além de fornecer suporte cognitivo e emocional.
- Fonoaudiologia: estimula a verbalização.
- Pedagogia: facilita o aprendizado significativo, promove a leitura e apoia práticas educacionais.

Indicações para TAC

- Paralisia cerebral.
- Síndrome de Down.
- Doenças cerebrovasculares.
- Traumatismo cranioencefálico.
- Esclerose múltipla.
- Distrofias musculares.
- Deficiência visual e auditiva.
- TEA.
- Esquizofrenia.
- Distúrbios de aprendizagem.
- Alterações comportamentais.
- Atrasos de desenvolvimento nas áreas de percepção, habilidades motoras, habilidades sociais, comunicaçãc e linguagem, coordenação, cognição.
- Transtornos de personalidade.
- Psicose.
- Transtorno obsessivo-compulsivo (TOC)
- Transtorno de estresse pós-traumático (TEPT).
- Transtornos dissociativos.
- Dependência e vícios.
- Doenças cardiológicas.
- Depressão.
- Fobias.

Contraindicações da TAC

A contraindicação da TAC depende de um olhar significativo do terapeuta diante de sua avalição e seus objetivos terapêuticos. Em pacientes com alergia ao pelo ou saliva do cão, fobia/medo (sem que haja intenção do tratamento desta demanda específica), a TAC pode não ser recomendada pela falta de adesão emocional do paciente; da mesma forma, no caso de pacientes que possam colocar em risco a vida do animal, por algum transtorno de saúde mental que não possa ser seguramente conduzido durante a intervenção. É importante salientar que a TAC pode não ser adequada para alguns pacientes, devendo-se levar em consideração o histórico do indivíduo, principalmente seus medos, ou simplesmente a não-identificação com relação aos animais.

A TAC aplicada na neurorreabilitação em fisioterapia

Os exercícios a serem explorados pelo fisioterapeuta são inúmeros, variando conforme o espaço físico disponível, o objetivo, o método, ou o conceito utilizado durante a sessão. Esses objetivos devem ser comunicados previamente ao terapeuta responsável pelo cão, que irá conduzi-lo a fim de criar um ambiente lúdico e interativo durante a intervenção terapêutica.

Algumas possibilidades de exercícios incluem:

- Exercício de marcha: pode ser realizado em ambiente interno ou externo, com o cão sendo conduzido pelo paciente utilizando uma coleira dupla no peitoral (uma para que o paciente tenha alguma autonomia e outra para que o tutor mantenha o controle).
- Lançamentos de bolas de tamanhos, pesos e texturas diferentes.
- Escovação, carinho e alimentação.
- Colocação e retirada de apetrechos.
- Circuito em que o cão acompanha o paciente ou o aguarda no final do circuito para receber um petisco após um comando do próprio paciente, seja por voz ou gestos.
- Comandos de obediência: instruir o cão a dar a pata, deitar-se, rolar ou executar outras aptidões que estimulem a ação motora do paciente (por voz ou gestos).
- Massagear o cão com as mãos ou com os pés, promovendo e motivando a realização de diversos movimentos pelo paciente.

Em atendimentos interdisciplinares que envolvem fisioterapeutas, terapeutas ocupacionais, psicólogos, fonoaudiólogos, musicoterapeutas e pedagogos, os objetivos da sessão podem ser ampliados em função do plano terapêutico e do olhar específico de cada área de atuação. Isso se deve ao potencial da TAC, que abrange aspectos cognitivos, emocionais, atividades básicas de vida diária (ABVDs) e motricidade fina, possibilitando um amplo espectro de atuação por meio desse recurso lúdico.

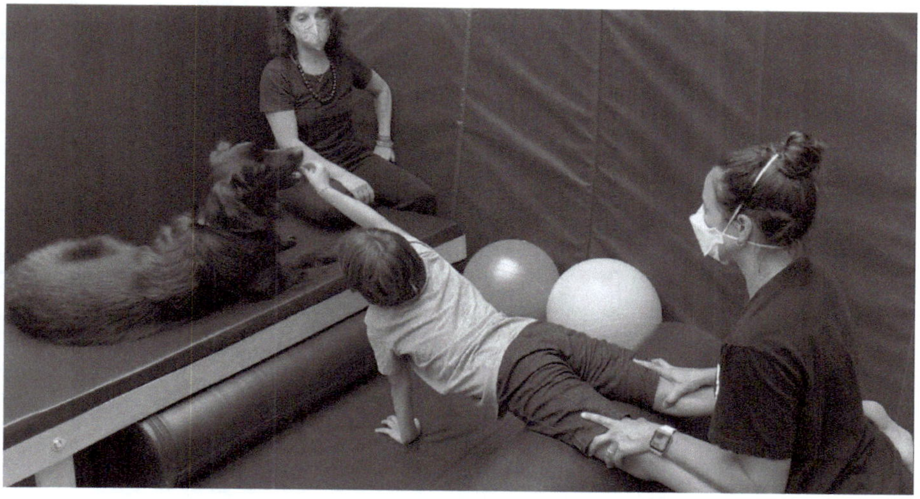

Figura 20.2. Atendimento interdisciplinar de fisioterapia e terapia ocupacional com TAC, em abordagem de alcance para entrega de petisco ao cão, durante sustentação na postura em prancha.

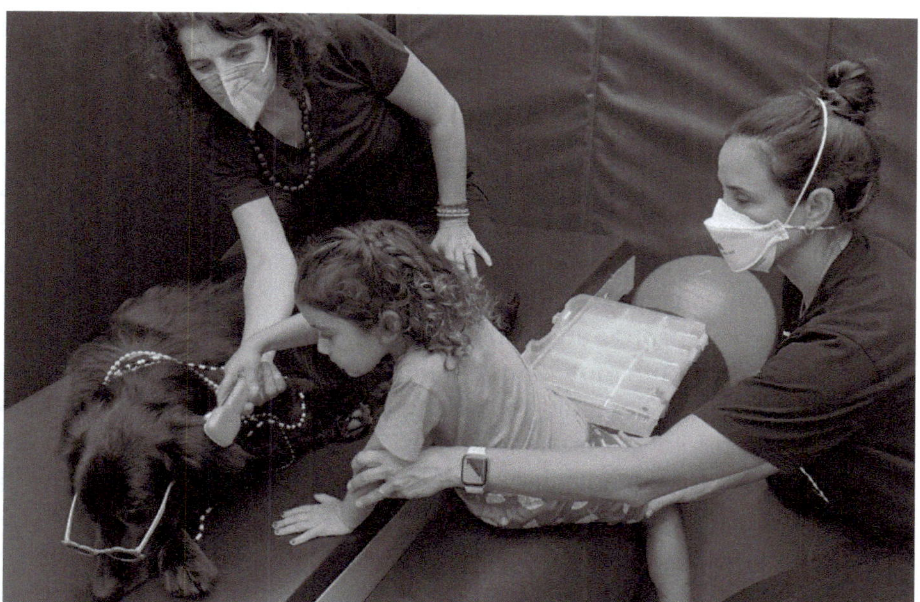

Figura 20.3. Atendimento interdisciplinar de fisioterapia e terapia ocupacional com TAC, em abordagem de alcance para escovar e enfeitar o cão, com estímulo ao movimento de rotação de tronco com apoio de membro superior esquerdo no tablado.

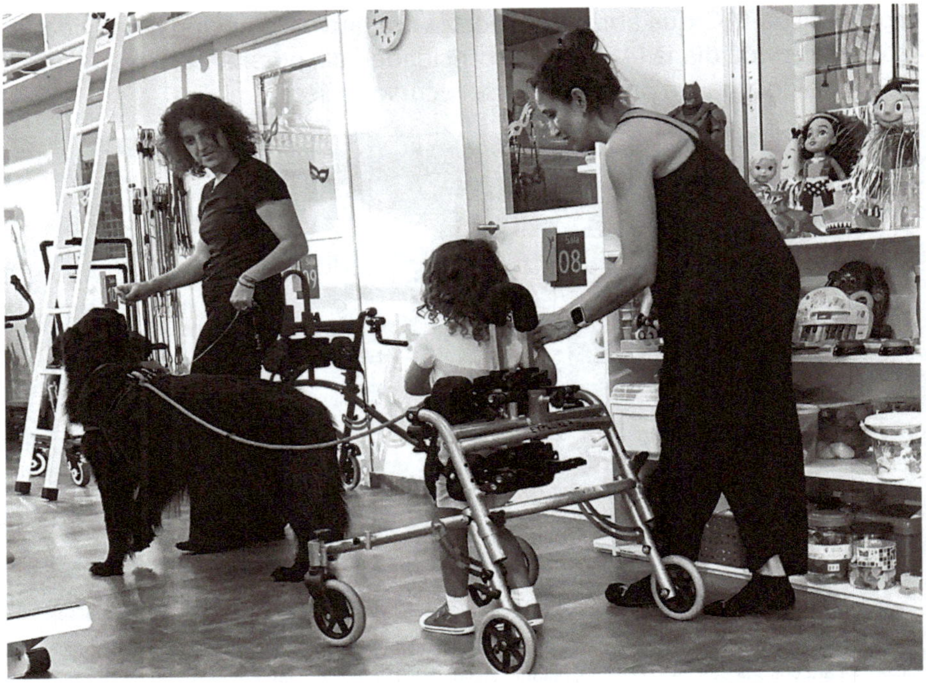

Figura 20.4. Atendimento interdisciplinar de fisioterapia e terapia ocupacional com TAC, em treino de marcha com uso de andador posterior, onde a criança conduz a guia do cão, enquanto a tutora do animal mantém condução com segunda guia.

Considerações finais

A interação com animais acrescenta benefícios psicológicos, sociais e motivacionais para pessoas com deficiência. Os animais têm um efeito positivo sobre os indivíduos, oferecendo uma relação de amor incondicional, aceitação e confiança, sem críticas. Indivíduos respondem a essa interação com um maior senso de autoestima, responsabilidade e autoconfiança, tornando-se altamente motivados e muitas vezes ansiosos para a próxima sessão. Há uma gama de resultados que nem sempre pode ser documentada através de metodologia científica; a riqueza e a percepção humana em seu relacionamento com os animais vão além do concreto, sendo imensuráveis e podendo se misturar a outros fatores.[19]

O valor simbólico desta interação, tanto com o cavalo quanto com o cão no ambiente terapêutico, vai além de sua representatividade afetiva, construída nessa relação. A terapia assistida por animais possui um olhar amplificado, podendo suprir aspectos globais do indivíduo, onde ele é acolhido em sua reabilitação motora e/ou psicológica de forma dinâmica e efetiva.

Nos últimos anos, mais estudos têm trazido embasamento científico a essa intervenção. No universo da reabilitação neurológica, essa atuação nos mostra que não basta apenas o animal para o sucesso da intervenção. Faz-se necessário que o terapeuta possua técnica, formação, entendimento de comportamento animal, consciência e responsabilidade pela intervenção como um todo, tornando assim sua prática segura e validada. É também importante ressaltar que a prática da TAA tem como elo uma outra vida, que nos presta um serviço e que deve ser eticamente protegida e respeitada para exercer tal atuação.

Referências

1. Rodríguez-Martínez MDC, De la Plana Maestre A, Armenta-Peinado JA, Barbancho MÁ, García-Casares N. Evidence of Animal-Assisted Therapy in Neurological Diseases in Adults: A Systematic Review. Int J Environ Res Public Health. 2021 Dec 7;18(24):12882. doi: 10.3390/ijerph182412882. PMID: 34948491; PMCID: PMC8701659.
2. Wijker C, Leontjevas R, Spek A, Enders-Slegers MJ. Process evaluation of animal-assisted therapy: Feasibility and relevance of a dog-assisted therapy program in adults with autism spectrum disorder. Animals. 2019;9:1103. doi: 10.3390/ani9121103.
3. Meers L, Coultis D, Samuels W. (2007). History of Animal-Assisted Therapy. In book: Encyclopædia of Human-Animal Relationships: A Global Exploration of Our Connections with Animals. M. Bekoff and J. Nystrom (Eds.), (pp.1-3.) Publisher: Westport, CT: Greenwood Publishing Group.
4. Granados AC, Agís IF. Why children with special needs feel better with hippotherapy sessions: a conceptual review. J Altern Complement Med. 17(3):191-7, 2011.
5. Botelho LAA, Santos RB, Equoterapia. In: Lianza S (Ed.) Tratado de Medicina Física e Reabilitação. 4. ed. São Paulo: Guanabara Koogan; 2007. p. 444-9..
6. Medeiros M, Dias E. Equoterapia – Bases e Fundamentos. Rio de Janeiro: Revinter; 2003.
7. Botelho LAA, Santos RB, Santos LP. Equoterapia. In: Greve, JM (ED.). Tratado de Medicina de Reabilitação. São Paulo: Roca; 2007. p. 277-281.
8. Guindos-Sanchez L, Lucena-Anton D, Moral-Munoz JA, Salazar A, Carmona-Barrientos I. The Effectiveness of Hippotherapy to Recover Gross Motor Function in Children with Cerebral Palsy: A Systematic Review and Meta-Analysis. Children (Basel). 2020 Aug 19;7(9):106. doi: 10.3390/children7090106. PMID: 32825159; PMCID: PMC7552760.
9. Casady RL, Nichols-Larsen DS. The effect of hippotherapy on ten children with cerebral palsy. Pediatr Phys Ther. 2004;16:165-72. doi: 10.1097/01.PEP.0000136003.15233.0C.

10. Kwon JY, Chang HJ, Yi SH, Lee JY, Shin HY, Kim YH. Effect of hippotherapy on gross motor function in children with cerebral palsy: A randomized controlled trial. J Altern Complement Med. 2015;21:15-21. doi: 10.1089/acm.2014.0021.
11. Matusiak-Wieczorek E, Małachowska-Sobieska M, Synder M. Influence of Hippotherapy on Body Balance in the Sitting Position Among Children with Cerebral Palsy. Ortop. Traumatol. Rehabil. 2016;18:165-75. doi: 10.5604/15093492.1205024.
12. Kang H, Jung J, Yu J. Effects of Hippotherapy on the Sitting Balance of Children with Cerebral Palsy: A Randomized Control Trial. J Phys Ther Sci. 2012;24:833-6. doi: 10.1589/jpts.24.833.
13. Alemdaroğlu E, Oken O, Ucan H, Ersöz M, Köseoğlu BF, Kapıcıoğlu M, et al. Horseback riding therapy in addition to conventional rehabilitation program decreases spasticity in children with cerebral palsy: A small sample study. Complement Ther Clin Pract. 2016;23:26-9. doi: 10.1016/j.ctcp.2016.02.002.
14. Lucena-Anton D, Rosety-Rodríguez I, Moral-Munoz JA. Effects of a hippotherapy intervention on muscle spasticity in children with cerebral palsy: A randomized controlled trial. Complement Ther Clin Pract. 2018;31:188-92. doi: 10.1016/j.ctcp.2018.02.013.
15. Strauss I. Hippotherapie, neurophyisiologische Behandlung mit und auf dem Pferd. 3rd ed. Stuttgart: Hippokrates; 2000.
16. Meregillano G. Hippotherapy. Phys Med Rehabil Clin N Am. 2004 Nov;15(4):843-54, vii. doi: 10.1016/j.pmr.2004.02.002. PMID: 15458756.
17. Menor-Rodríguez MJ, Sevilla Martín M, Sánchez-García JC, Montiel-Troya M, Cortés-Martín J, Rodríguez-Blanque R. Role and Effects of Hippotherapy in the Treatment of Children with Cerebral Palsy: A Systematic Review of the Literature. J Clin Med. 2021 Jun 11;10(12):2589. doi: 10.3390/jcm10122589. PMID: 34208206; PMCID: PMC8230898.
18. Zadnikar M, Kastrin A. Effects of hippotherapy and therapeutic horseback riding on postural control or balance in children with cerebral palsy: a meta-analysis. Developmental Medicine & Child Neurology. 2011;53(8):684-91.
19. Dotti J. Terapia & animais. São Paulo: PC Editorial; 2005.
20. Friedmann E, Galik E, Thomas SA, Hall S, Cheon J, Han N, et al. Relationship of Behavioral Interactions during an Animal-assisted Intervention in Assisted Living to Health-related Outcomes. Anthrozoös. 2019;32:221-38. doi: 10.1080/08927936.2019.1569905.
21. Friedmann E, Gee N. Critical review of research methods used to consider the impact of human–animal interaction on older adults' health. Gerontologist. 2019 Sep 17;59(5):964-972. doi: 10.1093/geront/gnx150.
22. Santaniello A, Garzillo S, Cristiano S, Fioretti A, Menna LF. The Research of Standardized Protocols for Dog Involvement in Animal-Assisted Therapy: A Systematic Review. Animals (Basel). 2021 Sep 2;11(9):2576. doi: 10.3390/ani11092576. PMID: 34573542; PMCID: PMC8468867.

Capítulo 21

Tecnologia Assistiva

Ivo Koedel Filho
Rebeca de Barros Santos Rehder
Carla Gomes Zanardi

Introdução

Em 2011, a Organização Mundial de Saúde (OMS) publicou o *Relatório Mundial sobre a Deficiência*, no qual estimou que mais de 1 bilhão de pessoas no mundo vivem com algum tipo de deficiência, fato que acarreta desde desvantagem social até dependência funcional. Esse relatório correlacionou a deficiência com pobreza, falta de educação e maior probabilidade de práticas prejudiciais à saúde. Além disso, apontou a deficiência como uma questão crítica para o desenvolvimento.[1,2]

O decreto brasileiro n° 5.296/2004 define pessoa com deficiência "aquela que possui limitação ou incapacidade para o desempenho de atividade, considerando as seguintes categorias de deficiência: física, auditiva, visual, mental e múltipla".[3] No Brasil, o censo 2010 revelou que aproximadamente 46 milhões de pessoas (24% da população, à época) declararam possuir algum grau de dificuldade para enxergar, ouvir, caminhar, subir degraus ou possuir deficiência mental, sendo que mais de 12 milhões disseram ter dificuldade grande ou total. Em 2018, o Ministério da Educação revelou que o número de alunos atendidos pela educação especial – modalidade de educação escolar oferecida para educandos com deficiência, transtornos globais do desenvolvimento e altas habilidades – chegou a 1,18 milhões.[4,5]

Para promover inclusão, acessibilidade e independência funcional desse grande número de indivíduos, são necessárias, entre outras coisas, adequações (urbanísticas e estruturais) e adaptações funcionais por meio da utilização de tecnologia assistiva (TA). Para ilustrar o quanto ainda estamos distantes dessa realidade, apenas no que se refere à acessibilidade, em 2017, a Pesquisa de Informações Básicas Municipais – MUNIC, por meio do Questionário Básico realizado nos 5.570 municípios do país, indicou que apenas 292 municípios (5,24%) tinham frota de ônibus (transporte coletivo) totalmente adaptada, enquanto 725 municípios (13%) tinham frota parcialmente adaptada.[6]

A mitigação de barreiras arquitetônicas, comunicacionais, funcionais, de transporte, dentre outras, não é tarefa exclusiva do estado. Contribuir com a sociedade em que vivemos, seja pelo viés da cidadania, seja como profissional da área da saúde, ou simplesmente como ser humano, é um dever, faz parte de nossa responsabilidade social. Então, abrandar desafios, ajudar a superar obstáculos, tornar mais fácil a realização das tarefas do dia a dia de alguém que não conta com recursos físicos, intelectuais, psíquicos e monetários é dever de qualquer pessoa.

Particularmente, o fisioterapeuta tem contato com uma realidade distinta, desde o ambiente acadêmico até o exercício profissional. Deparamo-nos, diariamente e por dever de ofício, com déficits físicos e funcionais de indivíduos (pacientes) de todas as idades. Observamos e entendemos as dificuldades apresentadas e sabemos que, muitas vezes, apesar do melhor tratamento, o déficit não será revertido, a função não será recuperada sem o auxílio de alguma TA. E nossa responsabilidade profissional não se restringe à realização de terapias manuais, técnicas de facilitação e inibição, estimulação sensório-motora, cinesioterapia, entre tantas outras possibilidades inerentes à intervenção fisioterapêutica. Com a finalidade de restituir independência funcional, autonomia e qualidade de vida, consta de nossas atribuições profissionais: orientar, prescrever e até desenvolver recursos de TA que possam auxiliar o paciente na potencialização da funcionalidade, aumentando o nível de participação e interação social. Afinal, ao conviver, observar e compreender as necessidades de cada indivíduo com deficiência e aliarmos essas demandas à nossa *expertise* profissional, tornamo-nos um de seus mais completos representantes. É por esse motivo que idealizar, desenvolver, prescrever e treinar o uso de TA são competências do fisioterapeuta, principalmente aquele que se especializa em fisioterapia neurofuncional.

Bases conceituais

Na execução de suas competências profissionais, cabe ao fisioterapeuta a proficiência na prescrição de TA. Especificamente, a resolução N°. 396/2011 do COFFITO[7] estabelece, em seu artigo 3º, parágrafo XVIII, que "planejar e aplicar estratégias de tecnologia assistiva para aperfeiçoar, adaptar ou manter atividades funcionais com vistas à maior autonomia e independência funcional de seu cliente/paciente/usuário" é requisito básico para o exercício da especialidade profissional em fisioterapia neurofuncional.

Essa expressão, tecnologia assistiva, surgiu no Brasil na década de 1990 como proposta de tradução para o inglês *assistive technology*. O autor dessa proposição foi Romeu Kazumi Sassaki, um dos maiores nomes em inclusão social no país, com mais de 60 anos de serviços prestados as pessoas com deficiência.

Foi em 2007 que a terminologia se oficializou e recebeu um conceito:

- Tecnologia Assistiva é uma área do conhecimento, de característica interdisciplinar, que engloba produtos, recursos, metodologias, estratégias, práticas e serviços que objetivam promover a funcionalidade, relacionada à atividade e participação de pessoas com deficiência, incapacidades ou mobilidade reduzida, visando sua autonomia, independência, qualidade de vida e inclusão social.[8]

É fundamental entender que essa expressão faz referência direta ao indivíduo que, em razão de deficiência física, visual, auditiva, mental ou múltipla, apresenta algum prejuízo em sua autonomia e ou alguma dependência funcional, ou seja, dependência parcial ou total para realização de atividades básicas da vida diária, como: higiene (tomar banho, usar o vaso sanitário e realizar a higiene íntima, e ter cuidados com pelos, unhas e dentes), vestuário, alimentação, transferência e locomoção – e para a consecução de tarefas ocupacionais domésticas (atividades instrumentais da vida diária como, preparar o alimento, arrumar a cama, cuidar da casa, fazer compras etc.), profissionais, desportivas etc. – em quaisquer que sejam os ambientes em que estejam inseridos. Essa inclusão do indivíduo com deficiência por meio da promoção de funcionalidade e oportunização de acessibilidade é o objetivo da TA.

A TA se apresenta na forma de recursos (equipamentos e dispositivos para uso pessoal) e serviços (profissionais que avaliam, prescrevem e treinam a utilização dos referidos recursos, como o fisioterapeuta e o terapeuta ocupacional). A classificação dos recursos está diretamente implicada na função. Por esse motivo trazemos a concepção utilizada pela Classificação Internacional de Funcionalidade, Incapacidade e Saúde (CIF).

A CIF classifica a TA em produtos e tecnologia assistiva para: uso pessoal na vida diária (relacionado com vestuário, alimentação e higiene); facilitar mobilidade e transporte pessoal em ambientes interiores e exteriores (desde os dispositivos externos, como muletas e andadores até as cadeiras de roda e *scooters*); comunicação (aumentativa e alternativa); educação (de material escolar adaptado à interface digital em objetos de aprendizagem); trabalho (acessibilidade no ambiente laboral para viabilizar o emprego); cultura, recreação e esporte (recursos de acessibilidade para inserção social); prática da religião e espiritualidade (produtos e tecnologia que assumam significado simbólico ou que promovam acessibilidade). Além disso, contempla desde os recursos arquitetônicos de acessibilidade até a automação residencial, ou seja, "produtos e tecnologia que constituem o ambiente interno e externo de um indivíduo, feito pelo homem, planejado e construído para uso público e privado, incluindo aqueles adaptados ou especialmente projetados".[9]

Infância – particularidades da tecnologia assistiva na infância

A infância corresponde ao período compreendido desde o nascimento até o indivíduo completar 12 anos, seguido pela adolescência, que vai até 19 anos de idade. A criança e o adolescente com deficiência devem ter sua participação na sociedade garantida; isso engloba aspectos de lazer, educação, mobilidade e autocuidado, além de mantermos olhar atento às comorbidades destes indivíduos com potencial para envelhecer, pois se observa aumento crescente da expectativa de vida de pessoas com deficiência adquirida na infância.

TA define qualquer dispositivo, equipamento, peça ou ferramenta capaz de permitir que crianças, adolescentes e adultos com deficiência aumentem seu funcionamento adaptativo diário e reduzam comportamentos desafiadores e/ou incapacitantes. Ou seja, ao utilizar a TA um indivíduo com deficiência pode potencializar sua independência, autodeterminação e papel ativo em ambientes domiciliares, escolares e/ou de reabilitação. Ao utilizar um dispositivo eletrônico ativado por meio de pequenas respostas já existentes em seu repertório motor e comportamental, uma criança com deficiência pode acessar, de forma independente, a estimulação preferida e/ou solicitar o contato social com um cuidador ou familiar.[10,11]

A equipe multidisciplinar, junto com a família, é responsável pela avaliação e prescrição dos equipamentos de TA adequados considerando as particularidades de cada indivíduo, como condição socioeconômica, habilidades motoras e cognitivas. É fundamental envolver os usuários e familiares no processo de seleção dos diferentes recursos de TA, pois poderão ter clareza das possibilidades e limitações verificadas no processo avaliativo, e isso os auxiliará na decisão de qual recurso atenderá de forma mais eficaz à necessidade percebida.[12]

A TA melhora a vida de crianças e adolescentes com deficiência e tem avançado ainda mais nos últimos anos. Essa categoria abrange e engloba tecnologia adaptativa, que são sistemas modificados ou itens personalizados para pessoas com deficiência. As tecnologias assistivas e adaptativas cobrem as diversas necessidades dessa população, auxiliando na mobilidade, visão, audição, fala, alimentação e na navegação em diversos ambientes. Os dispositivos mais conhecidos incluem cadeiras de rodas, andadores, leitores de tela, aparelhos auditivos, órteses e vestes, talheres e copos adaptados, entre tantos outros recursos que maximizam independência e participação.

Quando pensamos na indicação de um equipamento de TA, é fundamental sabermos a diferença entre dois conceitos importantes: capacidade e desempenho.

- Capacidade é a habilidade da criança ou do adolescente em determinada situação, que não seja a da vida real, ou seja, reflete o que o indivíduo consegue fazer em ambientes controlados.[13]
- Desempenho é a execução de atividades cotidianas, em casa, na escola, e na comunidade, refletindo o que a criança e o adolescente realmente fazem em seus ambientes.[13]

Dessa maneira, qualquer indicação de dispositivos de TA deve ter como objetivo principal a melhora do desempenho do indivíduo, aumentando sua participação na sociedade em que está inserido. Os benefícios dos dispositivos de TA e da tecnologia assistencial não podem ser subestimados, pois esses itens podem aumentar significativamente a capacidade da criança de realizar tarefas importantes por conta própria, proporcionando maior independência e promovendo o bem-estar geral.

Dependendo da gravidade do dano ao sistema nervoso, esquelético ou muscular, bebês com lesão neurológica irão se tornar crianças e, potencialmente, adultos e idosos com deficiência, demandando, muitas vezes, diversos tipos de adaptações e assistências, exigindo dispositivos e tecnologias que os ajudem a realizar as funções cotidianas como comer, beber, ler, escrever, falar e andar. A TA ainda permite a execução de funções motoras com menor gasto energético, podendo melhorar desempenho, qualidade de vida e participação dos indivíduos com deficiência nos mais diferentes ambientes.

Abordagem fisioterapêutica (bases teóricas e práticas)

A TA abrange cada área de acordo com necessidades e demandas específicas, alcançando áreas tanto de mobilidade quanto de comunicação, alimentação e lazer.

Mobilidade

Dificuldades em níveis variados de mobilidade são desafios para muitas pessoas com deficiência. Crianças com deficiência muitas vezes precisam de auxílio para se locomover em casa, na escola e em outros lugares do cotidiano. O tipo de assistência que eles precisarão depende do déficit motor e/ou cognitivo. O uso do dispositivo auxiliar de locomoção pode variar de acordo com o ambiente. Por exemplo, uma pessoa pode se locomover de forma independente em ambiente domiciliar com andador, enquanto para longas distâncias, em ambientes comunitários, faz uso de cadeira de rodas.

Considerando o modelo atual da CIF, quando pensamos em mobilidade, estamos falando do domínio de atividade e participação. Limitações físicas, barreiras arquitetônicas e fatores contextuais diversos podem causar limitações na participação de crianças com deficiência desde os primeiros anos de vida. São crianças com baixo interesse, com baixo acesso a oportunidades de aprendizado, causando impacto significativo no desenvolvimento motor, social e cognitivo. Dessa maneira, é fundamental que bebês e crianças pequenas tenham acesso à mobilidade precoce em ambiente terapêutico e domiciliar com o objetivo de promover a mobilidade funcional. A independência na mobilidade pode impactar profundamente não só a atividade e a participação de crianças com deficiências, como também seu desenvolvimento motor e cognitivo.[13] Cadeiras de rodas e dispositivos de auxílio à marcha, como bengalas e andadores, podem ajudar nas diferentes formas de locomoção de indivíduos com deficiência.

Andadores

Por meio da locomoção o indivíduo se torna capaz de explorar o mundo com maior funcionalidade, além de aumentar sua participação na sociedade. Quando falamos em andadores, estamos abrangendo uma das diversas formas de locomoção, sendo importante relembrar a definição destes termos. *Locomoção* é a capacidade de se mover de um lugar para outro; já a *marcha* é definida como a capacidade de caminhar de um lugar para outro, com ou sem dispositivo de auxílio.[15] A locomoção é capaz de promover maior curiosidade da criança em explorar o meio, além de promover maior sensação de independência. A postura em pé permite que crianças e adolescentes tenham maior participação em diferentes ambientes cotidianos. Estar em movimento e evitar sedentarismo é essencial para a longevidade e a qualidade de vida de pessoas com deficiência. Mesmo que a marcha não seja a forma de locomoção dessa criança, estimular a troca de passos e a movimentação ativa auxilia no combate ao sedentarismo. Atualmente, os andadores disponíveis no mercado abrangem todos os níveis funcionais de deficiências e são capazes de permitir que indivíduos com deficiências motoras e cognitivas severas tenham a oportunidade de vivenciar a troca de passos (Figura 21.1).

No universo dos dispositivos auxiliares de marcha, a tecnologia tem trazido para ambientes comunitários dispositivos com maior complexidade de recursos, além de exoesqueletos robóticos acoplados a andadores, que viabilizam e monitoram níveis de atividade de passos de crianças com comprometimento motor maior, como é o caso do TREXO Robotics®, ainda restrito a poucos países, e outros dispositivos que estão em estudo para aplicação clínica em breve.

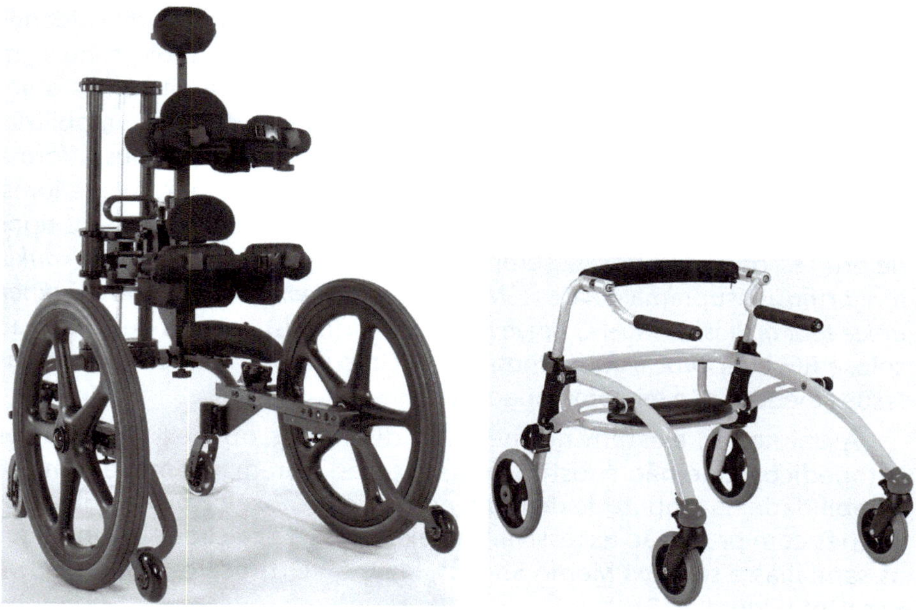

Figura 21.1. Andadores modelos Kidwalk®, marca Prime Engineering® e andador posterior modelo Crocodile®, marca R82®.

Cadeiras de rodas – manuais e motorizadas

As cadeiras de rodas podem ser manuais ou, ainda, motorizadas. Nas cadeiras manuais, o indivíduo pode se autoimpulsionar ou pode ser passivamente transportado. Na mobilidade motorizada, existe um motor acionado por diferentes tipos de dispositivos. O acionamento deve ser adaptado de acordo com o movimento ou comando de que o indivíduo apresenta melhor controle. Por exemplo, acionamentos por *joystick* (adaptado de formatos e texturas variados), acionador por sopro, apoio de cabeça, controle ocular, entre outros. Livingtone e Paleg sugerem que o uso de mobilidade motorizada é eficaz e apropriado para crianças com 12 meses de idade, sendo que aos 8 meses de vida os bebês já podem iniciar suas primeiras experiências através do contato com esse dispositivo.[14]

Posicionamento

Órteses

As órteses têm papel fundamental na melhora da base de suporte e biomecânica. A biomecânica adequada aumenta a mobilidade e promove a melhora de funções como sentar, andar e brincar. As órteses de membros inferiores, quando indicadas adequadamente, podem melhorar o padrão de marcha. O uso desse tipo de dispositivo busca minimizar as dificuldades e facilitar a funcionalidade e a participação de crianças e adolescentes em atividades cotidianas. Órteses podem ser prescritas para diferentes objetivos, como estabilizar uma articulação ou segmento corporal, imobilizar, ou fornecer melhor orientação e alinhamento biomecânico. Dessa forma existem órteses prescritas para membros inferiores e membros superiores, podendo abranger pequenas ou grandes articulações. Em relação aos tipos de órteses, os principais são: suropodálicas flexíveis ou rígidas (AFO - *ankle foot orthosis*), supramaleolares (SMO - *supramalleolar orthosis*), KAFO (*knee ankle foot orthosis*), HKAFO (*knee ankle foot orthosis*), órteses de reação ao solo, e RGO (*reciprocal gait orthosis*) com cinto pélvico, muito utilizada nas lesões medulares e mielomeningoceles.[16]

Atualmente, existem no mercado diferentes opções de calçados ortopédicos, que não substituem as órteses, porém, promovem maior estabilidade da amplitude de movimento de tornozelo, muito utilizados em pés com pronação excessiva. São exemplos de calçados ortopédicos as sandálias e sapatos Memo Shoes®, Playpé®, Orthocalce®, Surestep® e EasyUp® (Figura 21.2).

Talas de lona para joelhos são órteses de posicionamento que favorecem o alinhamento em extensão de joelhos prevenindo deformidades em flexão dessa articulação. As talas podem ser utilizadas em sessões de fisioterapia, em casa para ortostatismo ou, ainda, em diversos tipos de

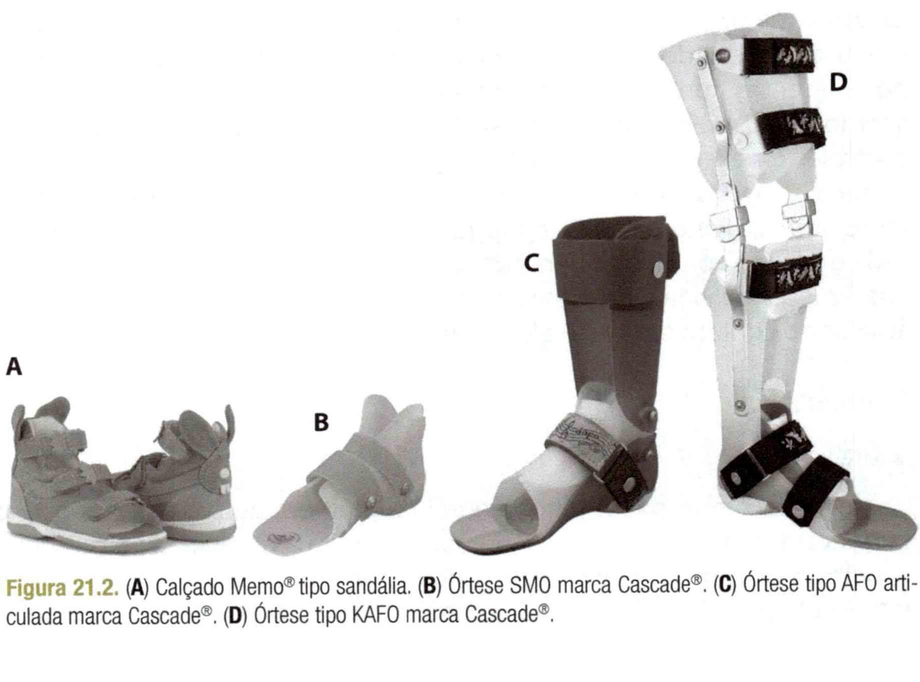

Figura 21.2. (**A**) Calçado Memo® tipo sandália. (**B**) Órtese SMO marca Cascade®. (**C**) Órtese tipo AFO articulada marca Cascade®. (**D**) Órtese tipo KAFO marca Cascade®.

pós-operatórios. Existem, ainda, as opções de talas de lona de posicionamento para membros superiores, que promovem extensão de punhos e cotovelos, que são muito utilizadas por terapeutas ocupacionais e fisioterapeutas.

Como diferentes opções de órteses têm diferentes indicações, contraindicações, recursos e preferências do usuário, a seleção de uma órtese apropriada como dispositivo de TA para melhora do alinhamento e/ou funções deve abranger avaliação detalhada do indivíduo, importante para alcançar a reabilitação bem-sucedida e aumentar o desempenho e a participação nas atividades da vida diária. Além da avaliação detalhada, é de extrema importância o uso correto desses dispositivos, que deve ser orientado por um profissional capacitado. A família e o indivíduo devem sempre receber todas as orientações referentes ao uso desse tipo de TA.

Vestes – órteses dinâmicas

As vestes terapêuticas são órteses dinâmicas utilizadas para contribuir no alinhamento e biomecânica do tronco de bebês, crianças e adultos com deficiência. Seu uso tem como objetivo promover ou facilitar os movimentos desses indivíduos em diferentes contextos, abrangendo segmentos corporais variados como vestes de tronco, com ou sem *shorts*, ou opções com mangas para membros superiores. Existem, atualmente, no mercado, diversos tipos de vestes, com diferentes tipos de materiais ou, ainda, diferenças nos mecanismos de atuação, que devem ser prescritas e ajustadas individualmente. Em relação ao uso, podem ser utilizadas durante as terapias e em ambiente domiciliar e escolar, levando sempre em consideração a tolerância e o objetivo terapêutico.

Algumas vestes atuam pelo mecanismo de compressão das estruturas articulares e diferentes segmentos corporais com o objetivo de aumentar a estabilidade postural; normalmente são confeccionadas com tipos de neoprene. Atualmente existem opções importadas como o SPIO®, colete neoprene Benik®, DMO®, opções nacionais como a veste Panda®, Flexcorp®, Evolvik®, ou confeccionadas pelos próprios familiares. Outras vestes funcionam pelo sistema de tiras elásticas que podem ajustar ou tracionar diferentes segmentos do corpo com o objetivo de realinhar os segmentos articulares e facilitar a execução de movimentos. Exemplos de vestes com tiras elásticas são os Theratogs®, Flexcorp®, Therasuit®, Pediasuit® e Neurosuit®. A diferenciação básica entre marcas e modelos se deve ao tipo de tecido da veste em contato com o corpo, ancoragem de elásticos em borracha ou tiras em neoprene, além de outras formas de vestir e posicionar a mesma (Figura 21.3).[17]

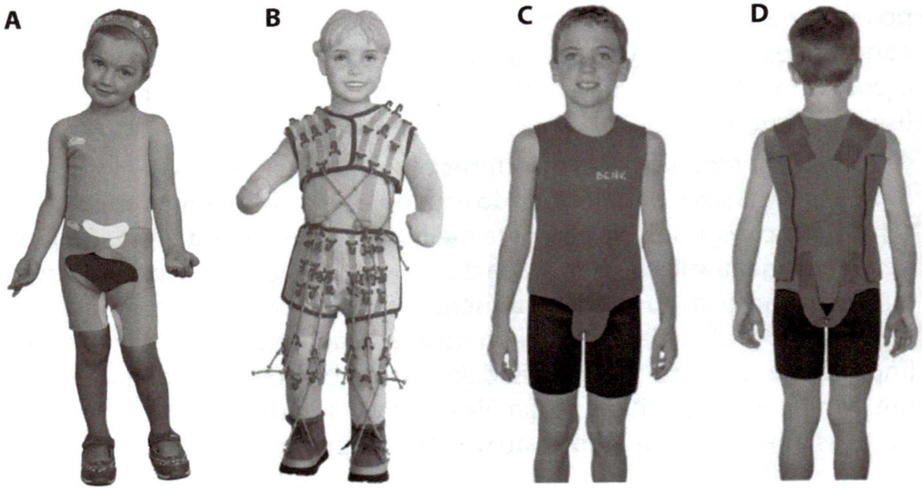

Figura 21.3. (**A**) Veste Therasuit®. (**B**) Veste Theratogs®. (**C**) Veste Benik®. (**D**) Cascade®.

Parapodium/Standers

Indivíduos com deficiência não deambuladores possuem alto risco de deformidades secundárias e, muitas vezes, progressivas, incluindo contraturas e dor.[18] Dispositivos para auxiliar pessoas com deficiência a ficarem em pé, comumente chamados de *standers* ou *parapodium*, são definidos como equipamentos que suportam os pés, joelhos, quadris e tronco, para que o indivíduo possa permanecer em pé em melhor alinhamento biomecânico por períodos prolongados. Os estudos mostram que ficar em pé diminui os riscos de contraturas e deformidades de quadril, evitando assim possíveis luxações. Para crianças e adolescentes que não realizam marcha independente, ficar em pé por 60 minutos, 5 vezes por semana, pode impactar positivamente a amplitude de movimento, a manutenção da estabilidade da articulação do quadril, a espasticidade, a prevenção da perda de densidade óssea, bem como as funções gastrointestinal, circulatória, cardiorrespiratória, visual e cognitiva.[19,20]

Pessoas com deficiência, mobilidade reduzida e, principalmente, os não deambuladores possuem alto risco de subluxação e/ou luxação de quadril, contraturas musculares e articulares, constipação intestinal e baixa densidade mineral óssea, podendo levar também a fraturas. Com o crescimento, podem ter menos oportunidades de ficar em pé. Dessa maneira, os estudos sugerem que o ortostatismo com descarga de peso deve ser parte de uma estratégia abrangente para manutenção de qualidade de vida, aumento da atividade e participação e, principalmente, na prevenção de dores. Assim, os *standers* devem ser inseridos a partir dos 9 meses de vida e mantidos como rotina de uso diário em todas as fases da vida das pessoas com deficiência que tenham mobilidade reduzida e incapacidade de marcha e ortostatismo independentes.[18,19,21]

Existem vários tipos de *standers/parapodium* que se mostram benéficos para indivíduos com deficiência. Esses incluem:

Standers ativos: *standers* ativos são dispositivos relativamente novos e vêm com uma opção *sit-to-stand*, com rodas ou motorizados; estes equipamentos permitem ao usuário se locomover na posição em pé, sendo propulsionados por rodas grandes ao toque manual, ou por acionamento de *joystick*. Oferecem aos indivíduos a liberdade e a oportunidade de se movimentar, permitindo que a criança seja um participante ativo, estimulando diversos sistemas e proporcionando mais independência.

Standers tradicionais: confeccionados em madeira ou alumínio, estes dispositivos são mais acessíveis e de amplo uso. Compostos por ajustes e pontos de fixação em tornozelo, joelhos, quadril, tronco e cabeça, estes equipamentos podem ter rodas ou ser mais simples, sem opção de mobilidade. As diversas opções no mercado variam de acordo com o tipo de material, altura de apoios, mecanismos de inclinação e opções de posicionamento de membros inferiores em variados ângulos de abdução do quadril. Aqueles com bandeja acoplada permitem que a criança realize atividades enquanto mantêm a postura em alinhamento independentemente do apoio de terceiros.

Standers com variadas posições: o *parapodium* pode posicionar a criança em diversos ângulos de inclinação, pronados ou supinados, com regulagem progressiva de *tilt* do apoio de corpo. Estes também podem estar associados à mobilidade quando com recurso de rodas grandes, como é o caso do Rabbit up da marca R82® (Figura 21.4). Estes dispositivos são frequentemente utilizados em ambientes domiciliares, clínicas, centros de reabilitação, escolas e

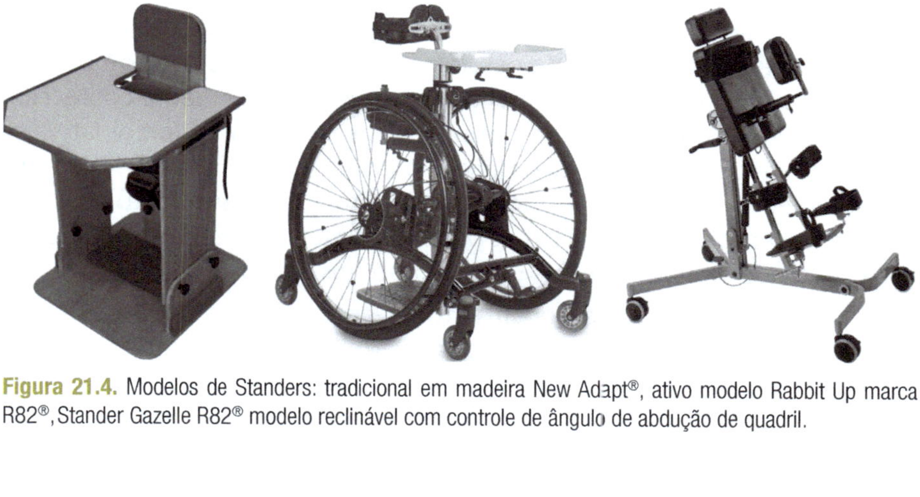

Figura 21.4. Modelos de Standers: tradicional em madeira New Adapt®, ativo modelo Rabbit Up marca R82®, Stander Gazelle R82® modelo reclinável com controle de ângulo de abdução de quadril.

hospitais, podendo impactar positivamente diversos domínios de estrutura e função corporal, além de abranger atividade e participação quando inseridos em contextos sociais e com maior autonomia de uso do indivíduo.

Equipamentos diversos na TA

O rastreamento ocular (*eye gaze control device*) é um meio poderoso entre as TA para pessoas com deficiência física. Outros dispositivos de alta tecnologia incluem sistemas computadorizados, dispositivos de comunicação aumentativa e alternativa, como programas de correção de ortografia e previsão de palavras por computador, *mouse* ocular, telas de toque de imagem, telas de computador bidirecionais, *switch* para acionamento e escolhas, e sintetizadores de voz, bem como dispositivos de escuta assistida, como auxiliares e amplificadores ou sistemas de amplificação usados com implantes cocleares para melhorar a audição ao telefone, televisão, transmissões públicas e alto-falantes em residências, salas de aula e teatros. Dispositivos de retransmissão de telecomunicações, voz para texto e telefones com legendas permitem que usuários com deficiência auditiva digitem para som ou falem com texto para chamadas telefônicas. Dispositivos de alerta que soam ou acendem para sinalizar que algo está acontecendo, como despertadores tocando, também podem ser utilizados para ajudar uma criança a interagir e entender o mundo ao seu redor. Dispositivos como sintetizadores de voz e livros ilustrados podem ajudar muito alguns indivíduos com deficiência a melhorarem as habilidades de comunicação.[22]

Óculos, livros com letras grandes e lupas são outra subseção de intensificadores de leitura que podem ajudar pessoas com deficiência visual. Além disso, utensílios de cozinha curvos, pratos antiderrapantes e abridores de garrafas especialmente projetados podem ajudar na rotina de alimentação diária, promovendo maiores possibilidades de independência.

Muitas crianças e jovens com deficiência têm dificuldade no controle e direcionamento da cabeça e do pescoço. Com isso, dispositivos de TA para auxiliar essa população englobam colares cervicais (geralmente confeccionados em tecido com apoio anterior e/ou posterior, além de apoios laterais) e dispositivos dinâmicos como o Headpod®, que permitem maior liberdade de movimento da cabeça nos movimentos rotacionais, enquanto mantém posicionamento alinhado tanto nas posturas sentado em cadeira quanto no uso em *standers*, andadores e triciclos adaptados.

Para os adolescentes que dirigem automóveis, as adaptações de assistência à condução para carros e outros veículos permitem a conversão de cadeira de rodas para assento do motorista, além de outras formas de adaptação como manoplas para guiar o volante, opcionais de pedais modificados de acordo com a necessidade do indivíduo, rampas de acesso ao automóvel e outras adaptações de comando que viabilizam independência na mobilidade.

Os equipamentos são comumente utilizados para melhorar as capacidades funcionais das pessoas com deficiências. Eles garantem que as pessoas realizem tarefas de ocupação que antes eram inacessíveis, modificando os métodos e aprimorando as habilidades necessárias para realizá-las. Assim, usando uma ferramenta de TA, uma criança com deficiência terá potencializadas suas capacidades, aumentando possibilidades de inclusão e de interação social.[23]

Adulto e idoso

Particularidades da TA no adulto e idoso

A relação de singularidade presente na utilização de TA na adultez – termo que expressa o período etário que se estende da pós-adolescência até a morte – é justamente a sua contrapartida em relação à infância, ou seja, se refere unicamente ao fato de o indivíduo já ter passado pelas etapas do desenvolvimento neuropsicomotor e, consequentemente, ter padrões motores constituídos e maduros, independentemente de sua qualidade e eficiência. Além disso, existem inúmeras variáveis a serem consideradas e avaliadas, para prescrição e treino funcional de TA na adultez. Partindo da premissa de que o movimento voltado à função resulta da interação entre indivíduo, ambiente e tarefa, citaremos algumas das suprarreferidas variáveis. São elas:

- Individualidade biológica: biografia, história da moléstia, comorbidades e rotina pré e pós-morbidade.
- Tipo de afecção neurológica: congênita ou adquirida, central ou periférica, progressiva ou não progressiva.
- Comprometimento neurológico: primário e secundário, motor, sensorial, perceptual, cognitivo, comportamental, autonômico, múltiplos comprometimentos.
- Funcionalidade e ambiência: independência, dependência total ou parcial para atividades (básicas e ocupacionais) de vida diária, doméstica, profissional, social, desportiva etc.
- Realização de tarefas: envolvem equilibração (controle postural), locomoção (arrastar, rastejar, rolar, engatinhar, andar, tocar cadeira de rodas etc.), alcance (independentemente de alcançar com o membro superior, inferior ou a cabeça) preensão e manipulação (independentemente do pegar e manipular ser com a mão, o pé ou a boca).
- Avaliação específica utilizada pelo fisioterapeuta para as condições que possam beneficiar-se de uso de TA.

Ser capaz de voltar a andar, por meio de órtese, prótese, andador ou exoesqueleto; ser capaz de se comunicar por pranchas de comunicação, sintetizadores de voz ou por aplicativo de comunicação alternativa; ser capaz de ouvir, enxergar, manipular, enfim, de ser independente, autônomo... indubitáveis as vantagens do uso de TA. Entretanto, para beneficiar-se desses recursos e, consequentemente, desfrutar da funcionalidade que eles possibilitam, o usuário (indivíduo que apresenta alguma deficiência, dificuldade ou desvantagem) precisará passar por um processo no qual sua necessidade deverá ser avaliada em inúmeros aspectos. Afinal, a funcionalidade adquirida com a utilização da TA só é possível por meio de perfeita adequação do dispositivo ao usuário. E para alcançar esse estado de sinergia, inúmeros são os fatores a serem considerados:

- Fatores relacionados com a TA propriamente dita: desempenho, conforto, estética, peso, custo, simplicidade/complexidade, durabilidade, manutenção.
- Fatores relacionados com o usuário: entendimento da necessidade de utilização da TA; conhecimento a respeito de como utilizar a TA; idade; características físicas (peso, altura, controle postural, amplitude de movimento etc.); características psíquicas (temperamento, personalidade); ocupação, hábitos e estilo de vida.
- Fatores relacionados com o ambiente em que a TA será utilizada: acessível ou limitante.
- Fatores relacionados com prescrição, treinamento e acompanhamento: avaliação adequada/"falha no processo de avaliação, que resulta em uma incompatibilidade entre as necessidades do usuário, o ambiente de utilização e a TA fornecida";[24] processo de adaptação à TA por meio de treinamento adequado com fisioterapeuta e ou terapeuta ocupacional, seguido de reavaliação periódica para acompanhamento da satisfação do usuário e eventual necessidade de reparação, readequação ou troca do dispositivo.
- Por não serem respeitados todos esses aspectos, a quantidade de usuários que deixam de utilizar e até abandonam seu recurso de TA é elevada. Para evitar esse tipo de ocorrência é fundamental que esse processo que envolve a prescrição de TA seja embasado em avaliação precisa. Além de criteriosa avaliação cinética funcional (sensibilidade exteroceptiva e proprioceptiva, percepção do corpo, do espaço e sua interação, motricidade voluntária, amplitude de movimento articular, tônus, reflexos, equilíbrio em todas as posturas, coordenação motora, força, mudança de decúbito, transferências, marcha e demais funções, cognição e comportamento), o profissional (fisioterapeuta,

terapeuta ocupacional) também deverá "avaliar a satisfação e o impacto de uso de tecnologia assistiva",[24] junto ao usuário.

Por contemplar todos os fatores supracitados, o Assistive Technology Device – Predisposition Assessment (ATD PA) se destaca frente aos inúmeros instrumentos de avaliação de TA existentes. Ele foi validado para o uso no Brasil, originando a "Avaliação de Tecnologia Assistiva – Predisposição ao Uso (ATD PA Br)" e disponibilizado, em um manual, pela terapeuta ocupacional Ana Cristina de Jesus Alves.[25] Esse método de avaliação é composto por cinco etapas (passos) e inclui sete formulários específicos. Sua descrição pormenorizada pode ser acessada no referido manual.

Abordagem fisioterapêutica (bases teóricas e práticas)

A intervenção fisioterapêutica neurofuncional abrange avaliação, orientação, planificação de tratamento com objetivos de curto, médio e longo prazo, estratégias e opção por recursos e condutas mais adequados ao paciente neurológico, além, é claro, da reavaliação e alta. Nosso objetivo geral frente às afecções não progressivas é sempre o de recuperar física e funcionalmente o indivíduo buscando maximizar seu controle motor postural e só se utilizar de compensações quando a neuroplasticidade já se instalou, e o indivíduo as aceitou e automatizou. No caso de afecções neurodegenerativas (progressivas) o objetivo é o de postergar o aparecimento de complicações secundárias ortopédicas, respiratórias, circulatórias, entre outras; retrações e encurtamentos musculares, deformidades articulares, acúmulo de secreções brônquicas, edemas distais, úlceras de pressão etc. são causas de dor, desconforto e sofrimento passíveis de serem dirimidas com a fisioterapia, evitando assim uma piora na qualidade e dignidade de vida do paciente neurológico. Em ambos os casos (afecções progressivas e não progressivas) a TA nos auxilia a cumprir os objetivos citados, sendo de extrema utilidade propiciar desde maior conforto e segurança, passando pela acessibilidade e maior qualidade de vida até a independência funcional do paciente neurológico adulto, independentemente da natureza de sua afecção (AVE, lesão medular, doença do neurônio motor, esclerose múltipla etc.), do quadro clínico (espasticidade, paresia, discinesia, ataxia, déficit sensorial e perceptual) e do quadro cinético funcional apresentado (tetraplegia, tetraparesia, triplegia, triparesia, paraplegia, paraparesia, hemiplegia, hemiparesia, monoplegia).

Como exemplo, citaremos algumas das possibilidades de uso de TA, particularmente no que se refere aos produtos para facilitar a mobilidade e o transporte pessoal. Elegemos essa modalidade de TA em razão do grande número de pessoas que declararam possuir deficiência física no último censo realizado no Brasil (2010). Foram mais de 13 milhões de pessoas (quase

7% da população à época) que referiram dificuldade ou incapacidade de caminhar.[5] Encontramos 122 dispositivos cadastrados no Catálogo Nacional de Produtos de Tecnologia Assistiva do Ministério da Ciência, Tecnologia e Inovação (MCTI):[26]

- Dispositivos de baixa tecnologia e, consequentemente, baixo custo, como muletas axilares ou canadenses (Lofstrand) e andadores (fixos ou articulados, com ou sem rodas, com ou sem assento, com apoio de mãos ou de antebraço); cadeiras de rodas manuais (de transporte ou de autopropulsão: bimanual ou do tipo hemiplégico, com ou sem elevação do tipo *stand up*) e motorizadas (com ou sem elevação automática; simples ou escaladora), triciclos motorizados e *scooters*.
- Dispositivos de alta tecnologia e alto custo como os exoesqueletos, tábua ou prancha de transferência, guinchos e elevadores de transferência etc.
- Órteses de membros inferiores que possibilitam a marcha, como: AFO (*Ankle foot orthosis*), suropodálica, KAFO (*Knee Ankle foot orthosis*), cruropodálica, HKAFO (*Hip Knee Ankle Foot Orthosis*) de quadril, joelho, tornozelo e pé, e THKAFO (*Thunk hip knee ankle foot orthosis*) de tronco, quadril, joelho, tornozelo e pé.

Após avaliação, prescrição e aquisição, o uso da TA deverá ser treinado até que o usuário esteja efetivamente adaptado e com eficiente desempenho funcional, ou seja, o processo de aprendizagem tem início em ambiente terapêutico e se estende até que o indivíduo esteja apto à sua utilização, com controle motor e postural, em todos os demais ambientes: doméstico, comunitário, desportivo, profissional. Mesmo os dispositivos mais simples, como as muletas canadenses e os andadores, requerem intervenção fisioterapêutica que vise um eficiente aprendizado da locomoção. Na prática clínica, é comum observar os usuários, ansiosos por independência funcional, utilizando inadequadamente suas muletas ou andadores, realizando maior descarga ponderal no dispositivo, promovendo desalinhamento corporal e instabilidade postural. Além disso, a má adaptação predispõe a maior gasto energético e risco de quedas. Esse tipo de situação é particularmente observado em indivíduos pós-AVE que, em decorrência da hemiparesia espástica, desenvolvem, na fase de balanço, marcha escarvante com pé equino e, na fase de apoio, hiperextensão de joelho (*recurvatum*) com anteversão pélvica. Essa marcha típica pode ser evitada ou reaprendida a partir de intervenção fisioterapêutica baseada em estimulação da consciência corporal, treino de controle postural e motor associado ao uso de órtese suropodálica no membro inferior parético e muleta canadense a ser utilizada pelo membro superior hígido (contralateral).

Em pacientes com lesão medular de nível L2, há possibilidade de retorno à marcha mesmo em lesões completas. Entretanto, isoladamente, o nível da lesão não determina o prognóstico, não sendo o único fator a ser considerado. O efetivo prognóstico de marcha só é alcançado pela utilização de tutor longo (órtese cruropodálica) e muletas canadenses (ou andador). Além disso, o fisioterapeuta deverá estar atento a outros fatores como: condição física do indivíduo (presença ou não de sobrepeso, retrações musculares, deformidades articulares, osteoporose, força muscular de membros superiores, tronco e flexores de quadril), interesse e motivação para dedicar-se ao treinamento de marcha e condição financeira para a aquisição da órtese.

Em outras situações, vemos indivíduos que dependem de cadeira de rodas para locomoção e que apresentam grande dificuldade na realização da autopropulsão, seja por fraqueza, incoordenação motora ou desorientação espacial. Assim, além da prescrição da cadeira mais adequada, vantajosa e ergonômica, é fundamental a intervenção fisioterapêutica visando ao aprimoramento das habilidades psicomotoras. Mesmo quando do uso de cadeiras motorizadas, ainda assim é necessário treinamento para a manipulação do *joystick*, principalmente em indivíduos discinéticos. Ainda em relação às cadeiras de rodas, é importante ressaltar que, além de promover locomoção, esta deve atender outras necessidades do usuário: suporte postural ergonômico, prevenção de deformidades, conforto, segurança, estabilidade, durabilidade e ser economicamente acessível. A funcionalidade da cadeira é diretamente proporcional à independência e à autonomia que ela proporciona; entretanto, grande parte das cadeiras de rodas existentes no mercado não atende plenamente as necessidades dos deficientes físicos, por não se adequarem às características anatômicas de cada indivíduo, ou por não atenderem aos requisitos mínimos previstos na norma técnica brasileira vigente.[27] Tais inadequações provocam complicações secundárias, como mialgias e artralgias, encurtamentos musculares (flexores de quadril e joelho), deformidades articulares (flexão de punhos e tornozelos), desvios posturais (escoliose, cifoescoliose), distúrbios circulatórios (edema distal), surgimento de úlceras de pressão (região sacral e isquiática) etc. Por esses motivos, a cadeira de rodas só será considerada recurso eficiente de TA quando perfeitamente adaptada ao usuário, o que inclui, entre outras adequações:

- Sistema de inclinação do encosto (*tilt*) para proporcionar maior conforto.
- Encosto com apoios reguláveis de cabeça e apoios laterais (tronco) para promover maior estabilidade postural e evitar deformidades.
- Sistema de elevação do tipo *stand up* para diminuição de complicações secundárias (encurtamentos, úlceras de pressão, osteoporose).
- Almofada pneumática no assento para prevenção de úlceras de pressão.

- Comprimento regulável do apoio dos braços para pacientes que apresentam distúrbios motores, como espasticidade, plegia e hipercinesias.
- Sistema de suspensão nas rodas para absorção de impactos.
- Rodas com aros maiores para facilitar a condução da cadeira e sistema antirrecuo para diminuir o esforço em aclives.
- Apoio regulável para os pés, para melhor posicionamento.
- Dispositivo que promova ou facilite a autotransferência.
- Sistema alternativo de condução da cadeira (toque da cadeira por meio de manivelas frontais e toque por meio de aro de apenas um lado da cadeira para paciente hemiplégico).

Todas essas adequações são possíveis, pois estão disponíveis no mercado. Algumas, apesar de incomuns, são fundamentais para o paciente neurológico e cabe ao fisioterapeuta conhecê-las e prescrevê-las.

Para encerrar esta breve explanação, é importante citar os dispositivos de alta tecnologia e alto custo, como os exoesqueletos e os dispositivos de mobilização robótica (RMD). São equipamentos que proporcionam independência para mobilidade e transporte pessoal a indivíduos que, apesar do melhor tratamento (fisioterapêutico, medicamentoso e cirúrgico), não possuem prognóstico favorável para recuperar a função de locomoção em razão de afecção neurológica irreversível (lesões medulares completas, doenças degenerativas etc.). No entanto, esse tipo de TA se enquadra no paradoxo da "acessibilidade inacessível", pois nosso atual cenário socioeconômico inviabiliza, à maior parte da população, a aquisição desse tipo de dispositivo, que precisa ser importado (o que inclui tributação e frete) e que não conta com serviços de manutenção local.

Considerações finais

Reconhecemos a simplicidade de nossa contribuição neste capítulo, afinal, a quantidade e a pluralidade de possibilidades de TA não se esgotam em nenhuma coletânea. Entretanto, mais do que apresentá-las e entender a complexidade que envolve a eleição da TA mais adequada, nosso maior objetivo foi demonstrar que esse recurso só é eficaz quando o profissional – fisioterapeuta e/ou terapeuta ocupacional – está implicado e preparado para desenvolver todo o processo que compõe a intervenção: avaliação, prescrição, treinamento, adequação e acompanhamento por meio de reavaliação periódica, propiciando ao usuário a melhor adaptação possível e, por consequência, eficiente desempenho funcional. Nesse sentido, torna-se relevante envolver os usuários e familiares no processo de seleção dos diferentes recursos de TA, assim esses entenderão as possibilidades e limitações verificadas no processo avaliativo e isso os auxiliará na decisão de qual recurso atenderá de forma mais eficaz à necessidade percebida para que o desfecho desejado seja facilitado, impactando a atividade e a participação do indivíduo com deficiência na sociedade.

Referências

1. Organização Mundial da Saúde. Secretaria dos Direitos da Pessoa com Deficiência de São Paulo. Relatório mundial sobre a deficiência. Organização Mundial da Saúde; 2011.
2. Disability and Development Report Published by the United Nations New York, United States of America; 2019.
3. Decreto Nº 5.296/2004. Disponível em: <http://www.planalto.gov.br/ccivil_03/_ato2004-2006/2004/decreto/d5296.htm> Acesso em 05 set. 2021.
4. Ministério da Educação. Disponível em: http://portal.mec.gov.br/component/content/article/222- noticias/537011943/74371-cresce-a-cada-ano-o-numero-de-criancas-atendidas- pela-educacao-especial-no-brasil?Itemid=164.
5. IBGE. Censo Demográfico 2010. IBGE. Disponível em: https://www.ibge.gov.br/estatisticas-novoportal/sociais/populacao/9662-censo- demografico-2010.html?edicao=9749&t=resultados.
6. Pesquisa de Informações Básicas Municipais. Perfil dos municípios brasileiros: 2017/IBGE, Coordenação de População e Indicadores Sociais. Rio de Janeiro: IBGE; 2017.
7. COFFITO. Resolução Nº 396/2011 de 18 de agosto de 2011. Disponível em: <https://www.coffito.gov.br/nsite/?p=3159#:~:text=RESOLU%C3%87%C3%83O %20N%C2%B0.,Neurofuncional%20e%20d%C3%A1%20outras%20provid%C3% AAncias.> Acesso em 05 set. 2021.
8. Galvão Filho TA, et al. Conceituação e estudo de normas. In: Brasil, Tecnologia assistiva. Brasília: CAT/SEDH/PR; 2009, p. 26. Disponível em: <http://www.galvaofilho.net/livro-tecnologia-assistiva_CAT.pdf –> Acesso em 05 set. 2021.
9. International Classification of Functioning, Disability and Health (ICF). Disponível em: <https://apps.who.int/classifications/icfbrowser/> Acesso em 05 set. 2021.
10. Abdi S, Kitsara I, Hawley MS, de Witte LP. Emerging technologies and their potential for generating new assistive technologies. Assist Technol. 2021 Dec 1;33(sup1):17-26. doi: 10.1080/10400435.2021.1945704. PMID: 34951831.
11. Lancioni GE, Sigafoos J, O'Reilly MF, Singh NN. Assistive technology: Interventions for individuals with severe/profound and multiple disabilities. New York: Springer; 2013.
12. Bersch R. Introdução à tecnologia assistiva. Porto Alegre: Assistiva Tecnologia e Educação; 2017. Disponível em: Acesso em: 13 fev. 2017.

13. Airoldi MJ, Vieira BS. Mobilidade motorizada em crianças com paralisia cerebral: desconstruindo paradigmas em benefício da atividade e participação. In: Associação Brasileira de Fisioterapia Neurofuncional; Faria CDCM, Leite HR (Orgs.). PROFISIO Programa de Atualização em Fisioterapia Neurofuncional: Ciclo 8. Porto Alegre: Artmed Panamericana; 2020. p. 75-105. (Sistema de Educação Continuada a Distância, v. 1).
14. Livingtone R, Paleg G. Practice considerations for introduction and use of power mobility for children. Dev Med Child Neurol. 2014 Mar;56(3):210-21.
15. Santos-Rehder RB. Dispositivos auxiliares de marcha em crianças com mobilidade reduzida. In: Associação Brasileira de Fisioterapia Neurofuncional; Faria CDCM, Leite HR (Orgs.). PROFISIO Programa de Atualização em Fisioterapia Neurofuncional: Ciclo 9. Porto Alegre: Artmed Panamericana; 2021. p. 121-66. (Sistema de Educação Continuada a Distância, v.1). Disponível em: https://doi.org/10.5935/978-65-5848-395-3.C0002.
16. Choo YJ, Chang MC. Commonly used types and recent development of ankle-foot orthosis: a narrative review. Healthcare (Basel). 2021 Aug 13;9(8):1046. doi: 10.3390/healthcare9081046. PMID: 34442183; PMCID: PMC8392067.)
17. Almeida KM, Fonseca ST. Figueiredo PR, Aquino AA, Mancini MC. Effects of interventions with therapeutic suits on impairments and functional limitations of children with cerebral palsy: a systematic review. Braz J Phys Ther. 2017 Sep-Oct;21(5):307-320.
18. Hägglund G, Alriksson-Schmidt A, Lauge-Pedersen H, Rodby-Bousquet E, Wagner P, Westbom L. Prevention of dislocation of the hip in children with cerebral palsy: 20-year results of a population-based prevention programme. The Bone & Joint Journal. 2014 Nov;96-B(11):1546-52. doi:10.1302/0301-620X.96B11.34385.
19. Paleg GS, Smith BA, Glickman LB. Systematic review and evidence-based clinical recommendations for dosing of pediatric supported standing programs. Pediatr Phys Ther. 2013 Fall;25(3):232-47. doi: 10.1097/PEP.0b013e318299d5e7. PMID: 23797394.
20. Paleg G, Altizer W, Malone R, Ballard K, Kreger A. Inclination, hip abduction, orientation, and tone affect weight-bearing in standing devices. J Pediatr Rehabil Med.; 2021;14(3):433-41. doi: 10.3233/PRM-190660. PMID: 34057103.
21. Capati V, Covert SY, Paleg G. Stander use for an adolescent with cerebral palsy at gmfcs level with hip and knee contractures. Assist Technol. 2020 Nov 1;32(6):335-341. doi: 10.1080/10400435.2019.1579268. Epub 2019 Apr 4. PMID: 30945990.
22. Sunny MSH, Zarif MII, Rulik I, Sanjuan J, Rahman MH, Ahamed SI, et al. Eye-gaze control of a wheelchair mounted 6DOF assistive robot for activities of daily living. J Neuroeng Rehabil. 2021 Dec 18;18(1):173. doi: 10.1186/s12984-021-00969-2. PMID: 34922590; PMCID: PMC8684692.
23. Reichle J. Evaluating assistive technology in the education of persons with severe disabilities. J Behav Educ. 2011;20:77-85.

24. Braccialli LMP, Braccialli AC, Araújo RCT. Instrumentos para indicação, avaliação e instituição de tecnologia assistiva: revisão sistemática. Revista Contexto & Educação. 2019;34(107):265-75.
25. Alves ACJ. Avaliação de tecnologia assistiva predisposição ao uso: ATD PA Br: versão brasileira. Brasília: Editora Universidade de Brasília; 2017.
26. Catálogo Nacional de Produtos de Tecnologia Assistiva, do Ministério da Ciência, Tecnologia e Inovação. Disponível em: https://assistivaitsbrasil.wordpress.com/catalogo/
27. Brasil 2013. Ministério do Desenvolvimento, Indústria e Comércio Exterior. Instituto Nacional de Metrologia, Qualidade e Tecnologia – INMETRO. Programa de análise de produtos: relatório sobre a análise em cadeiras de rodas. Rio de Janeiro.

SEÇÃO 6

A Assistência Fisioterapêutica Neurológica nos Diferentes Níveis de Atenção à Saúde

Capítulo 22

Atenção Básica, Cuidados Intermediários e Atenção Especializada

Ana Luísa de Maria Rodani Sattolo
Glaucia Tobaldini
Patrícia Villa Fernandes
Tatiane Vieira do Carmo Melo

Introdução

De acordo com a Constituição Federal Brasileira, os cuidados em saúde são de responsabilidade do Estado, sendo a assistência à saúde livre à iniciativa privada (Brasil, 1988). O usuário tem, portanto, o direito garantido ao acesso à saúde pública, mas pode optar por algum serviço privado se assim for de seu interesse. Os serviços públicos são organizados no Sistema Único de Saúde (SUS) e são financiados por meio de impostos gerais, contribuições sociais, desembolso direto e gastos dos empregadores com saúde. É considerado um dos maiores sistemas públicos de saúde do mundo, garantindo acesso integral, universal, gratuito e igualitário para toda a população (Brasil, 2009). Dos usuários do sistema público, 80% dependem exclusivamente destes serviços para qualquer atendimento de saúde (UNASUS, 2021).

Em paralelo com a rede pública há ainda entidades filantrópicas e as unidades/instituições de formação acadêmica que prestam serviços de saúde sem custos ao usuário. Já os serviços privados podem ser custeados pelo próprio usuário, ou por planos de saúde. Estes últimos podem estar organizados por meio de cooperativas médicas, por seguradoras de saúde, por empresas de medicina de grupo ou por entidades de autogestão.

De forma ampla, os serviços em saúde são divididos em níveis de complexidade, que no SUS são denominados primário, secundário e terciário. A atenção primária à saúde (AP ou APS), ou atenção básica (AB), contempla as ações de prevenção, promoção e reabilitação em saúde, bem como a vigilância epidemiológica e sanitária e a educação em saúde, sempre levando em conta o baixo uso de tecnologias e a atenção centrada no paciente. Tem como exemplo as Unidades Básicas de Saúde (UBS) e as de Estratégia de Saúde da Família (ESF), que representam a porta de entrada aos serviços de saúde pública e concentram a maioria dos atendimentos.

A atenção secundária contempla os cuidados intermediários e pode ser exemplificada pelos serviços de reabilitação, pelos ambulatórios e pelas Unidades de Pronto Atendimento (UPAs). Por fim, a atenção terciária compreende o nível mais alto de complexidade, utilizando tecnologias em ambientes com maior especificidade. Tem como exemplo os hospitais e centros de tratamento intensivo. Tanto o nível secundário como o terciário podem ser considerados como especializados. No Brasil observa-se que as unidades de atenção básica e as de emergência são, em sua maioria, públicas, enquanto os hospitais, ambulatórios e serviços de apoio diagnóstico e terapêutico (SADT) são predominantemente privados (Paim, *et al.*, 2011; Ocke Reis, *et al.*, 2006).

O atendimento ao paciente neurológico pode acontecer em todos estes níveis de complexidade, sendo a atenção básica a responsável por acompanhar esse paciente de forma longitudinal. Enquanto saúde pública, o SUS, sendo um sistema único e integrado, permite esse acompanhamento de forma relativamente eficiente, especialmente quando se fala em grandes centros (Paim *et al.*, 2011; Mota, 2020). Todavia, no atendimento privado, o sujeito muitas vezes não passa por este acompanhamento longitudinal, isto é, a especialidade nem sempre se comunica com a equipe generalista. Além disso, no privado, mesmo o paciente podendo buscar o atendimento em fisioterapia de forma autônoma, muitos planos de saúde atrelam o serviço aos encaminhamentos médicos (que podem ou não repassar o atendimento à fisioterapia), fragilizando o acompanhamento integral deste indivíduo (Mota, 2020).

O Ministério da Saúde estabelece diretrizes para a organização da Rede de Atenção à Saúde (RAS) no âmbito do SUS, que assegura o acesso a todos os níveis de atenção no tempo, local, custo e qualidade adequados, garantindo assim maior resolutividade dos problemas (Brasil, 2010). Na RAS, os serviços estão em territórios que são das esferas municipal, regional (por grupos de municípios), estadual e federal. A operacionalização da RAS compreende: 1. as unidades de APS (ou equipe da ESF), com a função de atuar como centros de comunicação; 2. os serviços de atenção secundária e terciária; e 3. os serviços de apoio diagnóstico e terapêutico (De Campos Oliveira; Pereira, 2013).

Não podemos esquecer que o conceito do atendimento em rede torna difícil definir um único centro fixo na dinâmica de atenção ao doente; embora a AB seja a primeira instância coordenadora do cuidado, não significa que será sempre o centro da rede, pois em algum momento o paciente poderá precisar da atenção secundária e/ou terciária e estes se tornarão o "centro" do cuidado por determinado período.

O Plano Nacional dos Direitos da Pessoa com Deficiência (Plano Viver sem Limite) foi lançado em 2011 (Brasil, 2013a) e em 2012 foi publicada a Portaria nº793 que institui a Rede de Cuidados à Pessoa com Deficiência (RCPD) (Brasil, 2012b). Constituem a RCPD: 1. Atenção Básica; 2. Centro especializado em reabilitação (CER) e oficinas ortopédicas (local e itinerante); 3. Centros-dia; 4. Serviços de atenção odontológica para pessoas com deficiência; 5. Serviço de atenção domiciliar; 6. Atenção Hospitalar (Brasil, 2012b).

Os componentes da RCPD são articulados entre si, de forma a garantir a integralidade do cuidado e o acesso aos serviços às pessoas com demandas decorrentes de deficiência temporária ou permanente. Deverão ser observadas as especificidades inerentes e indispensáveis à garantia da equidade e brevidade na atenção a estes usuários. A AB conta atualmente com as equipes multidisciplinares da APS (eMulti), conforme Portaria GM/MS Nº 635, do Ministério da Saúde (Brasil, 2023). Antes, a AB contava com com os núcleos de NASF-AB (Núcleo Ampliado de Saúde da Família e Atenção Básica) priorizando ações estratégicas para ampliar o acesso e qualificar a atenção à pessoa com deficiência (Brasil, 2012a) priorizando ações estratégicas para ampliar o acesso e qualificar a atenção à pessoa com deficiência (Brasil, 2012a).

O cuidado na atenção básica ao paciente neurológico

Na AB, o foco do atendimento às pessoas com deficiência deve estar centrado na autonomia do paciente e na construção dos seus projetos de vida pessoal e social (Campos, 2003; Amorim *et al.*, 2018). Compõem o atendimento ao paciente neurológico na AB as equipes de ESF e a eMulti.

A ESF visa à reorganização da atenção básica; de acordo com os preceitos do SUS, é composta por uma equipe multidisciplinar mínima (médico, enfermeiro, técnico de enfermagem e agente comunitário de saúde, o ACS) ou ampliada (dentista, técnico em saúde bucal). A ESF faz atendimento de primeiro contato com acesso de livre demanda, mas também por meio do acompanhamento longitudinal programado, por exemplo, na puericultura. Além disso, garante o cuidado integral em todos os ciclos da vida.

Neste contexto, criou-se o Núcleo de Apoio à Saúde da Família (NASF) em 2008, e sua reformulação em 2017 como Núcleo Ampliado de Saúde da Família e Atenção Básica (NASF-AB) visa alcançar a integralidade da atenção e a interdisciplinaridade das ações (Brasil, 2008; 2017a). Por meio do NASF-AB, vários profissionais podem complementar a equipe mínima da ESF para garantir a resolutividade das demandas da AB. No contexto da reabilitação neurológica podemos citar, além do fisioterapeuta, o terapeuta ocupacional, o assistente social, o fonoaudiólogo, o psicólogo, entre outros (Brasil, 2008; 2017a).

Com a nova portaria estabelecida em 2023, que instituiu, definiu e criou incentivo financeiro federal de implantação, custeio e desempenho para as modalidades de equipes Multiprofissionais na Atenção Primária à Saúde (eMulti), estes profissionais se mantiveram nas equipes que integram a APS (Brasil, 2023).

Outro marco importante, foi a inclusão do fisioterapeuta e do terapeuta ocupacional como equipe da Estratégia de Saúde da Família (eSF), Lei 14.231/21. Neste caso, estes profissionais poderiam, a depender da necessidade do território e organização político-administrativa do município, não apenas ampliar a atenção e cuidado das diferentes eSF e, em diferentes territórios de abrangência dessas equipes (como no antigo NASF-AB, e atual eMulti), mas fazer parte de uma eSF e, permanecer em um cuidado contínuo em um território específico, durante toda a semana, conforme a sua carga horária semanal (30 horas semanais).

Dentro das competências do fisioterapeuta na AB, e, portanto, dentro da equipe eMulti, está a reabilitação, embora não como cerne do atendimento. Outras ações como planejamento, prevenção, promoção e educação em saúde, considerando os aspectos culturais, físicos e emocionais do paciente, fazem parte da rotina do profissional. Os atendimentos fisioterapêuticos ocorrem, preferencialmente, nas intervenções coletivas e/ou compartilhadas, nas ações em escolas e na comunidade e, excepcionalmente, em atendimentos individuais (Teixeira, *et al.*, 2018).

Entre as ações de prevenção e promoção da saúde para pacientes neurológicos, o fisioterapeuta na AB pode: desenvolver grupos (p. ex., terapêuticos de atividade física, com gestantes, de puericultura, de hipertensos e diabéticos – *Hiperdia* –, de educação em dor); rastrear pacientes com distúrbios de sensibilidade (como hanseníase ou pé diabético); atuar com práticas integrativas e complementares; orientar e prescrever ações à pessoa com deficiência temporária e/ou permanente, entre outras ações. Para isso são utilizadas múltiplas ferramentas como o atendimento presencial, a visita domiciliar, o *apoio matricial**, o *projeto terapêutico singular* (PTS)*, os próprios grupos terapêuticos, as salas de espera e as *cartilhas** (Quadro 22.1).

Pacientes com alterações neurológicas devem iniciar seu processo de reabilitação o mais precocemente possível, sendo preferencialmente iniciado no ambiente hospitalar e continuado após a alta. Pacientes assistidos pelo SUS serão acompanhados pela AB, com encaminhamento oportuno aos centros de reabilitação; no caso de pacientes da rede privada, a articulação se

Quadro 22.1. Ferramentas de apoio ao atendimento fisioterapêutico na AB

Apoio matricial	O apoio matricial, também chamado de matriciamento, ocorre quando uma equipe especializada presta suporte à equipe mínima de saúde. Por exemplo, na AB o fisioterapeuta da eMulti participará das reuniões de equipe para a discussão dos casos, encaminhamentos e possíveis atendimentos aos pacientes que necessitarem desse apoio. O matriciamento geralmente ocorre para ampliar a capacidade do cuidado das equipes de referência (Brasil, 2014).
Projeto terapêutico singular	É uma variação da discussão de caso clínico, onde uma equipe interdisciplinar elabora um plano de cuidado para um paciente ou coletivo. O "projeto" leva em consideração as particularidades, expectativas e escolhas do indivíduo, bem como as características do território e as ferramentas disponíveis. Pode acontecer em qualquer um dos níveis de atenção à saúde e espera-se pela responsabilização conjunta entre as equipes de diferentes setores e entre equipe x paciente (Brasil, 2014).
Cartilha	É um material informativo/educativo em formato impresso que pode ser fornecido aos pacientes em todos os níveis de atenção com o objetivo de reforçar as informações prestadas durante o atendimento. Nelas são dados exemplos de exercícios, de posicionamentos, de autocuidados, bem como outras informações relevantes à saúde do paciente.

dá pelo próprio paciente e/ou pela família. É importante o envolvimento dos cuidadores para atender às demandas no decorrer do tratamento, de modo que o acesso aos programas de reabilitação ocorra conforme o preconizado pelas diretrizes da RCPD (Machado, 2016; Brasil, 2012a).

O início precoce do atendimento fisioterapêutico se pauta em evidências que mostram benefícios em ganhos de plasticidade neuronal (Filippo, *et al.*, 2015), ao passo que o início tardio está relacionado com prejuízos neuromotores e da recuperação funcional (Rodrigues, *et al.*, 2018). Podemos considerar que a atuação do fisioterapeuta da eMulti facilita o acesso dos pacientes neurológicos ao tratamento fisioterapêutico e garante seu monitoramento contínuo, isto é, acolhe o paciente da alta hospitalar até o início do tratamento nos centros de reabilitação, e retoma o acompanhamento após o término pela equipe especializada.

Isso é possível porque, na eMulti e na ESF, há um contato mais próximo com a família e a comunidade. Assim, o atendimento oferecido pelo fisioterapeuta permite o acesso precoce ao tratamento. Neste formato, as consultas são espaçadas, diferentemente do que ocorre nos centros de reabilitação, e tem a função de acompanhamento longitudinal do paciente. Para alcançar o sucesso terapêutico há maior necessidade da corresponsabilização do paciente e da família, bem como planejamento de estratégias juntamente com a equipe de ESF.

O vínculo entre a família e a ESF é realizado, em geral, pelos ACS. Estes são profissionais que residem no território e conhecem a realidade social e familiar dos usuários, o que permite melhor atuação dos profissionais nos casos que são apresentados (Brasil, 2012b). Para a fisioterapia, os ACS servem de apoio à família, identificam demandas fisioterapêuticas e estimulam os pacientes e seus familiares a seguirem as orientações dadas (Ribeiro *et al.*, 2007). Esse vínculo se estende a toda a equipe e garante laços afetivos entre a família e os profissionais de saúde. Isto possibilita maior eficácia nas ações da AB, pois dá lugar de escuta ao paciente e à família, acolhe as queixas e permite protagonismo de todos no tratamento (Furlan *et al.*, 2017).

Vale a pena ressaltar que o sucesso do acompanhamento terapêutico depende de serviços externos à AB (como o CRAS*, Creas**, escolas, serviços de esporte e lazer, entre outros), o que exige articulação com outros setores de serviços e de políticas públicas (Giovanella, 2009). Esta comunicação e acesso entre os serviços denomina-se *intersetorialidade*. No caso clínico apresentado neste capítulo você poderá conferir um exemplo prático de como ocorre essa articulação.

Cuidado domiciliar ao paciente neurológico

A atenção domiciliar (AD) é a modalidade de atenção à saúde que ocorre na moradia do paciente, apresenta vários níveis de complexidade e é um serviço integrado à RAS. Garante a continuidade do cuidado, pois envolve ações de: promoção à saúde; prevenção e tratamento de doenças; paliação e reabilitação (Brasil, 2020a,b; Brasil, 2017b). Para receber o atendimento domiciliar, o paciente necessita atender a uma série de critérios que vão variar entre a rede pública e a privada, mas que em ambas dependem do relatório e encaminhamento médico.

No SUS, a AD surgiu como uma estratégia para a "desospitalização" com continuidade ao tratamento. Atualmente compreende um intermediário entre a ação especializada e a atenção primária. O programa do governo que coordena a AD é o Melhor em Casa (Brasil, 2013b). De acordo com a necessidade do paciente, o cuidado domiciliar pode ser realizado por diferentes equipes, possuindo categorias específicas, denominadas AD1, AD2 e AD3 (Brasil, 2017b).

- AD1: refere-se aos usuários que requerem cuidados mais brandos e com menores intervenções da equipe. Neste caso, os cuidadores realizam os

* Centro de Referência da Assistência Social (CRAS).

** Centro de Referência Especializado de Assistência Social (Creas).

cuidados principais e de forma satisfatória (p. ex., acompanhamento de um paciente idoso pós-acidente vascular cerebral crônico). O acompanhamento é de responsabilidade das equipes de atenção básica.

- AD2: refere-se aos usuários que necessitam de cuidados intermediários para evitar ou abreviar uma hospitalização, por exemplo, no agravamento de afecções crônico-degenerativas, como a doença de Alzheimer, que podem requerer cuidados intermediários como uso de sonda nasogástrica. O acompanhamento é de responsabilidade do serviço de atenção domiciliar (SAD, composto pelas EMAD – equipe multiprofissional de atenção domiciliar – e EMAP – equipe multidisciplinar de apoio); todavia, o cuidado longitudinal é compartilhado com as equipes de AB.
- AD3: refere-se aos usuários que apresentam condição clínica mais complexa que as anteriores, requerendo cuidados multiprofissionais e mais frequentes, bem como uso de equipamento e/ou procedimentos de maior complexidade (p. ex., pacientes em ventilação mecânica ou que necessitam de nutrição parenteral). Os casos demandam maior período de AD e são de responsabilidade do SAD, com menor participação da AB.

O fisioterapeuta, como mencionado na seção anterior, é parte integrante das equipes de AB (por meio da eMulti), e, no caso da AD, pode compor as equipes de EMAD e EMAP (Brasil, 2012b).

Caso clínico

O caso clínico a seguir é fictício, mas ilustra uma ação de AD em que o fisioterapeuta é recrutado.

J.P. 36 anos, solteiro, ex-usuário de drogas e ex-etilista, trabalhava como ambulante. Diagnóstico de hipertensão arterial há 5 anos. Sofreu um acidente vascular cerebral (AVC) hemorrágico, permanecendo 20 dias internado no hospital de referência do município.

A UBS foi informada sobre o caso do paciente J.P. pelo hospital, solicitando acompanhamento e seguimento na reabilitação. A assistente social do hospital enfatizou a urgência do acompanhamento e também alertou que o paciente não recebia visitas e que foi difícil o contato com familiares para o processo de alta. Ressaltou que o mesmo era autônomo e estava emocionalmente abalado, pois apresentava uma importante limitação funcional e demonstrava preocupação com o futuro, renda e cuidados.

O caso foi discutido com a equipe da eMulti, tendo sido agendada uma visita domiciliar compartilhada com a presença do ACS, médico e enfermeiro da ESF em um primeiro momento, e com o fisioterapeuta, psicólogo e assistente social da eMulti em um segundo momento. A equipe foi recebida pela irmã do paciente, já que J.P. estava no quarto, choroso. A médica realizou as orientações clínicas, reforçou sobre o uso correto das medicações e controle da pressão arterial.

Na visita com a equipe da eMulti, os profissionais explicaram a proposta do acompanhamento e enfatizaram a corresponsabilização do cuidado. O fisioterapeuta realizou a avaliação física e verificou uma sequela motora importante no hemicorpo direito. Orientou posicionamentos, alongamentos, mobilizações e autocuidado. Enfatizou a importância da autonomia e do estímulo e participação da família. O psicólogo conversou com o paciente sobre o processo de reabilitação e a importância de cumprir o plano terapêutico proposto pela equipe. O assistente social esclareceu a respeito do Benefício de Prestação Continuada (BPC), orientando sobre o encaminhamento à previdência social. Conversou também com a irmã em relação ao papel da família no processo de reabilitação. A equipe explicou o fluxo de encaminhamento para o Centro Especializado em Reabilitação (CER) e agendaram nova visita para a semana seguinte.

Após a visita, o fisioterapeuta entrou em contato com a equipe do CER e agendou uma reunião para discussão do caso, solicitando prioridade para o atendimento. Na data marcada, o enfermeiro, o fisioterapeuta, o psicólogo e o ACS compareceram para uma nova visita e encontraram o paciente mais motivado e a irmã mais tranquila, seguindo o plano de cuidado proposto pela equipe. Reforçaram a importância da corresponsabilização do cuidado e comunicaram a data do agendamento para avaliação e acompanhamento no CER.

A família e o paciente foram orientados sobre as visitas domiciliares de monitoramento pela equipe ESF serem mantidas de formas espaçadas, sempre buscando dialogar com os outros serviços que compartilham do cuidado, tendo em vista o acompanhamento longitudinal do paciente.

Na rede privada o atendimento domiciliar ocorre por meio do *Home Care*, que é prestado por profissionais autônomos ou empresas especializadas. Os pacientes particulares geralmente buscam o serviço após a alta hospitalar e/ou encaminhamento médico; os que possuem algum seguro ou plano de saúde dependem da aprovação prévia das operadoras. Para isso, a operadora de saúde elabora um planejamento de atenção domiciliar (PAD) que definirá o volume e o tipo de atendimento. O PAD se baseia no NEAD (núcleo nacional das empresas de serviços de atenção domiciliar), que possui um *checklist* de várias condições pessoais do paciente e que gera um escore para definir a complexidade do tratamento (Moraes, 2020; Anahp-Nead, 2017). É importante, neste último caso, acionar a operadora o quanto antes para que não haja atraso no início do atendimento domiciliar.

Cuidado ambulatorial ao paciente neurológico

O cuidado ambulatorial ao paciente neurológico compõe parte importante do processo de reabilitação. A reabilitação se inicia no atendimento hospitalar, com as primeiras abordagens, sendo o objetivo principal incentivar a desospitalização precoce e evitar ou minimizar complicações (Brasil, 2020a,b). Preconiza-se que, por ocasião da alta hospitalar, o paciente receba relatório de sua condição clínica, encaminhamentos à equipe de reabilitação, além de orientações para cuidados domiciliares (Brasil, 2013b,c,d).

A pessoa com alteração funcional neurológica deve ser atendida em uma unidade ambulatorial por equipe multiprofissional com atuação interdisciplinar. As especialidades que podem integrar esta equipe são: assistente social, enfermeiro, fisioterapeuta, fonoaudiólogo, médico, nutricionista, psicólogo e terapeuta ocupacional (Brasil, 2013b,c,d). A fase do processo de reabilitação que é realizado pela atenção especializada tem o objetivo de permitir o máximo potencial funcional de cada paciente, dentro de suas possibilidades e limitações impostas por possíveis sequelas.

A assistência fisioterapêutica ao paciente neurológico na atenção especializada do SUS é realizada em ambulatórios ou centros de reabilitação. Estes serviços podem ser um equipamento municipal ou estabelecimentos habilitados pelo Ministério da Saúde de abrangência regional. Podem oferecer apenas uma modalidade de serviço de reabilitação, ou conter maior estrutura e ser classificado como um centro especializado em reabilitação (CER – **para maior detalhamento, veja a seção a seguir**).

Os equipamentos de atenção especializada em reabilitação devem produzir um programa de tratamento (PTS) em conjunto e de comum acordo com o usuário, seus cuidadores e com a rede de atenção (Brasil, 2012a). A equipe se reúne periodicamente e/ou realiza matriciamento entre os equipamentos de saúde, para avaliar as necessidades e capacidades do sujeito, bem como a indicação de dispositivos e tecnologias assistivas. Assim como nos demais níveis de complexidade, o foco do atendimento é na produção da autonomia e do máximo de independência do paciente nos diferentes aspectos da vida (Brasil, 2012a).

A característica principal do atendimento fisioterapêutico na rede ambulatorial do SUS é a assistência integrada a uma equipe interdisciplinar e multiprofissional, composta por profissionais fundamentais no processo de reabilitação. Por outro lado, na rede privada o atendimento ambulatorial ocorre em clínicas e centros de reabilitação, que podem ser apenas de fisioterapia ou multidisciplinares. Todavia, o atendimento é fragmentado, raramente há comunicação entre os membros da equipe multidisciplinar, e é, quase sempre, dependente do encaminhamento médico e autorização da operadora de saúde. Outras modalidades, como o atendimento filantrópico e nas universidades, são limitadas à disponibilidade de vagas nestes serviços e variam de acordo com cada instituição.

Para o bom funcionamento dos serviços é imprescindível operacionalizar a comunicação e o desenvolvimento de ferramentas que contribuam para a integração da rede e ampliação da clínica. Como exemplo, fortalecer o diálogo entre as equipes AB/eMulti e as unidades de reabilitação disponíveis, assim como os serviços de suporte (equipes de AD e UPAs), estabelecendo-se assim os canais para o retorno desses usuários e seu acompanhamento pelas equipes AB/eMulti. No caso da rede privada, este monitoramento longitudinal ficará sob responsabilidade do paciente/cuidadores e do clínico que o acompanha.

Centros especializados em reabilitação

O *Centro Especializado em Reabilitação (CER)* é um equipamento de atenção ambulatorial especializado em reabilitação que realiza diagnóstico, tratamento, concessão, adaptação e manutenção de tecnologia assistiva. É referência para a rede de atenção à saúde no território e poderá contemplar dois (CER II), três (CER III) ou, pelo menos, quatro (CER IV) serviços de reabilitação habilitados, entre eles: reabilitação auditiva, física, intelectual, visual, ostomias e em múltiplas deficiências. O CER pode conter também o serviço de oficina ortopédica (Brasil, 2012a). Quando o equipamento oferece apenas uma modalidade de reabilitação, este não se enquadra como CER.

A construção da rede de atenção especializada ao paciente neurológico e às pessoas com deficiência é realizada de acordo com as demandas da área onde está localizada. É integrada e composta por serviços de reabilitação municipais e complementada pelos serviços regionais habilitados em uma modalidade de reabilitação e pelos CERs (II, III ou IV), de acordo com as pactuações entre os gestores de cada região (RAS) e o Ministério da Saúde.

Um exemplo dessa diversidade é a Rede de Reabilitação Lucy Montoro (com custeio estadual), no estado de São Paulo. Ela compõe a rede de reabilitação juntamente com os CERs (com custeio federal) e ambulatórios municipais (custeio local). Contém um total de 18 unidades distribuídas pelo estado e fornece assistência regional de acordo com as necessidades do local onde está instalada.

Considerações finais

Neste capítulo, vimos que existem três níveis de atenção à saúde que são formados pelos serviços de atenção básica (nível primário), pelo atendimento domiciliar e ambulatorial (atenção secundária) e pelo atendimento hospitalar (nível terciário). O fisioterapeuta atua em todos estes níveis, tanto na rede pública como privada.

Embora, historicamente, a formação do fisioterapeuta tenha sido voltada ao modelo curativo/reabilitador, atualmente podemos observar o surgimento de iniciativas em mudanças no ensino, construindo assim outro perfil profissional. Hoje espera-se maior foco na assistência em nível primário, isto é, na prevenção e promoção da saúde, embora também valorizando os demais níveis de complexidade e a comunicação entre eles. Para isso é importante que o profissional seja flexível e esteja disposto à atuação inter e multidisciplinarmente, respeitando as pactuações entre equipe, paciente e família/cuidadores.

É importante ressaltar que há diferenças entre os sistemas de saúde público e privado, bem como na oferta de serviços entre as regiões. Enquanto o sistema público apresenta maior comunicação entre os serviços nos diferentes níveis de complexidade e, entre os profissionais, o sistema privado ainda é um modelo setorializado e com maior foco na reabilitação.

Bibliografia

- Amorim EG, et al. Avanços e desafios na atenção à saúde de pessoas com deficiência na atenção primária no Brasil: uma revisão integrativa. Holos. 2018;:224-36.
- ANAHP-NEAD. Associação Nacional de Hospitais Privados. Núcleo Nacional das Empresas de Serviços de Atenção Domiciliar. Manual de Atenção Domiciliar. São Paulo: ANAHP; 2017. Disponível em: <https://www.neadsaude.org.br/wp-content/themes/nead/nead-digital/Manual-de-Atencao-Domiciliar-ANAHP-NEAD/files/pdf/Manual-de-Atencao-Domiciliar-ANAHP-NEAD.pdf>. Acesso em 15 fev. 2021.
- Brasil. Presidência da República. Constituição da República Federativa do Brasil: promulgada em 5 de outubro de 1988. Brasília: Senado Federal; 1988.
- Brasil. Ministério da Saúde. Portaria nº 154/GM, de 24 de janeiro de 2008. Cria os Núcleos de Apoio à Saúde da Família (NASF). Diário Oficial da União, n. 18, 25 jan. 2008. Seção 1, p. 47-49.
- Brasil. Lei nº 14.231, de 28 de outubro de 2021. Inclui os profissionais fisioterapeuta e terapeuta ocupacional na estratégia de saúde da família. Diário Oficial da União - Seção 1 - 29/10/2021, Página 1.
- Brasil. Ministério da Saúde. Portaria GM/MS nº 635, de 22 de maio de 2023. Institui, define e cria incentivo financeiro federal de implantação, custeio e desempe-

nho para as modalidades de equipes Multiprofissionais na Atenção Primária à Saúde. Diário oficial da União - Edição: 96-B | Seção: 1 - Extra B | Página: 11.

- Brasil. O trabalho do agente comunitário de saúde. Brasília: Ministério da Saúde; 2009.
- Brasil. Portaria Nº 4.279, de 30 de dezembro de 2010. Estabelece diretrizes para a organização da Rede de Atenção à Saúde no âmbito do Sistema Único de Saúde (SUS). Diário Oficial da União, 31 de dezembro de 2010. Seção 1, p. 88.
- Brasil. Portaria Nº 793, de 24 de abril de 2012. Institui a rede de cuidados à pessoa com deficiência no âmbito do Sistema Único de Saúde. Diário Oficial da União; 2012.
- Brasil. Ministério da Saúde. Secretaria de Atenção à Saúde. Departamento de Atenção Básica. Caderno de atenção domiciliar. Brasília: Ministério da Saúde; 2012.
- Brasil. Secretaria de Direitos Humanos da Presidência da República (SDH/PR)/ Secretaria Nacional de Promoção dos Direitos da Pessoa com Deficiência (SNPD). Viver sem Limite – Plano Nacional dos Direitos da Pessoa com Deficiência Brasília, DF: SDH-PR/SNPD; 2013.
- Brasil. Ministério da Saúde. Portaria Nº 963/GM, de 27 de maio de 2013. Redefine a atenção domiciliar no âmbito do Sistema Único de Saúde (SUS). Diário Oficial da União, 28 de maio de 2013. Seção 1, p. 30.
- Brasil. Ministério da Saúde. Secretaria de Atenção à Saúde. Departamento de Ações Programáticas Estratégicas. Diretrizes de atenção à reabilitação da pessoa com acidente vascular cerebral/Ministério da Saúde, Secretaria de Atenção à Saúde, Departamento de Ações Programáticas Estratégicas. Brasília: Ministério da Saúde; 2013. 72p.: il. ISBN 978-85-334-2083-0 1. Acidente vascular cerebral. 2. Agravos à saúde. 3. Saúde pública. I. Título.
- Brasil. Ministério da Saúde. Secretaria de Atenção à Saúde. Departamento de Ações Programáticas Estratégicas. Diretrizes de Atenção à Pessoa com Lesão Medular/Ministério da Saúde, Secretaria de Atenção à Saúde, Departamento de Ações. Programáticas Estratégicas e Departamento de Atenção Especializada. Brasília: Ministério da Saúde; 2013.
- Brasil. Ministério da Saúde. Núcleo de Apoio à Saúde da Família Volume 1: ferramentas para a gestão e para o trabalho cotidiano. Cadernos de Atenção Básica (39). Brasília, DF: Ministério da Saúde; 2014.
- Brasil. Ministério da Saúde. Portaria Nº 2.436, de 21 de setembro de 2017. Aprova a Política Nacional de Atenção Básica, estabelecendo a revisão de diretrizes para a organização da Atenção Básica, no âmbito do Sistema Único de Saúde (SUS). Brasília, DF: Ministério da Saúde; 2017.
- Brasil. Ministério da Saúde. Portal da Saúde. PROADI SUS. Projeto complexidade do cuidado na atenção domiciliar programa de desenvolvimento institucional do Sistema Único de Saúde – PROADI SUS 2017. Hospital Alemão Oswaldo Cruz.
- Brasil. Ministério da Saúde. Secretaria de Atenção Especializada à Saúde. Departamento de Atenção Hospitalar, Domiciliar e de Urgência. Atenção Domiciliar na Atenção Primária à Saúde. Brasília: Ministério da Saúde; 2020.

- Brasil. Ministério da Saúde. Secretaria de Atenção Primária à Saúde. Linha de Cuidado do Acidente Vascular Cerebral (AVC) no adulto [recurso eletrônico]/ Ministério da Saúde, Secretaria de Atenção Primária à Saúde. Brasília: Ministério da Saúde, 2020. 52 p.: il. Modo de acesso: World Wide Web: http://bvsms.saude.gov.br/bvs/linha_cuidado_acidente_vascular_cerebral_adulto.pdf ISBN 978-85-334-2859-1 1. Acidente Vascular Cerebral (AVC). 2. Agravos à saúde. 3. Cuidados primários de saúde. I. Título.
- Campos GWS. Reflexões sobre a clínica ampliada em equipes de saúde da família. In: Campos GWS. Saúde Paidéia. São Paulo: Hucitec; 2003. p. 68.
- De Campos Oliveira MA, Pereira IC. Atributos essenciais da atenção primária e a estratégia saúde da família. Revista Brasileira de Enfermagem. 2013;66:158.
- Filippo TRM, et al. Neuroplasticidade e recuperação funcional na reabilitação pós-acidente vascular encefálico. Acta Fisiátrica. 2015;22(2).
- Furlan MCR, Dos Santos AG, Marcon SS. O vínculo com o profissional de saúde no tratamento de tuberculose: percepção dos usuários. Revista de Enfermagem do Centro Oeste Mineiro. 2017;7.
- Giovanella L, et al. Saúde da família: limites e possibilidades para uma abordagem integral de atenção primária à saúde no Brasil. Ciência & Saúde Coletiva. 2009;14:783-94.
- Machado WCA, et al. Alta hospitalar de clientes com lesão neurológica incapacitante: impreteríveis encaminhamentos para reabilitação. Ciência & Saúde Coletiva. 2016;21:3161-70.
- Moraes HD. O impacto de um plano de assistência individual na internação domiciliar. Lisboa: Iscte, 22321. Dissertação de mestrado. 2020. Disponível em <http://hdl.handle.net/10071/22321>
- Mota PHS. Implementação da rede de cuidados à pessoa com deficiência: contexto, valores e níveis do cuidado. 2020. Tese (Doutorado em Saúde Pública) – Faculdade de Saúde Pública, Universidade de São Paulo, São Paulo, 2020. doi:10.11606/T.6.2020.tde-11032020-132928. Acesso em: 2021-12-20.
- Ocké-Reis CO, Andreazzi MFS, Silveira FG. Mercado de planos de saúde no Brasil: uma criação do estado? Revista de Economia Contemporânea [online]. 2006;10(1):157-85. [Acesso 1 Dezembro 2021]. Disponível em: <https://doi.org/10.1590/S1415-98482006000100007>
- Paim J, Travassos C, Almeida C, Bahia L Macinko J. The Brazilian health system: history,advances,andchallenges.Lancet(London,England).2011;377(9779):1778-97. https://doi.org/10.1016/S0140-6736(11)60054-8.
- Ribeiro KSQS, et al. A participação de agentes comunitários de saúde na atuação da fisioterapia na atenção básica. Rev APS. 2007;10(2):123-48.
- Rodrigues RWP, et al. Efeito da fisioterapia precoce na interação neuroglial após lesão no córtex motor. Sci Elec Arch. 2018;11(6).
- Teixeira AR, et al. Atuação do fisioterapeuta nos Núcleos Ampliados de Saúde da Família e atenção básica do município de Barbacena-MG. Cadernos de Educação, Saúde e Fisioterapia. 2018;5(10).

Capítulo 23

Atenção Hospitalar

Alessandre de Carvalho Júnior
Ana Sílvia Scavacini Marinonio
Maria Claudia Nehme Passos

Introdução

As lesões neurológicas representam as principais causas de doenças não fatais que consomem uma grande proporção de gastos com saúde. O acesso limitado aos cuidados integrados de saúde e outros serviços para pessoas com doenças neurológicas sobrecarrega os serviços de cuidados intensivos[1] e aumenta as taxas de internação hospitalar. Isso pode tornar-se um fator complicador por gerar sofrimento aos pacientes e familiares, além de expor os pacientes a complicações associadas à hospitalização. Nos pacientes adultos, em sua maioria, essas internações ocorrem diretamente após o primeiro atendimento realizado no pronto-socorro. Já nos recém-nascidos prematuros, as lesões neurológicas se desenvolvem durante o período de internação nas unidades de terapia intensiva neonatais.

A hospitalização é uma condição de considerável complexidade, e os efeitos deletérios de uma internação prolongada, principalmente em uma unidade de terapia intensiva (UTI), resultam em diversas disfunções clínicas amplamente conhecidas, como aumento de comorbidades, infecções hospitalares, prolongamento do tempo de ventilação mecânica, deformidades osteomusculares, entre outros.[2,3] Na população com lesão neurológica grave, esses efeitos geram complicações ainda mais intensas, uma vez que o sistema nervoso central (SNC) desempenha um papel primordial no gerenciamento de todas as atividades orgânicas e no controle da homeostase corporal.

O cuidado prestado ao recém-nascido prematuro, susceptível ao desenvolvimento de lesões do SNC e ao paciente com lesão neurológica aguda, conhecido como *neurocrítico*, representa um grande desafio clínico. Para que esse cuidado possa ser realizado de forma integral, é necessária uma abordagem multiprofissional que atenda a toda a complexidade e às demandas que o contexto hospitalar exige.

Diante desse cenário, o manejo correto da ventilação mecânica, a oferta balanceada de estímulos sensoriais e a realização de uma mobilização adequada às necessidades do paciente neurocrítico constituem tarefas fundamentais para o fisioterapeuta. Essas ações possibilitam condições terapêuticas que auxiliam a recuperação funcional, contribuindo para um desfecho favorável.

Além disso, pacientes com condições neurológicas crônicas e progressivas, que necessitam de acompanhamento após a alta hospitalar, devem ter acesso a serviços integrados e informações adequadas no momento da desospitalização. Isso é essencial para garantir maior segurança na alta hospitalar, com o objetivo de diminuir os riscos à saúde advindos de complicações secundárias e novas internações. Para tanto, são necessárias mudanças nas relações de integração dos serviços e pontos de atenção do sistema de saúde, visando facilitar o acesso ao sistema, o encaminhamento dos pacientes para serviços de terapia intensiva especializados e para os programas de reabilitação disponíveis na comunidade.[4]

Nesse contexto, é fundamental o conhecimento dos processos e princípios do SUS que orientam a alta de pacientes neurológicos, garantindo que as informações cheguem com objetividade e sistematicidade aos pontos da Rede de Cuidados da Pessoa com Deficiência.[5] Além disso, é importante compreender o processo de encaminhamento na rede privada.

O cuidado do paciente adulto e idoso

Ventilação mecânica invasiva

Pacientes com lesão cerebral aguda frequentemente requerem ventilação mecânica ou outras formas de suporte respiratório.[6-11] Esses pacientes podem apresentar insuficiência respiratória devido à perda de reflexos de proteção das vias aéreas ou à diminuição da atividade do centro respiratório, aumentando a probabilidade de desenvolver complicações, como infecções pulmonares e síndrome do desconforto respiratório agudo (SDRA).[9-11] Sendo assim, o manejo correto da ventilação mecânica no período agudo ganha destaque central, garantindo maior sobrevida e manutenção das atividades orgânicas.

Ao longo do processo de assistência ventilatória, que vai desde a intubação orotraqueal até o processo de descontinuação da ventilação mecânica, existem alguns tópicos que merecem atenção especial, como descrito a seguir.

Intubação orotraqueal

A decisão de prosseguir com a intubação orotraqueal deve ser guiada por uma combinação de fatores, incluindo o nível de consciência (Escala de Coma de Glasgow < 8), agitação e aumento da combatividade, perda dos reflexos de proteção de vias aéreas, elevação significativa da pressão intracraniana (PIC) ou evidência clínica de herniação cerebral.[12]

Manejo da PaO_2 e $PaCO_2$

A pressão arterial de oxigênio (PaO_2) e a pressão de dióxido de carbono ($PaCO_2$) são dois parâmetros sensíveis na hemodinâmica cerebral. Os vasos cerebrais são especialmente sensíveis às mudanças de $PaCO_2$: com a queda da PCO_2, há vasoconstrição cerebral, e, com seu aumento, ocorre vasodilatação. Essas alterações do tônus vascular são mediadas por mudanças na concentração extracelular do íon de hidrogênio por difusão do CO_2 do interior dos vasos.[13]

Nos pacientes com lesão neurológica aguda, com ou sem elevação clínica significativa da PIC, o alvo de PaO_2 é de 80-120 mmHg. Em relação ao manejo dos níveis de $PaCO_2$, o consenso da European Society of Intensive Care Medicine preconiza adotar uma hiperventilação leve (30-35 mmHg) de curto prazo em pacientes que apresentem herniação cerebral. Há divergências quanto ao uso dessa medida nos casos em que há alterações clínicas significativas de PIC, porém sem evidência de herniação. Nos pacientes que não apresentam evidência clínica de aumento de PIC, a $PaCO_2$ deve ser mantida entre 35-45 mmHg.[12,14]

Manobra de recrutamento alveolar, posição prona e ECMO

A Manobra de Recrutamento Alveolar (MRA), um recurso que visa melhorar a oxigenação, deve ser avaliada com critério, considerando as possíveis repercussões na pressão de perfusão cerebral (PPC) e o consequente aumento da PIC.[12] A posição prona também apresenta alguns potenciais efeitos prejudiciais na hemodinâmica cerebral, podendo aumentar a PIC; no entanto, em pacientes que não apresentam elevação da PIC e que concomitantemente apresentam quadro de SDRA moderada ou grave (relação $PaO_2/FiO_2 < 150$), esta pode ser considerada.[12]

O Suporte de Circulação Extracorpóreo (ECMO) deve ser evitado em pacientes com lesão neurológica aguda, devido à relação entre o uso da ECMO e a ocorrência de hemorragias intracranianas e isquemias cerebrais, resultando em complicações neurológicas graves.[12]

Desmame e extubação

A decisão de prosseguir com a descontinuação da ventilação mecânica deve ser orientada por alguns fatores, incluindo a trajetória clínica, o nível de consciência e a presença de reflexos protetores de vias aéreas.

Os principais preditores de falha na extubação são: pneumonia, atelectasia, tempo de ventilação mecânica maior que 24 horas, rebaixamento do nível de consciência (Escala de Coma de Glasgow entre 7-9), inabilidade de seguir comandos (especialmente o de fechar os olhos), secreção espessa e alteração de reflexo faríngeo.[15,16]

Mobilização precoce

Os principais objetivos do tratamento fisioterapêutico de pacientes com alterações neurológicas são minimizar ou prevenir sequelas, recuperar a funcionalidade, proporcionar o retorno do paciente às AVD's, manter sua independência funcional e diminuir o tempo de internação. Para tanto, a mobilização precoce tornou-se uma estratégia importante, cabendo ao fisioterapeuta definir o melhor modelo de intervenção, sua intensidade, periodicidade, continuidade ou interrupção.[17]

Tabela 23.1. Considerações da mobilização precoce no atendimento neurocrítico

Diagnóstico	Tempo para mobilização	Considerações	Proposta de solução
AVE-i	>24 h	Perfusão cerebral, mudança no nível da cabeceira	Monitorização rigorosa da PA; Evitar mobilização durante manejo de vasopressores
HSA	24-48 h pós-controle do rompimento aneurismático	Deslocamento da DVE Elevação da PIC	Garantir DVE segura; Picos isolados da PIC podem ser tolerados
HIP	>24 h e estabilidade da hemorragia	Elevação da PA	Monitorização rigorosa da PA; Vigilância na mobilização durante o uso de DVA
TRM	24 h pós-fixação da coluna	Hipotensão ortostática	Monitorização rigorosa da PA; Evitar mobilização durante manejo de vasopressores
TCE	24h pós-estabilidade da hemorragia	Elevação da PIC	Monitorar PIC criteriosamente; picos isolados da PIC podem ser tolerados

AVC-i: acidente vascular encefálico isquêmico; HSA: hemorragia subaracnóidea; DVE: derivação ventricular externa; DVA: droga vasoativa; HIP: hemorragia intraparenquimatosa; PA: pressão arterial; PIC: pressão intracraniana; TCE: traumatismo cranioencefálico; TRM: traumatismo raquimedular.

A mobilização dentro da UTI é um dos fatores modificáveis mais importantes, com potencial para impactar a sobrevivência a longo prazo, a funcionalidade e a qualidade de vida. É também um recurso para tratamento de dores, minimização do uso de sedativos e prevenção do *delirium*.[18] A mobilização precoce pode resultar em menor tempo de internação dos pacientes na UTI e no hospital, mas está associada principalmente à melhora da funcionalidade no momento da alta de ambos os ambientes.[17]

No entanto, a mobilização precoce (definida como aquela realizada em um tempo menor que 72 horas do evento neurológico agudo)[19] ainda é controversa entre os pacientes neurocríticos, devido ao maior risco de quedas, além de possíveis alterações no nível de consciência e comportamento (como impulsividade), o que torna a mobilização mais desafiadora (Tabela 23.1).[18]

Estudo AVERT

O estudo AVERT[20] (Reabilitação Muito Precoce) teve como objetivo principal comparar a eficácia da mobilização muito precoce (em até 24 h após o *icto*) com o cuidado usual (entre 24-48 h) em indivíduos acometidos por AVE. Trata-se de um estudo randomizado, controlado, multicêntrico, com uma amostra de 2.106 indivíduos, considerado pioneiro em neurorreabilitação. Para definir a intervenção como "muito precoce", foram estabelecidos três elementos essenciais:

- Início da mobilização dentro das primeiras 24 horas após o AVE.
- Foco em atividades fora do leito.
- Resultados funcionais em até 3 sessões.

Ao contrário do esperado, o grupo que demonstrou resultados mais favoráveis foi o que iniciou a mobilização após as primeiras 24 h (cuidado usual). É importante notar que as diferenças de intervalo de tempo para o início da fisioterapia entre os grupos são curtas, ou seja, do ponto de vista clínico, a "janela de tempo ideal" para iniciar a mobilização é contada em poucas horas. O estudo trouxe alguns achados relevantes:

- Pacientes que iniciaram a mobilização entre 24 e 48 horas após o icto apresentaram resultados funcionais significativos em 3 meses.
- A mobilização muito precoce (<24 horas após o icto) reduziu as chances de um resultado favorável em 3 meses.
- Não houve, entretanto, diferença nas taxas de efeitos adversos e mortalidade entre os dois grupos.

Desospitalização

O processo da alta hospitalar deve ser programado e fundamentado na melhora das condições clínicas e no encaminhamento adequado dos pacientes que necessitam de cuidados continuados, para evitar novas internações e proporcionar uma reabilitação neurológica completa ao paciente.

Readmissões hospitalares podem ser evitadas com programas que contemplem avaliação de risco de quedas, vacinações, cuidados meticulosos de enfermagem e cuidados preventivos, o que compete a toda a equipe multidisciplinar. Além disso, intervenções durante e após a alta, como planejamento da alta, reabilitação apropriada e intensiva, educação individualizada do paciente, recursos de cuidados de transição, acompanhamento médico, gerenciamento agressivo de fatores de risco cardiovascular e reabilitação contínua pós-alta, reduzem as taxas de readmissão e a carga de saúde resultante.[21]

Instrumentos podem ser usados para acompanhar pacientes neurológicos em processos de reabilitação. Em condições específicas como o AVE, o *Post-Stroke Checklist (mPSC* – Lista de verificação pós-AVE) pode identificar problemas relevantes e facilitar a intervenção direcionada.[22]

O processo de reabilitação continua é o tratamento mais efetivo para prevenir ou recuperar a incapacidade de pacientes com alterações neurológicas, o qual se inicia ainda na hospitalização e normalmente continua em ambulatório quando o paciente recebe alta para casa. A fisioterapia faz parte do programa de reabilitação multidisciplinar que visa melhorar a força, o equilíbrio, a coordenação, a resistência e a flexibilidade dos pacientes.[23] Embora seja indicada a continuidade do processo de reabilitação pós-alta hospitalar, alguns pacientes não têm acesso a esses tratamentos por barreiras financeiras ou de acessibilidade. Treinar os pacientes e cuidadores para realizar uma terapia domiciliar estruturada com foco em exercícios terapêuticos pode ser uma estratégia benéfica para suprir essas necessidades.[23]

O cuidado em neonatologia

No outro extremo da idade cronológica, estão os recém-nascidos (RN) prematuros, cuja sobrevida tem aumentado nas últimas décadas em decorrência dos avanços na medicina perinatal.[24] Entretanto, devido à imaturidade sistêmica e maior morbidade, esses neonatos têm maior necessidade de internação em UTI,[25] onde são expostos a um excesso de estímulos e manuseios[26] que podem interferir na maturação do SNC, ainda em desenvolvimento, e contribuir para a ocorrência de lesões neurológicas.[27] Nesse período, ainda crítico em termos de proliferação e migração neuronal para estabelecer a maior parte dos circuitos neuronais,[28] a matriz germinativa, área do cérebro em desenvolvimento que dá origem às células neuronais da substância cinzenta, ainda é altamente vascularizada, metabolicamente muito ativa e suprida por uma rede densa de capilares frágeis que tornam o prematuro mais susceptível à hemorragia ou isquemia do SNC.[29]

Considerando a maior necessidade de admissão em UTI[5] e a susceptibilidade do RN prematuro ao desenvolvimento de lesões do SNC, diversas estratégias têm sido desenvolvidas e adotadas para modificar a assistência oferecida aos RN de muito baixo peso e reduzir a ocorrência de lesão cerebral.[28,30,31]

Uma dessas estratégias se fundamenta no manuseio mínimo, um conjunto de práticas que devem ser adotadas desde a admissão do neonato prematuro (com peso de nascimento menor que 1.500 gramas) na unidade de terapia intensiva neonatal (UTIN) durante pelo menos as primeiras 72 horas de vida, para potencialmente reduzir as lesões cerebrais nessas crianças. Entre as práticas do manuseio mínimo estão: a realização dos cuidados por profissionais experientes,[30,31] manutenção da normotermia,[32] estabilidade respiratória, implementação de medidas para reduzir estímulos e manuseios inapropriados, posicionamento adequado, cuidado com manobras de fisioterapia respiratória, procedimentos de aspiração traqueal.[30,31]

- Equipe: profissionais experientes devem ser designados para o atendimento desses RN,[31] a fim de minimizar o risco de erros que podem resultar em lesões ou morte.[33]
- Temperatura corporal: na vida intrauterina, a temperatura corporal dos fetos é estável e dependente da temperatura do organismo materno; ao nascimento, sua manutenção passa a ser realizada pelos mecanismos de termorregulação do neonato.[34] Entretanto, o RN prematuro se torna susceptível às variações de temperatura corporal, que estão relacionadas à maior morbimortalidade. RN que são capazes de manter a temperatura corporal apropriada desde a sala de parto têm melhores chances de sobreviver, uma vez que evoluem com melhor estabilidade das funções fisiológicas,[35] gastam menos energia e têm melhora no crescimento.[36] Assim, a manutenção da normotermia (temperatura corporal entre 36.5°C e 37.5°C) é fundamental desde a admissão na UTIN e durante pelo menos uma semana após o nascimento.[32,37]

Algumas situações da rotina da sala de parto e da UTIN podem contribuir para a manutenção da normotermia em RN prematuros. Na sala de parto, esses neonatos devem ser recebidos em campos estéreis e aquecidos, envoltos em sacos plásticos e levados para berços aquecidos previamente ligados, com colchões térmicos também pré-aquecidos.[32,38-40] Nas UTIN, além da manutenção dos cuidados iniciados na sala de parto, é recomendada a utilização de incubadoras com ajuste de umidificação e temperatura para promover um ambiente de termoneutralidade.[41] O contato pele a pele para RN prematuros com peso de nascimento acima de 1.200 g e em boas condições de vitalidade diminui o risco de hipotermia nas primeiras horas de vida.[42,43]

Atenção deve ser dada à perda de temperatura corporal em decorrência da abertura das portinholas para procedimentos e excesso de manipulação, que provocam variação da temperatura ambiente, resultando em hipotermia.[34,44] Uso de placas de radiografia em contato direto com o corpo do neonato também contribui para a hipotermia pelo mecanismo de condução. Para o RN em suporte ventilatório, a umidificação e o aquecimento dos gases inspirados são essenciais para a promoção da estabilidade térmica.[38] Aquecimento e umidificação inadequados dos gases ofertados causam, além dos efeitos diretos no sistema respiratório, redução da temperatura corpórea. Uma hora de ventilação com gás seco e frio reduz a temperatura corpórea em 1,4°C.[32]

- Estabilidade respiratória: a relação da estabilidade respiratória com as lesões do SNC ocorre pelos efeitos diretos do esforço e assincronia ventilatória na flutuação do fluxo sanguíneo cerebral[32] ou pelos efeitos da flutuação e inadequação da ventilação e oxigenação. A flutuação da $PaCO_2$ é um fator independente de pior prognóstico em prematuros de extremo baixo peso,[45] e a oxigenação a níveis menores de 80% por períodos prolongados está associada a atraso cognitivo ou de linguagem e alteração motora aos 18 meses.[46] Para minimizar esses riscos, os parâmetros ventilatórios devem ser individualizados e cuidadosamente ajustados, o circuito deve se manter livre de ar condensado e o escape de gás ao redor da cânula (que usualmente não tem balonete) deve estar controlado. A dor é outra fonte de assincronia ventilatória em neonatologia.
- Ruído e iluminação: o sistema auditivo e o sistema visual iniciam seu desenvolvimento a partir da quarta semana de vida intrauterina, entretanto ainda são incompletos se o nascimento é prematuro.[26,27,47,48] O sistema auditivo processa adequadamente os estímulos recebidos somente após o nascimento a termo[22,23] e o sistema visual ainda é imaturo aos 12 meses de idade.[47,48] Dessa forma, o nascimento prematuro pode ser crítico para o desenvolvimento desses sistemas por expor o neonato ao excesso de ruído e iluminação inerentes ao ambiente de terapia intensiva.[49] Na tentativa de adequar os estímulos auditivos e visuais nas UTIN e minimizar esses riscos, modificações estruturais e comportamentais por meio de programas de educação continuada têm sido realizadas.[26]

Dentre as modificações estruturais, a utilização de revestimentos, equipamentos e mobiliários que absorvam o som, bem como a maior distância entre os leitos, contribuem para a redução dos ruídos.[50] A iluminação, por sua vez, pode ser adequada com o uso de mobílias, pisos e paredes foscos, que não refletem a luz, além da implementação de iluminação individual, a ser acionada durante a manipulação de um neonato específico.[50]

As modificações comportamentais incluem a conscientização da equipe em relação aos efeitos da potencialização sonora decorrente do tom de fala, da colocação de materiais sobre a incubadora, do bater de portas, do uso de celulares ou de qualquer outro tipo de som na unidade. Também é necessário estimular a diminuição dos alarmes da monitoração, da incubadora, das bombas de infusão, do ventilador mecânico e do toque do telefone da unidade. Para minimizar as variações de luz, é recomendado o uso de coberturas escuras nas incubadoras,[51] a redução da luz no período noturno[52] e a implementação de projetos que reduzam a iluminação da unidade durante períodos específicos do dia e da noite.

- Manipulação e dor: nesses ambientes estressantes, os neonatos são frequentemente manipulados para monitoração, tratamento e cuidados. Atenção deve ser dada à frequência, duração, qualidade e momento em que o manuseio é realizado, uma vez que grande parte desses procedimentos é dolorosa.[53] A dor, especialmente nos prematuros, resulta em respostas autonômicas imediatas, com alteração da frequência cardíaca e respiratória, hipoxemia e alteração do fluxo sanguíneo cerebral, o que pode levar a isquemia tecidual ou hemorragia peri ou intraventricular.[54,55] A redução da substância branca e cinzenta e o menor crescimento cerebral estão associados ao estresse decorrente de períodos prolongados de dor.[56] A longo prazo, adolescentes submetidos a estímulos dolorosos no período neonatal apresentam menor tolerância à dor e sensação de maior intensidade, especialmente aqueles com quociente de inteligência menor.[57]

  Na rotina diária de uma UTIN, algumas estratégias são adotadas para controlar a dor e minimizar seus efeitos. Dentre elas, destacam-se: contato pele-a-pele durante procedimentos dolorosos,[58] manipulações agrupadas e breves, evitar a duplicação de tarefas, redução do número de fitas adesivas coladas na pele do recém-nascido, otimização da monitoração não invasiva, contenção antes de qualquer procedimento doloroso e consolo, se necessário.

- Posição de cabeça na linha média: considerando a influência da posição da cabeça na hemodinâmica cerebral e a predisposição do neonato prematuro para a ocorrência de hemorragia cerebral, a orientação é manter o RN de muito baixo peso com a cabeça alinhada ao tronco e o leito elevado a 30º durante todo o período de manuseio mínimo.[30] A rotação da cabeça pode obstruir a veia jugular ipsilateral, aumentar o fluxo sanguíneo cerebral e predispor às lesões hemorrágicas da matriz germinativa. Embora uma revisão sistemática publicada em 2017 tenha sido inconclusiva quanto aos benefícios e efeitos adversos da melhor posição da cabeça,[59] a prática do alinhamento parece melhorar a oxigenação do tecido cerebral em prematuros menores de 32 semanas durante as primeiras 48 horas de vida.[60] Um alinhamento adequado da cabeça ao tronco é conseguido com o neonato em decúbito dorsal, posicionado com cueiros e coxins.

- Fisioterapia respiratória: as técnicas de fisioterapia respiratória são comumente empregadas para mobilizar secreções, mas, para neonatos prematuros, que usualmente apresentam doenças pulmonares caracterizadas pela imaturidade pulmonar e menor produção de surfactante (e não por hipersecreção), essas técnicas são de indicação controversa.[61] Além disso, deve-se considerar a susceptibilidade para lesões cerebrais diante da variação na pressão intratorácica provocada pela execução das mesmas, , especialmente se realizadas durante as primeiras 72h de vida em prematuros de muito baixo peso.[31]
- Aspiração traqueal: a aspiração traqueal é o procedimento invasivo mais realizado em RN intubados; entretanto, está associada à flutuação de fluxo sanguíneo cerebral e lesão do SNC. Assim, para neonatos de muito baixo peso, sua indicação durante as primeiras 72 horas de vida deve ser criteriosa, respeitando rigorosamente a avaliação clínica. São indicativos de necessidade de aspiração: queda de PaO_2, assincronia do RN com o respirador, presença de secreção visível na cânula, deterioração aguda da função respiratória, aumento do trabalho respiratório, bem como alteração de frequência cardíaca, nível de atividade e ausculta pulmonar. Entretanto, antes do procedimento, outras causas de descompensação clínica devem ser consideradas.
- Estimulação precoce: somente após o término do período de manipulação mínima, as técnicas de estimulação precoce são indicadas com o objetivo de prevenir alterações musculoesqueléticas e potencializar as capacidades físicas e intelectuais.[62] Para isso, são realizados, de forma progressiva até a alta hospitalar, posicionamento terapêutico (incluindo posição canguru), estímulos visuais, táteis, cinestésicos, vestibulares e vivência corporal, com intensidade e fre-

quência que variam de acordo com a estabilidade clínica, suporte ventilatório em uso, rotina diária, idade cronológica e ganho diário de peso do RN.[63,64] Em neonatos com lesão neurológica já instalada, são incluídas no tratamento técnicas para compensar os déficits e promover melhor função e independência.[64]

Considerações finais

Pacientes com lesões neurológicas que necessitam de cuidados intensivos ou que permanecerão em unidades de internação apresentam particularidades que devem ser respeitadas durante todo o processo de tratamento, a fim de minimizar complicações ou falhas no processo de recuperação. A mobilização precoce deve ser realizada sempre que indicada, respeitando suas contraindicações e limitações.

Um programa de reabilitação neurológica deve atender às necessidades individuais, sendo de grande importância o envolvimento ativo do paciente e de sua família para seu sucesso. O objetivo da reabilitação neurológica é ajudar o paciente a retomar ao mais alto nível de função e independência possível, melhorando assim sua qualidade de vida.

Referências

1. Pugh JD, McCoy K, Williams AM, Bentley B, Monterosso L. Rapid evidence assessment of approaches to community neurological nursing care for people with neurological conditions post-discharge from acute care hospital. Health Soc Care Community. 2019 Jan;27(1):43-54. doi: 10.1111/hsc.12576. Epub 2018 Apr 16. PMID: 29663553.
2. Li Z, Peng X, Zhu B, Zhang Y, Xi X. Active mobilization for mechanically ventilated patients: a systematic review. Arch Phys Med Rehabil. 2013;94(3):951–61.
3. Kayambu G, Boots R, Paratz J. Physical therapy for the critically ill in the ICU: a systematic review and meta-analysis. Crit Care Med. 2013;41(6):1543–54.
4. Machado WCA, da Silva VM, da Silva RA, Ramos RL, de Figueiredo NMA, Branco EM SC, et al. Alta hospitalar de clientes com lesão neurológica incapacitante: impreteríveis encaminhamentos para reabilitação. Ciênc Saúde Coletiva. 2016;21(10):3161-70. https://doi.org/10.1590/1413-812320152110.17232016.
5. Brasil. Ministério da Saúde (MS), Portaria nº 793, de 24 de abril de 2012. Institui a Rede de Cuidados à Pessoa com Deficiência no âmbito do Sistema Único de Saúde. Diário Oficial da União. 2012; 25 abr.
6. Del Sorbo L, Goligher EC, McAuley DF, et al. Mechanical ventilation in adults with acute respiratory distress syndrome: summary of the experimental evidence for the clinical practice guideline. Ann Am Thorac Soc. 2017;14:S261–S270.

7. Kienbaum P, Pelosi P, Gama de Abreu M, et al. Temporal changes in ventilator settings in patients with uninjured lungs. Anesth Analg. 2008;2018:1.
8. Stevens RD, Lazaridis C, Chalela JA. The role of mechanical ventilation in acute brain injury. Neurol Clin. 2008;26:543-63.
9. Cinotti R, Bouras M, Roquilly A, Asehnoune K. Management and weaning from mechanical ventilation in neurologic patients. Ann Transl Med. 2019;6:381.
10. Della Torre V, Badenes R, Corradi F, Racca F, Lavinio A, Matta B, et al. Acute respiratory distress syndrome in traumatic brain injury: how do we manage it? J Thorac Dis. 2017;9(12):5368–81.
11. Borsellino B, Schultz MJ, Gama de Abreu M, Robba C, Bilotta. Mechanical ventilation in neurocritical care patients: a systematic literature review. Expert Rev Respir Med. 2016;10(10):1123–32.
12. Robba C, et al. Mechanical ventilation in patients with acute brain injury: recommendations of the European Society of Intensive Care Medicine consensus. Intensive care medicine. 2020;46.12:2397-2410.
13. Donnelly J, Budohoski KP, Smielewski P, Czosnyka M. Regulation of the cerebral circulation: bedside assessment and clinical implications. Crit Care. 2016 May 5;20(1):129.
14. Silva PL, Pelosi P, Rocco PRM. Understanding the mysteries of mechanical power. Anesthesiology. 2020;132(5):949-50.
15. Ouellette DR, Patel S, Girard TD, Morris PE, Schmidt GA, Truwit JD, et al. Liberation from Mechanical Ventilation: An Official American College of Chest Physicians/American Thoracic Society Clinical Practice Guideline. Chest. 2016.
16. Wang S, Zhang L, Huang K, Lin Z, Qiao W, Pan P. Predictors of Extubation Failure in Neurocritical Patients Identified by a Systematic Review and Meta-Analysis. PLoS ONE; 2014.
17. Aquim EE, Bernardo WM, Buzzini RF, Azeredo NSGD, Cunha LSD, Damasceno MCP, et al. Diretrizes brasileiras de mobilização precoce em unidade de terapia intensiva. Rev Bras Ter Intensiva. 2020;31:434-43.
18. Kumar MA, Romero FG, Dharaneeswaran K.Early mobilization in neurocritical care patients. Curr Opin Crit Care. 2020;26:147-54.
19. Bahouth MN, Power MC, Zink EK, et al. Safety and feasibility of a neuroscience critical care program to mobilize patients with primary intracerebral hemorrhage. Arch Phys Med Rehabil. 2018;99:1220-5.
20. Bernhardt J, et al. Efficacy and safety of very early mobilisation within 24 h of stroke onset (AVERT): a randomised controlled trial. Lancet. 2015;386(9988):46-55.
21. Tay MRJ. Readmissão hospitalar em sobreviventes de acidente vascular cerebral um ano versus três anos após a alta da reabilitação hospitalar: prevalência e associações em uma coorte asiática. J Reabil Med. 2021;53(6):jrm00208. Publicado em 17 de junho de 2021. doi:10.2340/16501977-2849.
22. Amatya B, Elmalik A, Lee SY, Song K, Galea M, Khan F. A process evaluation of patient care needs using the Post-Stroke Checklist: A prospective study. J Reha-

bil Med. 2022 Feb 14;54:jrm00259. doi: 10.2340/jrm.v53.349. PMID: 35001136; PMCID: PMC8892296.

23. Pui Kei C, Mohd Nordin NA, Abdul Aziz AF. The effectiveness of home-based therapy on functional outcome, self-efficacy and anxiety among discharged stroke survivors. Medicine (Baltimore). 2020 Nov 20;99(47):e23296. doi: 10.1097/MD.0000000000023296. PMID: 33217861; PMCID: PMC7676535.

24. Blencowe H, Cousens S, Chou D, Oestergaard M, Say L, Moller AB, et al.; Born Too Soon Preterm Birth Action Group. Born too soon: the global epidemiology of 15 million preterm births. Reprod Health. 2013;10 Suppl 1:S6.

25. Goulart AL, Morais MB, Kopelman BI. Impact of perinatal factors on growth deficits of preterm infants. Assoc Med Bras. 2011;57(3):269-75.

26. McMahon E, Wintermark P, Lahav A. Auditory brain development in premature infants: the importance of early experience. Ann NY Acad Sci. 2012;1252:17-24.

27. Moore KL, Persaud TVN, Torchia MG. Embriologia clínica. 9. ed., Rio de Janeiro: Guanabara Koogan.

28. Brasil. Ministério da Saúde. Secretaria de atenção à saúde. Departamento de ações programáticas e estratégicas. Atenção humanizada ao recém-nascido de baixo peso: Método Canguru. 2.ed. Editora do Ministério da Saúde; 2011.

29. Boggini T, Pozzoli S, Schiavolin P, Erario R, Mosca F, Brambilla P, Fumagalli M. Cumulative procedural pain and brain development in very preterm infants: A systematic review of clinical and preclinical studies. Neurosci Biobehav Rev. 2021 Apr;123:320-336. doi: 10.1016/j.neubiorev.2020.12.016. Epub 2020 Dec 20. PMID: 33359095.

30. McLendon D, Check J, Carteaux P, et al. Implementation of potentially better practices for the prevention of brain hemorrhage and ischemic brain injury in very low birth weight infants. Pediatrics. 2003;111:e497-503.

31. Carteaux P, Cohen H, Check J, et al. Evaluation and development of potentially better practices for the prevention of brain hemorrhage and ischemic brais injury in very low birth weight infants. Pediatrics. 2003;111:e489-96.

32. Perlman JM, Wyllie J, Kattwinkel J, Wyckoff MH, Aziz K, Guinsburg R et al. Part 7: Neonatal Resuscitation: 2015 International Consensus on Cardiopulmonary Resuscitation and Emergency Cardiovascular Care Science With Treatment Recommendations. Circulation. 2015;132[suppl 1]:S204–S241.

33. Samra HA, McGrath JM, Rollins W. Patient Safety in the NICU. A Comprehensive Review. J Perinat Neonat Nurs. 2011;25(2):123–32.

34. Knobel R, Holditch-Davis D. Thermoregulation and heat loss prevention after birth and during neonatal intensive-care unit stabilization of extremely low-birthweight infants. J Obstet Gynecol Neonatal Nurs. 2007;36(3):280-7.

35. Décima P, Stephan-Blanchard E, Pelletier A, Ghyselen L, Delanaud S, Degrugilliers L, et al. Assessment of radiant temperature in a closed incubator. Eur J Appl Physiol. 2012;112:2957-68.

36. Laroia N, Phelps D, Roy J. Double wall versus single wall incubator for reducing heat loss in very low birth weight infants in incubators. Cochrane Database of

Systematic Reviews. In: The Cochrane Library. 2003;(2):CD004215. DOI: 10.1002/14651858.CD004215.pub2.

37. Almeida MFB, Abdallah VO, Silveira R de C; Brazilian Network on Neonatal Research. Hypothermia and early neonatal mortality in preterm infants. J Pediatr. 2014;164(2):271-5.

38. Bhatt SR, Meng NF, Kumar K, Nagesh KN, Kawale A, Bhutani VK. Keeping babies warm: a non-inferiority trial of a conductive thermal mattress. Arch Dis Child Fetal Neonatal Ed. 2015;100(4):F309-12.

39. Bissinger RL, Annibale DJ. Thermoregulation in very low-birth-weight infants during the golden hour: results and implications. Adv Neonatal Care. 2010;10(5):230-8.

40. Guinsburg R, Almeida MFB; Coordenadores Estaduais e Grupo Executivo PRN-SBP; Conselho Científico Departamento Neonatologia SBP. Reanimação do recém-nascido <34 semanas em sala de parto: diretrizes 2022 da Sociedade Brasileira de Pediatria. Rio de Janeiro: Sociedade Brasileira de Pediatria; 2022. https://doi.org/10.25060/PRN-SBP-2022-1.

41. Turnbull V, Petty J. Evidence-based thermal care of low birthweight neonates. Part one. Nursing Children and Young People. 2013;25(2):18-22.

42. Lyon AJ, Freer Y. Goals and options in keeping preterm babies warm. Arch Dis Child Fetal Neonatal Ed. 2011;96:71-4.

43. Watkinson M. Temperature control of premature infants in the delivery room. Clin Perinatol. 2006;33:43–53.

44. Lunze K, Bloom DE, Jamison DT, Hamer DH. The global burden of neonatal hypothermia: systematic review of a major challenge for newborn survival. BMC Medicine. 2013;11(24):1-11.

45. Ambalavanan N, Carlo WA, Wrage LA, et al. SUPPORT Study Group of the NICHD Neonatal Research Network. PaCO2 in surfactant, positive pressure, and oxygenation randomised trial (SUPPORT). Arch Dis Child Fetal Neonatal Ed. 2015;100(2):F145-9.

46. Poets CF, Roberts RS, Schmidt B, et al. Canadian Oxygen Trial Investigators. Association Betweenintermittent Hypoxemia or Bradycardia and Late Death or Disability in Extremely Preterm Infants. JAMA. 2015;314(6):595-603.

47. Tremblay E, Vannasing P, Roy MS, Lefebvre, Kombate D, Lassonde M, et al. Delayed Early Primary Visual Pathway Development in Premature Infants: High Density Electrophysiological Evidence. Plos One. 2014;9:1-9.

48. Brémond-Gignac D, Copin H, Lapillonne A, Milazzo S. Visual development in infants: physiological and pathological mechanisms. Current Opinion in Ophthalmology. 2011;22:S1–S8.

49. Darcy AE, Hancock LE, Ware EJ. A descriptive study of noise in the neonatal intensive care unit. Adv Neonatal Care. 2008;8:S16-26.

50. White RD, Smith JA, Shepley MM. Recommended standards for newborn ICU design, 8th edition. J Perinatol. 2013;33(Suppl 1):S2-16.

51. Lasky RE, Williams AL. Noise and light exposures for extremely low birth weight newborn during their stay in the neonatal intensive care unit. Pediatrics. 2009;123:540-6.

52. Figueiro MG, Appleman J, Bullought JD, Rea MS. A discussion of recommended Standards for lighting in the newborn intensive care unit. J Perinatol. 2006;26:S 19-26.

53. Souza MWCR, Silva WCR, Araújo SAN. Quantificação das manipulações em recém-nascidos pré-termo em Unidade de Terapia Intensiva: uma proposta de elaboração de protocolo. Conscientiae Saúde. 2008;7(2):269-74.

54. Peng NH, Bachman J, Jenkins R, Chen CH, Chang YC, Chang TS, et al. Relationships Between Environmental Stressors and Stress Biobehavioral Responses of Preterm Infants in NICU. J Perinat Neonat Nurs. 2017;23(4):363–71.

55. Carter BS, Brunkhorst J. Neonatal pain management. Semin Perinatol. 2017;41(2):111-6.

56. Ranger M, Grunau RE. Early repetitive pain in preterm infants in relation to the developing brain. Pain Manag. 2014;4(1):57–67.

57. van Ganzewinkel CJLM, Been JV, Verbeek I, van der Loo TB, van der Pal SM, Kramer BW, et al. Pain threshold, tolerance and intensity in adolescents born very preterm or with low birth weight. Early Hum Dev. 2017;110:31-8.

58. Mooney-Leber SM, Brummelte S. Neonatal pain and reduced maternal care: Early-life stressors interacting to impact brain and behavioral development. Neuroscience. 2017;342:21-36.

59. Romantsik O, Calevo MG, Bruschettini M. Head midline position for preventing the occurrence or extension of germinal matrix-intraventricular hemorrhage in preterm infants. Cochrane Database Syst Rev. 2020 Jul 7;7(7):CD012362. doi: 10.1002/14651858.CD012362.pub3.

60. Mohamammadie ZR, Ramezani M, Heidarzadeh M, Sezavar M, Saki A. The effect of head positioning on brain tissue oxygenation in preterm infants: a randomized clinical trial study. J Perinatol. 2022 May;42(5):660-6. doi: 10.1038/s41372-022-01366-w. Epub 2022 Mar 24. PMID: 35332237.

61. Giannantonio et al. Chest physiotherapy in preterm infants with lung diseases. Ital J Pediatr. 2010;36:65.

62. Granados MCO. La estimulación precoz o atención temprana. Revista Digital Invetigación y Educación. 2006 jul;23:1-7. Disponível em: http://www.csi-csif.es. Acesso em 08 mar. 2018.

63. Linnér A, Lilliesköld S, Jonas W, Skiöld B. Initiation and duration of skin-to-skin contact for extremely and very preterm infants: A register study. Acta Paediatr. 2022 Jun 1. doi: 10.1111/apa.16433. Epub ahead of print. PMID: 35642385.

64. Schulzke SM, Kaempfen S, Trachsel D, Patole SK. Physical activity programs for promoting bone mineralization and growth in preterm infants. Cochrane Database Syst Rev. 2014 Apr 22;(4):CD005387. doi: 10.1002/14651858.CD005387.pub3. PMID: 24752440.

Índice Remissivo

A

Abordagem
  centrada na pessoa, 136
  ecológica, 62
Acatisia, 44
Acidente vascular
  cerebral, 225
    isquêmico, 226
  encefálico, 34, 225, 371
    do tipo isquêmico, 52
    hemorrágico, 52
  hemorrágico, 227
  na infância, 190
Acinesia, 38
Affordances in the Home Environment for Motor Development (AHEMD), 78
Alça compensatória, 27
Alcance, 125, 126
  funcional anterior e lateral, 68
Alergia ao látex, 164
Alteração(ões)
  da marcha, 124
  de sensibilidade, 164
  do equilíbrio, 56
  do tônus muscular, 34
  dos reflexos cutâneos, 35
Ambiente, 111
  físico, 78
Amigos, 76
Amplitude de movimento, 74
Amputações de membros, 27
Anatomia dos componentes motores, 3
Andadores, 420
Anencefalia, 149
Anomalias do desenvolvimento do SNC, 55
APGAR da família, 64

Apoio matricial, 443
Apraxia, 46
Aprendizado motor, 25
Aprendizagem motora, 110
Área(s)
  4 de Brodmann, 15
  6 de Brodmann, 15
  motoras, 12
    do córtex, 16
    suplementar, 18
Artrocinemática, 376
Aspiração traqueal, 462
Ataque isquêmico transitório, 226
Ataxia(s), 42, 294, 370
  adquiridas, 295
  cerebelares, 295
    episódicas, 54
  dos membros, 297
  espinocerebelar
    com herança autossômica dominante, 54
    recessiva, 54
  hereditárias
    degenerativas, 295, 296
    dominantes, 295
Atenção, 111
  básica, 439
  domiciliar, 444
  especializada, 439
  hospitalar, 453
    cuidado do paciente adulto e idoso, 454
    cuidado em neonatologia, 458
  secundária, 440
Atendimento em rede, 440
Atetose, 44
Atividade, 59, 61, 156
  assistida por animais, 400
  física aeróbica, 361
Atrofia
  de múltiplos sistemas, 299
  muscular espinal (AME), 244, 245
    tipo I, 245
    tipo II, 245
    tipo III, 245
    tipo IV, 245
Atuação fisioterapêutica, 135
Avaliação
  aquática, 392
  da força muscular inspiratória e expiratória, 358
  da marcha, 155
  da sensibilidade geral, 72
  dos reflexos profundos, 72
  e diagnóstico funcional, 59
    da pessoa idosa, 91
    do adulto, 87
    infantil, 75
  Geriátrica Ampla (AGA), 91
  Neurológica Infantil de Hammersmith (HINE), 82
  Segmentar do Controle de Tronco (SATCo), 86

B

Balismo, 44
Bexiga neurogênica, 162, 337
Blefaroespasmo, 43
Bobath contemporâneo, 204

C

Cadeiras de rodas, 421
Câimbras musculares, 47
Cálculos urinários, 339
CAMDEX-DS, 328
Cão-terapeuta, 408
Capacidade, 419
  de mobilidade, 81
Características da tarefa, 112
Cartilha, 443
Cefaloceles, 149
Centros
  especializados em reabilitação, 448
  motores, 12
Cerebelo, 23, 294
Cerebrocerebelo, 40
Childhood Autism Rating Scale (CARS), 217
Choque medular, 263
Cinesioterapia, 290
Clinical test of sensory interaction and balance (CTSIB), 74
Clônus, 36
Complicações
  e comorbidades relacionadas com deficiência, 325
  ortopédicas, 370
  urológicas, 339
Compressão(ões)
  cervical
    alta, 51
    baixa, 51
  da cauda equina, 51
  lateral, 51
  lombossacra, 51
  medulares, 50
  não traumáticas da medula espinal e cauda equina, 50
  sacral, 51
  torácica, 51
  traumáticas, 49
Conceito Halliwick, 394
Condições de saúde, 60
Confusion Assessment Method (CAM), 96
Constipação funcional, 347
Contração
  concêntrica, 7
  excêntrica, 7
  isotônica, 7
  muscular, 10
    isométrica ou isotônica, 6
  reflexa, 9
  voluntária, 9
Contratura articular e deformidades, 234
Controle
  das áreas motoras, 25
  motor, 110
  neural do movimento, 9
Coreia, 44
Corpo estriado, 20
Córtex
  cerebral, 15
  cingulado, 19
  motor primário, 15, 16
  parietal posterior, 19
  pré-frontal, 19
  pré-motor, 18
  somatossensorial, 15

Craniorraquísquise, 149
Critérios de Roma IV, 341
Cuidado(s)
  ambulatorial, 447
  ao longo da vida, 323
  domiciliar, 444
  intermediários, 439
  na atenção básica ao paciente neurológico, 441
  ortopédicos, 369
  paliativos, 139

D

Deambulação funcional, 155
Deficiência(s), 59, 62
  da infância, 323
  de ácido fólico, 147
  na tosse, 358
Déficits primários e complicações secundárias, 262
Deformidades
  cranianas, 149
  cranioespinais, 147
    avaliação, 152
    estrutura e funções do corpo, 153
    fatores contextuais, 153
    tratamento fisioterapêutico, 157
Demência(s), 309
  com corpos de Lewy, 53, 291
  neurodegenerativas, 293
  vascular, 291
Densidade relativa, 390
Descrição dos construtos "Estrutura e Função do corpo", 70
Desempenho, 419
  de atividades diárias, mobilidade, social, cognitivo responsabilidade e participação, 80
  de mobilidade, 79
  de participação, 80
  funcional de membro superior, 79, 80
Desmame e extubação, 456
Desospitalização, 458
Dessaturação de oxigênio, 356
Desvantagens, 59
Dinamômetro
  isocinético, 72
  isométrico, 72
Direct Assessment of Functional Status (DAFS) – *revised*, 94
Disartria, 41
Disdiadococinesia, 41
Disfunção(ões)
  intestinal, 337
    neurogênica/neuropática, 340
  motoras, 33, 47
Dismetria cerebelar, 41
Disreflexia autonômica, 264
Distonias, 43
Distrofia(s) muscular(es), 48
  de Duchenne (DMD), 173, 251
    abordagem fisioterapêutica, 177
    avaliação específica, 176
    quadro clínico, 174
    tratamento clínico, 175
  progressivas dos tipos Duchenne, Becker e Emery-Dreifuss, 48

Distúrbios
da marcha, 44
hematológicos, 327
musculoesqueléticos, 327
neurodegenerativos, 289
neuropsiquiátricos, 327
oculomotores, 296
Diversão, 76
Doença(s)
cerebelares degenerativas, 294, 312
cerebrovasculares, 225
da infância: expectativa e qualidade de vida, 325
da junção neuromuscular, 48
de Alzheimer, 291
de Charcot, 49, 52
de Friedreich, 54
de Huntington (DH), 292
de Parkinson, 53, 299, 314
de Sturge-Weber, 56
degenerativas, 54, 303
hereditárias, 54
infecciosas, 55
neurodegenerativas, 289, 290
neuromusculares, 241, 242
perinatais e do desenvolvimento, 55
vasculares, 52
Dor, 234
crônica, 326

E

Early Clinical Assessment of Balance (ECAB), 86
ECMO, 455
Ecomapa, 65
Educação
da família, 164
dos pais, 202
interprofissional, 135
Efeito metacêntrico, 392
Encefalites, 55
Encéfalo, 51
Encefalopatia(s)
crônica não progressiva, 189, 191
avaliação
clínica, 194
da função dos membros superiores, 197
da funcionalidade, 198
da mobilidade funcional, 196
diagnóstica, 198
tratamento fisioterapêutico, 199
perinatais, 56
pós-natais, 56
Enriquecimento ambiental, 201, 203
Equilíbrio, 28, 74, 75
e marcha cerebelar, 40
sentado e em pé, 114
Equipamentos diversos na TA, 426
Equoterapia, 205, 401, 405
aplicada à reabilitação neurofuncional, 404
Escala(s)
ambiental de risco de quedas, 92
ASIA, 91
Asworth Modificada, 230
de avaliação para miastenia grave, 250
de Beighton, 84

de Borg, 68
de Bristol, 341
de Coma de Glasgow, 276
de depressão geriátrica – EDG-15, 96
de Desenvolvimento Infantil Bayley-3, 216
de Equilíbrio
de Berg, 88, 95, 229
Pediátrica (EEP), 85
de mobilidade ativa no ambiente comunitário, 92
de Mobilidade Funcional (FMS), 79, 197
de Níveis Cognitivos do Rancho Los Amigos, 276
de Oxford adaptada para água, 393
de sobrecarga de Zarit, 65
de Tinetti, 93
modificada de Ashworth, 71
Motora Infantil de Alberta, 82, 216
Observacional da Marcha, 87
Tardieu Modificada, 71
Visual Analógica da Dor (EVA), 73
Esclerose
lateral amiotrófica, 52, 243, 292, 357
múltipla, 34, 53, 347
Espasticidade, 235, 370, 373, 375
Espinha bífida, 150
oculta, 151
Espinocerebelo, 24, 40
Estabilidade, 114
respiratória, 460
Estabilização do centro de massa na nova base de suporte, 121
Estimulação
à participação social das crianças com mielomeningocele, 163
elétrica funcional, 270
multissensorial, 383
precoce, 157, 462
transcutânea da medula espinal, 270
Estímulo à prática de exercícios físicos, 161
Estrutura, 61
Estudo AVERT, 457
Etiologias das disfunções motoras, 33
Exercício
aeróbico, 361, 362
físico aquático, 306
Exergames, 382
Extensão, 121

F

Fadiga muscular, 47
Fala e função bulbar, 297
Família, 76
Fatores
ambientais, 60, 61, 62, 63, 64
ambientais e pessoais, 60
contextuais, 60
pessoais, 60, 61, 62, 63
Festinação, 45
Fibras musculares, 5
Filamentos
finos, 4
grossos, 4

Fisioterapia
  cardiopulmonar, 353
  respiratória, 462
Flutuabilidade, 390
Força, 7
  de empuxo, 390
  muscular, 71, 72, 296
Fraqueza muscular, 36, 371
Fraturas de extremidades, 372
Fugl-Meyer Assessment, 228
Função, 76
Funcionalidade, 59, 60, 61, 66
Funções do corpo, 61
Futuro, 76

G

General Movements Assessment (GMA), 81
Genograma, 65
Geradores centrais de padrão (GCP), 13
Globo pálido, 21
Goniometria, 74, 393
Gross Motor Function Measure (GMFM), 77

H

Hemibalismo, 44
Hemiparesia, 34, 233
Hemiplegia, 34, 233
Hérnia de disco, 50
Hidroterapia, 306
Hipercinesia, 370, 375
Hiperreflexia profunda, 36
Hipertonia, 34, 35
Hipoterapia, 402
Hipotonia, 34
  cerebelar, 41
Hipoxemia, 356
HIV, 55
Hospitalização, 453
Humanização, 135

I

Idade, 111
Iluminação, 460
Imersão, 382
Imobilidade articular prolongada, 374
Inatividade
  física e sedentarismo, 235
  muscular, 375
Incapacidades, 59, 62
Independência funcional, 164
Índice
  de Barthel, 89, 94
  de Katz para independência de vida diária, 89, 94
  de Lawton-Brody, 93
  Dinâmico de Marcha, 88, 93
Infartos lacunares, 52
Infecções
  bacterianas, 55
  do trato urinário recorrentes, 339
  parasitárias, 55
  virais, 55
Instabilidade
  articular, 376
  postural, 39, 370

Instrumentos de avaliação
- do construto de fatores ambientais, 64
- dos construtos atividade e participação, 67
- e diagnóstico funcional
  - da pessoa idosa, 92
  - do adulto, 88
  - infantil, 78

Insuficiência respiratória
- causada pela hipoventilação, 356
- do tipo I, 353
- fatores agravantes da, 354
- noturna, 355
- permanente, 357
- tipo II, 353

Interação, 382

Interprofissionalidade, 135

Interrupção do arco reflexo periférico, 338

Intervenção precoce, 201

Intubação orotraqueal, 455

Inventário de Avaliação Pediátrica de Incapacidade, 80, 217

L

Lentificação da contração muscular, 37

Lesão(ões)
- acima do tronco encefálico, 338
- completas da medula espinal suprassacrais, 338
- da medula espinal sacral, 338
- distal à medula espinal, 338
- do sistema nervoso
  - central, 49
  - periférico, 48
- encefálicas adquiridas na infância, 189, 259
- hipóxico-isquêmicas, 191
- medular, 34, 259, 260, 261, 267, 346
  - completa, 260
  - incompleta, 260
  - não traumática, 261
  - nível motor, 261
  - nível neurológico, 261
  - nível sensitivo, 261
  - reabilitação, 267
  - traumática, 261
- neurológicas, 338
- traumáticas
  - do encéfalo, 52
  - dos nervos periféricos, 48

Lipomeningocele, 151

Lower-extremity Motor Coordenation Test (Lemocot Test), 90

M

Malformação(ões)
- de Arnold-Chiari, 56
- de Chiari, 150
- espinais, 150

Manejo da PaO_2 e $PaCO_2$, 455

Manipulação, 125, 127
- e dor, 461

Manobra de recrutamento alveolar, 455

Marcha, 122, 123, 155, 296
  anserina, 46
  ceifante, 45
  cerebelar atáxica, 45
  ebriosa, 46
  em tesoura, 45
  escarvante, 46
  espástica, 45
  parkinsoniana, 45
  sensorial atáxica, 46
  tabética, 46
  talonante, 46
Medical Research Council (MRC), 71
Medida
  da Função Motora (MFM), 77
    Grossa (GMFM 88 e 66), 83
  de Independência Funcional (MIF), 89, 94
  de Participação e do Contexto (PEM-CY), 80
Medula espinal, 12, 13, 49
Meningocele, 151
Método
  Halliwick, 394
  SMART, 96
Miastenia grave, 248
Mielinização tardia, 183
Mielomeningocele, 151, 344
Mini-Balance Evaluation System Test (MiniBESTest), 75
Miniexame de Estado Mental (MEEM), 90, 95
Miócito, 5
Mioclonias, 43
Miofibrila, 4
Miopatias, 48
Mobilidade, 69, 419
  marcha, 122
  precoce, 203
  sentado para em pé, 120
Mobilização precoce, 456
Modelo antecipatório ou proativo, 27
Modified Checklist for Autism in Toddlers (M-CHAT), 213
Momento de flexão, 121
Mononeuropatia, 49
  múltipla, 49
Montreal Cognitive Assessment (MOCA), 90, 95
Motivação, 111
Motoneurônios do tipo alfa, 10
Movimentos
  acessórios, 376
  involuntários, 43
  translatórios, 376
Multimorbidade, 325
Músculos
  esqueléticos, 4
  estriados, 3
  lisos, 3

N

Negligência, 370
Neocerebelo, 25
Neonatologia, 458
Neuroinfecções, 190
Neurônios, 10
Neuropatia(s), 48
  de Charcot-Marie-Tooth, 247

Neurorreabilitação, 383
Neurossífilis, 55
Nistagmo, 42
Núcleo(s)
  caudado, 20
  da base, 20, 23

O

Órteses, 159, 421, 423
  dinâmicas, 423
  e dispositivos auxiliares de marcha, 159
Ortostatismo, 371
Ortotanásia, 357
Ossificações periarticulares, 371

P

Paradigmas da dupla tarefa, 307
Paralisia
  cerebral, 34, 323, 326
  supranuclear progressiva, 292, 299
Paraparesia, 34
Paraplegia, 34, 260
Parapodium/standers, 424
Paresia, 34, 370
Parkinsonismos, 299, 314
Participação, 61, 66, 156
  social, 59
Pé equino, 374
Perda de massa óssea, 371
Pessoa com deficiência, 415
Physician Rating Scale (PRS), 86
Placa motora, 9
Plano Nacional dos Direitos da Pessoa com Deficiência, 441
Plasmodium, 55
Plasticidade neural, 112, 113
Plataforma vibratória, 271
Plegia, 34, 370
Polineuropatias, 48, 49
Poliomielite, 55
Política Nacional de Humanização, 137
POMA (Tinetti Performance-Oriented Mobility Assessment), 328
Ponte cruzada, 5
Posição
  de cabeça na linha média, 461
  ortostática, 31
  prona, 455
Posicionamento, 421
Postura, 45, 296
  de Wernicke-Mann, 45
Potencial de ação, 9
Prática, 112, 403
  esportiva paraequestre, 403
Práxis, 215
Preensão, 125, 126
Presença, 382
Pressão
  expiratória máxima, 359
  hidrostática, 390
  inspiratória
    máxima, 358
    nasal durante o fungar, 359
Prevenção
  da obesidade, 161, 164
  das deformidades, 164

Projeto terapêutico singular, 443
Putâmen, 20

Q

Quadriplegia, 260
Quedas, 235
Questionário
 da Experiência da Criança no uso da mão (CHEQ), 80
 de Atividades Funcionais de Pfeffer, 94
 de dor de McGill, 73
Questões urinárias, 164

R

Rastreamento ocular, 426
Reabilitação
 cardiovascular, 360, 364
 urinária, 162
Reações posturais, 85
Realidade virtual, 306
 abordagem fisioterapêutica, 385
 bases conceituais, 381
 imersiva, 383
 não imersiva, 383
Reflexo(s)
 medular, 11
 muscular, 11
 osteotendinosos, 70
 primários, 85
 superficiais, 71
 tendinosos, 72
Regra
 flexor-extensor, 12
 proximal-distal, 12
Resposta
 antecipatória, 30
 compensatória, 30
 motora reflexa, 11
Retenção de secreção brônquica, 358
Retículos sarcoplasmáticos, 5
Retroalimentação sensorial, 27
Rigidez, 38
Risco
 de fraturas, 164
 de úlcera de pressão, 164
Ruído, 460

S

Sarcolema, 5
Sarcômero, 4
Saúde, 76, 164
Saúde mental, 164
Semiologia
 do sistema motor, 33
 neurológica, 33
Sensibilidade e dor, 70, 72, 73
Sentado para em pé, 120
Short
 Form 36 (SF-36), 90
 Physical Performance Battery – SPPB, 93
Sinal
 de Babinski, 35
 de Romberg, 74
Sincinesias, 36
Síndrome
 cerebelar, 40

cognitivo-afetiva cerebelar, 297
corticobasal, 292
de Down, 181, 183, 323, 324
abordagem para o tratamento fisioterapêutico, 183
de Schmahmann, 297
do neurônio motor superior, 33, 34
parkinsoniana, 37, 53
piramidal, 34
Siringomielia, 50
Sistema(s)
de classificação da função manual (MACS), 79
de Classificação da Função Motora Grossa, 79
motor, 3, 30
sensoriais, 28
somatossensorial, 28
vestibular, 57
visual, 28
Standers
ativos, 425
com variadas posições, 425
tradicionais, 425
Suporte de circulação extracorpóreo, 455

T

Tálamo, 22
Tarefa(s)
dupla, 308
essenciais, 114
Técnica
de avaliação e relato da deficiência de Craig (CHART), 88
de Watsu, 395
Tecnologia assistiva, 415, 417
abordagem fisioterapêutica, 419, 429
bases conceituais, 416
na infância, 418
no adulto e idoso, 427
Temperatura
corporal, 459
da água, 391
Tendões, 5
Terapia
aquática, 204
abordagem fisioterapêutica na, 393
avaliação específica para a, 392
bases conceituais, 389
nas lesões medulares, 395
assistida
por animais, 399, 400
por cães, 406, 408
Teste(s)
de caixa e blocos (Box and Block test), 69
de caminhada
de 10 metros, 68, 229
de 6 minutos, 68, 229
de Desempenho Motor Infantil (TIMP), 81
de Ely Duncan, 373
de Fluência verbal, 95
de força muscular manual, 230
de interação sensorial, 74
de Levantar e Sentar 5 vezes, 229
de Ober, 373

de Patte, 373
de Sentar-se e Levantar em 30 segundos, 88
de Thomas, 373
do Esfigmomanômetro Modificado (TEM), 230
dos nove pinos no buraco (Nine-Hole Peg Test), 69
Fugl-Meyer, 69
funcionais para membros superiores, 69
Jebsen-Taylor Test, 69
ortopédicos, 84
Tetanização, 47
Tetraparesia, 34
Tetraplegia, 34, 260
Timed Up And Go (TUG) Teste, 67, 229
Tônus, 70, 71, 200, 296
Transferência
de momento, 121
independente, 268
Transtorno(s)
do espectro autista, 211
abordagem fisioterapêutica, 217
aspectos motores e funcionais do, 214
avaliação fisioterapêutica, 216
genéticos, 173
neurocognitivo maior, 291
neurológicos, 135
Trato(s)
piramidais, 15
reticuloespinal, 13, 14
rubroespinal, 14
tectoespinal, 13, 14
vestibuloespinal, 13
lateral, 14
medial, 14
Trauma raquimedular, 260
Traumatismo(s)
craniano, 259, 272
cranioencefálico, 34, 190, 272, 371
avaliação, 276
déficits primários e complicações secundárias, 274
epidemiologia, 273
reabilitação, 278
medulares, 259
Treinamento
do sentar-se/levantar-se, 122
motor intensivo orientado a metas, 202
muscular inspiratório e expiratório, 360
Treino
da mobilidade, 158
de controle postural, 269
de equilíbrio
em pé com ausência da visão, 120
orientado à tarefa, 116
proativo, 116
reativo, 119
sobre uma superfície de apoio instável, 120
de marcha funcional, 270
em circuitos, 128
locomotor com suporte de peso corporal, 270
orientado à tarefa, 109
bases conceituais, 110

evidências atuais, 129
Tremor, 38
cerebelar, 41
essencial, 43
postural, 43
Treponema pallidum, 55
Trofismo, 34
Trombose, 226
Tronco encefálico, 13
Troponina, 4
Túbulos T, 5
Tumores
da fossa posterior, 54
do tálamo, 54
dos núcleos da base, 54
frontais, 54
parietais, 54
pediátricos no sistema nervoso central, 190
Turbulência, 391

U

Unidade motora, 9
Urologia, 337, 339

V

Ventilação mecânica invasiva, 454
Vestes terapêuticas, 204, 423
Vestibulocerebelo, 40
Vestíbulo-cerebelo, 23
Vetor populacional, 18
Via descendente
lateral, 16
medial, 16
Vigilância do quadril, 200
Viscosidade, 391

W

Water Shiatsu, 395

Z

Zona de preservação parcial, 261